口腔急诊医学

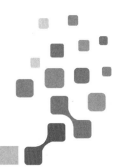

主　编　陈永进

副主编　龚　怡

编　者（以姓氏笔画为序）

朱亚琴　上海交通大学医学院附属第九人民医院

任　飞　南方医科大学口腔医院

刘　杨　空军军医大学第三附属医院

刘平先　武汉大学口腔医院

刘艳丽　空军军医大学第三附属医院

李　强　空军军医大学第三附属医院

李志革　兰州大学口腔医院

余东升　中山大学附属口腔医院

张　英　中国医科大学附属口腔医院

张　旻　空军军医大学第三附属医院

陈永进　空军军医大学第三附属医院

骆堃梁　浙江大学医学院附属邵逸夫医院

徐　典　空军军医大学第三附属医院

郭　斌　中国人民解放军总医院第一医学中心

姬爱平　北京大学口腔医院

龚　怡　首都医科大学附属北京口腔医院

盛列平　浙江大学医学院附属邵逸夫医院

U0388176

人民卫生出版社

·北京·

图书在版编目（CIP）数据

口腔急诊医学 / 陈永进主编 . -- 北京：人民卫生
出版社，2024. 9. -- ISBN 978-7-117-36893-3

Ⅰ. R780. 597

中国国家版本馆 CIP 数据核字第 2024899FQ7 号

人卫智网	www.ipmph.com	医学教育、学术、考试、健康，购书智慧智能综合服务平台
人卫官网	www.pmph.com	人卫官方资讯发布平台

口腔急诊医学
Kouqiang Jizhen Yixue

主　　编：陈永进
出版发行：人民卫生出版社（中继线 010-59780011）
地　　址：北京市朝阳区潘家园南里 19 号
邮　　编：100021
E - mail：pmph @ pmph.com
购书热线：010-59787592　010-59787584　010-65264830
印　　刷：三河市宏达印刷有限公司
经　　销：新华书店
开　　本：889×1194　1/16　　印张：19
字　　数：602 千字
版　　次：2024 年 9 月第 1 版
印　　次：2024 年 10 月第 1 次印刷
标准书号：ISBN 978-7-117-36893-3
定　　价：198.00 元
打击盗版举报电话：**010-59787491**　**E-mail：WQ @ pmph.com**
质量问题联系电话：**010-59787234**　**E-mail：zhiliang @ pmph.com**
数字融合服务电话：**4001118166**　　**E-mail：zengzhi @ pmph.com**

前　言

传统观念认为，口腔急诊是指口腔疾病在短时间内迅速发生和发展并且需要即刻进行治疗，包括慢性口腔疾病的急性发作和急性口腔颌面部疾病。但是，近年来随着我国口腔医学发展成为一门独立的一级学科，对口腔急诊的认识与理解也在不断深化，口腔急诊的概念也从单纯的口腔急性病症的范畴发展到包括口腔急性病症和口腔临床椅旁伴发急症两大类。口腔临床椅旁伴发急症是指患者在接受口腔疾病诊治过程中突发的与口腔治疗直接相关的紧急情况，或因其他不良刺激或意外原因造成异常的机体反应或意外事故，如不及时处理就会危及生命。所以，口腔急诊涵盖的病种是多种多样的，包含的内容也是错综复杂的。口腔医师在临床工作中会遇到各种情况的口腔急危重症和口腔诊治过程中的全身急症情况，这些急危重症既给患者带来巨大痛苦甚至危及生命，也给医师临床工作带来风险。口腔医学各学科的急症既具有特殊的属性，又与急诊医学密不可分。因此，有必要将口腔医学各学科中具有急性特征的部分剥离出来，与临床医学和急诊医学相结合，形成独立的口腔急诊医学体系和范畴。

口腔急诊医学除了包含各类口腔疾病急性发作的诊断、治疗，还包含与口腔医学专业密切相关的急诊医学的基础理论知识和临床实践技能。由于涉及口腔全科的内容，需要医师具备口腔全科医师技能。赢得时间和挽救生命是口腔急诊医学的重点，口腔急诊医师要具备医师的基本知识和基本急救技能，比如严重外伤可能涉及危重症的判断和应急处理、休克的抢救、心电图及除颤仪等急救设备的使用等，在解决主诉症状的同时还要积极寻找有无其他威胁生命的潜在因素存在并加以有效预防。

口腔急诊医学是在口腔医学不断发展，特别是对口腔急诊认识的不断深入过程中应运而生的，并且正在发展成为一门多学科相互交叉融合的新的综合性学科，成为口腔医学新的重要分支学科。它既是口腔医学与急诊医学相结合的产物，也是社会需求和口腔医学发展的必然结果。虽然我国越来越多的院校将口腔急诊医学作为本科生或研究生的选修课，但是口腔急诊医学迄今为止尚未成为一门独立的学科，其原因在于一个新的学科建立需要具备包括专业教师、教学团队、主干学科以及相应教材、专著、专业期刊等条件，其中，没有学科主干教材是重要原因。本书根据口腔临床实际，从口颌系统的整体出发，以对口腔急诊医学的最新认识与理念，结合整合医学理论，将口腔医学各个专科急诊相关的零散知识点进行归纳，吸纳临床急诊医学的精华，形成系统的口腔急诊医学理论知识体系，明确口腔急诊医学的概念、内涵、具体范围、理论知识体系，重点阐述口腔急症以及口腔临床伴发的全身性急症的病因、临床表现、应急处置原则和方法。

全书共分为 17 章，内容包括：口腔急诊医学概况，口腔急诊的医患沟通，口腔颌面部疼痛，牙髓病与根尖周病急症，口腔颌面部创伤性急症，口腔颌面部感染性疾病，牙拔除术的并发症，牙周病和口腔黏膜病急症，儿童口腔急症，牙外伤的分类与急诊治疗，急性口腔功能障碍，口腔局部麻醉及并发症的救治，特殊人群口腔急诊的诊疗特点，常见口腔临床伴发的急性全身性病症，口腔急诊规范化建设，急诊工作制度、流程及急救预案，口腔临床常用急救药品。口腔医师熟练掌握口腔急诊与急救的相关理论和技能将有助于提高口腔临床医师的椅旁急救水平，尽可能规避口腔临床伴发急症的发生风险，降低口腔临床伴发急症的发生率、致死率。

　　本书由我国 11 所著名口腔院校经验丰富的口腔急诊专家依据广泛的临床调研和文献资料,结合大量研究资料,经过与临床医学急诊科、麻醉科、心内科等相关学科专家反复讨论,历时 3 年编著而成,建立了口腔急诊医学的理论体系,涵盖了口腔急诊相关的临床实践,既可作为口腔医学专业本科生、研究生必修课或选修课教材,也适用于口腔急诊专科医师以及口腔医师毕业后的临床实践指导、继续教育与培训用书。

陈永进

2024 年 8 月

目　　录

第一章　绪　论

第一节　口腔急诊医学概况

一、口腔急诊医学的内涵

急诊医学（emergency medicine）是一门临床医学专业，是对于不可预测的急危病症、创伤，以及患者既往病情的加重、危及生命等情况进行初步评估、判断、急诊处置、治疗和预防，或对人为及环境伤害给予迅速的内外科及精神心理救助。急诊医学的治疗范畴包括各临床学科的治疗范畴，对于各类急症处理的首要原则都是维持患者的生命健康。

口腔急诊医学（emergency stomatology）是近年来新发展的学科，是口腔医学与急诊医学相结合的交叉学科，也是社会需求和口腔医学发展的必然结果。口腔急诊医学是口腔专业多学科相互交叉形成的一门综合性学科，是口腔医学的重要分支，除了包含各类口腔疾病急性发作的诊断、治疗，还包含与口腔医学专业密切相关的急诊医学的基础理论知识和临床实践技能。

口腔医师在临床工作中会遇到各种情况的口腔急危重症和口腔诊治过程中的全身急症情况，这些急危重症既给患者带来巨大痛苦甚至危及生命，也给医师临床工作带来风险。口腔临床医学各学科的急症具有特殊的属性，又与急诊医学密不可分，有必要将口腔医学各学科中具有急性特征的部分剥离出来，与临床医学和急诊医学相结合，形成独立的口腔急诊医学体系和范畴。

二、口腔急诊医学的内容

口腔急诊医学涵盖的病种是多种多样的，包含的内容也是错综复杂的，临床上包括急性口腔疾病（emergency stomatology）和口腔临床伴发急性病症（emergency medicine in dentistry）两大类。

急性口腔疾病是指在短时间内迅速发生发展、需要即刻治疗的口腔疾病，可涉及口腔医学的各个专业。其主要包括：①各种原因导致的急性牙痛，如急性牙髓炎、急性根尖周炎、冠周炎、牙周炎和牙周脓肿等；②口腔颌面部创伤，如牙外伤、牙槽创伤、关节及口腔颌面部骨折等；③急性炎症，如颌面部间隙感染、口腔黏膜炎症、唾液腺急诊等；④其他，如颞下颌关节脱位、拔牙后出血、牙体治疗后疼痛、修复体脱落、正畸托槽脱离与弓丝刺破口腔黏膜等。一般情况下，急性口腔疾病不直接危及患者生命，但是这类疾病如果处理不当也会在一定程度上造成潜在的危害。有些急性口腔疾病如严重口腔颌面部创伤、拔牙后严重出血、牙龈出血以及口腔颌面部感染特别是间隙感染等，若没有得到及时诊治可能导致失血性休克、窒息、菌血症等，将危及患者的生命。因此，这些疾病的治疗需要急诊医师具备全科医师的技能。

口腔临床伴发急性病症是口腔急诊医学的重要组成内容，它是指患者在接受口腔疾病诊治过程中突发的与口腔治疗直接相关的紧急情况，或因其他不良刺激或意外原因造成异常的机体反应或意外事故，如不及时处理就会危及患者生命。其包括：①口腔诊疗过程中出现的意外或损伤，如误吸误咽异物、器械掉入消化道、损伤口腔黏膜等；②由口腔治疗过程中诱发的晕厥、心脑血管意外、癫痫发作、过敏反应、过度换气、低血糖、哮喘、心绞痛等。这些诱发疾病的病情往往都很危重，需要口腔医师在第一时间正确诊断和处置。但是，上述急危重症都涉及急诊医学的基本知识和基本急救技能，如危重症的判断和应急处理、休克的抢救、心电图及除颤仪等急救设备的使用等，超出了口腔医学的诊治范畴。

三、口腔急诊医学的意义

口腔急诊包含急性口腔疾病和口腔临床伴发急性病症，涵盖着各专业学科疾病，内容复杂、繁多，学习难度大，对于临床技能的要求高。但是，目前我国口腔医学教育体系尚未将口腔急诊医学的内容纳入必修课，学生没有接受系统的有关口腔临床上发生各类急症的处置理论和技能，这导致口腔医师缺乏处理口腔诊疗过程中出现的急危重症的能力。口腔急诊医学就是为了弥补口腔各专业的空白，为口腔治疗中出现口腔急重症和全身性急症的治疗提供必要的专业知识基础和技能。

口腔急诊医学涉及口腔医学和临床急诊医学的多个方面，学习口腔急诊医学意味着需要学习口腔各专业学科、内科学、普通外科学、急诊学等各方面知识，对教材本身和医师的专业素质有着较高的要求。近年来，口腔急诊医学受到越来越多的院校和口腔临床医师的重视，特别是国家对于口腔专科医院提出的必须设立口腔急诊科的要求进一步促进了口腔急诊医学的发展。许多口腔临床专家提出，口腔急诊医学不仅应作为口腔执业医师资格考核的内容，也应该纳入住院医师规范化培训内容中，不断强化学习，以利于口腔医师熟练掌握口腔急诊医学的专业知识，提高医疗质量的同时更是为医疗安全保驾护航。

第二节 口腔急诊医学的特点

一、口腔急诊的临床特点

（一）病情急

以外伤、疼痛、出血、炎症为主诉的颌面外伤、牙外伤、牙髓炎、根尖周炎、冠周炎等是口腔急诊中最常见的病症，其主要表现为红、肿、热、痛、出血，患者来医院就诊时病情都比较急，希望能够尽快接受治疗，立即止痛，解除痛苦。消除疼痛是口腔急诊疾病治疗中最迫切的要求之一。

（二）病种复杂

口腔急诊的病种包含牙髓病和根尖周病的急性发作、牙周病急诊、口腔黏膜病急诊、牙体与牙槽骨损伤、口腔颌面部损伤、口腔颌面部感染、颞下颌关节急诊、唾液腺急诊、口腔修复科急诊、口腔正畸科急诊等，疾病种类繁杂多样，且多种疾病的鉴别诊断和预后并不确切，特别是牙外伤的预后不易预判。有些急诊疾病常常合并发生，增加了诊断和治疗的复杂性，也导致治疗效果和预后难以准确预测。

（三）常与各种全身性疾病共存

在口腔急诊就诊的患者中，有些人常常患有危及生命的全身系统性疾病，例如，颌面部外伤常伴有颅脑损伤，严重的颌面部感染常伴有中毒性休克，心绞痛可能表现为牙痛，白血病可能表现为口腔广泛性出血，这些情况都给医师诊治疾病带来一定的风险和难度。因此，医师必须在诊断和处置过程中建立时效观念，在解决主诉症状的同时还要积极寻找有无其他威胁生命的潜在因素存在并加以有效预防。医护人员要接诊快、分诊准，对于急危重症患者要优先治疗。如果是伴有颅脑损伤、胸腹部复合伤的患者，在做好紧急抢救的同时，应联系综合医院急诊科，做好转诊的准备，避免因医师对全身性疾病和急危重症处理不当造成严重后果。赢得时间、挽救生命是口腔急诊医师处置伴全身急症患者的首要前提和关键要素。

（四）口腔急诊患者的特殊心理

口腔急诊患者有着不同于其他临床学科的特点，剧烈疼痛往往是患者就诊的主要原因，表现出心情急、表情急、家属急的特殊心理状态，表现出对医务人员服务态度敏感、对诊疗效果期待值高的特点。由于病情急，患者就诊时具有较强的求救心理，求治心理特别迫切，且急于缓解症状。其对迅速消除疼痛、控制病情、减小损伤存在很高的期望值，希望接诊医护人员能够给予更多的关怀和照顾。并且，对医疗环境的变化和医务人员的话语，甚至肢体语言都有较强的感知和反应。同时，同行家属或陪同人员也因急于就诊和对于病情的不了解而情绪焦躁，很容易和急诊医护人员发生医患摩擦，增加了医师诊治患者的压力。因此，一名优秀的口腔急诊医师不仅要有精湛的医疗技术，还要具备足够的心理健康知识，以及良好的医患沟通能力。

二、口腔急诊的流行病学特点

（一）口腔急症的病因及流行病学特点

一般口腔急症的病因主要包括颌面部外伤、间隙感染、牙髓炎、根尖周炎、阻生齿冠周炎、口腔出血、牙周疾病和单纯牙外伤等。由于地区和医院等级的区别，各类调查统计结果并不统一。龚怡等人对首都医科大学口腔急症病因的调查结果发现，急性牙髓炎发病率最高（39.72%），第二位是急性根尖周炎（12.28%），而急性冠周炎（11.77%）和口腔颌面部的创伤（11.39%）相似，其他的急诊就诊原因还包括牙槽脓肿（6.14%）、牙外伤（4.35%）、拔牙后出血（4.18%）、间隙感染（2.34%）、干槽症（1.42%）、口炎（1.28%）和其他（5.03%）。陈永进等人对第四军医大学口腔医院口腔急诊科 2005—2012 年患者就诊情况的调查结果发现，急性牙髓炎的发病率最高（34.4%），第二位是牙外伤（12.8%），第三位是颌面外伤（11.14%）。其他的就诊原因还包括冠周炎（10.79%）、根尖周炎（9.92%）、牙周炎（7.28%）、黏膜出血（6.22%）、颞下颌关节脱位（2.53%）、间隙感染（0.64%）以及其他（5.27%）。

在北京和广东地区的调查发现，牙髓炎、根尖周炎和冠周炎是口腔急诊最常见的疾病，占比分别是 25.8%~39.72%、12.28%~25.8% 和 11.77%~25.5%，颌面部外伤的占比为 11.39%。而在几年后上海地区的调查发现，颌面部外伤和间隙感染在口腔急诊占比较高，分别为 30.68%、16.97%。这一情况分析原因主要与各地人群的口腔健康情况的提高有一定的关系。

因此，根据流行病学结果不难发现，口腔急诊就医的主要原因是急性牙髓炎、颌面部外伤（包括牙外伤）、急性根尖周炎以及智齿冠周炎。

（二）口腔急症的好发时间

有关口腔急诊工作量周期规律的统计发现，第二季度为高峰期，第一季度为低谷期。患者就诊高峰期为 3 月、5 月和 7 月，最高峰为 5 月；低谷期为 1 月和 2 月，最低谷为 2 月。星期六和星期日为就诊高峰期，最高峰为星期六。星期二、星期三和星期四为低谷期，最低谷为星期四。这与大众的工作生活习惯有一定关系，春夏季及节假日外出较多，易发生口腔颌面部外伤以及饮食习惯导致的牙髓炎、根尖周炎、智齿冠周炎等疾病。

（三）口腔急症患者的年龄特点

对于患者年龄进行分类后发现，以牙痛为主诉的口腔急诊主要集中于中老年患者（40 岁以上），多为牙髓炎和根尖周炎；智齿冠周炎、颌面部外伤等急诊较易出现在青年患者（19~39 岁）；单纯牙外伤、颌面部外伤、乳牙滞留等较易出现在未成年患者（0~18 岁）。这与各个年龄段人的口腔习惯、口腔情况、生活习惯、运动习惯较为符合。

（四）口腔临床伴发急症的流行病学调查

国内外学者均针对口腔诊疗过程中的伴发急症进行了流行病学调查。美国的一项调查研究资料显示，在口腔诊疗过程中晕厥的发病率最高，其次是过敏反应、心绞痛、体位性低血压、癫痫、哮喘发作、过度换气等。美国南加州大学对于口腔临床伴发急症的人群进行了另一项统计分析，结果显示在口腔诊疗过程中可能会伴发各种各样的危急重症，而受害者不仅包括患者本人（治疗中 66%、治疗后 20%），还包括医护人员（9%）和患者的陪同人员（5%）。目前国内关于口腔临床伴发急症的流行病学统计资料还很少，统计的年份也很有限。据空军军医大学口腔急诊科报道，2013 年至今共有 33 例患者在口腔临床治疗过程中伴发急症，急诊科医护人员参与抢救的急症与国外流行病学资料类似，晕厥（46%）发生率最高，其次是心绞痛（18%）和低血糖（18%）、低血压（12%）。

口腔疾病的一般急症和口腔临床伴发急症的病种繁多，病情复杂多样，男女老幼病残等各种人群均可能出现，发病时间也无法预估，需要口腔医师提前进行知识和技能的储备。因此，发展口腔急诊医学对于丰富口腔医师知识体系、提高口腔医师的临床技能特别是应对急症的能力具有重要意义，也是保障我国口腔医疗安全的重要基石。随着口腔急诊医学教育的普及和深化，我国口腔医疗卫生教育体系将会进一步完善，口腔医师的综合素质将会进一步提高，从而在保障医疗水平、提高我国人民口腔健康水平等方面发挥更加重要的积极作用。

第三节 我国口腔急诊医学的发展与展望

一、我国口腔急诊医学的发展

口腔医学在欧美等国家发展较早,但主要是围绕牙科学形成较为完整的学科体系,牙科急诊医学则以牙科疾病急症的处置为主。我国的口腔医学由牙科学发展而来,但学科内涵进一步扩大,不仅包含牙科学内容,还将颌面头颈部纳入口腔医学范畴,这与国家医疗建制和国情有很大的关系。因此,我国口腔急诊的内容也相应扩展,除了常规的牙科急诊,还包括口腔颌面部外伤和感染等其他国外牙科急诊不涉及的内容,以及在口腔临床工作中伴发的全身急症,这类病症因为发病急、病情重,严重威胁口腔疾病患者在诊疗过程中的生命安全。但是,由于我国口腔急诊涵盖的病种繁多、治疗技术繁杂,与口腔医学的许多分支学科存在一定的交叉,相关知识、理论及技术分散在现有的口腔医学分支学科当中,口腔急诊医学的定义、范畴、病种等一直没有明确,因此,长期以来口腔急诊医学发展较为缓慢,没有形成独立的口腔急诊医学知识和学科体系。

近年来,随着我国经济的发展和对外交流的日益扩大以及中华口腔医学会成立的推动,我国口腔医学发生了翻天覆地的变化,与发达国家口腔医学水平的差距越来越小。在政府、中华口腔医学会和各级口腔医疗机构对口腔健康重要性和口腔保健知识的大力持续宣传下,广大人民群众的口腔保健意识不断提高,口腔医疗需求进一步扩大,对医疗质量的要求越来越高。口腔医疗技术的提高和日益增长的市场需求进一步推动了我国口腔医疗行业的飞速发展,无论是公立还是民营口腔医疗机构都呈现出蓬勃发展的趋势,特别是各类牙科诊所大量涌现,成为口腔医疗特别是社区口腔医疗的重要力量。由于现代口腔医学分科的细化,口腔专科医师的专业化技术水平和熟练程度进一步提高,但同时也造成了医学知识的碎片化和医学研究过于分散,进而导致医师的综合性思维缺乏、综合临床素质不足以及诊疗过程中的片面性和失误增多。另外,在我国口腔医学教育体系中,强调口腔专业知识和技能的培养,没有重视口腔急诊方面的教育,口腔急诊医学教学内容少而分散,没有开设专门的口腔急诊医学课程,造成临床工作中口腔医师处理急危重症患者的能力欠缺,口腔诊疗中出现的并发症、诱发的全身性疾病突发、急诊处置不规范等已经成为口腔临床的主要医疗风险,也成为导致患者伤害甚至死亡、引发医患矛盾和纠纷与法律诉讼的重要原因。

(一)口腔急诊科的建立

长期以来,我国大部分口腔医院没有设立独立的口腔急诊科,口腔急诊业务由牙体牙髓病科、口腔颌面外科、口腔黏膜科等科室承担,部分已经成立口腔急诊科的专科医院多采用各科室轮值方式。然而,在实践中发现,我国口腔急诊的患者数量逐年增加,采用专科门诊及科室轮值形式的急诊诊疗形式,无论从诊疗水平还是服务质量均无法满足患者和社会的需求。随着 1998 年北京医科大学口腔医院和首都医科大学附属北京口腔医院在全国率先成立建制的口腔急诊科,独立承担口腔急诊任务,改变了以往口腔急诊全院医护人员轮值、急诊科有名无实的状况,开始形成了专业化的口腔急诊队伍,武汉大学、上海交通大学、空军军医大学、中国医科大学、中山大学等院校也先后成立了口腔急诊科或综合急诊科,带动了全国口腔急诊的专业化建设。在全国口腔医学特别是口腔急诊医学专家的推动下,国家发布了口腔专科医院的建设标准,明确规定了专科口腔医院必须设置口腔急诊科。目前,全国越来越多的口腔医院严格遵循国家政策建立口腔急诊科。

(二)口腔急诊队伍建设

在口腔急诊科建设的过程中,暴露出一个重要问题就是缺乏专业化高水平的口腔急诊队伍。由于我国的口腔医学教育强调口腔一般疾病的诊治,口腔临床医师着重发展各类口腔专业技术,没有系统的口腔急诊知识和技术培训,不具备应对口腔重症急诊的能力,特别是缺乏急救理论和技能,一旦遇到口腔临床伴发全身性急重症时,往往不知所措,甚至延误急救的最佳时机。这种状况在我国口腔医学领域包括各大医学院校普遍存在,严重影响了口腔医师队伍的整体形象。同时,医师的急诊处置能力在不同单位和地区存在明显的不均衡情况，发达地区以及专科医院的医师无论在知识还是技术方面都明显高于基层医院和民营口腔医疗机构执业医师的水平，特别是民营机构的医师往往只精于口腔专业技能，对复杂口腔疾病及其并发症的处理能力欠缺，更无法应对诊疗过程中出现的过敏、晕厥、休克等突发急症。口腔医师处置急症的整体水平亟待提高。

在全国口腔急诊医学发展方兴未艾的形势下，2014年6月，第四军医大学口腔医院联合全国部分院校开展了全国性的口腔急诊状况调研，结果发现国内广大口腔医务工作者对口腔急诊医学还缺乏深入明确的认识，相关教育滞后，口腔急诊医师业务水平不足，国际学术影响力不高以及缺乏专业学术组织依托。2014年12月，第四军医大学口腔医院陈永进教授等9名口腔急诊专家联合向中华口腔医学会提出成立口腔急诊专业委员会的申请，在中华口腔医学会的批准、支持下，中华口腔医学会第一届口腔急诊专业委员会在完成急诊调研、发起申请、筹备成立三个过程后于2016年4月7日在古城西安隆重成立，会议选举陈永进教授为主任委员，龚怡、姬爱平、朱亚琴、陈亚明及张英5位教授为副主任委员。口腔急诊专业委员会的成立使我国口腔急诊医学由此迈入了一个快速发展的新阶段。通过在全国多地举办多场口腔急诊学术会议、各类口腔急诊继续教育学习班和培训班、邀请国内外口腔急诊与急救专家授课、普及口腔急诊规范化治疗技术和有针对性地推广口腔椅旁急救技术，普及了急救理论与知识，提高了口腔急诊病症和危重病患的应急处置能力。更重要的是，口腔急诊专业委员会成立后开展的各类学术活动唤醒了全国口腔医师的危机意识，使口腔急诊不再被局限为"口腔疾病的急性期诊治"这种传统、片面的观点，将口腔急诊的新理念深植口腔医师的心中，带动了对口腔急诊医学认识的深入和全国各地口腔急诊专业化发展。截至2020年，全国已经有10个省级口腔急诊医学专业委员会成立。

（三）口腔急诊教育的发展

口腔医师急救技能欠缺的本质是口腔急诊医学教育的欠缺。长期以来，口腔急诊医学的相关内容作为口腔疾病的急性期或急性发作分散在其他学科中进行讲授，不但篇幅有限，而且会导致学科内容不集中、不系统，没有形成完整的知识体系，而口腔急诊医学课程的匮乏，很大程度上又归结于教材的缺乏，口腔急诊医学的内容分散在其他学科教材中，可作为教材的书籍少之又少。加之国家对口腔急诊医师执业水平仍缺乏明确的标准化要求，因此，我国口腔急诊诊疗的规范化程度依旧处于较低水平。口腔急诊属于综合性诊疗，口腔急诊科医师应具备和掌握一般急诊医学以及口腔综合临床知识和技能，能够运用急诊医学和口腔临床各学科知识处理和治疗急性口腔疾病。因此，非常有必要构建口腔急诊医学教育体系。

实际上，随着我国口腔医学水平的全面提升和口腔急诊医学相关知识的大力普及，口腔急诊医学教育逐渐走入大学口腔医学生本科教育和继续教育的课堂，开展了系统性的口腔急诊处置的讲座和继续教育培训班。越来越多的口腔医学教育专家提出，设立口腔急诊医学课程对于丰富口腔医学内涵、促进我国口腔医学教育、培养口腔医学人才以及完善医疗工作均具有十分重要的意义。而且，这不仅是大学本科阶段口腔医学教育的一项内容，也是毕业后口腔医学继续教育的一项重要工作。因此，自2003年开始，个别院校开设了口腔急诊医学课程。中华口腔医学会口腔急诊专业委员会和各省级口腔急诊专业委员会成立后，在全国各地举办各类口腔急诊与急救学习培训班，掀起了全国性学习热潮，对口腔急诊教育的发展起到了巨大的推动作用，促进越来越多的院校将口腔急诊医学列为本科生/研究生的必修课或者选修课。虽然在我国至今尚未建立完善的口腔急诊医学教育体系，但这门综合性学科开始步入规范化的良性发展阶段。

口腔急诊医学教育要体现综合学科的特点，在口腔急诊医学教育实践中以急诊急救医学以及口腔临床各学科中与急诊关系密切的内容为重点，并将多学科的急诊知识和急症处理知识融为一体，使口腔医学专业的学生在毕业时具有一定的口腔急诊知识和临床技能，使口腔急诊科医师具备系统的知识和临床技能。

二、我国口腔急诊医学的展望

现代医学的发展趋势是整合医学，即用更为宏观的方法论将碎片化的医学知识整合起来，实现现代医学理论和技术的整体化、系统化。口腔急诊医师也应该有整合医学的观念，本着以人为本、因人而异的原则，以口腔疾病和全身性疾病并重的理念为患者提供最合适的诊疗方案。因此，口腔急诊医学的发展目标应该是坚持整合医学理念,依托口腔医学和急诊医学的发展,建立口腔急诊医学体系。

（一）进一步明确口腔急诊医学的范畴

口腔急诊医学是口腔医学的分支学科,但是涉及的病种复杂,其理论和实践不仅与口腔医学的很多学科密不可分,而且与临床医学和急诊医学密切相关。因此,口腔急诊医学的发展首先要确定口腔急诊医学的概念、范畴,明确口腔急诊医学不仅指的是口腔急性疾病或者慢性口腔疾病的急性发作等相关理论、研究和技术,而且包括口腔诊疗过程中伴发的全身急性病症以及涉及的急救医学知识、处理原则和临床技能。

（二）建立完善的口腔急诊医学教育体系

目前全国仅有少数院校将口腔急诊医学列入本科或者研究生课程的必修课或者选修课,口腔急诊相关知识多数是通过举办口腔急诊继续教育学习班、学术会议以及实操培训班等形式传播。因此,当前的紧迫任务是在各大医学院校逐步开设口腔急诊医学课程,编撰口腔急诊医学教科书、规范诊疗指南以及继续教育教材,从本科生培养、研究生培养、住院医师规范化培训各个阶段培养综合型的口腔急诊医学人才。同时,要加快口腔急诊专科医师培养,全面促进口腔急诊医学教育体系的建立。

（三）口腔急诊学科的规范化建设

当前,我国口腔专科医院建设发展迅速,但是,相当一部分医院没有设置独立的口腔急诊科,口腔急诊业务由牙体牙髓病科、口腔颌面外科、口腔黏膜科等学科承担。已经成立了口腔急诊科的专科医院,也因顾及口腔急诊医疗工作的风险性及对未来发展的不可预见性没有开展正规的急诊业务,多数单位的口腔急诊采用的是各科室轮值方式,无法为患者提供高质量的口腔急诊医疗服务,妨碍了口腔急诊医学的发展。因此,当务之急是加快口腔急诊科的建设,确定口腔急诊服务范围和分级救治,制定完善的适合口腔急诊特点的规章制度、抢救流程与绿色通道,以及各类突发急症的抢救预案。同时,应根据大多数口腔急诊科室的硬件设施配备简陋、没有足够的急诊抢救设施,以及不同级别专科医院和综合医院口腔科、口腔诊所的特点,明确急救设备的标准化配置,提高口腔急诊硬软件设施的建设水平,并在全国范围内推进各类医院、门诊、民营诊所的急救硬软件的分级配备。

（四）普及推广急诊与急救的继续教育培训

口腔医学专业的特点使得口腔医师往往比较重视专业技术,忽视急诊与急救理论与技能,这种现状使得多数口腔医师可以较熟练地应对口腔专科病症,但是一旦遇到并发和继发性全身性急重症时,往往不知所措,常常延误了急救的最佳时机。另外,医学院校专科口腔医院和普通专科医院之间、不同地区之间的急诊急救水平存在较大差距。特别是随着口腔医疗市场的开放,民营口腔医疗机构迅猛发展,在我国的口腔医疗服务中占据越来越多的份额。但是,民营机构口腔医师的学历层次、专业素质良莠不齐,加之对经济利益的重视,口腔医师往往仅专注于口腔专业技能的学习和提高,无法应对诊疗过程中出现的过敏、晕厥、休克等突发急症。此外,我国各地区的经济、文化和医疗发展水平的不均衡也造成了口腔急诊发展存在较大的区域性差异。北京、上海、西安、广州等地口腔医疗水平发展较先进,同时口腔急诊科的建设和口腔急诊医师的培养水平也都处于全国前列,而一些西部边缘地区甚至没有专业的口腔医疗机构。因此,采用多种形式加强各地区特别是经济落后地区口腔医疗机构口腔专业急诊队伍的培养,提高从业人员的急救水平是口腔急诊医学发展的迫切任务。

（五）口腔急诊医学研究

在建立口腔急诊医学独立学科体系、发展口腔急诊医学教育、普及继续教育的基础上,建立口腔急诊医学专业队伍,开展针对口腔急诊医学的基础与临床研究是推动口腔急诊医学学科发展的关键。因此,需要广泛开展与口腔医学各学科之间以及与急诊医学的交叉学科研究,形成基于整合医学的口腔急诊医学研究体系,扩大国际学术交流,提高国际学术影响力,使我国口腔急诊医学进入良性发展循环。

总之,我国的口腔急诊医学随着我国经济腾飞、社会需求扩大、口腔医疗市场的发展,伴随着口腔医学和急诊医学的进步以及人民群众口腔健康意识的提高,正在向形成独立的学科方向发展,并且正在逐步形成一个完整的口腔急诊医学体系。

（陈永进）

参 考 文 献

1. 申岢、张连云、高平. 口腔急诊医学. 北京：人民卫生出版社, 2008.

2. 陈永进, 赵寅华. 我国口腔急诊医学现状与发展. 中国实用口腔科杂志, 2016, 9（7）: 385-389.

3. 龚怡, 张昕. 口腔急诊疾病病因分析. 中华急诊医学杂志, 2004, 13（5）: 345.

4. 沈烨青, 刘义, 江龙, 等.2017—2018 年 2 年间 137 740 例口腔急诊病例分析. 上海口腔医学, 2021, 30（2）: 151-155.

5. 袁雯雯, 李秀芬, 戴宜君, 等.综合医院 3 825 例口腔急诊患者的临床分析. 现代实用医学, 2020, 32（5）: 510-512.

6. 李强, 陈永进, 王迎捷, 等. 提高口腔急诊住院医师规范化培训师资水平对策的思考. 中国毕业后医学教育, 2021, 5（2）: 159-162.

7. JEAN M, JASON F. Dental Emergencies. Emerg Med Clin N Am, 2019, 37（1）: 81-93.

8. FAST T B, MARTIN M D, ELLIS T M. Emergency preparedness: a survey of dental practitioners. Journal of the American Dental Association, 1986, 112（4）: 499-501.

9. MALAMED S F. Physical evaluation and the prevention of medical emergencies: vital signs. Anesth Pain Control Dent, 1993, 2（2）: 107-113.

第二章　口腔急诊的医患沟通

第一节　医患沟通的意义

一、医患沟通的含义

医患沟通（doctor-patient communication）是指在医疗卫生和保健工作中，医患双方围绕诊疗、服务、健康及心理和社会等相关因素，以患者为中心、以医方为主导，将医学与人文结合，通过医患双方各有特征的全方位信息的多途径交流，使医患双方达成共识并建立信任合作关系，指引医护人员为患者提供优质的医疗服务，达到维护健康、促进医学发展的目的。医患沟通不仅是长久以来医疗卫生领域中的重要实践活动，而且也属当代经济社会发展过程中凸显出来的医学学术范畴。

二、医患沟通的意义

建立健康的医患关系、培养医师良好的沟通习惯，可以加强患者对医师的信任，充分尊重患者的知情权、选择权，能使患者积极支持、配合医疗工作，帮助提高治疗效果，改善医患关系，减少不必要的医患纠纷。

（一）增进医患之间的了解

口腔急诊患者的特点是发病急、变化快、病情复杂、心理压力大、停留时间短、医患之间了解较少。因此，相对于日常门诊，口腔急诊科更容易发生因沟通不畅引发的医疗纠纷和投诉。特别是在新媒体、网络飞速发展的时代，人们更多是通过网络等新媒体传播途径认识和理解医护人员。所以，增强沟通意识，具备良好的医患沟通能力和对突发事件的良好应对能力是每一个口腔急诊医师的一门必修课。

（二）促进疾病康复

医师只有收集到尽可能多的疾病相关信息，并进行综合分析、研究，才可得出比较准确的诊断。一般来说，交流越多，获得的信息越全面，诊断准确率越高，误诊率就会越低。在治疗过程中，疾病的变化是动态的，诊断也会随之改变，及时与患者或家属进行沟通、交流，有助于随时掌握患者疾病的变化，以制订或调整治疗方案，促进患者的健康恢复。

（三）降低医患纠纷的风险

所有医疗行为过程都存在医疗风险和其他不确定因素，因此，在医疗工作中的医患纠纷不可能完全避免，如何避免或缓解医患矛盾，规避医患纠纷的产生，是每一个口腔医师必须面临的现实问题。近年来，国内外医疗卫生行业总结的基本经验是：医患之间始于和谐的沟通是良好医患关系的有力保障，通过及时有效的医患沟通可以妥善解决矛盾，得到经济成本最低、社会效益最高的结果，使医患双方、政府和社会都满意。

（四）现代医疗模式的要求

重视患者心理、加强人文关怀既是降低医患矛盾、建立和谐医患关系的关键，更是现代医疗模式的需要和体现。在前往医疗机构寻求救治的患者潜意识中，往往对医师抱有"白衣天使""救死扶伤"的期望，希望得到医师的重视和关心。然而，急诊的诊疗特点决定了医师的关注重点是疾病本身，因而医患沟通常常被无意识地忽略。另外，很多临床医师仍然是传统的生物医学模式思维方式，在诊疗过程中将人体的生理因素放大，只注重局部躯体症状，缺乏时间及耐心解读患者躯体症状背后隐藏的情绪心理障碍，导致患者心理及社会因素不被重视。尤其是随着现代医学的飞速发展和人们对身体健康要求的提高,临床就诊患者数量不断增多,医师工作压力和紧张度不断加大,使得这种情况进一步加剧。

因此,作为一名合格的医师,不仅要正确诊治患者的疾病,更需要从人文出发了解患者的心理,给予患者精神抚慰,减轻疾病给患者造成的心理压力及创伤。同时,还要关心患者家属的情绪和社会影响等。美国一位极受尊重的肺结核研究医师爱德华·利文斯顿·特鲁多(Edward Livingston Trudeau,1848—1915)的墓志铭上刻着这样一句话:有时去治愈,常常去帮助,总是去安慰。这句广为流传的名言简明阐述了医学的局限性、医师的使命,以及医护人员的人文关怀。只要医师满怀温暖尊重、关心每位患者,医患关系才能得到和谐发展,才能在医疗活动中做到生物、心理、社会关系的统一。

第二节 医患沟通的心理学基础

一、现代医学模式的发展

在人类历史中,医学模式经历了多次转变,由远古时代的巫术医学模式到古代自然医学模式、神学医学模式,之后进入了沿用至今的生物医学模式。进入 20 世纪后,随着社会的繁荣发展、人类生活方式的改变和生活节奏的加快,人类的疾病谱与健康观念也发生着改变,心理因素和社会因素在医学活动中的作用越来越重要,对医护人员的综合素质也提出了更高的要求。同时,医学研究的范畴不断扩大,在医学活动中不仅要研究自然人,还要了解机体的生存环境和生活状态。1977 年,美国纽约州罗彻斯特大学医学院精神医学教授恩格尔(G.L.Engle)提出生物—心理—社会新医学模式(bio-psycho-social medical model),又称恩格尔模式。新医学模式强调除了从生物学观点看待疾病和患者,更重要的是必须考虑人的心理和人与环境的关系,理解疾病的本质,提出合理的医疗卫生保健建议。新医学模式实现了对生物医学模式的超越,是人类对疾病认识的跨越式发展,尤其是在 21 世纪的今天,基于新医学模式和新健康理念的现代医学模式,更加强调了公共卫生和社会保健的作用,无论是政府还是医学研究和医疗机构都把预防医学和社会大众的健康保健作为维护人民健康措施的重中之重。

新医学模式对医务人员提出了更高的要求,尤其在口腔急诊这个特殊的诊疗环境中,每个急症患者的社会心理都具有独特性,医患沟通的效果影响他们对治疗方法选择的意向、愈合过程及预后效果,医师要根据不同人群的心理特点选择合适的沟通方式,通过交谈大致了解患者对包括检查手段、治疗方式、治疗效果等医疗行为的接受能力,对患者一视同仁,平等对待每位患者,遇到患者提出的各种问题,保持平和态度,耐心解释。医师必须清楚,这种心理、社会干预措施是整体治疗中不可缺少的一部分。

二、口腔急诊患者的心理表现

当今社会对美貌的追崇可能会影响到一个人的人际关系、职业前景、婚恋交友等社会行为,也成为年轻人的生活压力之一。

社会的审美通常与面容及牙齿有关。研究表明,面部美观在一个人对自我认知、自信心的建立方面有重大意义,一个丑陋或者有缺陷面容的人容易自卑,负面情绪较重,总会觉得他人易对自己产生不信任感,人生价值观也会发生改变,继而导致生活、工作状态不乐观。人的嘴形及眼睛在面部美观中起到重要作用,作为与人交往中的第一个窗口,美丽的微笑离不开排列整齐的牙齿,这也是给对方建立深刻印象的重要方面。

面部外伤多发生在 18 岁之前的儿童及青少年,这个年龄阶段是心理发育的黄金时期,面部软硬组织缺损、牙齿移位或缺失都会改变面形及嘴形,极大影响儿童和青少年的自尊心和成长发育,这种状况往往对儿童和青少年的自我认知、社会交往和沟通能力产生影响。口腔急诊医护人员应该认识到,口腔急诊患者的病情虽然不及全身脏器损伤那样严重,但其颜面部结构与容貌以及咀嚼功能的损害更易导致心理障碍,所以患者的心理诉求会远远高于身体其他部位的损伤。例如,急性疼痛、颜面部创伤、牙外伤等急症导致的剧痛、出血量多、面部损伤等,可随之引发患者焦虑、担忧、急躁、不安、应激、抵抗等不良情绪和心理状态,给急症治疗增加困难。因此,医师不仅要及时挽救患者的不可逆性损害,还要注重消除或减轻外伤给患者带来的负面心理影响,给予患者更多的情绪安抚。适当的心理疏导及良好的术前沟通在急诊医疗工作中显得尤为重要。

三、了解口腔急诊患者的心理状态对临床诊疗的作用

口腔急诊就诊的患者通常有共同的特性——紧急和焦虑,并呈现出复杂易变的心理特征。因此,在接诊后的医患交流过程中了解患者的心理状态对于急诊诊疗有重要作用。

患者来到急诊科时,并不了解接诊的医护人员的行医资格、从医资历、教育水平、临床能力等,从而在心理上产生不平等的情绪,所以,一方面是担心自己病情严重,另一方面是期望遇到资历深、经验丰富的急诊医师。此时,医师的每一句话、每一个动作甚至交流过程中的眼神都会影响患者及其家属的心理变化,也会影响患者及其家属对病情的理解。因此,首诊医师应当认真对待患者的主诉和问题,了解患者年龄、致病原因、受伤时间或疼痛持续时间、受伤地点等,并且进一步询问既往史、甚至生活状况等,全面了解患者的就诊目的,准确判断患者当下最想解决的问题及内心疑虑,在短时间内通过与患者及其家属的交流,掌握患者的心理变化,并且在确定治疗方案之前,和患者进行必要的深层次沟通,增进医患之间的信任。口腔急诊科的值班医师、护士较少,护士应该积极配合医师,随时观察患者状态,安抚患者及其家属情绪,引导患者树立正确的就医观念和良好的心态。

通过医患之间的良好交流,可以增进医患之间的深入了解和相互信任,有助于提高患者后期复诊率,使医师可以有效了解治疗后患者的恢复状况,促进患者早日康复。

第三节　口腔急诊各类患者的心理特点

一、儿童患者的心理特点

据统计,儿童颌面部外伤是口腔急诊常见的急症。发生意外伤害有多种因素,年龄、性格、发育、心理及家庭背景与发生伤害性损伤均有一定程度的关系。儿童牙外伤后易出现过分安静、喜怒无常、失眠以及不合群等表现。

学龄前(6岁以下)儿童心智发育不成熟,对外界新鲜事物有强烈的好奇心,对危险事物的判断能力较弱,动作协调性差,玩耍跌倒造成面部损伤多见,约占67.65%,从性别来看,男女比例为1.5∶1,这与男孩好动、调皮,更具冒险性及攻击性有关。

据调查,儿童就诊常表现出以下特点。

1. **恐惧**　恐惧是急诊就诊儿童以及成人共有的特点,特别是学龄前儿童,会对所有穿白大褂的医师和护士产生恐惧感,在诊室哭闹不止。对医师和护士的强烈抵触情绪可能导致无法顺利完成初步检查,甚至影响医师对病情的判断。

6~12岁是儿童心理发展塑造的黄金时期,这个阶段的儿童对社会大环境已有初步的认识和理解。口腔科门诊治疗过程中高速手机转动产生的声音、磨牙引起的震动、拔牙时带血的棉卷,会使患儿不寒而栗。这种恐惧感会持续一个人的一生,造成终生难忘的牙科恐惧症。

夜间口腔急诊的治疗大多需要在局部麻醉下进行。这个阶段的儿童在治疗前会发挥自身所学观察力、想象力,对前期检查或治疗进行初步自我想象和认识,容易将内心的恐惧感放大,尤其是对打麻药产生强烈的害怕、抵触。

2. **好奇**　儿童对一切新鲜事物都怀有好奇心。有一部分儿童就诊时不哭不闹,对所面对事物的好奇心理大于恐惧心理,包括医师和护士、诊室环境、检查器械等。医护人员可以抓住此类儿童的心理,转移其注意力,提高检查和治疗过程中患儿的配合度。

3. **焦虑**　陪同家属通常心情焦急、脚步急促,期望尽快得到医师的帮助,而且,在沟通过程中会产生各种疑问和顾虑,或者在没有耐心认真听取医师治疗前的沟通情况下,就急迫要求优先检查和治疗。

4. 自卑 口腔急诊的外伤主要涉及颜面部。颌面部软硬组织损伤会造成面部瘢痕、面部变形等,不仅对儿童造成身体损害,还会给儿童带来巨大的心理伤害,导致其内心自卑、敏感,影响身心健康发育。前牙区牙的缺失不仅严重影响口腔功能,更会由于缺牙影响患儿面容,导致其在日常生活中不敢笑,产生强烈的自卑感。

5. 轻视 由于成长环境、教育背景、就医意识的差异,个别家属在儿童牙齿外伤后,认为不会危及生命,或者乳牙可以替换,小瘢痕无碍大局,从而治疗态度消极,拒绝配合医师进行细致的检查,或者否定口腔急诊治疗方案。这种情况可能会给患儿造成不可挽回的伤害。

良好的治疗体验可以消除儿童就医紧张感、恐惧感、焦虑情绪,对病情的判断及治疗有极大帮助。

二、成人患者的心理特点

任何医患沟通都是建立在医患关系的基础上,建立良好和谐医患关系的主要手段就是要了解患者的心理诉求,进而针对不同人群采取相应的沟通模式。若沟通不顺利,则容易引发医患矛盾。成人患者作为口腔急诊就诊的主要群体,主要有以下心理特征。

1. 焦虑 颌面部是面部血运丰富,由于意外伤害导致的颌面部外伤出血较多且难以控制,会加重患者焦虑、紧张感。很多成年人在受伤后的主要焦虑来源于担心是否存留瘢痕,影响面容。

2. 暴躁 有一类患者就诊时以脾气暴躁为主要情绪表现。患者往往认为自己的病情最需要优先救治,候诊时缺乏耐心,希望通过吵闹的方式得到医护人员的重视。当医护人员由于忙于其他患者的救治而未及时回答其询问或为其提供帮助时,这类患者表现出暴躁行为,严重影响其他患者就医环境和夜间急诊的正常工作。

3. 质疑 大多数从事口腔急诊工作一线医师的平均年龄是28～40岁,属于医学工作者中较年轻的队伍。长期以来,社会上的民众普遍崇尚资历深厚的老教授,尤其是患者受到意外伤害、牙体疾病引发的难以忍受的疼痛时,期望遇到一个妙手回春、手到病除的老医师,从而减轻就医痛苦。

4. 盲目 许多人认为口腔疾病不至于影响全身状况,也不是疑难杂症,能一次性治疗成功。例如,牙外伤后的不可预知性及复杂性往往是患者最容易忽视的问题。初次急诊治疗时,患者对医师的治疗期望较高,认为经过治疗疾病就可治愈。但牙外伤的治疗是长期的过程,治疗的任何一个阶段都有可能产生隐匿性问题,当治疗效果不佳、术后不理想,患者常常难以理解,不能接受,从而盲目认为是医师技术水平导致的后果,易引起医疗纠纷。

三、特殊人群的心理特点

特殊人群主要是指孕产妇、更年期妇女、老年人、儿童、残疾人群、智力障碍人群、患有恶性肿瘤等严重全身系统性疾病的患者等,这类人群在口腔急诊就诊时往往表现出一些特殊的心理特征。

(一)孕产妇及更年期妇女的心理特点

1. 孕产妇 女性妊娠过程中会发生包括循环、呼吸、内分泌、消化、泌尿系统改变等一系列的生理变化。由于妊娠期雌激素和孕激素大量分泌,体内激素水平有所改变,加之孕妇进食无规律,口腔内菌斑堆积,易导致妊娠期牙周病、智齿冠周炎、牙髓炎、根尖周炎等急症的发生。有些妊娠期患者怀孕后自我保护意识增强,心理承受能力降低,患者自身精神压力大,易怒暴躁、敏感脆弱。同时,由于孕妇体形变化、活动能力较低,有些妊娠期患者有很强的依赖心理,需要医师有足够的耐心与其沟通。

2. 更年期妇女 更年期妇女由于内分泌系统的紊乱造成其心理变化,主要表现为以下几点。

(1)自卑心理:感觉自己做什么事情都不如别人,对社会、家庭是无用之人。

(2)敏感心理:对很多事情表现得极其敏感,很在意别人对自己的看法,毫无根据地怀疑别人在议论自己。在医患交流过程中对医师的每一句话都很在意,会衍生出很多其他的意思。

(3)恐病心理:过分关注自己身体不适,怀疑得了不治之症,去医院反复做各种检查,不恰当用药,经常会自我过度医疗。

(4)完美心理:过于苛求自己,爱钻牛角尖,不能接受任何不完美的治疗结果。

（二）全身系统性疾病患者的心理特点

大多数老年人患有全身系统性疾病，长期的慢性疾病困扰使其具有明显的个性心理特点，有时表现为疑虑、挑剔，有时又固执、消极。而且，老年人一方面感觉自身价值降低，会产生空虚和寂寞的感觉；另一方面，长期疾病的折磨使老年人易轻言放弃。

因此，与老年人交流应注意方式，不能操之过急。在沟通过程中，语言上要充分体现共情理念，将老年患者视为自己的家人一样，给予其关爱及同情，尊重老年人的意见，并耐心做好解释说明。在行为上可以通过搀扶、握手等肢体语言让患者感受到温暖与信任，与患者在心理上形成互相理解与认同的情况，顺利开展口腔治疗。

（三）癌症、残疾、智力障碍患者的心理特点

癌症患者需要面对癌症可能复发、转移的生命威胁，各种治疗可能产生心理和躯体的不良反应，一些治疗可能会造成残疾而导致生活和工作能力下降甚至丧失，因此癌症患者普遍存在显著的情感痛苦和心理变化，如恐惧、焦虑、愤怒、怨恨、悔恨、敌意、抑郁、失望或绝望等。这些情绪体验也会导致相应的心理行为，如怀疑、回避、幻想、依赖等。这些典型的心理变化过程，结合人格特征和应对方式等，共同构建出癌症患者的心身特征。

残疾、智力障碍以及其他患严重全身性疾病的患者有强烈的自卑心理，通常拒绝沟通，导致沟通障碍。面对这类患者，医师会感到更难以与其沟通，因而很难使治疗达到满意的效果。因此，医师应表现出诚恳的态度，沟通时要更加耐心细致，不能够表现出不耐烦的情绪。医师要明确影响沟通的原因，尊重患者，采用患者容易理解的方式，以积极向上的语言赢得患者的信任，在此基础上互动交流，建立良好的沟通。

1. 努力与有特殊需求的患者多交流，患者家属、护理人员和监护人都能帮助医师更有效地与患者沟通。

2. 避免将病症归结于患者的智力缺陷，医师不能被智力缺陷患者的行为所迷惑，而要寻找引发疼痛、不适的潜在因素。

3. 因为某些问诊流程会引起患者的紧张和害怕，医师可以考虑适当地延长看诊时间，确保患者有足够的准备时间来接受医疗检查和治疗。

4. 智力障碍患者在大脑功能与理解交流能力上千差万别，医师可以通过要求患者重复医嘱，来确保每个患者都能明白医师说了什么。

5. 对交流困难的患者可通过画有不同面部表情的图画来评估。这种方法适用于交流困难的患者，如婴幼儿、儿童、老年人、意识不清或不能用言语表达的患者。

只要赢得患者的信任，任何一位合格的医师都能建立良好的医患沟通。

第四节　口腔急诊患者的就诊特点

一、口腔急诊就诊患者的共同特点

口腔急诊患者因病情突然发生，患者在精神和心理上都没有做好充分准备，急诊就诊的主要特点是病情急、心情急、表情急、家属急。

1. **病情急**　口腔急诊科虽不及综合急诊科危急重患者多，但由于口颌面部暴露在身体外部，是外伤后最容易受伤的部位，往往伴随着软硬组织损伤以及牙体组织损伤，受伤后若未得到及时治疗，损伤的面容将难以恢复。牙髓炎、根尖周炎、冠周炎、颞下颌关节脱位等伴有剧烈的疼痛和功能丧失。外伤第一时间得到救治对后期牙齿的保留概率有很大影响，救治不及时会导致终身恒牙缺失。口腔颌面部关系密切，外伤常涉及颅内，如不及时诊治，可能危及生命。因此，口腔急诊既因为就诊患者的病情常常表现出明显的症状如红、肿、热、痛、出血多、功能丧失等，又因为与生命中枢邻近，因而表现出病情急的特点。

2. **心情急**　患者都是急匆匆来到医院，以期待的眼神看着医护人员，希望医师手到病除、立即止痛。

例如,伴剧烈疼痛的牙髓炎患者可能已经经历了数天疼痛的煎熬,来急诊就诊时心理防线和生理极限已达到崩溃的边缘,见到医师后希望立刻得到救治。

3. 表情急 急诊患者表现出急性病容和痛苦表情。有的患者为了让医护人员理解他正遭受痛苦的折磨而大喊大叫,夸大病情,并且拒绝和医护人员正常交流。

4. 家属急 一般来说,来急诊就诊的患者特别是外伤患者,会有家属或者好友陪伴,经常出现多位亲友为表示对患者的关心,围着医护人员,对诊断结果和治疗计划各抒己见,给医师施加心理压力,严重影响诊室秩序和正常诊疗行为。

二、各类口腔急诊患者的就诊特点

(一)儿童的就诊特点

1. 沟通困难 儿童表达能力弱,不能准确叙述患牙部位,不能明确描述不适感,通常由家长代诉。即使在医师检查过程中,也不能准确反馈信息,有时会引起漏诊或误诊。

2. 配合度差 患儿一般对医院和穿白大褂的医师、护士有恐惧感,当其来到医院时,随之而来的是哭闹不止、奋力反抗、拒绝检查,给医师检查和诊断带来困难。这时就需要家属配合,转移患儿的注意力或进行检查、治疗前的心理辅导。学龄儿童心理相对较成熟,对诊室环境、检查器械有强烈好奇心,就诊前会对周围环境以及治疗手段询问到底,不配合的情况可能发生在检查、治疗过程中的任何时间段,治疗依从性出现阶段式发展。

3. 家长紧张担忧 孩子生病牵动着全家长辈及父母的心,一名儿童就诊往往由2～4个甚至更多的家长陪同。家长容易对治疗计划产生分歧,此时,医师需要与患儿家长进行更全面、更彻底的沟通。老年人思想通常较为保守,常常主张以保守治疗为主。年轻父母期望医师立即给予治疗,但对疾病的发生、发展过程不了解,对治疗期望过高,认为治疗后就要见效。这些情况如果没有良好的医患沟通,容易引起医患纠纷,会造成家长对治疗不配合的现象。

(二)成人的就诊特点

1. 疾病种类繁杂 口腔急诊接诊的疾病可能涉及口腔各个专业学科,甚至涉及关联学科疾病如神经外科、耳鼻咽喉科、眼科等,病种的不确定性大。大多数患者就诊时意识清醒,可以正常描述受伤的部位、时间、地点。但是,另一部分患者可能意识模糊,或受伤后曾有一过性意识丧失,使医师不能了解患者的既往病史。此类患者有可能转化为急重症患者,需要医师及时判断病情严重程度,必要时行全身检查,在生命体征平稳后再进行口腔颌面部疾病的诊治。

2. 就诊时间不规律 口腔急诊工作随机性大,患者就诊规律难以掌握,其就诊时间及病情均具有不可预见性。一般认为,口腔急诊夏季较多,主要是因为夏季人们活动量大,室外运动增多,易发生跌倒、碰撞。而一天之中患者就诊主要集中在晚饭后,这是由于白天工作压力大,没有时间就医,只能选择晚上,这往往是牙体牙周疾病患者。夜间急诊由于值班医师数量少,有时会出现患者扎堆就诊。

3. 治疗要求紧迫 患者因为缺乏医学知识,过多出血、剧烈疼痛会导致患者恐慌及焦虑,将疾病的严重程度夸大,且求治心切,在没有进行必要检查和正确诊断的情况下要求医师立即采取措施治疗。

(三)妊娠期妇及更年期妇女的就诊特点

1. 妊娠期妇女 妇女怀孕后由于体内激素分泌的改变和身体状态的变化,机体会发生一系列的特征性生理心理变化。

(1)妊娠期生理变化包括:①循环系统改变,血容量增加,出现相对稀释性贫血或因为铁质不足出现妊娠性贫血,妊娠后期容易出现妊娠期高血压;②耗氧量增加使循环负荷进一步加重,使得妊娠期患者易出现低氧血症;③在呼吸系统表现为呼吸道黏膜毛细血管扩张充血,导致孕妇鼻通气不畅,声门变窄;④由于子宫逐渐变大使得肺部受到挤压,患者有时感到呼吸困难,偶尔会出现眩晕。此外,口腔治疗时的仰卧位可能导致胎儿压迫腹部静脉血管,影响血液回流,导致脑部血流不足和晕厥。

妊娠期也是口腔健康状况非常脆弱又敏感的特殊时期。由于激素水平的波动以及饮食习惯和卫生习惯的改变,在怀孕期间,孕产妇的口腔环境也会发生变化。比如:血清激素水平升高影响牙周健康状况,可能引起牙龈炎和牙周炎,通常因牙龈大量出血或急性牙周脓肿急诊就诊;因为孕期唾液分泌增多,牙釉质再矿化的环境受到破坏,导致龋齿的发展;恶心、呕吐和胃食管反流的孕期反应,造成酸化的口腔环境降低了牙齿硬组织的阻力,导致侵蚀型非龋性病变的发展,但因龋病发展迅速引起急性牙髓炎发生剧烈疼痛前往急诊就诊。此外,孕期用餐频率增加,阻生齿冠周炎发生率也明显升高,引起牙龈肿胀甚至面部间隙感染。

(2)妊娠期心理变化:怀孕妇女特别是初次怀孕的妇女,面临自己身体发生的变化,在兴奋与高兴的同时,往往不知所措,出现不安与焦虑的心理,特别是在了解到妊娠期前3个月是胚胎畸形如唇腭裂、神经发育缺陷、肢体发育缺陷等的易发时期后,心理压力增大,保护性心理增强,对就诊时医师使用药物的副作用、治疗对胎儿的影响、治疗时的疼痛等十分担忧。

口腔急诊的孕妇患者一般因难以忍受疼痛而就诊。在怀孕期间,孕妇的身体检查主要围绕胎儿的检查,即使有牙痛的症状对口腔医院或口腔科也避而远之。口腔急诊科接诊的孕妇患者有2种特殊类型:一是自我放弃型,患者因剧烈疼痛导致心理极度崩溃,要求医师尽快止痛,忽视了孕妇的治疗特殊性,态度上完全接受口腔治疗伴随的风险。此时,医师要详细了解既往史,安抚患者情绪,针对孕妇患者的特殊性,制订适当的治疗计划。二是恐慌担忧型,过于担心口腔操作对胎儿带来的影响。因此,医师在进行口腔检查和治疗前必须给予详细的解释与沟通,不要给患者太大的精神压力,使患者放松、安心地就诊。同时,治疗过程要尽量简单,用药前掌握药物作用和禁忌证,慎用药物。

调查显示,只有不到10%的医务人员会告知患者口腔健康状况不佳与分娩或龋病传播之间的关系。目前看来,对于孕前检查的口腔检查、治疗及维护还未得到足够的重视。所以对处于育龄期,有计划怀孕的患者,口腔医师一定要充分沟通,讲清利弊,请患者根据治疗需要调整怀孕计划。医师应进行孕前口腔健康教育,给予口腔预防措施,重点关注潜在的口腔疾病风险。

2. 更年期妇女 更年期妇女由于其特殊的生理特性,在医患交流过程中容易显得烦躁、郁郁寡欢,有些患者甚至非常愿意倾诉,夸大自身感受。主要分为两种表现形式。

(1)不善言辞型患者:这类患者一般不愿意与医师过多交流,而且显得烦躁不安,需要医师运用启发式交流。有的患者对自身疾病无限放大,认为自己得了不治之症,经常会突然出现情绪低落、不明原因的哭泣。

(2)倾诉型患者:这类患者在医患交流过程中占据主导位置,对于年轻医师来说很难掌控医患交流节奏。患者的倾诉内容不局限于疾病本身,往往更多讲述自身生活中的不满。

(四)老年人的就诊特点

老年人口腔急诊就诊的主要原因多为疼痛、炎症和颞下颌关节脱位。由于老年人身体各系统功能降低,其伴有的全身系统性疾病给口腔治疗带来一定的风险,因此,诊疗过程中的安全保障是老年人急诊就诊的首要问题,在口腔治疗前要询问患者病史,治疗过程中要监测患者的一般情况,治疗后加强医嘱及注意用药注意事项。感觉迟钝及反应迟缓是老年人共有的特点,由于老年人视觉、听觉功能的生理性衰退,使其反应能力下降、反应时间延长,同时动作的灵敏性降低,稳定性、协调性下降。因此,医护人员要以极大的爱心对待老年患者,细心听取患者的述说,以患者听得懂的语言和足够大的声音与老年患者交流沟通。

老年人有自身独特的口腔生理特点和疾病特点,对某些疾病易感性增高,牙周和黏膜炎症进展快,创伤后修复功能降低,愈合慢。老年人治疗耐受性差,在急诊时不宜接受长时间的复杂口腔治疗。

(五)特殊人群的诊疗特点

1. 肿瘤患者 口腔急诊接诊的肿瘤患者多以头颈部肿瘤患者为主,一般接受过放化疗治疗。化疗所涉及的细胞毒制剂常常引起全身或局部并发症,最常见的并发症是感染、出血、衰竭。放疗患者会出现口干、放射性龋、放射性颌骨坏死、味觉迟钝或异常、肌肉痉挛、放射性黏膜炎等。放化疗患者通常出现血小板计数明显减少。若患者口腔卫生差、牙周炎症较重,会引发口腔局部出血不止,因此夜间急诊常遇到此类患者。作为急诊医师不仅要积极对症治疗,还要对患者进行全面的口腔卫生宣教,建议患者在放化疗之前尽早检查口腔健康状况,必要时采取预防性治疗。

2. 器官移植患者　目前,器官移植已成为许多器官组织疾病的终极治疗手段之一,随着医学技术和治疗药物的不断进步和发展,更多的患者通过器官移植延续了生命。器官移植后长期使用免疫抑制剂使患者免疫力低下,容易发生各种感染,因此,口腔感染和出血是此类患者的主要就诊原因,而口腔医师最重要的是判断患者的全身状况和最需要治疗的口腔疾病,控制口腔炎症并尽量不进行有创治疗。

3. 智力障碍患者　智力障碍患者与社会较为隔离,很少得到社会的关注,因生活自理能力较差,出行不便,其享受的口腔医疗保障也较正常人群差一些。来口腔医疗机构就诊的这类患者中有一部分是因口腔的自身疾病,但更多的是因为其他疾病或因病并发的一些口腔疾病问题,也有一部分是因为治疗某些疾病如服药副作用产生的口腔问题。这就需要医师对这类患者残疾的原因和控制原发疾病的办法有所了解,在口腔治疗与原发病控制之间找到平衡点,有时甚至要和其他专科医师共同讨论治疗方案,从而减少风险的发生。

对于此类患者既往史的了解非常重要,因为这涉及患者的安全问题。另外,建议患者使用预约治疗就诊方式,由与患者长期居住的家属陪同,以便为医师提供更多的基础病治疗和生活状况的信息,使医师安排好时间专心为患者治疗口腔疾病。

第五节　口腔急诊医患沟通的方法及注意事项

一、口腔急诊医患沟通的方法

（一）倾听

问诊是医师了解患者病情的起点,是建立相互信任和理解医患关系的关键,也是收集患者病史资料的核心方法。医务人员要有诚信,要尊重患者及其家属,具有同情心和耐心,通过与患者的互动交流,多听患者或家属说几句,为进一步临床检查和治疗创造有利条件。急诊问诊的难度大、灵活性强,对医师的应变能力和语言能力要求较高,也是对医护人员文化、技能素养和医德医风的考验,需要医护人员接受专业训练,在长期临床实践中养成。一个好的倾听者可以从与患者的交流中获得重要的临床信息。

（二）掌握

1. 掌握病情、治疗情况和检查结果　急诊遇到外伤患者时的首要任务是对患者进行全身状态检查及评估,掌握患者治疗前的生命体征。若生命体征未达平稳状态,应及时申请上级会诊或联系综合医院转诊患者,并向上级汇报情况。

2. 掌握医疗费用的使用情况　在市场经济体制下,医疗过程中的经营、价格、服务、权益、技术、药物等都是医疗价格的复杂要素。很多患者认为,口腔疾病不危及生命,并不需要大型仪器设备检查,治疗费用也会相对较低一些,因此,口腔急诊中常遇到治疗价格超出患者及家属的预期、患者对治疗费用持怀疑态度等情况。

由于口腔医疗行为有一定的消费性和选择性,医师应在诊断后将治疗计划与相关费用告知患者及其家属,帮助患者根据伤病情况、经济能力以及预后等因素合理判断,作出适合个人的选择,支付合理的治疗费用,减少不必要的开支,节约社会资源。

（三）观察

观察患者的情绪状态、教育程度及对沟通的感受。一个人的行为举止、谈吐习惯可以反映自身的家庭背景、受教育程度及社会地位。患者或其家属的这些社会背景关系到其是否能与医护人员建立良好和谐的医患关系,通过与患者或其家属交谈,寻找最适合的沟通方式,才能确保医疗过程顺利进行。

观察患者对病情的认知程度和对交流的期望值。口腔颌面部损伤治疗效果具有直观、明显的特点,软组织外伤形成的瘢痕,硬组织外伤造成的缺损或塌陷,牙外伤导致的牙齿变色、牙齿脱落、缺损等,治疗效果往往与患者及其家属的预期有差距。在初诊时的医患沟通时,医师要注意观察患者或其家属对病情预后的期望,实事求是地告知患者或其家属可能出现的一切后果。

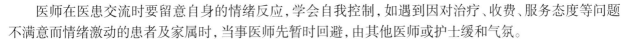

医师在医患交流时要留意自身的情绪反应,学会自我控制,如遇到因对治疗、收费、服务态度等问题不满意而情绪激动的患者及家属时,当事医师先暂时回避,由其他医师或护士缓和气氛。

（四）避免

避免强求对方立刻接受不良事实。患者到医院看病,希望与医务人员进行平等交流,获得尊重,享有充分的知情权。如果患者对自己的病情不明白,就不容易理解医疗方案,也可能因此而产生矛盾。医务人员如能耐心解释病情,更能赢得患者的配合及家属的支持,使治疗取得更好的效果。

要避免使用易刺激对方情绪的词语和语气。交流时医师应尽量采用轻声细语的缓慢语气表述,以征求意见的口吻向患者表明医师的意见,杜绝用命令的口气和患者谈话。和患者交谈时,切忌眼睛漂移不定,看报纸、打电话或看别人。

尽量避免使用不易理解的专业术语。患者或家属大多数缺乏医学知识,对于医学专业词汇难以理解,医师应尽量使用通俗易懂的语言或通过打比方等更容易理解的方式与患者交流,而不应该表现出不耐烦的表情或者使用质疑患者理解能力的词语。

要避免刻意改变和压抑对方情绪,注意适时舒缓。当患者情绪不佳、家属脾气暴躁时,尽量避免以命令、强制的口吻制止患者及其家属吵闹,避免语言不当造成对患者精神、心理的影响。

（五）沟通

沟通包括交换对象沟通、书面沟通、协调统一沟通、实物对照沟通和线上沟通。

1. **交换对象沟通**　当一位医师与患者或其家属沟通困难时,可以另换一位医师与患方沟通,也可以申请上级医师与患者或家属沟通。必要时还可以通过与某位家属的良好沟通,再去说服患者或者其他家属。

2. **书面沟通**　由于病情的动态发展,患者很难在短时间内理解治疗过程中出现的病情变化、治疗计划的改变。为了使患者与其家属更能接受病情变化的复杂性,以及弥补语言沟通的不足,医院可以针对急诊常规治疗出现的风险及相关问题逐条制成纸质版,患者通过阅读直接提出问题,得到医师详细解读。

3. **协调统一沟通**　当一线医师对某疾病的解释存在疑虑时,先请示上级医师,然后按照统一意见进行沟通。

4. **实物对照沟通**　医患沟通时患者或家属常常难以理解医师描述的牙齿空间结构或病情,即使医师不断地重复解释,仍然不能达到期望的沟通结果。此时,可以通过一些解剖形态学资料如解剖图片、牙齿模具、病例照片、X线片、口腔内窥镜等,向患者直观展示疾病的发生过程、治疗方案、治疗步骤、治疗效果等,帮助患者及其家属直观理解病情,使其更容易接受治疗方案及预后,更积极地配合医师治疗。

5. **线上沟通**　在当今多种媒体共存的时代,线上服务已成为生活以及医疗服务的重要形式,医师可以合理利用网络的及时性和可视性的特点对患者提供在线指导与帮助,从而缓解夜间急诊就诊压力。这种沟通方式也可用于当日急诊患者治疗后的病情追踪及相关问题指导。

二、口腔急诊医患沟通的注意事项

医患沟通是医疗过程中不可缺少的一个重要环节,但是,急诊就医的患者病情不同且病情瞬息万变,医师一定要根据患者病情的轻重缓急和患者的具体情况选择医患沟通的时机和方式方法,不能机械地坚持某种方式或者既定时间,以避免影响治疗,特别是急危重症的救治工作。

（一）坚持首诊负责制赋予医护人员治病救人的神圣职责

口腔急诊就诊的患者较综合医院急诊的患者通常风险较低,医护人员在心理上往往对患者的危急状况重视不足,可能在强调医患沟通的重要性时忽略了某些疾病潜在危害的判断。因此,坚持首诊负责制在口腔急诊的诊疗过程中具有特别重要的意义。医护人员应主动询问患者病情,对候诊的患者及时接诊,认真查体,分析病情,认真筛查分诊,优先救治颌面部外伤、颌面部间隙感染的患者,密切观察危重患者的病情变化,以抢救患者生命为首要原则。与此同时,急诊医务人员要满怀责任之心、仁爱之心,通过关心、关爱患者,让患者得到安心、信任的候诊和治疗环境,使焦虑、痛苦的患者缓解心理压力。

（二）在及时准确的诊断基础上提出治疗方案

医师在急诊工作中认真的态度、迅速而准确的诊断以及娴熟高超的治疗能力和急救技能，是取得患者及其家属信任的基础，也是建立良好医患关系的重要环节。而口腔急诊的病种复杂，有些疾病的病情风险性高，不可预知性强，并且，一种表现可能有多种病因。因此，医师在诊治患者的过程中要详细了解患者病情，多观察患者的体征，做好全身检查和口腔局部检查，如果对病情诊断不明，应及时请教上级医师会诊，做到诊断准确、治疗及时。

（三）建立危重患者转诊流程及绿色通道

口腔颌面部创伤往往出血量大、病情复杂严重，可能危及患者的生命。因此，医师心中要树立时间就是生命的观念，在第一时间全面地、尽早地、准确地分析病情，采取最佳救治措施。口腔专科医院应建立危重患者转诊流程和开启绿色通道的预案，对于可预见的严重病情立即申请上级医师会诊或转诊，及时启动抢救预案，开启绿色通道。对于急危重症患者，以先抢救治疗，后挂号、交费、解释的急救原则尽可能争取时间挽救患者生命。

（刘 杨 刘艳丽）

参 考 文 献

1. 王锦帆. 医患沟通. 2 版. 北京：人民卫生出版社，2018.

2. 陈世耀. 医患沟通临床实践. 上海：复旦大学出版社，2020.

3. AARON K, PAUL A, KEVIN L. Just the facts：Pediatric Dental and Oral In juries.CJEM，2020，22（1）：23-26.

4. IM D, AARONSON E. Best Practices in Patient Safety and Communication. Emerg Med Clin North Am，2020，38（3）：693-703.

5. SELIM S, KUNKEL E, WEGIER P, et al. A systematic review of interventions aiming to improve communication of prognosis to adult patients. Patient Educ Couns，2020，103（8）：1467-1497.

6. FAVERO V, BACCI C, VOLPATO A, et al. Pregnancy and Dentistry：A Literature Review on Risk Management during Dental Surgical Procedures. Dent. J（Basel），2021，9（4）：46.

7. LEE Y S H, KING M D, ANDERSON D. The How Matters：How Primary Care Provider Communication With Team Relates to Patients' Disease Management. Medical care，2020，58（7）：643-650.

8. RISING K L, POWELL R E, CAMERON K A. Development of the Uncertainty Communication Checklist：A Patient-Centered Approach to Patient Discharge From the Emergency Department. Acad med，2020，95（7）：1026-1034.

第三章　口腔颌面部疼痛

疼痛是一种与组织损伤或潜在组织损伤相关的不愉快的主观感觉和情感体验,以及保护性或病理性反应。疼痛是口腔颌面部疾病中常见、主要的症状之一,也是口腔急诊就诊的主要原因之一。

第一节　口腔颌面部疼痛的性质

疼痛的性质很难描述,患者通常可以说出疼痛的部位和程度,但要准确说明其性质则较为困难。通常是用比拟的方法来描述,比如描述为刺痛、跳痛、灼痛、钝痛或绞痛。疼痛可以引起逃避、诉痛、啼哭、叫喊等躯体行为,也可伴有血压升高、心跳加快和瞳孔扩大等生理反应,但这些均非疼痛所特有。从口腔急诊疼痛疾病诊断和治疗的角度,可将疼痛性质描述为下列十二类。

1. **冷热刺激性疼痛**　牙齿在受到外界低于或高于口腔内环境温度的冷热刺激时所引起的酸痛症状,并不是一种独立的疾病,而是各种牙体疾病共有的症状。活髓牙重度磨损、深龋、牙外伤近髓、牙隐裂、楔状缺损、充填体边缘不密合、牙龈萎缩导致的牙根外露及牙髓炎等原因都会导致牙齿冷热刺激性疼痛。

2. **咬合痛**　牙齿咬合痛是指上下颌牙咬合时发生在某一颗或几颗牙定位准确的疼痛。通常由根尖周炎、牙外伤、牙周炎、牙周脓肿、食物嵌塞到活髓牙的深龋洞中所致。

3. **夜间疼痛**　夜间疼痛主要是指患者夜间入睡以后,在精神放松或者安静的状态下,出现明显的疼痛或疼痛加重。夜间疼痛是急性牙髓炎的主要特点之一。

4. **阵发性疼痛**　阵发性疼痛也就是间断性疼痛。急性牙髓炎、三叉神经痛的疼痛性质为典型的阵发性疼痛。

5. **持续性疼痛**　持续性疼痛指出现疼痛症状后一直不缓解,是由于机体组织受到各种损害刺激而产生的感觉。持久而强烈的疼痛会造成患者生理功能紊乱,甚至导致休克等严重后果。任何形式的刺激(物理或化学刺激)达到一定强度后都能引起疼痛。口腔急诊中常见的急性根尖周炎、牙周脓肿、干槽症、智齿冠周炎、间隙感染、颌骨骨髓炎、腮腺炎、各种类型的口腔颌面部溃疡、晚期恶性肿瘤、软硬组织创伤等疾病以及手术后都可表现为不同程度的持续性疼痛。

6. **放射痛**　放射痛是指疼痛不仅发生于刺激局部或病灶周围,而且可扩展到受累组织感觉神经的支配区域。急性牙髓炎、智齿冠周炎、干槽症、三叉神经痛等疾病都有放射痛现象。

7. **刀割样疼痛**　刀割样疼痛系尖锐、似刀割样的持续性剧痛伴阵发性加剧,属于重度疼痛,多见于偏头痛、神经痛。三叉神经痛可表现为刀割样疼痛。

8. **针刺样疼痛**　口腔急诊中的三叉神经痛可表现为针刺样疼痛。

9. **电击样疼痛**　电击样疼痛为短促、剧烈的锐利疼痛,持续数秒至数分钟不等。见于颅神经痛,如三叉神经痛、舌咽神经痛、枕大神经痛等。

10. **酸痛**　牙齿酸痛一般是牙齿过敏的表现,是牙齿在受到外界刺激如温度、化学物质以及机械作用等所引起的酸痛症状。牙齿过敏并不是一种疾病,而是多种牙体疾患共有的症状。

11. **跳痛**　跳痛表现为如同脉搏搏动一样有节奏的疼痛,是敏感的神经末梢受所在组织膨胀压力而产生规律性或阵发性疼痛。急性牙髓炎化脓期、慢性根尖周炎的急性发作、牙周脓肿等,患牙可出现剧烈跳痛和持续性疼痛。

12. **肿痛**　肿痛是炎症的局部症状之一,即损伤或炎症导致的身体某部位组织肿胀及疼痛。肿痛是口腔急诊常见的表现,主要是由牙龈炎、牙周脓肿、牙槽脓肿、智齿冠周炎、口腔颌面部损伤、感染等疾病及手术后反应所致。

第二节　口腔颌面部疼痛的分类

一、按疼痛的强度分级

根据患者主诉疼痛的程度进行分级。

1. **轻度疼痛**　患者对于疼痛能够忍受,完全不影响正常生活及睡眠。
2. **中度疼痛**　患者感觉疼痛明显,影响正常生活,需要服用镇痛药物,睡眠受到干扰。
3. **重度疼痛**　患者感觉疼痛剧烈不能忍受,睡眠受到严重干扰,需要药物或其他手段辅助睡眠,有时伴有植物神经功能紊乱或被动体位。

二、按疼痛持续的时间分类

1. **急性疼痛**　急性疼痛是指在近期产生的、且持续时间较短的疼痛,伴有某些自主的、生理学的及情绪上的行为反应。急性疼痛的时间一般不超过 3 个月,常见的急性疼痛主要包括手术后疼痛、外伤痛或运动伤痛、烧伤痛、烫伤痛、晚期癌痛、急性神经痛等。

2. **慢性疼痛**　1986 年国际疼痛研究会(International Association for the Study of Pain, IASP)规定疼痛持续或间歇性持续 3 个月以上称为慢性疼痛。慢性疼痛是指一种急性疾病过程或一次损伤的疼痛持续超过正常所需的治愈时间,或间隔几个月至几年,复发持续 1 个月者。许多急性疾病或损伤治愈的时间为 2~4 周,最多 6 周,如果在治愈后 1 个月仍有疼痛,就应考虑慢性疼痛。此种疼痛可能是一种持续存在的疼痛,也可能是一种反复、间歇性存在的疼痛,可能与组织疼痛有关,亦可能无关。

三、按病理学特征分类

1. **创伤性疼痛**　创伤性疼痛是机体受到创伤时发生的一种不愉快的感觉和情绪性体验,是创伤最常见的临床症状之一。其包括伤害性刺激作用于机体所引起的疼痛感觉,以及机体对伤害性刺激的疼痛反应。疼痛的位置常指示病灶所在,而疼痛的性质间接说明病理过程的类型。疼痛通常由交通事故、工伤、意外伤害、电击、高温等物理性因素以及强酸、强碱等化学性因素所致。口腔急诊的创伤性疼痛疾病为口腔颌面部擦伤、挫伤、挫裂伤、切割伤、刺伤、咬伤、撕脱伤、灼伤等软组织创伤及牙外伤、颌面部骨折等硬组织创伤。

2. **感染性疼痛**　感染是指各种生物因子在宿主体内繁殖及侵袭,在生物因子与宿主相互作用下,导致机体产生以防御为主的一系列全身及局部组织反应的疾患。红、肿、热、痛、功能障碍是感染性疾病在局部的基本表现。牙龈炎、牙周炎、根尖周炎、智齿冠周炎、淋巴结炎、间隙感染、上颌窦炎、颌骨骨髓炎、面部的疖和痈等感染性疾病都会有不同程度的疼痛。

3. **神经性疼痛**　神经性疼痛是在没有外界刺激的条件下而感到的疼痛,指周围或中枢神经系统原发性或继发性损害、功能障碍或短暂紊乱引起的疼痛。三叉神经痛是口腔急诊常见的疼痛性疾病。

四、按病因分类

(一)牙源性疼痛

牙源性疼痛是指牙齿及牙周组织疾病,如牙本质过敏、龋病、牙髓炎、根尖周炎、牙周脓肿、智齿冠周炎、颌骨骨髓炎、干槽症、急性牙源性上颌窦炎等,以及牙外伤(包括牙折和牙槽骨骨折、牙脱位性损伤、牙撕脱性损伤以及乳牙外伤)所引起的疼痛。

(二)非牙源性疼痛

引起非牙源性疼痛的原因众多,常见与牙齿邻近的口腔颌面部组织器官如上颌窦、颞下颌关节、颌骨、唾液腺及口腔黏膜等组织器官发生的病变。有远离牙齿的器官如心脏、颈椎疾病引起的牵涉痛，也有神经性疼痛，如偏头痛、丛集性头痛、三叉神经痛和带状疱疹引起的牙痛。糖尿病、动脉硬化、神经官能症、癔症以及抑郁症等全身性疾病也可有牙痛的症状。此外，还有无法明确病因的疾病，如非典型性牙痛。以下将介绍几种相对比较常见的非牙源性牙痛疾病。

1. 口腔黏膜疾病　口腔黏膜疼痛性疾病是指口腔内黏膜的病损，导致言语、进食困难，口腔疼痛难忍。

（1）复发性阿弗他溃疡：表现为反复发作的圆形或椭圆形溃疡，具有"红、黄、凹、痛"的临床特征，即溃疡表面覆盖黄色假膜，周围有红晕带，中央凹陷，疼痛明显。溃疡的发作周期长短不一，可分为发作期、愈合期、间歇期，且具有不治自愈的自限性。溃疡的显著特征是反复发作，溃疡数由少到多，部位由前到后，多发于口腔黏膜、牙龈、舌背、舌腹、舌侧缘及咽喉部，溃烂面大如黄豆，小如米粒。轻者可数月发生一次，重者间歇期逐渐缩短，逐年加重，甚至溃疡此起彼伏达数年、数十年不愈，并可导致体内多种并发症，直接影响患者的身体健康及工作生活。目前，临床上对此病的治疗常采取对症治疗，但难以根治，被业界列为口腔疾病重大难题之一。

（2）疱疹性口炎：是由单纯疱疹病毒感染引起的口腔黏膜感染性疾病。多发生于幼儿及青少年，表现为急性口炎，形成许多水疱，疱破后成溃疡并伴有疼痛，全身症状有疲倦、发热、淋巴结肿大等。

2. 感染性疾病　是指非牙源性因素引起的口腔颌面部感染，有红、肿、热、痛、功能障碍及全身症状等感染性疾病的共性表现。

（1）面部疖、痈：面部皮肤是人体毛囊及皮脂腺、汗腺丰富的部位之一，又是人体暴露部分，皮肤损伤、糜烂等均有利于细菌侵入及繁殖，因此而引起的单个毛囊及毛囊周围组织的急性化脓性炎症称疖，其病变局限于皮肤浅层组织。多数邻近的毛囊、毛囊周围组织及皮下组织的急性化脓性炎症称痈，造成较大范围的炎性浸润或组织坏死。

（2）急性上颌窦炎：局部疼痛部位多位于上颌窦前壁，尤其是尖牙窝处，可通过上牙槽神经和眶下神经反射性引起患侧面颊和上颌牙齿阵发性疼痛，头痛以太阳穴为重。局部疼痛和头痛的规律与时间及体位有关，起床后疼痛不明显，随着分泌物的增加逐渐加重。低头或活动剧烈时加重，侧卧患侧居上时可减轻，这与急性牙髓炎的疼痛特征不同。口腔检查可发现患侧单颗或多颗前磨牙和/或磨牙出现叩痛，程度从不适到中度疼痛，但无引起牙髓或根尖周组织感染的病因，尖牙窝和/或前磨牙、磨牙龈颊沟顶部有压痛，追问病史有上呼吸道感染症状或过敏性鼻炎史，此时应高度怀疑急性上颌窦炎。CT检查可以清楚显示病变部位、范围以及有无骨质破坏等。CT检查是诊断上颌窦炎最主要的检查方法。

3. 外伤　外伤已成为当今社会影响人类健康和生存质量的突出问题之一。口腔颌面部是人体暴露的部位，无论平时或战时，都易遭受损伤。虽然口腔颌面外伤对生命的威胁不如重要脏器损伤那样严重和直接，但对咀嚼功能、面部形貌的破坏及伴随的心理障碍，远远重于身体其他部位的损伤，而且能引起不同程度的疼痛，给患者的身心健康带来严重的影响。口腔颌面部各部位的软组织损伤，如擦伤、挫伤、挫裂伤、切割伤、刺伤、咬伤、撕脱伤都会引起剧烈的疼痛。牙外伤、牙槽突骨折、颌骨骨折、颧骨骨折等面骨的骨折也会引起不同程度的疼痛。在外伤治疗过程中应给予患者适当的镇痛措施，以减轻患者的痛苦。

4. 肿瘤疼痛性疾病　良性肿瘤绝大多数不会恶变，很少复发，生长缓慢，对机体影响较小，未压迫到重要组织时一般没有疼痛症状。恶性肿瘤的浸润性生长或破溃、感染等使末梢神经或神经干受刺激或压迫，可出现局部疼痛。出现疼痛往往提示肿瘤已进入中、晚期，开始多为隐痛或钝痛，夜间明显，以后逐渐加重，变得难以忍受，昼夜不停，尤以夜间明显，一般镇痛药效果差。口腔颌面部恶性肿瘤以癌最为常见，肉瘤较少，癌瘤中以鳞状细胞癌多见。舌癌、牙龈癌、颊黏膜癌、腭癌、口底癌、上颌窦癌、腺样囊性癌都会出现不同程度的疼痛。

5. 颞下颌关节疾病　是指累及颞下颌关节和/或咀嚼肌系统的病变，引起疼痛、弹响、张口受限等临床症状。通常由颞下颌关节紊乱、外伤、脱位、感染、肿瘤、关节强直等原因所致。由于疼痛可来自关节、肌肉以及筋膜等不同组织，因此临床表现各有不同，患者对疼痛的描述多种多样，亦有认为是牙痛引起的。关节源性疼痛的特点是关节运动时出现疼痛或疼痛加重,多为轻至中度疼痛,表现为隐痛、钝痛和胀痛,有时仅表现为不适感、僵硬感或肿胀感。疼痛部位为颞下颌关节区,有时可牵涉到颞部、耳部和咀嚼肌,甚至可引起半侧头痛。临床检查时可发现关节区压痛、张闭口运动弹响、开口度和开口型异常等表现。来源于咀嚼肌的疼痛有其特殊性,表现为轻至中度疼痛,多为钝痛或隐痛,有时存在敏感的触痛点(扳机点),而扳机点引发的异位疼痛可表现为牙痛。颞肌部位的扳机点可能诱发上颌牙痛。咬肌前束的扳机点可引起上下颌后牙疼痛。二腹肌前腹的扳机点与下颌前牙疼痛相关。肌肉原因引起的牙痛应与牙源性牙痛相区分,前者没有造成牙痛的局部因素,且对牙齿进行局部麻醉后不能阻断疼痛。

6. **三叉神经痛**　是指在三叉神经分布区域内出现的阵发性电击样剧烈疼痛,历时数秒钟或数分钟,与急性牙髓炎疼痛性质相似。三叉神经痛主要见于中老年患者,单侧出现,一般不会越过中线,多累及第二支、第三支,疼痛发作无先兆,有明显扳机点,患者出现一侧颜面部骤然发作性闪痛,触碰时引起阵发痛,夜晚疼痛消失,且温度刺激不会加重疼痛。疼痛特点:在头面部三叉神经分布区域内表现为闪电样、刀割样、烧灼样、顽固性、难以忍受的剧烈性疼痛,说话、洗脸、刷牙、进食或微风拂面,甚至走路时都会导致阵发性的剧烈疼痛。患者常于发作时间用手搓揉痛侧颜面,以期减轻疼痛。由于经常揉搓,颜面部皮肤变粗糙,有时可有眉毛脱落。

该病呈周期性发作,间歇时间长短不一。轻者可数日或数周发作一次,出现较长时间的间歇,发作期也可持续数周至数月,然后自行缓解。缓解期可为数天或数年,在此期间疼痛可缓解甚至消失,同正常人一样。

三叉神经痛很少自愈,大部分患者有多年牙痛治疗史,亦可见到患侧牙齿部分甚至全部缺失,经过治疗疼痛可能“消失”,实质为疾病进入了间歇期。当疼痛再次发作时,患者认为出现新的“牙痛”而前来就诊。如果患者疼痛表现与三叉神经痛相似,在口腔检查中可以找到患有牙髓炎的病原牙时,应首先积极治疗患牙。当所有患牙得到治疗后疼痛仍不缓解时,再考虑该疾病。卡马西平是治疗三叉神经痛的首选药物,服药达到有效浓度后,多数患者于24小时内的发作性疼痛可好转或消失,可协助诊断三叉神经痛。

7. **舌咽神经痛**　是指发生在舌咽神经分布区域的阵发性剧烈疼痛。疼痛性质与三叉神经痛很相似,亦分为原发性和继发性两大类。典型的临床特征是一侧的咽部、舌根部和扁桃体部位发生突然的刀割样或烧灼样剧痛。疼痛可局限于咽部,也可以向下颌后部、外耳道和颈部放射,有时以耳根部疼痛为主要表现。疼痛多骤发,历时短暂,疼痛持续时间很少超过1分钟。男性病例多于女性病例,通常在40岁以后发病。

8. **心源性牙痛**　少数不典型的心绞痛或心肌梗死可引起牙齿疼痛,无明显的心前区疼痛表现,以牙痛为首发症状或主要症状而到口腔科就诊。其属于一种牵涉痛,以左侧下颌牙最多,多放射到左侧下颌骨,引起后牙区牙髓炎样疼痛。当原发性疼痛停止时牵涉痛立即缓解。

心源性牙痛的特点如下。

(1)牙齿疼痛与牙齿破坏程度不符。牙齿疼痛严重,但找不到龋齿或其他病灶牙。

(2)牙痛的位置很难准确定位,患者经常感到多颗牙齿出现疼痛。

(3)牙科治疗和使用镇痛药后牙痛仍然无法缓解,而使用硝酸甘油治疗后牙痛消失。

(4)心电图检查出现心肌缺血的表现。

心源性牙痛比较罕见,好发于中老年人,有高血压、冠心病或心悸胸闷病史,常在剧烈运动、情绪波动、感冒或气候骤变时发作,如医师缺乏系统性疾病的认识,非常容易忽视造成误诊,出现严重后果,甚至导致患者死亡。检查时要详细了解患者的全身状况和既往心血管系统病史。有心血管疾病史的中老年人若有不明原因的牙痛应及时就诊,进行心电图、心肌钙蛋白等相关检查,必要时进行冠状动脉造影。心源性牙痛发作时行心电图检查,可表现为室性早搏、二联律、急性心梗或其他。一定要考虑到冬季为心脏病高发季节,若有相关病史,临床检查无引起疼痛的患牙,服用镇痛药效果不明显,应引起医师的高度警惕。

9. **非典型性牙痛**　是发生在牙齿和牙周支持组织的疼痛症状,其特征是牙齿有明显持续性的跳痛,以及对压力或温度等刺激敏感,但临床检查和X线检查均无异常发现。非典型性牙痛亦称原发性牙痛、神经性牙痛、幻觉性牙痛、持续性牙痛,是一类病因不清的口腔颌面部疼痛。非典型性牙痛在不能明确诊断为其他牙病时才能最终诊断,在此之前需考虑的疾病包括牙髓炎、根尖周炎、三叉神经痛、带状疱疹、上颌窦炎、丛集性头痛、发作性偏头痛、颞下颌关节紊乱病、耳及眼病、巨细胞动脉炎、脑神经痛以及膝状神经痛等。

非典型性牙痛的疼痛性质多样,可以表现为持续性痛、钝痛、搏动性痛和放射痛等,有时与牙髓炎和三叉神经痛相似,但与温度刺激无关。口腔科治疗常诱发或加重非典型性牙痛的症状,疼痛程度为中至重度。患者常常可以明确指出疼痛的牙齿或位置,但对其进行治疗后,包括摘除牙髓甚至拔除患牙,疼痛仍不缓解。非典型性牙痛患者中女性占大多数,一般 40 岁左右出现症状,55 岁左右达到高峰,发生部位上颌多于下颌,后牙多于前牙。与健康对照组相比,非典型性牙痛患者有明显的抑郁、躯体化和焦虑等心理状态,因此常伴有情绪低落和偏头痛等。

10. **丛集性头痛**　又称为组胺性头痛,是所有头痛中比较严重的一种,属于血管性头痛之一,因头痛在一段时间内密集发作而得名。多见于青年人,男性发病率为女性的 6 倍多,一般无家族史。分为发作性和慢性两种类型,疼痛常位于单侧眼眶、眶上或颞部,常波及多颗牙齿,容易与上颌前磨牙、磨牙的牙源性疼痛混淆,疼痛性质表现为尖锐痛。患者发作时由于疼痛剧烈,往往出现躁动不安,不能卧床休息,表现为特有的踱步,常用拳头捶打头部甚至以头撞墙。伴有同侧结膜充血、流泪、鼻塞、流涕,前额和面部出汗,还可有同侧瞳孔缩小、眼睑下垂和水肿等,每次发作持续 15~180 分钟。疼痛可由饮酒以及冷风、热风刺激等引发,疼痛发作具有典型的周期性。吸氧疗法可使大部分急性发作期患者疼痛缓解。

11. **偏头痛**　是临床最常见的原发性头痛类型。以发作性中重度、搏动样头痛为主要表现,头痛多为偏侧,一般持续 4~72 小时,有时头痛发作与牙源性疾病所产生的牵涉性头痛不易分辨,可伴有恶心、呕吐,光、声刺激或日常活动均可加重头痛,安静环境、休息可缓解头痛。偏头痛是一种常见的慢性神经血管性疾患,多起源于儿童和青春期,中青年期达发病高峰,女性多见,男女患者比例约为 1∶2~3,人群中患病率为 5%~10%,常有遗传背景。搏动性头痛是偏头痛的特征,也是诊断标准之一。偏头痛可随病情发展成为持续性剧痛,睡眠后头痛可有明显缓解。在临床上,慢性偏头痛患者由于失去其典型特征,如头痛时的恶心、呕吐感明显减少,而搏动性疼痛也多被患者描述为胀痛或钝痛,服药及精神共患病也会影响头痛特征,因此造成诊断困难。应注意询问患者是否有长时间的同一部位疼痛反复发作情况,睡眠能否使疼痛缓解。另外,如果是女性患者要注意是否在月经期等,以帮助鉴别诊断。

12. **颈椎病**　又称颈椎综合征,是颈椎骨关节炎、增生性颈椎炎、颈神经根综合征、颈椎间盘脱出症的总称,是一种以退行性病理改变为基础的疾患。主要由于颈椎长期劳损、骨质增生,椎间盘脱出、韧带增厚,致使颈椎脊髓、神经根或椎动脉受压,出现一系列功能障碍的临床综合征。表现为椎节失稳、松动,髓核突出或脱出,骨刺形成,韧带肥厚和继发的椎管狭窄等,刺激或压迫了邻近的神经根、脊髓、椎动脉及颈部交感神经等组织,引起一系列症状和体征。颈椎退行性病变使颈丛受激惹,除了其支配部位出现相应的枕部疼痛、耳鸣和耳堵塞感,还可能影响三叉神经,致其所支配的颞下颌关节及牙齿周围疼痛,出现牙痛症状,颈椎病得到有效控制后牙痛症状随即消失。

13. **手术后疼痛**　即手术后出现的疼痛,属急性疼痛的一种,主要是手术本身造成的急性创伤(切口)和/或组织器官损伤及刺激、引流物的刺激引起的,一般高峰期是术后 24~48 小时。手术后疼痛与手术创伤的大小及手术时间的长短有密切的关系,也与患者的精神状态有关。手术后疼痛的治疗手段根据手术范围、创伤大小、麻醉方法综合制订。术后可给予镇静镇痛药物,按照世界卫生组织(WHO)的三阶梯镇痛疗法给药。随着患者自控镇痛(patient controlled analgesia, PCA)技术的应用,全身麻醉性镇痛药和局部神经阻滞均可采用 PCA 技术给药,让患者在感觉疼痛时,通过微量泵自行向体内注射既定剂量药物,在遵循按需镇痛的原则下,使用最小剂量可以获得满意的镇痛效果。

第三节　口腔颌面部疼痛的机制

许多学者从不同方面、不同领域对疼痛机制进行了深入、细致的研究,较权威的有致痛释放学说、神经调节理论和闸门控制理论。

一、致痛释放学说

该学说认为刺激作用于机体达一定程度时,机体组织受损,释放致痛物质如组胺、缓激肽、5-羟色胺、乙酸胆碱、H^+等,作用于痛觉感受器。这些痛觉感受器存在于游离的神经末梢和细纤维组织中,分布在皮下及深部组织的小动脉周围,产生痛觉冲动,沿传入神经传入脊髓,随后沿脊髓丘脑束和脊髓网状束传入大脑皮质的某一区域引起痛觉。

二、神经调节理论

该理论认为神经调节剂或影响神经冲动传导的物质是疼痛的重要影响因素之一。这些物质存在于躯体感受器、脊髓后角的神经末梢及脊髓丘脑束的感受器中。它们可分为两类:神经递质和神经调质。神经递质可通过两个神经纤维的突触间隙传递电冲动,包括 P 物质、血清素和前列腺素。神经调质包括调节神经元的活动并调整或改变疼痛刺激的传送,但不直接通过突触间隙传送神经信号。它们是通过增加或降低特定神经递质的作用而间接起作用。神经调质包括内啡肽、力啡肽和缓激肽。疼痛的药物治疗主要是考虑选择可影响神经调节剂的药物。

三、闸门控制理论

闸门控制理论认为,疼痛在脊髓水平上受周围神经系统和中枢神经系统两种输入调节。其既有提升疼痛感知程度的易化因素(通过"打开"闸门),也有降低其感知水平的抑制因素(通过"关闭"闸门)。此外,还有更高层次的调节疼痛感知的因素,包括注意力、情绪、期望和信念。将注意力从疼痛处转移可以关闭闸门,而将注意力指向疼痛处会打开闸门。闸门控制理论认识到疼痛受多种因素的影响,从而改变了对疼痛表现的个体差异的理解,进一步拓展了干预范围。心理过程不再只被看作是对疼痛的反应,其本身就是疼痛感知的原发中介因素。

已知神经系统中无特定的疼痛中枢。该理论认为中枢神经系统的闸门装置可对疼痛冲动进行控制甚至阻断。闸门装置位于脊髓后角、丘脑和边缘叶系统的实体浆细胞中,疼痛冲动敞开时可顺利穿行,而当闸门关闭时就会被阻断。因此,如何关闭闸门是疼痛干预的重点,闸门的开闭由感觉神经元和大脑下行控制纤维这两者活动的平衡来协调。当 A-σ 和 C 神经元起主要作用时,它们释放的 P 物质有助于冲动通过闸门装置,个体就会感觉到疼痛。当机械感受器、较粗的快速 A-β 神经元的作用为主时,会释放起抑制作用的神经递质,即关闭闸门装置,个体就不觉得疼痛。内源性阿片类物质,如机体内在的天然镇痛药——内啡肽,可沿下行神经通路释放,通过阻滞 P 物质释放而关闭装置。促进内啡肽释放的方法有分散注意力、心理咨询和运动等。

第四节　口腔颌面部疼痛性疾病的病因及转归

一、牙源性疼痛性疾病

(一)牙本质敏感症

凡能使牙釉质完整性受到破坏、牙本质暴露的各种牙体疾病,如磨耗、牙隐裂、楔状缺损、牙折、龋病以及牙周萎缩致牙颈部暴露等均可发生牙本质敏感症。牙本质敏感症经过药物脱敏治疗、激光治疗、电凝及修复治疗后症状可以缓解,部分牙本质敏感症可发展为牙髓炎。

(二)龋病

目前公认的龋病病因学说是四联因素学说,主要包括细菌、食物、宿主和时间。龋病的自然转归是一个由浅到深、由小到大的递进过程,主要历经牙体硬组织渐进性破坏,穿透硬组织到达牙髓阶段,形成牙髓炎,穿出根尖孔后形成根尖周炎。有些邻面龋当邻牙被拔除后,由于自洁作用加强而转为静止龋。

（三）牙髓炎

牙髓炎最主要的病因就是感染,当牙体硬组织因各种原因遭受破坏时,细菌就可侵入并感染牙髓。其中龋病是引起牙体硬组织丧失最常见的病因,其他非龋性疾病包括楔状缺损、牙隐裂、牙齿发育异常造成的牙体缺损,意外事故造成的牙冠折断牙髓暴露,一些物理和化学因素也直接损害牙髓引起牙髓炎。另外,重度牙周病时,牙周袋深达根尖部,细菌还可由根尖孔或者牙根部的一些细小分支进入髓腔引起逆行性牙髓炎。

可复性牙髓炎经过适当的治疗可以恢复牙髓原有状态。急性牙髓炎未经治疗可发展为慢性牙髓炎、牙髓坏死或根尖周炎。慢性牙髓炎、牙髓坏死未经治疗可发展为急性根尖周炎。慢性牙髓炎在机体抵抗力下降时可急性发作。

（四）根尖周炎

根尖周炎的常见病因包括:①细菌感染,深龋导致牙髓炎症后,细菌感染向下发展到达根尖周组织;②牙周感染,慢性牙周炎的感染扩散到根尖孔周围,导致根尖周炎症;③物理因素,咀嚼时的咬合创伤、修复体或充填体过高形成早接触点均可能引起根尖周炎;④化学因素,牙髓组织失活剂如三氧化二砷腐蚀性强,如果封药时间过长或渗漏可引起根尖周组织化学性损伤。

急性根尖周炎治疗不及时,感染扩散会引起根尖周脓肿、骨膜下脓肿、黏膜下脓肿、颌骨骨髓炎等。急性根尖周炎进入慢性期后会形成根尖脓肿、根尖囊肿、根尖肉芽肿。慢性根尖周炎治疗不及时或反复发作可出现瘘管,在机体抵抗力下降时可急性发作。

（五）牙周脓肿

深牙周袋内壁的化脓性炎症向深部结缔组织扩展,而脓液无法从袋内排出时,可形成袋壁软组织内脓肿,特别是前磨牙和磨牙,迂回曲折、涉及多个牙面、累及根分叉区的深牙周袋使脓性渗出物不能顺利引流,易形成牙周脓肿。

牙周治疗时,如洁治或刮治时动作粗暴,可将牙石碎片和细菌推入牙周袋深部组织,损伤牙周组织。深牙周袋的刮治术不彻底,虽然可导致牙周袋的袋口紧缩,但牙周袋底处的炎症没有得到引流,一些毒力较强的牙周致病微生物在牙周袋内定植和增殖,使感染加重和扩散。另外,牙髓治疗时如造成根管或髓室底侧穿、牙根纵裂等,有时也可引起牙周脓肿。

机体抵抗力下降或有严重的全身性疾病如糖尿病等,容易发生牙周脓肿。因此,对多发性或反复发作的牙周脓肿患者应注意排除糖尿病的可能性。

牙周脓肿的急性期经过止痛、防止感染扩散以及使脓液引流后进入慢性期。此时,可在洁治的基础上直接进行牙周手术,如患者的依从性好,经过系统的牙周治疗,牙周组织恢复健康。反之,牙周组织渐进性破坏,牙周炎症加重,最终导致牙齿脱落。

（六）智齿冠周炎

在人类进化过程中,食物日趋精细,致使颌骨逐渐退化缩小,造成牙列与颌骨的长度不协调。智齿是牙列中最后萌出的牙齿,多于18~25岁萌出,因萌出时位置不足,可导致智齿萌出不全而异位或阻生,牙冠部分外露于牙龈之外,部分被牙龈覆盖。牙龈与牙体之间形成一个狭窄较深的盲袋,容易积存食物碎屑和细菌,一般刷牙漱口难以清洗干净,加之未萌出的智齿使得冠部牙龈膨隆,从而易因咀嚼食物而损伤,形成溃疡。当全身抵抗力下降、细菌毒力增强时,便可引起牙冠周围组织炎症。

急性冠周炎如未能彻底治疗,则可转为慢性,以后反复发作,甚至遗留瘘管。若治疗不及时或患者抵抗力下降,炎症可直接蔓延或由淋巴管扩展,引起邻近组织器官或筋膜间隙感染。当炎症进入慢性期,应及时拔除不能保留的智齿,否则会引起冠周炎反复发作,甚至可并发严重的并发症。

（七）颌骨骨髓炎

1. 化脓性颌骨骨髓炎 病原菌主要为金黄色葡萄球菌、溶血性链球菌、肺炎双球菌、大肠埃希菌、变形杆菌等引起。感染主要途径有牙源性、损伤性及血源性。

化脓性颌骨骨髓炎经有效治疗后可好转,预后良好。延误治疗可能形成广泛死骨,造成颌骨骨质缺损、病理性骨折,影响进食、呼吸功能,即使手术治愈也可遗留骨质缺损,需二期整复。少数抵抗力低下、糖尿病、服用免疫抑制药物等患者病情可迁延不愈,反复发作,甚至全身因消耗呈恶病质。

2. 新生儿颌骨骨髓炎 较少见,主要发生于小儿,主要为血源性颌骨骨髓炎。新生儿颌骨骨髓炎治愈后,颌面部遗留的瘢痕及塌陷畸形待适当时机可进行二期整复手术。

3. 放射性颌骨骨髓炎 放射性骨髓炎是放射、损伤、感染三种因素的总和。放射治疗时,颌骨同时受到照射,颌骨内的血管逐渐发生无菌性的血管内膜炎。当照射剂量超过 50Gy 时,血管内膜肿胀、增厚,管腔窄,在照射后数月或数年发生血管栓塞,骨质得不到营养而发生坏死,骨膜亦无新骨再生。此时一旦发生牙源性感染或受到拔牙等损伤,局部伤口长期不愈,细菌侵入而发生放射性颌骨骨髓炎。目前认为大剂量照射会造成颌骨自发性坏死,被照射的骨组织出现"三低"特征,即低细胞、低血管、低氧现象。由于缺乏血液营养,在低氧、低能量情况下,骨组织无修复代偿能力,伤口长期不愈合,死骨不易分离,呈无菌性坏死状态。

大多数颌骨骨髓炎通过正确的治疗后预后较好,部分颌骨骨髓炎的治疗后预后不理想,主要跟病灶清理的程度、患者的抵抗力以及感染细菌的顽固程度等有关。放射性颌骨骨髓炎预后较差,重在预防。

(八)干槽症

目前多认为感染、创伤及拔牙窝大是其主要病因,还有纤维蛋白溶解学说。此学说认为拔牙的创伤或感染,引起骨髓炎症,使组织活化剂释放,将血凝块中的纤溶酶原转化为纤溶酶,使血凝块中的纤维蛋白溶解导致血凝块脱落,造成拔牙窝空虚,骨创感染,同时产生激肽,引发剧烈疼痛。干槽症经过彻底的清创治疗,预后良好。

(九)牙源性上颌窦炎

多数是由上颌磨牙、前磨牙的根尖感染扩散至上颌窦所致,少见情况是在拔除上颌磨牙、前磨牙的断根时,有感染的根尖进入上颌窦引起的。彻底治疗牙源性上颌窦炎的病灶牙,取出进入上颌窦的断根后并行抗感染治疗后预后良好。

(十)牙外伤疼痛性疾病

牙外伤是牙齿受到突然的外力打击,导致牙齿硬组织、牙髓及牙周组织的损伤。各种类型的牙外伤经过及时、正确的治疗可以获得良好效果。

二、非牙源性疼痛性疾病

(一)黏膜疾病

1. 复发性阿弗他溃疡 现代医学认为,复发性阿弗他溃疡首先与免疫有着密切的关系。有的患者表现为免疫缺陷,有的患者则表现为与自身免疫反应相关。其次,是与遗传因素有关系,在临床上,复发性阿弗他溃疡的发病有明显的家族遗传倾向,父母一方或多方若患有复发性阿弗他溃疡,他们的子女就比一般人更容易患病。再次,复发性阿弗他溃疡的发作还与一些疾病或症状有关,比如胃溃疡、十二指肠溃疡、慢性或迁延性肝炎、结肠炎等消化系统疾病。另外,偏食、消化不良、发热、睡眠不足、过度疲劳、工作压力大、月经周期的改变等也与其发作相关,患者会因为其中一种或多种因素的活跃、交替出现,导致机体免疫力下降,引起复发性阿弗他溃疡频繁发作。

复发性阿弗他溃疡具有周期性、复发性及自限性等特点。轻型的整个发作期一般持续 1~2 周,具有不治而愈的自限性,不留瘢痕。重型的发作期可达月余,甚至数月,有自限性,愈后可留瘢痕。疱疹样阿弗他溃疡也具有自限性,发作后不留瘢痕。

2. 疱疹性口炎 疱疹性口炎是由单纯疱疹病毒感染所致,主要通过飞沫、唾液及疱疹破溃后的液体直接接触传播,也可以通过食具和衣物间接传染,传染方式主要为直接经呼吸道、口腔、鼻、眼结膜、生殖器黏膜或破损皮肤进入人体。一般 1 周左右痊愈,愈后不留痕迹。有些人局部可遗留色素沉着,几周后即可恢复正常。

(二)感染性疾病

1. 面部疖、痈 颜面部疖、痈的病原菌主要是金黄色葡萄球菌。正常的毛囊及毛囊周围常有细菌存在,当出现局部诱因或全身抵抗力下降时,细菌可乘虚侵入及繁殖,可能引起炎症。局部诱发因素主要为皮肤不洁、各种原因引起面部的损伤等。此外,贫血、慢性肾炎、营养不良、糖尿病、长期使用糖皮质激素以及免疫缺陷者,均易并发疖、痈。

面部的疖、痈经过局部治疗和全身治疗即可痊愈。若治疗不当或机体抵抗力下降,感染扩散可引起面静脉炎、眶下间隙感染、海绵窦血栓性静脉炎、败血症、脓毒血症。

2. **急性上颌窦炎** 急性上颌窦炎的病因如下。

(1)全身抵抗力降低:贫血、低蛋白血症、低免疫球蛋白血症、糖尿病及营养不良等。

(2)局部解剖因素:窦道引流阻塞,上颌窦自然开口位置在中鼻道内变异很多,容易阻塞,如钩突、中鼻甲肥大、泡性中鼻甲、鼻中隔高位偏曲和鼻息肉等,可妨碍上颌窦开口,影响其通气、引流和黏膜纤毛清除功能。

(3)筛窦感染:前组筛窦的下部气房延伸到上颌窦的内上角,骨壁甚薄,感染容易蔓延到上颌窦。另外,筛窦炎的脓性分泌物经中鼻道流入上颌窦内,也是常见原因之一。

(4)鼻变态反应:因上颌窦黏膜水肿,纤毛消除功能障碍,可能导致窦道通气及引流不畅而发生慢性炎症,即过敏与炎症混合存在。

(5)牙源性感染:上颌磨牙、前磨牙的根尖感染扩散至上颌窦所致。

急性上颌窦炎查明具体原因后应及时进行针对性治疗,预后比较好,一般都能痊愈。否则会转变成慢性上颌窦炎,治疗较难,效果不佳,还特别容易出现复发的情况。

(三)外伤疼痛性疾病

和平时期多因工伤、运动损伤、交通事故和生活中的意外伤害所致,战争时期则以火器伤为主。随着交通事业的飞速发展,交通事故伤已成为当今社会口腔颌面部损伤的主要原因。软硬组织损伤经过及时精确的治疗,预后良好。口腔颌面部损伤若出现大出血、窒息、休克、颅脑损伤等严重的并发症时,应尽快抢救,否则会危及生命。

(四)肿瘤

肿瘤引起的疼痛多见于恶性肿瘤,其病因尚未完全了解。目前较为明确的致病因素可分为外源性和内源性两大类。

1. **外源性因素**

(1)生活习惯:吸烟、酗酒等不良生活习惯与恶性肿瘤的发生密切相关。约1/3因恶性肿瘤而死亡的患者与吸烟有关,吸烟也是口腔癌的危险因素之一。摄入大量烈性酒可导致口腔、咽喉、食管恶性肿瘤的发生。

(2)环境污染与职业性:空气、饮水、食物污染均可对人类造成严重危害。WHO已公布的与环境有关的致癌性物质包括:砷、石棉、联苯胺、4-氨基联苯、铬、乙烯雌酚、放射性氡气、煤焦油、矿物油、偶联雌激素等。环境中的这些化学的或物理的致癌物通过体表、呼吸道和消化道进入人体,诱发恶性肿瘤。

(3)物理及生物因素:物理因素也可以致癌,例如在一定条件下紫外线可引起皮肤癌。生物因素主要为病毒,其中1/3为DNA病毒,2/3为RNA病毒。DNA病毒如EB病毒与鼻咽癌、伯基特淋巴瘤有关,人乳头状瘤病毒感染与宫颈癌有关,乙型肝炎病毒与肝癌有关。RNA病毒如T细胞白血病/淋巴瘤病毒与T细胞白血病/淋巴瘤有关。此外,细菌、寄生虫、真菌在一定条件下均可致癌。

(4)慢性刺激与创伤:创伤和局部慢性刺激如残根、残冠和不良修复体长期刺激可诱发舌癌。

(5)医源性因素:电离辐射,如X线、放射性核素可引起皮肤癌、白血病等。细胞毒性药物、激素、砷剂、免疫抑制剂等均有致癌的可能性。

2. **内源性因素**

(1)遗传因素:遗传因素在大多数肿瘤发生中的作用是增加了机体发生肿瘤的倾向性和对致癌因子的易感性,即所谓的遗传易感性,包括染色体不稳定、基因不稳定等。

(2)免疫因素:先天性或后天性免疫缺陷者易发生恶性肿瘤,如丙种球蛋白缺乏症患者易患白血病和淋巴造血系统肿瘤,艾滋病(AIDS)患者恶性肿瘤发生率明显增高。但大多数恶性肿瘤发生于免疫机能"正常"的人群,主要原因在于肿瘤能逃脱免疫系统的监视并破坏机体免疫系统,其机制目前尚不完全清楚。

（3）内分泌因素：体内激素水平异常是肿瘤诱发因素之一，如雌激素和催乳素与乳腺癌有关，生长激素可以刺激癌的发展。患乳腺癌及宫颈癌后，发生口腔癌及口咽癌的机会均大大增加。

良性肿瘤术后效果良好，不易复发。恶性肿瘤常采用手术切除、放射治疗、化学药物治疗、免疫治疗、冷冻外科、激光及中草药治疗等综合治疗手段，多数病例可取得较好的疗效。对于发现较晚的或恶性度高的肿瘤，术后易复发，晚期有远处转移，常见的是肺，并可出现恶病质，导致患者死亡。

（五）颞下颌关节疼痛性疾病

颞下颌关节疼痛性疾病临床较常见，其原因包括口腔颌面部急性外伤引起的颞下颌关节挫伤和髁突骨折、咬硬物或张口过大（如打呵欠）等急性创伤、颞下颌关节炎症、肿瘤等。另外，颞下颌关节紊乱病是导致颞下颌关节疼痛的重要常见原因（详细内容见第十一章第三节"一、颞下颌关节痛"）。

（六）三叉神经痛

三叉神经痛的病因及发病机制至今尚无明确的定论，各学说均无法解释其临床症状。目前比较公认的是三叉神经微血管压迫导致神经脱髓鞘学说以及癫痫样神经痛学说。

三叉神经痛的治疗包括药物治疗和非药物治疗方法。对于原发性的三叉神经痛，均应首先采用药物治疗，卡马西平是首选药物，用药方法是从小剂量开始，并逐渐增加至理想剂量，达到既能控制疼痛又不引起不良反应。通过常用药物治疗后大部分患者症状得以改善，有效率可达60%～70%。如果药物治疗后症状改善不明显，可以通过其他方法如理疗、注射治疗、针刺疗法、射频温控热凝、微血管减压术、周围支切断撕脱术等，都会达到较好的效果。继发性的三叉神经痛应针对病因治疗，通过对病灶的处理，病情也会相应得到一些改善。

（七）舌咽神经痛

舌咽神经痛可能为神经脱髓鞘变引起舌咽神经的传入冲动与迷走神经之间发生"短路"的结果，也可见于颈静脉孔区、颅底、鼻咽部、扁桃体等的肿瘤、局部蛛网膜炎或动脉瘤，这些称为继发性舌咽神经痛。近年来显微血管外科的发展，发现有些患者舌咽神经受椎动脉或小脑后下动脉的压迫。

在发病初期应用卡马西平和苯妥英钠等药物治疗常能取得比较满意的临床疗效，疼痛可以缓解。但是随着时间延长和疼痛的加剧，药物效果逐渐减弱，常在数月或数年后失去效果。通过其他非药物治疗的方法如咽部丁卡因喷雾、阻滞麻醉、微血管减压术、舌咽神经封闭疗法等，也可取得一定疗效，但持续时间较短。

（八）心源性牙痛

关于心源性牙痛的发病原因与机制有以下3种学说。

1. 由于冠状动脉供血不足，心肌发生缺血、缺氧时引起心内代谢产物聚集过多，如乳酸、丙酮酸、组胺及类似激肽的多肽类物质，刺激心脏内植物神经的传入纤维末梢，最后传至大脑，产生疼痛的感觉，在痛觉传递过程中，大脑皮质常"错位"形成牙痛的感觉。

2. 部分患者冠心病合并高血压，大脑及心脏神经纤维逐渐发生退行性变化，对疼痛的敏感性降低，导致心肌梗死或心绞痛的部位偶尔放射到头颅部、喉部或上下颌牙齿。相对于非典型的胸闷气短症状，剧烈的牙齿牵涉性疼痛会使患者选择到口腔科就诊。

3. 冠心病患者合并高血压病和糖尿病导致动脉硬化及血管张力破坏，三叉神经供血受阻可导致疼痛表现部位存在差异，出现牙痛症状。

心源性牙痛的治疗原则是积极治疗原发病、缓解牙痛症状。一旦确诊，需按照心绞痛或者心肌梗死的治疗原则，就近平卧并保持呼吸道通畅，解开衣扣，清理口腔，舌下含服硝酸甘油片、速效救心丸或硝酸异山梨醇酯片，直至症状缓解。若患者症状仍然加重，考虑进行胸外按压及人工呼吸。症状缓和后，需要到有条件的医院尽早进行溶栓、介入及手术治疗，尽可能在发病后1小时内诊治。

（九）非典型性牙痛

非典型性牙痛与精神心理因素、血管性因素、感觉神经受损等因素有关。其中，精神心理因素是引起非典型性牙痛的主要原因，以精神抑郁最为常见。本病牙齿并无实质性病变，主要治疗其致病因素，随着致病因素的去除或改善，牙痛的症状随之消失。

（十）丛集性头痛

丛集性头痛可能是由于精神过度紧张或心理压力过大造成的。丛集性头痛又称为组织胺性头痛，而组织胺与过敏反应有重要关系。这种过敏反应为Ⅰ型变态反应，花粉、霉菌、虾、鱼及蜂毒等作为抗原刺激浆细胞产生IgE抗体。此抗体与靶组织中的肥大细胞或血液中的嗜碱性粒细胞结合，当再次接触这些抗原即可导致细胞脱颗粒释放出组织胺这些介质。

通过发作期的药物缓解疼痛，抗忧郁、抗焦虑的药物改善并发症，大多数患者预后较好。反复发作而且发作频率高及慢性丛集性头痛严重影响患者的生活质量及工作能力，出现工作效率降低、情绪糟糕、生活质量差，预后不理想。自身压力大、情绪波动以及社会环境不良的患者预后较差。丛集性头痛无法根治，遇到触发因素可能会再发，通过调整生活方式，准确诊断，尽早用药，可以较好地控制该病。

（十一）偏头痛

偏头痛的病因尚不明确，可能与下列因素有关。

1. **遗传因素** 约60%的偏头痛患者有家族史，其亲属出现偏头痛的风险是一般人群的3～6倍。

2. **内分泌和代谢因素** 本病女性多于男性，多在青春期发病，月经期容易发作，妊娠期或绝经后发作减少或停止，这说明内分泌和代谢因素是偏头痛的发病因素之一。此外，5-羟色胺（5-HT）、去甲肾上腺素、P物质和花生四烯酸等代谢异常也可影响偏头痛发生。

3. **饮食与精神因素** 偏头痛发作可由某些食物和药物诱发，食物包括含酪胺的奶酪、含亚硝酸盐防腐剂的肉类和腌制食品、含苯乙胺的巧克力、食品添加剂如谷氨酸钠（味精）、红酒及葡萄酒等。药物包括口服避孕药和血管扩张剂如硝酸甘油等。另外，一些环境和精神因素，如紧张、过劳、情绪激动、睡眠过度或过少、月经期、强光也可诱发该病。

大多数偏头痛患者的预后良好。偏头痛可随年龄的增长症状逐渐缓解，部分患者可在60～70岁时偏头痛不再发作。

（十二）颈椎病

颈椎病主要是由于颈椎退行性变、骨质增生、慢性劳损、椎间盘脱出、韧带增厚，发育性颈椎椎管狭窄、颈椎先天性畸形等因素致使颈椎脊髓、神经根或椎动脉受压，而出现一系列功能障碍的临床综合征。

多数颈椎病患者一般有从急性发作到缓解、再发作、再缓解的规律。多数颈椎病患者预后良好，神经根型颈椎病预后不一，其中麻木型预后良好，萎缩型较差，根痛型介于二者之间。椎动脉型颈椎病多发于中年以后，对脑力的影响较严重，对体力无明显影响，有的椎动脉型患者终因椎-基底动脉系统供血不足形成偏瘫、交叉瘫，甚至四肢瘫。脊髓型颈椎病对患者的体力损害较为严重，如不积极治疗多致终生残疾，但对脑力的影响小。

（十三）手术后疼痛

手术后疼痛即手术后出现的疼痛，属急性疼痛的一种，主要是手术本身造成的急性创伤（切口）和/或内脏器官损伤及刺激和引流物的刺激引起的。

手术后疼痛与手术创伤的大小、侵袭组织器官的强度及手术时间的长短有密切的关系，也与患者的精神状态有关，一般高峰期是术后24～48小时。根据手术后患者疼痛的程度可给予镇静镇痛治疗，随着术后伤口的愈合，疼痛逐渐减轻或消失。

（李志革）

参 考 文 献

1. 周学东. 牙体牙髓病学. 5版. 北京：人民卫生出版社，2020.
2. 张志愿. 口腔颌面外科学. 8版. 北京：人民卫生出版社，2020.
3. 陈谦明. 口腔黏膜病学. 5版. 北京：人民卫生出版社，2020.
4. 邓彦涵. 非典型性牙痛临床诊治的研究进展. 国际口腔医学杂志，2013，40（3）：320-322.
5. NUGRAHA B, GUTENBRUNNER C, BARKE A, et al. The IASP classification of chronic pain for ICD-11: functioning properties of chronic pain. Pain, 2019, 160(1): 88-94.
6. HAAS D A. Management of Medical Emergencies in the Dental Office: Conditions in Each Country, the Extent of Treatment

by the Dentist. Anesthesia Progress, 2006, 53(1): 20-24.

7. KREINER M, OKESON J P. Toothache of cardiac origin. J Orofac Pain. 1999, 13(3): 201-207.

8. Tara Renton. Dental(odontogenic)pain. Reviews in Pain, 2011, 5: 2.

9. NAVRATILOVA E, PORRECA F. Reward and motivation in pain and pain relief. Nature Neuroscience, 2014, 17(10): 1304-1312.

10. BRAVER T S, DEANNA M. A theory of cognitive control, aging cognition, and neuromodulation. Neuroscience & Biobehavioral Reviews, 2002, 26(7): 809-817.

11. MELZACK R. Gate control theory. Pain Forum, 1996, 5(2): 128-138.

12. AMEADE E P K, MOHAMMED B S. Menstrual Pain Assessment: Comparing Verbal Rating Scale (VRS) with Numerical Rating Scales (NRS) as Pain Measurement Tools. Int J Womens Health Wellness, 2016, 2(1): 17.

13. AICHER B, PEIL H, PEIL B, et al. Pain measurement: Visual Analogue Scale (VAS) and Verbal Rating Scale (VRS) in clinical trials with OTC analgesics in headache. Cephalalgia, 2012, 32(3): 185-197.

第四章　牙髓病与根尖周病急症

口腔急诊日常诊疗的急症主要包括急性牙痛、牙外伤、口腔颌面部创伤及口腔颌面部炎症等四大类疾病。北京大学口腔医院急诊科 2022 年诊疗数据统计显示，急性牙痛患者占急诊就诊总人次的 29.2%，而在主诉症状为急性牙痛的患者中，牙髓病与根尖周病急症最为常见。牙髓病与根尖周病常见的急症主要包括急性牙髓炎、急性根尖周炎和牙髓治疗诊间疼痛，本章重点讲述急性牙髓炎和急性根尖周炎的临床表现、诊断与鉴别诊断、应急处理。牙髓治疗诊间疼痛导致非计划就诊的原因除患者自身炎症控制不佳外，还与上述两类疾病的首诊应急处理和后续根管治疗技术缺陷相关。本章对急性牙髓炎和急性根尖周炎应急处理的步骤和注意事项进行详细描述，不再对牙髓治疗诊间急症单独叙述。

第一节　急性牙髓炎

口腔急诊常见的牙髓疾病主要是不可复性牙髓炎，包括急性牙髓炎（含慢性牙髓炎急性发作）、慢性牙髓炎（含残髓炎）和逆行性牙髓炎。这类疾病共同的临床特点是会引起患者不同程度的疼痛。其中，急性牙髓炎的疼痛最为剧烈难忍，是牙髓病中痛苦程度最大的一种疾病，患者就诊愿望最为迫切。

一、急性牙髓炎的临床表现

由于牙髓组织处在四壁坚硬、缺乏弹性、出入孔狭小的牙髓腔中，牙髓组织发生急性炎症时，炎症渗出物得不到及时引流，髓腔压力急剧增高，患者会感到难以忍受的疼痛。俗语说"牙疼不是病，疼起来要人命"，大多指的就是急性牙髓炎。由于牙髓组织所处的特殊环境，一般炎症所表现的红、肿、热、痛在牙髓炎时只有疼痛能够表现出来，所以，难以忍受的疼痛是急性牙髓炎最大的特点。

（一）急性牙髓炎疼痛的四大典型特征

1. **阵发性发作的自发痛**　急性牙髓炎患者在没有任何外界刺激的情况下也会感到阵发性的疼痛，疼痛的性质是尖锐性疼痛，少数患者表现为钝痛、跳痛、胀痛、痒痛或烧灼痛。疼痛呈阵发性发作或阵发性加重，炎症早期发作频率低，可能 1 天内发作 2~3 次，每次发作时间也较短（数分钟）。炎症晚期发作频率高，发作时间延长，甚至无间歇，少数患者表现为持续性疼痛。

2. **夜间疼痛加重**　急性牙髓炎的疼痛常在夜间发作，在睡前和夜间加重，程度比白天更剧烈。这可能是平卧时头部血流量增加，致使牙髓腔内压力增高而引起疼痛发作，也可能是夜间身体各器官兴奋性降低，患牙相对兴奋性增高，兴奋灶集中所致。少数患者感觉昼夜疼痛无差别甚至白天更痛。

3. **不易定位的放射痛**　牙髓神经来源于三叉神经的上颌支和下颌支，病原牙引发的疼痛常常沿这两支神经的分布区域放射到病原牙同侧的任何牙齿、颌面部及头颈部。大多数患者会出现不同部位的放射痛，放射范围与疼痛程度成正相关。疼痛范围可累及患牙同侧头面部的各个部位，但除少数前牙外，一般不会跨越中线到对侧。许多患者不能准确地指出患牙位置所在或指错牙位，仅少数患者可以正确指出患牙。

4. **温度刺激引起或加重疼痛**　大多数患者有冷热刺激可引起或加重疼痛的症状。冷热刺激在疼痛的间歇期会引发痛，在发作期会加重疼痛，这是区别于其他疾病引起口腔颌面部疼痛的重要标志。冷热刺激去除后，疼痛一般仍会持续一段时间才能缓解或消失。在牙髓炎的晚期，由于牙髓坏疽，髓腔内产生气体，基于热胀冷缩的原理，热刺激会加剧疼痛，而冷刺激却能使疼痛缓解。也有部分患者否认有冷热刺激疼痛病史。

（二）急性牙髓炎疼痛特征的临床调查

在实际临床工作中，患者并非都具备典型的疼痛特征。为提高临床诊断速度，减少误诊发生率，获取急性牙髓炎的临床症状描述和临床指征检查的参考数据，北京大学口腔医院急诊科曾经对 3 432 例最终诊断为急性牙髓炎的病例进行了前瞻性的临床调查，研究结果表明，急性牙髓炎的疼痛性质呈多样性，多数病例符合典型疼痛特征。

1. **疼痛性质与发作特点** 所有患者都有自发性疼痛症状，但疼痛性质的描述为尖锐性疼痛的患者占比只有 55.2%，另有 28.5% 的患者表现为钝痛，13.8% 的患者表现为跳痛，2.3% 的患者表现为胀痛，0.2% 的患者表现为痒痛或烧灼痛。阵发性发作或阵发性加重的患者占比为 79.5%，其中 1/4 发展呈持续性痛，另有 20.5% 的患者开始即表现为持续性疼痛。

2. **疼痛的昼夜差别** 60.2% 的患者睡前和夜间疼痛加重，16.5% 的患者感觉昼夜疼痛无差别，23.3% 的患者白天更痛。

3. **疼痛的不定位性与疼痛放射范围** 75% 的患者出现了不同范围的放射痛，25% 的患者没有出现该症状。在有放射痛的患者中，前牙疼痛放射区域相对比较集中，大约 10% 的前牙疼痛放射会跨越中线，后牙疼痛放射所涉及的部位较多、范围更广，但不放射到对侧牙颌区域。60.9% 的患者不能自行定位或指错患牙，39.1% 的患者可以正确指出患牙。在不能定位的患者中，38.4% 的患者完全不能指出患牙所在，31.1% 的患者可定位于 2～3 颗牙齿范围，30.5% 的患者指错了患牙。

4. **温度刺激对疼痛的影响** 78.5% 的患者主诉冷热刺激可引起或加重疼痛，21.5% 患者否认有冷热刺激疼痛病史。在主诉有冷热刺激疼痛的患者中，49% 的患者冷热刺激均可引起或加重疼痛，33% 的患者冷刺激引起或加重疼痛，18% 的患者热刺激引起或加重疼痛。

二、急性牙髓炎的诊断与鉴别诊断

急性牙髓炎的临床诊断并不困难，但因急性牙髓炎疼痛的不定位性，使病原牙的确定成为诊断中最大的难点。患侧有 14～16 颗牙齿，任何一个牙齿都可成为怀疑的对象，如何快速准确地找到病原牙，掌握牙髓炎的诊断步骤至关重要。我们根据多年的临床经验总结出牙髓炎的诊断三步骤，也称诊断三步曲，依据这种诊断方法，绝大多数牙髓炎都能得到确诊。

（一）诊断步骤

第一步是问诊，通过问诊可以了解患者的主诉症状，建立初步印象。重点询问疼痛与温度刺激的关系，因温度刺激引起或加重疼痛是牙髓炎区别于其他疾病引起口腔颌面部疼痛的重要标志。

第二步是通过视诊、探诊、叩诊等一般临床检查找出可疑患牙。根据牙髓感染的可能途径，由常见至不常见逐个排查患侧牙齿，可疑患牙可有数个。

第三步是采取冷热刺激测试可疑患牙，再现牙髓源性疼痛症状，验证诊断并确定病原牙。

（二）诊断方法

1. **问诊** 依据急性牙髓炎的疼痛特征，参照发生概率，询问患者的疼痛特点及疼痛放射区域，大致确定检查范围和重点检查牙位。我们的研究结果显示，虽然根据疼痛放射区域不能准确锁定患牙区段，但可提示重点检查范围：①嚼肌区疼痛全口牙齿均可涉及，但更多提示下颌后牙；②颞部和颧部疼痛提示后牙，尤其是上颌后牙；③颊部疼痛提示下颌前牙和下颌前磨牙；④眶下区疼痛提示上颌前牙和上颌前磨牙。虽然 60.9% 的患者不能自行定位或指错患牙，但也有 39.1% 的患者可以正确指出患牙，加之在不能定位的患者中还有 31.1% 的患者可定位于 2～3 颗牙齿范围，因此，应优先检查患者所指牙位。

2. **一般检查** 首先通过视诊和探诊查找可引起牙髓炎症的感染途径。龋洞是最主要的感染途径，占全部病例的 81.2%，次要途径因牙位的不同而异（表 4-1-1）。其中，上颌磨牙的次要感染途径为隐裂和牙周袋，下颌磨牙为隐裂、牙周袋和磨耗，上颌前磨牙为隐裂和楔状缺损，下颌前磨牙为发育异常、楔状缺损和牙周袋，上颌前牙为磨耗和牙周袋，下颌前牙为磨耗、创伤和楔状缺损。

表 4-1-1　3 432 例急性牙髓炎病原牙的牙髓感染途径　　　　　　　　　　单位: 例

感染途径	上颌前牙	下颌前牙	上颌前磨牙	下颌前磨牙	上颌磨牙	下颌磨牙	合计
龋洞	73	26	339	187	1 050	1 113	2 788
隐裂	0	0	31	0	130	73	234
牙周袋	5	0	0	10	120	63	198
磨耗	5	11	0	0	21	52	89
楔状缺损	0	5	16	21	0	0	42
发育异常	0	0	5	26	0	0	31
劈裂	5	0	5	0	5	5	20
创伤	0	10	10	0	0	10	30
总计	88	52	406	244	1 326	1 316	3 432

注: 统计数据来源于北京大学口腔医院急诊科。

可引起牙髓感染的龋洞绝大多数是近髓腔的深度龋, 但不能只关注龋洞的绝对深度, 牙颈部和髓角附近的中度龋同样可导致牙髓炎症。在龋洞的检查中, 推荐使用金属材质的探针, 探针尖端应锐利, 探诊时要动作轻柔, 切勿用力, 以免造成患者不必要的痛苦。检查过程中应注意仔细检查牙齿的各个牙面, 必要时应拍摄𬌗翼片协助观察。阻生智齿导致的第二磨牙远中颈部龋坏有时容易漏检, 尤其是在智齿拔除后, 龋洞会被牙龈所掩盖(图 4-1-1)。上颌磨牙的颊面颈部龋洞也会因龈颊部的检查空间所限而被忽略。

隐裂是引起上下颌磨牙和上颌前磨牙牙髓感染的第二顺位途径, 临床检查时应给予高度关注, 因隐裂纹常与牙面的正常窝沟相吻合, 有时难以分辨, 临床可借助放大设备或通过染色方法进行辨别, 越过牙齿边缘嵴的纹裂可疑性最大。

叩诊是检查牙齿根尖周是否被炎症所波及的最简单方法, 推荐使用平头金属器械叩击牙齿。急性牙

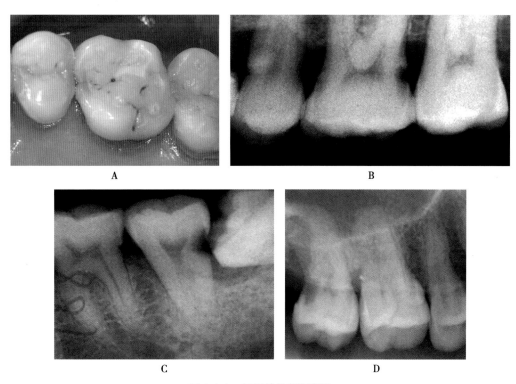

图 4-1-1　易漏检的龋坏部位
A、B. 上颌第一磨牙口内检查未发现龋坏、𬌗翼片发现龋坏　C、D. 智齿阻生导致的第二磨牙远中颈部龋坏

33

髓炎大多是慢性牙髓炎的急性发作，根尖周膜常被牙髓炎症所累及。研究证实，89.7% 的确诊患牙叩痛检查结果是（±～+）。因此，叩诊也能够帮助缩小可疑牙的检查范围，在可疑患牙数目较多或一时找不到可疑牙时，可先进行叩诊检查。

3. 冷热刺激测试　急性牙髓炎患牙的牙髓组织通常处于敏感状态，冷热刺激可增加牙髓的敏感性，再现牙髓源性疼痛症状，以此帮助医师验证诊断并确定病原牙。

冷热刺激测试是在通过一般检查确定了可疑牙的基础上进行的，可疑牙数目可有多个。调研结果显示，62.4% 的患者为 1 颗可疑牙，27.4% 的患者有 2 颗可疑牙，8.1% 的患者有 3 颗可疑牙，2.1% 的患者存在 4 颗及以上的可疑牙。在临床检查中，97.6% 的确诊患牙冷热刺激测试表现为敏感或疼痛，充分证明温度测试是确诊病原牙的必需步骤。

在对可疑患牙进行冷热刺激测试时，发现最后确诊的病原牙中 72.0% 的病原牙对冷热刺激都会引发或加重疼痛，13.6% 的病原牙对冷测疼痛而对热测不痛，12.0% 的病原牙对热测疼痛而对冷测不痛，2.4% 的病原牙对冷热测均未引出疼痛。在对病原牙进行开髓治疗时，发现测试结果为冷热测均疼痛或冷测疼痛而热测不痛的患牙大多数髓腔出血量为多或中等（占比分别为 76.7%、75.0%），热测疼痛而冷测不痛或冷热测均未引出疼痛的患牙多数髓腔出血量较少（占比分别为 56.9%、63.7%），说明温度测试结果与牙髓状态有明显相关性。大多数患者就诊时牙髓组织处于炎症高峰期，少数患者的牙髓已出现部分坏死。因此，在实际临床工作中，应首先对可疑患牙进行冷刺激实验，出现阴性结果时再做热刺激实验。一般不建议冷热都进行测试，以减少患者的痛苦。

急性牙髓炎患者对温度刺激敏感性较高，病原牙的同侧正常牙齿有时也会变得较为敏感，建议选择可疑患牙的对侧或对颌同名牙作为对照牙。牙冠中 1/3 是最佳测试部位，其他部位由于牙釉质厚薄不均或存在磨损而影响测试效果。用小冰棒进行多颗牙测试时，为减少结果干扰，应先测试下颌牙再测上颌牙，同颌牙测试时应从后向前进行。热牙胶测试时，牙面要保持湿润，以便在引出症状后及时移开，以避免对测试牙的持续刺激。

（三）诊断要点

急性牙髓炎的诊断尚无公认的金标准，临床诊断主要依据患者的病史和疼痛特征、临床检查和对可疑牙的温度测试结果信息进行综合判断。

1. 主诉症状的四大疼痛特征

（1）自发痛，阵发性发作。

（2）夜间痛。

（3）放射痛，常不能定位。

（4）温度刺激引起或加重疼痛。

2. 存在引起牙髓炎症的可疑患牙　可疑患牙必须具备能够引起牙髓炎症的感染途径，依序检查可以发现大多数病例存在近髓腔的深度龋洞。部分病例可发现有隐裂、深楔状缺损、重度磨损、旧充填体或修复体、畸形中央尖等非龋性牙体硬组织疾患。少数病例可由近根尖的深牙周袋逆行感染牙髓所致（逆行性牙髓炎）。极少数病例因创伤引起（急性牙外伤史或慢性殆创伤）。可疑患牙叩诊检查时大多数表现为不适或疼痛（±～+）。急性牙髓炎的晚期或逆行性牙髓炎叩痛会更加明显，出现早期根尖周炎的症状。

3. 病原牙冷热刺激测试敏感或疼痛　可疑患牙可有多个，温度测试是确定病原牙最有效的方法，也是确诊急性牙髓炎的必需步骤。冷刺激测试会引起绝大多数确诊的病原牙敏感或疼痛。少数病例对冷刺激不敏感，但热测试可引发疼痛。

（四）鉴别诊断

以自发性放射痛为主诉的疾病除急性牙髓炎外，很多其他疾病也有类似症状，如牙周源性疾病、口腔颌面部疾病、神经性疼痛、血管神经性疼痛、远隔器官来源的牵涉痛及非典型性面痛等。口腔急诊相比门诊疼痛类疾病种类相对较多，临床上需仔细加以鉴别，较为常见的疾病如下。

1. 急性龈乳头炎　可表现为剧烈的自发性疼痛，持续性胀痛，有时伴有放射痛。临床检查发现患牙龈乳头充血肿胀，探痛明显，出血多，常常伴有邻面龋坏、食物嵌塞或不良充填体，检查牙髓状态为正常或一过性敏感。

2. **三叉神经痛**　多为老年患者，表现为沿颌面部三叉神经分布区域的放电样剧烈疼痛，疼痛发作一般存在扳机点。疼痛持续时间短于急性牙髓炎（一般 1 分钟以内），白天发作频繁，夜间很少发生，与温度刺激无关，多数患者有多年反复发作病史。很多病例的三叉神经痛表现并不典型，在诊断三叉神经痛之前，应进行排他性检查，除外牙源性疾病。

3. **急性上颌窦炎**　由于上颌窦与上颌后牙解剖关系毗邻，故急性上颌窦炎发作时的疼痛类似于牙痛，但其疼痛的特点为持续性胀痛，头痛（太阳穴）较为剧烈，同时可能伴有鼻塞、流涕等上呼吸道感染症状或有过敏性鼻炎的既往史。检查患侧上颌前磨牙和磨牙时可以发现多颗牙齿存在叩痛，程度相似，未能发现可以引起牙髓炎症的感染途径，温度测试同对照牙或略敏感，龈颊沟充血但无明显肿胀，触诊口腔前庭沟顶部时往往有压痛，拍摄华特位片或上颌窦 CBCT 可明确诊断（图 4-1-2）。

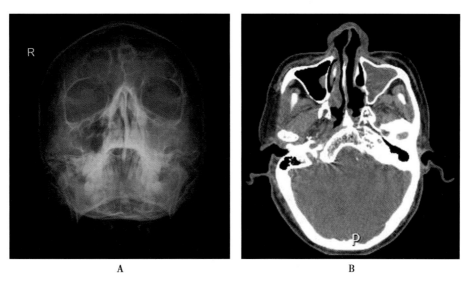

图 4-1-2　急性上颌窦炎影像学检查
A. 华特位片显示上颌窦密度增高　B.CBCT 显示上颌窦密度增高

4. **带状疱疹**　带状疱疹是由带状疱疹病毒引起的皮肤黏膜病，在颌面部沿三叉神经支分布发作，常累及三叉神经的第 2 支或第 3 支。疱疹出现前诊断困难，发病部位会出现疼痛、烧灼感，也可出现牙痛症状，患者往往以急性牙痛就诊，同时伴有低热、乏力等前驱症状，临床检查未发现可引起牙髓感染的病原牙，出疱后表现为锐痛、深部钝痛，当皮肤黏膜病损出现时才能明确诊断（图 4-1-3）。

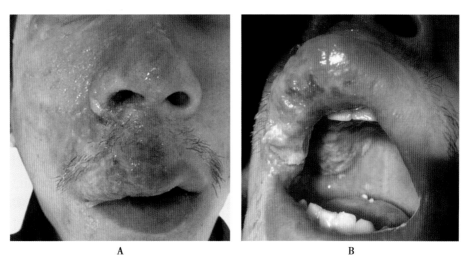

图 4-1-3　累及三叉神经第 2 支的带状疱疹
A. 皮肤病损　B. 黏膜病损

5. **丛集性头痛**　丛集性头痛是血管神经性痛的一种疾病,与颅内外血流变化或缺氧有关,由颈部血管对组织胺变态反应所致,又称为组织胺性头痛。男性发病率比女性高 6 倍,常见年龄为 35～50 岁。临床表现为反复发作的密集性头痛,多位于一侧眶下区或额颞部,常涉及多颗牙齿,易与上颌尖牙或前磨牙的牙髓源性疼痛混淆,每次发作 15～180 分钟,发病部位相对固定,可伴有患侧鼻塞、流泪、脸红、颊肿等症状,镇痛药效果不好,给予吸氧可以消除头痛。

6. **颞下颌关节紊乱病**　疼痛部位深在,不能明确定位,病史较长,可反复发作。触诊肌肉和关节可引起或加重疼痛,常伴有下颌运动异常(开口度异常、开口型异常、关节绞锁等)、关节弹响和杂音。

7. **心源性牙痛**　18% 的心绞痛患者疼痛可放射至口腔颌面部,常累及左侧下颌部位,出现后牙区牙髓炎样疼痛,因大多数患者同时伴有心前区疼痛,第一时间到口腔急诊就诊的病例并不多,但风险极大,应给予高度关注。心源性牙痛患者多见于中老年男性,多数有高血压和冠心病史,牙齿检查无阳性体征,心电图有明显的异常改变。

8. **非典型性牙痛**　多发生于成年人,以 40 岁左右的女性略为多见。表现为持续性痛、钝痛、波动性痛、放射痛和烧灼痛,与温度刺激无关。疼痛持续时间较长,一般超过 6 个月且无间歇。临床检查和 X 线检查未见任何病变体征。

三、急性牙髓炎的应急处置

急性牙髓炎疼痛的主因是牙髓组织炎性渗出物得不到及时引流、髓腔压力急剧增高,所以开髓减压是缓解疼痛症状的基本处置原则。应急处置的方法需根据当时的条件(诊疗时间、有无术前 X 线片和患者意愿)进行选择,常用方法包括牙髓开放术、牙髓失活术、牙髓摘除术。

术前最好拍摄根尖片,以便对患牙的保留价值、后续根管治疗的可行性及可修复性进行评估。对确认无保留意义的患牙,在患者身体状况许可的前提下可行患牙拔除术。对诊疗当时因条件所限,无法判断是否应该保留的患牙可行牙髓开放术。对可保留的患牙,建议首选方案是牙髓摘除术。对于逆行性牙髓炎的患牙,由于牙髓的炎症中心在根髓,牙髓开放或牙髓失活不能有效缓解疼痛,必须摘除牙髓,如同时伴有牙周组织急性炎症,须同时进行牙周局部处理。

急性牙髓炎疼痛剧烈,诊断明确后应尽快实施局部麻醉,以达到止痛和缓解患者焦虑情绪的目的。

(一)牙髓开放术

1. **适应证**　牙髓开放术的优点是简单、快速、安全,缺点是开放的髓腔会造成牙髓污染而影响根管治疗的远期疗效,原则上不作为首选方案。牙髓开放术是临时解压措施,一般用于根管治疗相对复杂的多根管后牙,简单根管牙尽量选择牙髓摘除术。

2. **操作步骤及注意事项**

(1)术前拍摄根尖片:了解牙齿髓腔位置及大小、髓室顶的形状及顶底距离、髓角高度、髓室有无钙化、是否存在髓石等。

(2)寻开口,扩大洞口:使用高速裂钻揭除龋洞悬釉,使龋损病变区充分暴露。后牙𬌗面龋损可自龋损部位钻入洞内,然后向侧方钻磨去除无基釉将洞口扩大。后牙邻面龋损从𬌗面边缘嵴处钻入邻面,然后向颊舌方向扩展去除无基釉将洞口扩大。

(3)去净腐质:建议使用慢速手机,选用与窝洞大小相适应的球钻除净腐质。首先去除远离髓腔处的腐质,再去除近髓处的腐质。为增加术区视野的清晰度,患牙的旧充填体或修复体建议一并去除。

(4)穿通髓腔:使用高速裂钻由髓腔方向扩展至髓腔穿通,穿髓孔直径应大于 1mm,以便建立有效的引流通道。操作过程应断续进行,随时核查钻针方向是否偏移,并探查髓腔是否暴露,如已到达髓腔位置仍未发现穿髓孔,应停止操作,检查开髓位置是否存在偏差,必要时再拍摄 X 线片进行核实。

(5)髓腔引流:擦干窝洞,放置樟脑酚(CP)棉球,棉球大小及松紧度要适中,药液勿过饱和。如开髓后渗血较多,应等待渗血减少后再放置 CP 棉球。

3. **并发症及处置**　牙体意外穿孔是最常见的并发症,开髓前应熟悉各组牙齿的髓腔解剖,并注意各组牙齿易发生牙体穿孔的部位。如果穿孔发生,视发生位置及大小立即或择期进行修补或拔除患牙。

4. **术后医嘱及复诊建议**　下次复诊前勿用患侧咀嚼，以免发生食物嵌塞痛，刷牙时勿触及窝洞，以免将棉球带出。尽量缩短开放时间，一般建议次日复诊进一步处理。

（二）牙髓失活术

1. **适应证**　牙髓失活术的优点是简单、快速，缺点是安全性相对较差，疼痛控制不完全。主要适用于成人多根管后牙，禁用于前牙及年轻恒牙。

2. **操作步骤及注意事项**

（1）～（4）的操作步骤与牙髓开放术相同。

（5）封入失活剂：髓腔穿通后，如无明显渗血或渗血停止后即可准备封入失活剂。隔离唾液，止血并擦干窝洞，将适量失活剂准确地放置于穿髓孔处，使其紧贴在裸露的牙髓组织上，然后用暂封材料严密封闭窝洞，不可加压。为防止将失活剂推离窝洞造成失活剂泄漏，邻面洞封药时可先用暂封材料做好假壁后再封入失活剂。开髓后如渗血不止，可暂时开放，次日再封失活剂。

注意：①为减少牙髓污染，推荐使用橡皮障隔离患牙；②为防止失活剂泄漏烧伤牙龈，邻面龋损建议制备成邻𬌗面洞，在清晰视野下进行封药，不建议单独制备邻面洞或𬌗面与邻面分别制洞；③封失活剂前必须确认是穿髓孔而非牙体意外穿孔，不能明确者可拍摄 X 线片核查，不能拍片时可暂时开放；④封失活剂前应评估穿髓孔与牙龈的距离是否安全，如距离较近，建议向远离牙龈的方向扩大穿髓孔或在安全位置重新制备穿髓孔。

3. **并发症及处置**　牙髓失活术常见的并发症包括封药后疼痛、化学性根尖周炎和牙周组织烧伤。

（1）疼痛：若封药后发生剧烈疼痛，多因牙髓炎症较重、持续渗血致髓腔压力增大所致，建议局麻下直接拔髓封药或拔髓后根管预备封药。条件不具备时可取出失活剂，待渗血停止或减少后再封失活剂。渗血不止者暂时开放，次日再封失活剂。

（2）化学性根尖周炎：年轻患者较常见，多因患者未按时复诊致封药时间过长或患牙根管粗大所引起，患牙有明显的根尖周炎表现，应立即取出失活剂，摘除全部牙髓并彻底冲洗根管，然后在根管内封入碘制剂直至炎症消退。

（3）牙周组织烧伤：患牙出现持续的自发性胀痛和咬合痛，相应部位的牙龈呈暗红或深灰色坏死状，去除坏死的牙龈组织时无出血、无疼痛。若牙槽骨被波及，可见牙槽骨嵴顶呈灰白色坏死，探诊无感觉。发生失活剂烧伤后，应立即取出失活剂，去除已坏死的牙龈及牙槽骨，直至牙周组织有出血并出现感觉为止，用碘仿纱条覆盖创面，可重复换药至创口愈合。若为髓底穿孔误封失活剂导致的牙周组织烧伤，建议拔除患牙以便彻底清除烧伤创面。

4. **术后医嘱及复诊建议**　24 小时内勿刷患牙，勿用患侧咀嚼。暂封物若完全脱落随诊检查，以免误吞误咽。封失活剂后大多数患者仍感不适或疼痛，如疼痛明显可服镇痛药，止痛效果不理想时随诊检查进一步处置。复诊时间依失活剂种类而不同，一般要求 7～14 天，叮嘱患者必须按预约日期准时就诊取出失活剂，以免发生化学性根尖周炎。

（三）牙髓摘除术

1. **适应证**　牙髓摘除术是控制急性牙髓炎疼痛最有效的方法，是急性牙髓炎应急处理的首选方案，适合所有根尖发育已完成的牙齿。缺点是操作复杂，技术要求较高，摘除不全可能使疼痛持续或加重。

2. **操作步骤及注意事项**

（1）～（4）的操作步骤与牙髓开放术相同，建议术前常规使用橡皮障隔离患牙。

（5）揭除髓顶：各组牙的髓顶揭除方法见本节"四、各组牙的髓顶揭除技术"。

（6）估测根管工作长度：参照术前拍摄的根尖片（为减少误差，最好用平行投照法拍摄），确定大致的根管工作长度。

（7）探查根管：髓腔内注入根管冲洗液（推荐使用次氯酸钠溶液），用小号 K 锉（08#、10#、15#）探查根管，目的是探查根管的走向、弯曲程度及根管的通畅状况，并推开根髓建立拔髓针进入的通路。探入前常规将锉针尖端 2～3mm 处预弯，探入时以 15°～30° 往返捻转，轻柔进入，进入深度止于根尖 1/3 处，遇阻力停止，不能强行向根尖方向施压，更不得超出根尖孔。

遇根管不通时,应首先检查根管口是否存在阻力而使根管锉不能直线进入根尖 1/3 区。扩大根管口可解除非根管钙化造成的根管不通假象。

（8）拔髓:依据根管情况选择合适的拔髓器械,顺直的根管选用拔髓针,细小弯曲的根管选用根管锉。使用拔髓针时,依据根管粗细选择对应型号的拔髓针,在髓腔内注入根管冲洗液后,将拔髓针插入根管近根尖 1/3 处,顺时针旋转 90°~180° 拔出拔髓针,成形牙髓可随针完全拔出,不成形牙髓应反复操作 2~3 次。

注意:拔髓针易折断,旋转角度不得超过 180°,不能往返旋转,遇阻力不能强行插入。为完整拔出牙髓,拔髓针插入根管近根尖 1/3 处方可旋转。

对细小弯曲的根管,拔髓针无法进入根管深部,可用小号 H 锉或 K 锉将牙髓锉出。操作时建议伴随使用 EDTA 凝胶润滑根管通路,并配合根管冲洗液大量冲洗。根管锉进入深度同样以根管近根尖 1/3 处为限,不能超出根尖孔。

（9）清除根尖区残髓:理想的拔髓是将牙髓从根尖狭窄区拔断,但临床大多数情况下很难做到,如牙髓断裂处在狭窄区上方,则可能残留活髓致术后出现疼痛,如拔髓器械超出根尖孔,则可能损伤根尖周组织导致术后出现疼痛。

根尖区残髓的清除方法:①用扩孔钻扩大根管口,消除根管上段弯曲;②用电测法测量各根管的准确工作长度;③根管内注入根管冲洗液,用小号 K 锉或 H 锉准确标记好测得的工作长度,锉针尖端 2~3mm 处预弯,蘸取 EDTA 凝胶插入预定根管长度止点锉出残髓,并用根管冲洗液反复大量冲洗。

注意:①扩孔钻应顺应根管走向无阻力进入,用侧向力预敞修整根管口,不能进入过深,也不能向根管弯曲侧过度切削,以免削弱根管壁厚度甚至出现带状穿孔;也不能向根尖方向施压,以免形成台阶;②锉针进入根管根尖 1/3 区域遇阻力时,要用轻力往返捻转预弯的器械规避根管壁上的钙化物逐步向根尖方向推进,进入过程中注意进入与小幅提拉交替进行,并用大量冲洗液冲洗锉出的碎屑,每次进入深度不超过 1mm;③锉针进入根管应依序进行,不可跳号,根尖部一旦造成台阶很难消除。

（10）根管封药:为使残髓的清除更彻底,建议对根管进行初步预备(最好预备到 25 号锉),如时间允许,建议进行常规的根管预备,预备后的根管内可封入氢氧化钙糊剂,在根管止血彻底且无根尖周炎症的情况下也可直接进行根管充填(单疗程根管治疗)。没有进行根管预备的患牙如根管封药困难,也可于髓腔内封入樟脑酚棉球。

3. 并发症及处置 牙髓摘除术常见的并发症包括牙髓残留、器械折断和台阶形成。

（1）牙髓残留:根管系统的解剖比较复杂,尤其是后牙根管数目较多、走行多样、弯度不一,根管横断面形态除圆形外,还有卵圆形、扁形、哑铃形、逗号形、C 形等。彻底清除如此复杂的根管系统内的牙髓并非易事,弯曲及形态不规则的根管残留牙髓的可能性更大,即使粗大根管拔髓时也可能会因牙髓撕裂而拔出不全。所以,单纯的拔髓不大可能去净所有牙髓,首诊时最好能做到根管预备后封药,时间不允许时也尽量做到初步预备。同时,摘除牙髓的全过程中应注重冲洗液的浸泡时间和大量冲洗,以期溶解清除根管系统中残留的牙髓组织。

（2）器械折断:牙髓摘除过程中使用的小器械较多且易折断,尤其是拔髓针和 H 锉更易折断且不易取出,器械一旦折入应尽量取出,不易取出时可留置于根管内,预备侧路完成根管治疗。

（3）台阶形成:台阶形成时需耐心用预弯的小号器械绕过台阶予以消除,切勿用大号器械强行通过造成根管穿孔。台阶常发生于弯曲根管的外侧管壁,用根管锉针止动片上的标识来显示器械尖端预弯的方向,沿原始根管的走向小心探索,绕过台阶后小幅度上下锉动消除台阶。

4. 术后医嘱及复诊建议 嘱患者在暂封材料硬固前勿刷患牙,勿用患侧咀嚼,硬固后注意清洁患牙以免造成牙周炎症,在整个根管诊疗期间勿咬硬物以防牙折。氢氧化钙药物的作用时间为 1~2 周,建议患者按预约时间及时复诊,尽快完成根管后续治疗,防止根管系统再污染,预防根尖周炎发生。

四、各组牙的髓顶揭除技术

髓顶揭除术是口腔急诊处置急性牙髓病和根尖周病的重要技术步骤,高质量的操作技术可以降低后续根管治疗的难度并可减少术中及术后并发症。本技术适用于各种原因导致的需要摘除牙髓或清除根管内感染的患牙,术前须评估患牙的保留价值、后续根管治疗的可行性及可修复性。

术前应拍摄根尖片,以便了解髓腔的解剖及变异状况,了解根管数目及走向、根管粗细及有无钙化、根管大致长度及分叉等情况。建议操作全程使用橡皮障隔离术区,髓顶揭除前必须去净腐质及不良充填体/修复体,去除薄壁弱尖。对上颌前磨牙、上颌磨牙及下颌磨牙应适当调𬌗,降低牙齿折裂的危险性,除对隐裂牙需大量调𬌗(0.3～1.0mm)使患牙脱离𬌗接触外,不建议调磨所有牙尖致𬌗无接触。

髓顶揭除后的洞形是由去腐后的窝洞和标准的开髓洞形组成,两者是否相连形成一体需结合具体病例而定,当开髓洞形与窝洞间隔小于1mm时,两洞连成一体。通常情况下,邻面龋损大多需制备成邻𬌗面洞。开髓洞形的制备原则是在保证髓腔充分暴露和根管治疗器械能顺畅进入根管深部的前提下,尽可能地保存健康牙体组织。

本文主要分述各组完整牙齿的髓顶揭除技术要点,各组牙齿的髓顶揭除技术一般按四步骤进行,即制备开髓洞形、穿通髓腔、揭除髓顶、修整洞形(图4-1-4)。

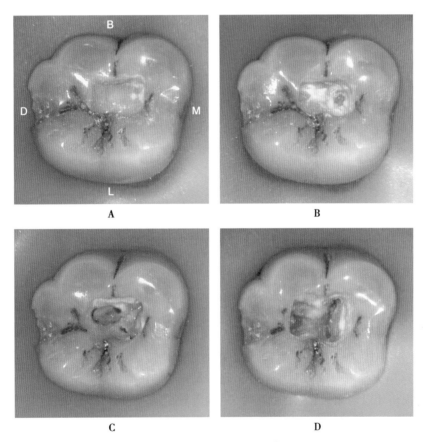

图 4-1-4　髓顶揭除技术四步骤
A. 制备开髓洞形　B. 穿通髓腔　C. 揭除髓顶　D. 修整洞形

(一)上颌前牙髓顶揭除术

1. **解剖特点**　髓腔宽大,髓室与根管之间无明显界限,基本为单根管,髓腔膨大部分位于牙颈部近舌隆突处。

2. **操作步骤及注意事项**

(1)制备开髓洞形:用高速裂钻从舌面中央、舌隆突稍上方进入,钻针角度在牙釉质层时与牙体长轴成锐角,进入牙本质层时与牙体长轴平行,钻针进入牙本质深层后扩展洞形,制备与牙冠外形相似的开髓洞形,中切牙和侧切牙为圆三角形,尖牙为椭圆形(图4-1-5)。

(2)穿通髓腔:继续用高速裂钻或改用小球钻在髓腔最膨大的舌隆突上方穿通髓腔,一般会有明显的落空感。穿通髓腔过程中注意钻针与牙体长轴保持平行,并随时核查校正钻针角度,以免形成唇侧台

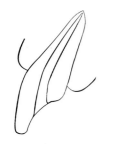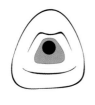

图 4-1-5　上颌前牙开髓洞形

阶甚至穿孔。

（3）揭除髓顶：选用大小合适的慢速球钻与牙体长轴平行向上提拉揭除髓顶，注意揭净髓角上方的牙体组织，以免残留牙髓致冠染色。

（4）修整洞形：用圆头锥形金刚砂钻针或安全钻针修整洞形，去除入口切缘和舌隆突的阻隔，形成根管的直线通路。

3. 并发症及处置　上颌前牙髓顶揭除术主要的并发症就是唇侧穿孔。如穿孔位于龈沟以上，可用复合树脂修补；如穿孔位于龈沟以下，可用生物材料（如 MTA、iRoot）进行修补。

（二）下颌前牙髓顶揭除术

1. 解剖特点　牙体外形和髓腔形态均与上颌前牙相似，但体积较小。牙颈部近远中径明显缩小，易发生近远中颈部侧穿。下颌前牙可能存在唇舌双根管，临床应注意探寻，如果术前 X 线片显示的根管影像不在牙根中央或根管影像中断，应高度怀疑双根管存在的可能性，可加拍偏移投照的 X 线片或 CBCT 给予证实。

2. 操作步骤及注意事项

（1）制备开髓洞形：用小号高速裂钻从舌面中央、舌隆突稍上方进入，钻针角度在牙釉质层时与牙体长轴成近平行的锐角，进入牙本质层时与牙体长轴一致，钻针进入牙本质深层后扩展洞形，制备成椭圆形的开髓洞形（图 4-1-6）。

因下颌前牙根管长轴的延长线通过牙冠切缘或在牙冠唇面，为更好地建立根管直线通路，在不方便舌侧入口的病例可选择在唇面或切缘入口（如拥挤错位牙、重度磨耗牙）。

（2）穿通髓腔：继续用高速裂钻或改用小球钻在髓腔最膨大的舌隆突上方穿通髓腔，一般会有较明显的落空感。因下颌前牙的牙颈部近远中径明显缩小，如钻针进入角度偏差或钻针选择过粗，易造成牙颈部的近远中侧壁发生台阶甚至穿孔。

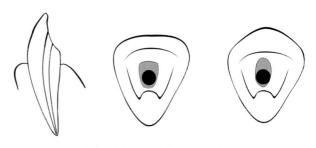

图 4-1-6　下颌前牙开髓洞形

（3）揭除髓顶：用小球钻与牙体长轴一致向上提拉揭除髓顶，开髓洞形的切侧壁更靠近牙冠切缘。

（4）修整洞形：用火焰形金刚砂钻或小球钻修整洞形，充分扩展开髓洞形的切侧壁，以形成直线通路，有时因此可能损伤牙冠切缘。如存在双根管，则向舌侧扩展开髓洞形，暴露舌侧根管口。

3. 并发症及处置　下颌前牙除与上颌前牙同样易发生唇侧穿孔外，还可能出现以下问题。

（1）近远中颈部穿孔：如穿孔位于龈沟以上，可用复合树脂修补；如穿孔位于龈沟以下，可用生物材料（如 MTA、iRoot）进行修补。

（2）遗漏舌侧根管：拍摄偏移投照的 X 线片或 CBCT 予以证实并明确分叉的位置，舌侧扩展开髓洞形，暴露舌侧根管口，在显微镜下操作可提高成功率。

（三）上颌前磨牙髓顶揭除术

1. 解剖特点　牙颈部近远中径明显缩小，易发生近远中颈部台阶甚至侧穿。髓腔狭窄，髓角高耸，根管分叉低、不易看到髓底。上颌第一前磨牙多为双根管，少数为宽扁的单根管，个别有 2 颊 1 舌的三根管。上颌第二前磨牙多为单扁根管，双根管时大多为一个根尖出口。

2. 操作步骤及注意事项

（1）制备开髓洞形：用高速裂钻从𬌗面中央进入，钻针角度与𬌗面垂直，与牙体长轴平行，进入牙本质层后向颊舌方向扩展，制备长椭圆形的开髓洞形，开髓洞形的颊舌壁止点为颊舌三角嵴的中点，近远中壁距离不得超过牙冠近远中径的 1/3（图 4-1-7）。

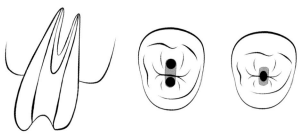

图 4-1-7 上颌前磨牙开髓洞形

（2）穿通髓腔：继续用高速裂钻层层加深开髓洞形，并注意观察钻针是否向近远中向偏移，至牙本质深层时，随时探查髓角是否暴露，自暴露的髓角处穿通髓腔。

注意：因上颌前磨牙的颈部近远中径明显缩小，如钻针进入角度偏差或钻针选择过粗，易造成近远中颈部出现台阶甚至穿孔，近中颈部牙本质壁薄，更易发生穿孔。

（3）揭除髓顶：用火焰形金刚砂钻针或细的圆头锥形金刚砂钻针或安全钻针向颊舌向扩展揭除髓顶。

（4）修整洞形：用圆头锥形金刚砂钻针或安全钻针或超声器械适当修整髓室壁，充分显露根管口。

3. **并发症及处置** 上颌前磨牙髓顶揭除过程中易将开髓洞形的近远中磨宽，如钻针偏斜可能导致近远中颈部穿孔，分叉低的根管易于遗漏。

（1）近远中颈部穿孔：如穿孔位于龈沟以上，可用复合树脂修补；如穿孔位于龈沟以下，可用生物材料（如 MTA、iRoot）进行修补。

（2）遗漏根管：如探查的根管口偏离颊舌牙尖连线中点，可能会遗漏根管，应继续将开髓洞形向颊或舌扩展，充分暴露髓腔。

（四）下颌前磨牙髓顶揭除术

1. **解剖特点** 牙冠向舌侧倾斜，易发生舌侧颈部台阶甚至侧穿。颊尖明显大于舌尖，髓腔偏于颊侧，颊侧髓角高耸。下颌前磨牙大多为单根管，根管粗大且较直，少数存在颊舌双根管（尤其是下颌第一前磨牙），双根管牙的根管分叉一般较低，易遗漏舌侧根管，当术前 X 线片显示的根管影像出现中断时，应高度怀疑双根管存在的可能性。

2. **操作步骤及注意事项**

（1）制备开髓洞形：高速裂钻从𬌗面颊尖三角嵴中点与中央沟之间进入，钻针角度与牙体长轴平行，进入牙本质深层后向颊舌方向扩展，制备短椭圆形的开髓洞形，开髓洞形的颊舌壁止点分别为颊尖三角嵴的中点和中央沟（图 4-1-8）。

（2）穿通髓腔：继续用高速裂钻自颊侧髓角处穿通髓腔，一般会有明显的落空感。注意穿髓位置偏颊，在𬌗面中央穿髓会导致舌侧颈部台阶甚至侧穿。

（3）揭除髓顶：用火焰形金刚砂钻针或圆头锥形金刚砂钻向颊舌向扩展揭除髓顶。

（4）修整洞形：用圆头锥形金刚砂钻针或安全钻针适当修整髓室壁，充分显露根管口。

3. **并发症及处置** 主要的并发症是遗漏舌侧根管。当怀疑存在舌侧根管时，用圆头锥形金刚砂钻针或安全钻针继续向舌侧扩展，制备颊舌向的长椭圆形开髓洞形。因双根管牙的根管分叉一般较低，肉眼找寻困难，建议使用显微镜辅助检查和治疗。

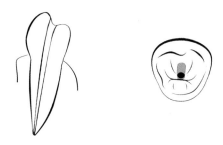

图 4-1-8 下颌前磨牙开髓洞形

（五）上颌磨牙髓顶揭除术

1. **解剖特点** 牙冠外形呈斜方形，近中牙颈部缩窄，髓腔形态与牙冠外形相似且略偏近中，易发生近中颈部台阶甚至侧穿。上颌第一磨牙有 3 个牙根，腭根最粗大，根管粗直；近中颊根扁，常有 2 个根管存在；远中颊根内有 1 个根管，一般较直。上颌第二磨牙大多数与上颌第一磨牙情况相似，偶有 2 个颊根融合成 1 个牙根、并只有 1 个粗大的颊根管。少数情况下，上颌第二磨牙的 2 个颊根管共用 1 个根管口，易造成根管遗漏。上颌磨牙偶存 2 个腭根管，易疑是髓底穿孔。

2. **操作步骤及注意事项**

（1）制备开髓洞形：用高速裂钻从𬌗面中央窝进入，钻针角度与𬌗面垂直，进入牙本质浅层后向颊、舌、近中方向扩展，制备圆三角形的开髓洞形（图4-1-9）。圆三角形的顶在腭侧，底在颊侧，远中腰在斜嵴的近中侧并与斜嵴平行，近中腰与近中边缘嵴平行。

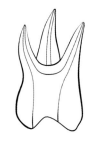

图4-1-9　上颌磨牙开髓洞形

（2）穿通髓腔：核对开髓洞形的位置正确后，继续用高速裂钻层层加深开髓洞形，并注意用锐探针探查髓角有无暴露。因近颊髓角和腭髓角较高（位于牙冠的中1/3），可能首先暴露，如有暴露则从髓角处穿髓。如制备成牙本质深洞（与牙龈缘平齐）后仍未发现暴露的髓角，继续向下钻磨可能导致髓底磨损甚至穿孔，应立即停止操作，用锐探针仔细探查有无细小穿髓孔（最好用放大设备辅助检查）或再拍X线片以明确洞深和钻磨方向有无偏差，核对无误后，可从腭根管口的上方穿通髓腔。

注意：因近中牙颈部缩窄，髓腔略偏近中，开髓洞形如过于偏向近中，可能导致近中颈部出现台阶甚至侧穿。

（3）揭除髓顶：改用圆头锥形金刚砂钻针或安全钻针自髓腔穿孔处沿开髓洞形各壁将髓顶揭除。揭顶时，首先向腭侧方向揭除并找到腭根管口，其次向近中颊侧方向揭除并在近中颊尖的下方发现近中颊根管口，最后自近中颊根管口向远中偏腭方向揭除整个髓顶或自腭根管口向颊侧略偏远中方向揭除整个髓顶，揭顶过程也可参照髓底根管口分布地图进行。

（4）修整洞形：使用安全钻针或圆头锥形金刚砂钻针或长柄球钻小心去除髓室侧壁凸起的牙本质，充分显露各根管口。如疑有MB2根管，需对髓腔的近中壁进行修整改形，使髓腔入口呈棱形，以方便MB2根管的找寻。此操作在显微镜下进行，可提高成功率。

3. **并发症及处置**　上颌磨牙的髓腔略偏近中，揭顶时如将开髓洞形置于牙冠中央会过多地破坏远中髓室壁，过偏近中易造成牙体穿孔。髓腔钙化致顶底距离过小者，可能因无穿髓的突破感而继续向下钻磨造成髓底穿孔。MB2根管存在率很高，因位置变异较大，根管口常有钙化的修复性牙本质覆盖，临床上易于遗漏。

（1）髓底或近中颈部穿孔：穿孔较小时可用生物材料（如MTA、iRoot）进行修补，穿孔较大无法修补时可能拔除患牙。

（2）遗漏MB2根管：找寻MB2根管时，应修改髓腔入口使之呈棱形，用长柄小球钻或超声器械在腭侧根管口与近中颊根管口连线略偏近中，距近中颊根管口0.5～2.5mm的范围内寻找，建议使用显微镜辅助。

（3）上颌第二磨牙遗漏颊侧根管：当用根管锉探查颊根管时，如发现根管方向偏近中或远中，且根管不粗大时，应高度怀疑颊侧为两根管，建议使用放大设备帮助寻找。

（六）下颌磨牙髓顶揭除术

1. **解剖特点**　牙冠向舌侧倾斜，髓腔偏向颊侧。下颌第一磨牙多为3个根管，近中一般有2个根管，远中1个根管。少数为4个根管，即近中不变，远中有颊舌2个根管。下颌第二磨牙大多与第一磨牙相似，少数情况下两根在颊侧融合，近中与远中根管也随之融合成一个C形根管或分号形根管。下颌第二磨牙有时只有近远中2个粗根管，偶有融合成1个粗大根管的情况。

2. **操作步骤及注意事项**

（1）制备开髓洞形：用高速裂钻从𬌗面中央窝的中心点进入，钻针角度与𬌗面垂直，进入牙本质浅层后重点向颊侧和近中方向扩展，向舌侧和远中略扩展，制备圆角长方形的开髓洞形（图4-1-10）。开髓洞形的近中边稍长，远中边稍短，近远中边的位置在咬合面近远中向的中1/3略偏近中，颊侧边缘在颊尖的舌斜面，舌侧边缘在中央沟略偏舌侧。

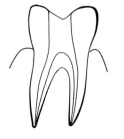

图4-1-10　下颌磨牙开髓洞形

（2）穿通髓腔：核对开髓洞形的位置正确后，继续用高速裂钻层层加深开髓洞形，并注意用锐探针探查髓角有无暴露。因近舌髓角和远舌髓角较高（位于牙冠的中 1/3），可能首先暴露，如有暴露则从髓角处穿髓。如制备成牙本质深洞（与牙龈缘平齐）后仍未发现暴露的髓角，继续向下钻磨可导致髓底磨损甚至穿孔，应立即停止操作，用锐探针仔细探查有无细小穿髓孔（最好用放大设备辅助）或再拍 X 线片以明确洞深和钻磨方向有无偏差，核对无误后，可从远中根管口的上方穿通髓腔。

注意：因牙冠向舌侧倾斜，髓腔偏向颊侧，如开髓洞形错误地开在咬合面中央而未能找到髓腔继续向下钻磨，可能会导致舌侧颈部出现台阶甚至侧穿。

（3）揭除髓顶：改用圆头锥形金刚砂钻针或安全钻针自髓腔穿孔处沿开髓洞形各壁揭除整个髓顶。

（4）修整洞形：使用安全钻针或圆头锥形金刚砂钻针或长柄球钻小心去除髓室侧壁牙颈部的牙本质凸起（重点是近中侧壁），充分显露各根管口。当远中根管口不在近中两根管口连线中点的远中延长线上时，应怀疑存在四根管的可能性，此时应按根管分布对称原则修整洞壁，使髓腔入口呈圆角梯形。

3. **并发症及处置**　下颌磨牙髓顶揭除过程中常见的并发症是髓底穿孔和遗漏根管。

（1）髓底或舌侧颈部穿孔：穿孔较小时可用生物材料（如 MTA、iRoot）进行修补，穿孔较大无法修补时可能拔除患牙。

（2）遗漏远中舌侧根管：当发现已找到的 3 个根管口呈非正态三角形分布时，应怀疑遗漏远中舌侧根管，继续向舌侧修整洞形寻找远中舌侧根管。少数病例的 2 个远中根管因分叉较低而共用 1 个根管口也易造成根管遗漏。

（3）其他：下颌第二磨牙因根管多样化，根管遗漏现象较多，近中两根管有时距离很近甚至共用 1 个根管口，易造成近中根管遗漏。当发现近中只有 1 个根管口且与远中根管口不呈直线分布时，应高度怀疑近中存在两根管的可能性。C 形根管变异较大，一般可从近舌、颊侧和远舌 3 个相连的根管入口探入，但有时近舌根管单独存在，呈分号形分布，从而造成近舌根管遗漏。怀疑根管遗漏时，建议使用显微镜辅助检查。

第二节　急性根尖周炎

当牙髓病变没有得到有效控制，牙髓组织中的感染物会通过根尖孔作用于根尖周组织，引起根尖周疾病。急性根尖周炎可由牙髓病直接发展而来，也可由慢性根尖周炎急性发作所致，两者的差别主要是 X 线片上是否显示根尖周骨破坏的影像。急性根尖周炎的 X 线片显示根尖周无明显改变，慢性根尖周炎急性发作则显示根尖周有不同程度的密度减低影像。

一、急性根尖周炎的临床表现

急性根尖周炎是从根尖周膜内的浆液性炎症反应到根尖周组织的化脓性炎症反应的一系列发展过程。病变程度由轻到重分为 4 个阶段，即浆液期阶段、根尖周脓肿阶段、骨膜下脓肿阶段和黏膜下脓肿阶段（图 4-2-1）。

1. **浆液期阶段**　急性根尖周炎浆液期的病理变化是根尖周膜内的浆液性炎症反应，炎症初期患者自发痛不明显，一般只有轻微的咬合痛。患牙有浮起感，咬合时首先与对𬌗牙接触，咬紧牙时，由于咬合压力可将充血血管内的血液挤压出去，使充血减轻，患者反而感觉疼痛缓解，也很少在此情况下就诊。当病变进一步发展，根尖周膜内炎症渗出物出现淤积，患牙浮起感更加明显，咬合压力不再会缓解疼痛反而使疼痛加重，患者就诊时主诉患侧持续性自发性胀痛并能准确指出患牙所在。

2. **根尖周脓肿阶段**　急性根尖周炎浆液性炎症反应阶段十分短暂，很快就发展到根尖周组织的化脓性炎症反应阶段。此时炎症渗出物进一步增多，局部压力增高，当脓肿局限在根尖周时，患者可出现自发性剧痛，疼痛性质是持续性的跳痛，患牙浮起伸长感明显，不敢用患侧牙齿咀嚼，此阶段的患者就诊意愿

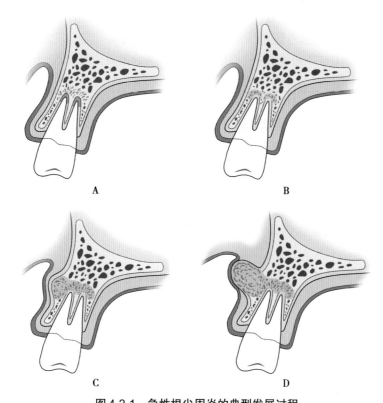

图 4-2-1　急性根尖周炎的典型发展过程
A.浆液期阶段　B.根尖周脓肿阶段　C.骨膜下脓肿阶段　D.黏膜下脓肿阶段

开始强烈。

3. **骨膜下脓肿阶段**　若炎症在根尖周脓肿阶段没有得到及时引流,脓液则向四周扩散,穿过牙槽骨的骨松质、骨外板达到骨膜下,形成骨膜下脓肿。在骨膜下脓肿阶段,由于骨膜是致密坚韧的结缔组织,张力很大,患者此时感到极端痛苦,疼痛比根尖周脓肿阶段更为剧烈,程度达到最高峰,患牙伸长感更加明显并可出现不同程度的松动,患牙不能触碰,相应面部开始出现肿胀。部分患者可伴有发热、乏力、精神疲惫等全身症状,患牙所属区域的淋巴结可肿大,血常规化验白细胞总数多在 $(1\sim1.2)\times10^9/L$,体温升高达 38℃左右。如白细胞总数和体温继续升高,则应怀疑并发颌面部蜂窝织炎、颌骨骨髓炎或败血症。炎症发展到本阶段,病程已持续 3～5 天,由于痛楚难耐,绝大多数患者都能及时就诊。

4. **黏膜下脓肿阶段**　如果骨膜下脓肿阶段仍未治疗或没有得到合理治疗,脓肿会穿破骨膜到黏膜下,形成黏膜下脓肿。少数情况下,脓液从骨膜下进入肌间隙,引起间隙感染或并发败血症。在黏膜下脓肿阶段,由于黏膜下组织疏松,局部压力明显减轻,患者感到疼痛症状大大缓解,因为脓液趋于组织表面,患牙肿胀更加明显,相应面部也会明显肿起,但全身症状有所减轻。

二、急性根尖周炎的诊断与鉴别诊断

根据临床症状和检查体征,急性根尖周炎的诊断不难作出。在诊断过程中,应根据各阶段的临床表现和临床检查结果,参考发病时间,准确判断病情所处的阶段,以便选择正确的应急处理方案。

（一）诊断方法

1. **问诊**　患牙自发性持续性胀痛或跳痛是急性根尖周炎患者的主要主诉症状,患牙有浮起伸长感,不敢咬合,一般可以明确指出患牙的位置。炎症发展到一定阶段时,可出现颌面部肿胀,淋巴结肿大,以及发热、乏力等全身症状。

2. **一般临床检查**

（1）视诊与探诊:可发现引起根尖周炎症的牙髓感染途径,病原牙大多存在近髓腔的深龋洞,无龋坏的患牙可见隐裂、深度楔状缺损、重度磨损等非龋性牙体疾病,或存在重度的牙周疾病。

（2）叩诊与松动度检查：炎症各阶段的叩痛程度不同（+～+++），重症阶段时相邻牙齿也会出现叩诊疼痛或不适，但疼痛程度一般低于病原牙，临床需加以比较与甄别，对照牙最好选择对侧或对殆健康牙。叩诊检查建议使用平头金属器械，以便更好地控制叩诊部位与力度，叩诊力度依据病情适度掌握，避免叩击过重激惹患者。根尖周的炎症可导致患牙出现暂时性的不同程度的松动，临床需注意检查并与牙周炎所致的松动相区别。

（3）根尖区黏膜检查：炎症初期根尖区黏膜变化不明显，随病程发展可出现不同程度的红肿，扪诊不适或疼痛，移行沟变浅、变平，脓肿形成时可扪及波动感。

3. **牙髓温度测试**　一般无反应，多根管患牙可能有活髓残留，温度测试可表现迟钝或轻度疼痛。测试方法同样先用冷测试，有疑问的病例加试热测或电测。

4. **影像学检查**　常规拍摄根尖片，慢性根尖周炎急性发作时患牙根尖周骨密度减低，牙周疾病患牙根尖周牙槽骨有不同程度的破坏，牙周牙髓联合病变根尖周牙槽骨和根尖周骨质均有破坏，依据骨破坏位置和形态可鉴别根尖周脓肿与牙周脓肿，并判断炎症主要来源于牙髓还是牙周。

5. **血常规化验检查**　伴有发热、乏力等全身症状患者，尤其怀疑并发颌面部蜂窝织炎、颌骨骨髓炎或败血症患者，建议检查白细胞总数。

（二）诊断要点

依据患者主诉的疼痛程度和临床检查结果判断炎症所处阶段，各阶段的诊断要点见表4-2-1。

表4-2-1　急性根尖周炎各阶段诊断要点

临床指标	浆液期	根尖周脓肿	骨膜下脓肿	黏膜下脓肿
主诉症状	咬合痛	持续性跳痛	剧烈胀痛	肿痛
叩痛程度	+	++～+++	+++	+～++
根尖区黏膜	无变化	局限性红肿	广泛性红肿	肿胀隆起
根尖部扪诊	不适	疼痛	剧痛、深波动感	疼痛、浅波动感
全身症状	无	无	发热、乏力	症状减轻

（三）鉴别诊断

以咬合痛、持续性自发性肿（胀）痛为主诉的患者，除重点考虑急性根尖周炎外，还应考虑的疾病包括急性牙周脓肿、急性智齿冠周炎、急性龈乳头炎、牙隐裂、牙劈裂、急性创伤性根周膜炎等。临床上应根据各疾病的病史特点加以询问，对疑似疾病进行重点项目的检查。急性根尖周炎最主要是与急性创伤性根周膜炎和急性牙周脓肿相鉴别。

1. **急性创伤性根周膜炎**　急性创伤性根周膜炎是在牙齿受到突然外力（如暴力击打、进食硬物磕碰、创伤等）的情况下发生的根周膜内炎症，一般在外伤后1～2天发病，症状与急性根尖周炎的浆液性炎症反应阶段相似。

急性创伤性根周膜炎患者的主诉症状是咬合痛，可明确指出患牙，但无明显自发性持续性疼痛，患牙有明确的外伤史或殆创伤，临床检查牙体没有可引起牙髓感染的龋或非龋性缺损，叩痛（±～+），牙髓温度测试正常或略敏感，X线片显示根周膜正常或略增宽，调殆治疗后症状大部分可以消失。

2. **急性牙周脓肿**　急性牙周脓肿是牙周炎发展到晚期，出现深牙周袋后的一个常见伴发症状。急性牙周脓肿与急性根尖周炎的化脓性炎症反应阶段相似，虽然二者感染来源和炎症扩散途径各不相同，但有时根尖周脓肿的脓液可穿过牙槽骨到牙周组织，牙周脓肿的感染也可扩散到根尖周，临床应加以鉴别，鉴别要点见表4-2-2。

表 4-2-2　急性根尖周脓肿与急性牙周脓肿的鉴别要点

鉴别要点	急性根尖周脓肿	急性牙周脓肿
病史特征	牙体缺损史、牙髓炎疼痛史或治疗史	牙齿长期松动、出血咀嚼无力史
牙体外观	近髓深龋洞或非龋性缺损或有旧充填体／修复体	无可引起牙髓感染的牙体缺陷
叩痛程度	++～+++	+～++
松动度	无或轻度	明显松动
肿胀中心	根尖部	龈缘部
牙周袋深度	无或浅	深
牙髓活力测试	大多无反应	大多有反应
X线检查	根尖周牙槽骨无明显破坏，根尖周骨质可有破坏	根尖周牙槽骨有破坏，根尖周骨质无明显破坏

三、急性根尖周炎的应急处置

急性根尖周炎的疼痛剧烈，肿胀明显，应首先进行应急处置，处置原则是尽早建立炎性渗出物的引流通道，辅以镇痛药物，必要时给予抗菌药物，以期尽快缓解患者的疼痛症状，避免炎症进一步扩散。急性根尖周炎消除急性炎症后，必须继续完成后续的根管治疗，否则会再次急性发作或演变成为慢性根尖周炎。应急处置的方法包括髓腔引流术、脓肿切开引流术、拔牙引流术。

（一）髓腔引流术

1. **适应证**　髓腔引流术是指通过打开髓腔、清除根管内感染牙髓、疏通根尖孔，使根尖周炎性渗出物通过根尖孔经根管引流的技术方法。髓腔引流是急性根尖周炎的最佳引流途径，适用于急性根尖周炎的所有阶段。

2. **操作步骤及注意事项**　操作步骤与急性牙髓炎的牙髓摘除术大致相似，前 6 个步骤完全相同（具体步骤参阅本章第一节"（三）牙髓摘除术"），但牙髓清除步骤略有不同。

（1）术前拍摄根尖片，非髓腔开放病例建议术前使用橡皮障隔离患牙。

（2）寻开口，扩大洞口。

（3）去净腐质，使用慢速钻应注意尽量减轻震动。

（4）穿通髓腔。

（5）髓顶揭除。

（6）估测根管工作长度。

（7）清除坏死牙髓：髓腔内注入根管冲洗液，用拔髓针或小号 K 锉或 H 锉（08#、10#、15#）插入根管的冠 1/3 处，轻搅荡洗后用冲洗液冲出，如此方法再插入根管中 1/3 处和根尖 1/3 处搅动荡洗，直至根管内冲出的液体清亮为止。

（8）探查根管：死髓牙的根管探查一定要在坏死牙髓清除后进行，以免将感染物推出根尖孔，根管探查的方法同急性牙髓炎的牙髓摘除术。

（9）建立根管通路：测量工作长度，根管内注入根管冲洗液，用小号 K 锉或 H 锉蘸取 EDTA 凝胶插入预定根管工作长度的止点，初步扩锉，用冲洗液大量冲洗。

（10）根管引流：在完成以上操作后，用小号 K 锉刺出根尖孔（一次即可，勿反复多次），有明显渗出和脓液流出时，根管内置入樟脑酚棉捻，开放 1～3 天。

无明显渗出病例、不持续渗出病例或同时进行了脓肿切开引流术病例，拔髓后一般不主张开放，在根管内容物清创彻底、根尖孔保持通畅的前提下可直接进行根管或髓腔封药，在有条件的情况下最好进行常规的根管预备（注意：不是初步预备而是彻底预备），在根管内封入氢氧化钙糊剂。

3. **并发症及处理**　髓腔引流术的并发症除了牙髓摘除术中的常见并发症（牙髓残留、器械折断和形成台阶），还有引流不畅和根尖周组织激惹。在所有根管均不能扩通的情况下，髓腔引流通道就无法建立,应辅以脓肿切开引流术。为避免在操作过程中激惹根尖周组织,导致术后疼痛持续或加重,要求全程严格控制器械进入根管的工作长度,清除坏死牙髓过程中应用大量冲洗液多次冲洗,在根管内的感染物彻底清除后方可用小号器械通过根尖孔建立引流通道。

4. **术后医嘱及复诊建议**　髓腔开放病例要保持口腔清洁,复诊前勿用患侧咀嚼,刷牙时勿触及窝洞,以免将棉捻带出。髓腔开放病例尽量缩短开放时间,一般建议 3 日内复诊进一步处置。封药病例应注意观察,术后肿痛加剧建议及时复诊处置。急性炎症控制后建议尽快完成根管后续治疗,防止根管系统再污染。

(二)脓肿切开引流术

1. **适应证**　急性根尖周炎在骨膜下或黏膜下脓肿形成时,单独的髓腔引流术已不能很好地控制炎症扩散,应及时进行脓肿切开引流术,建立从根尖周经牙槽骨及黏膜到口腔的引流通道。没有脓肿形成的根尖周脓肿阶段病例如因根管不能扩通,无法建立髓腔引流通道或引流不畅者也可进行预防性切开。

2. **操作步骤及注意事项**

(1)局部麻醉:浅表脓肿切开时,可在脓肿表面的脓肿壁上行局部浸润麻醉或脓肿周缘包围式浸润麻醉。深部脓肿切开时,可选择切口对应区域的神经干阻滞麻醉或切口区局部浸润麻醉。麻醉药物可选 4% 复方阿替卡因注射液或 2% 盐酸利多卡因注射液,麻醉时应避免将麻醉药物注射到脓腔内,以免引起患者剧烈疼痛。

(2)脓肿切开:在脓肿最膨隆处垂直于骨面水平切开,切口长度应根据脓肿的大小、部位、深度决定,以达到充分通畅引流为原则。切口长度要足够,但一般不超过脓肿的边界。

注意:在下颌前磨牙根尖位置深方有颏神经血管束存在,脓肿切开时应避免伤及。浅表的脓肿可用尖刀直接切透脓肿壁进入脓腔;而较深的脓肿为避免伤及深方的血管神经,应以圆刀切开黏膜后以止血钳钝性分离进入脓腔。

(3)分离脓腔:将脓肿切开排出脓液后,用止血钳或外科刮匙适当分离脓腔至病灶处,以便脓液通畅引流。

(4)冲洗脓腔:应用大量生理盐水反复冲洗脓腔,直至冲洗液清亮。

(5)放置引流条:脓肿切开后,为避免切口过早愈合而影响后续渗出物排出,应放置合适的引流条。引流条放置应到位、顺畅,容易脱落部位的引流条应适当固定。

3. **术后医嘱及复诊建议**　引流条放置时间不宜超过 24 小时,患者应及时复诊换药取出引流条,如仍有脓性渗出可再放置引流。建议尽早治疗病原牙,对于需要拔除的患牙待炎症缓解后拔除。

(三)拔牙引流术

术前评估无保留价值的患牙,同时满足以下条件者,在急性期也可选择拔牙:①拔除后利于炎症引流从而避免脓肿切开;②身体素质较好、无系统性疾病;③拔除阻力小、拔除创伤不大者。

(四)镇痛药物及抗菌药物的应用

使用镇痛药物及抗菌药物是急性根尖周炎应急处置的辅助措施,单纯的药物治疗不能有效缓解疼痛。

1. **镇痛药物**　对于疼痛明显的患者或由于患者/医师原因不能及时进行引流的患者,可给予镇痛药物,镇痛药物建议使用非甾体抗炎药(如布洛芬)。

2. **抗菌药物**　对于局限性脓肿并可及时进行引流者,不建议常规使用抗菌药物。对于感染弥散或全身症状明显(发热、淋巴结肿大、蜂窝织炎等)的患者或免疫功能低下(老年、糖尿病等)的患者,可以应用抗菌药物。口腔颌面部的感染一般为混合性感染,通常联合应用广谱抗菌药物及硝基咪唑类抗菌药物(如阿莫西林+甲硝唑),如有脓液细菌培养应根据其结果选用抗菌药物。抗病毒药物伐昔洛韦可辅助缓解急性根尖周脓肿的疼痛。

(姬爱平)

参 考 文 献

1. 姬爱平.口腔急诊常见疾病诊疗手册.2版.北京:北京大学医学出版社,2021.

2. 姬爱平.口腔医学.北京:北京大学医学出版社,2009.

3. 高学军,岳林.牙体牙髓病学.2版.北京:北京大学医学出版社,2013.

4. 梁亚平,姬爱平.牙髓摘除对磨牙牙髓炎疼痛控制的临床研究.山东大学学报(医学版),2011,49(3):106-108.

5. 王津,姬爱平.急性牙髓炎疼痛放射区域分布的临床研究.苏州大学学报(医学版),2011,31(3):510-511.

6. 王津,姬爱平.3 432例急性牙髓炎临床症状和体征的调查分析.现代口腔医学杂志,2011,25(6):431-433.

7. 王津,孙伟,姬爱平.急性牙髓炎疼痛定位准确性的临床调查.华西口腔医学杂志,2013,31(5):483-486.

8. 王津,姬爱平.非牙源性牙痛.中国实用口腔科杂志,2016,9(11):648-651.

9. MATTHEWS D, SUTHERLAND S. Clinical practice guidelines on emergency management of acute apical periodontitis and acute apical abscess. Evid Based Dent, 2004, 5(3):84.

10. INGLE J I, BAKLAND L K, BAUMGARTNER J C. Ingle's Endodontics. 6th ed. Hamilton: BC Decker Inc, 2008.

11. MATTHEWS D C, SUTHERLAND S, BASRANI B. Emergency management of acute apical abscesses in the permanent dentition: a systematic review of the literature. J Can Dent Assoc, 2003, 69(10):660.

12. DEANGELIS A F, BARROWMAN R A, HARROD R, et al. Review article: Maxillofacial emergencies: Oral pain and odontogenic infections. Emerg Med Australas, 2014, 26(4):336-342.

13. SEGURA-EGEA J J, GOULD K, ŞEN B H, et al. Antibiotics in Endodontics: a review. Int Endod J, 2017, 50(12):1169-1184.

14. WOLF E, DRAGICEVIC M, FUHRMANN M. Alleviation of acute dental pain from localised apical periodontitis: A prospective randomised study comparing two emergency treatment procedures.J Oral Rehabil, 2019, 46(2):120-126.

15. TAMPI M P, PILCHER L, URQUHART O, et al. Antibiotics for the Urgent Management of Symptomatic Irreversible Pulpitis, Symptomatic Apical Periodontitis, and Localized Acute Apical Abscess: Systematic Review and Meta-Analysis-A Report of the American Dental Association. J Am Dent Assoc, 2019, 150(12):e179-e216.

16. SABETI M, ZHONG J, HILDEBRANDT K, et al. Valacyclovir in Pain Management of Acute Apical Abscesses: A Randomized Placebo-Controlled Double-Blind Pilot Study. J Endod, 2021, 47(11):1724-1728.

第五章　口腔颌面部创伤性急症

口腔颌面部创伤性急症在平时多因交通事故、工伤、运动损伤和生活中的意外导致,在战时则以火器伤为主。口腔颌面部是人体暴露的部位,具有特殊的解剖生理特点:它既是人体呼吸道和消化道的开口,也是人体重要感官集中的区域。该部位的损伤不仅可以引起机体组织器官不同程度的炎症反应(红、肿、热、痛及功能障碍),而且可能会造成颌面部缺损和畸形,从而影响患者的心理健康。因此,正确处置口腔颌面部创伤性急症显得尤为重要。

对于口腔颌面部创伤性急症的救治,应特别注意多处伤、多发伤、复合伤,在急救过程中必须进行全面系统检查,分轻重缓急,以抢救生命为先,再进行专科救治。本章将从口腔颌面部创伤性急症的特点、急救原则、软组织和硬组织损伤分类、儿童口腔颌面部创伤性急症的特点及相应治疗原则进行阐述。

第一节　口腔颌面部创伤性急症的特点及处置原则

一、口腔颌面部创伤的特点

(一)出血相对较多

口腔颌面部上连颅脑,下接颈部,是全身血供较为丰富的区域。颈总动脉、锁骨下动脉是这一区域的血供来源。颈总动脉在甲状软骨上缘水平分为颈内动脉和颈外动脉,其中颈外动脉与口腔颌面部密切相关。颈外动脉在颌面部有 5 个分支:甲状腺上动脉、舌动脉、面动脉、上颌动脉、颞浅动脉。各个动脉分支之间有广泛的交通和吻合,构成口腔颌面部丰富的血供。

丰富的血供使得口腔颌面部组织具有较强的再生修复能力和抗感染能力。但是,同样由于血供丰富,口腔颌面部损伤后会出现出血较多或者容易在组织内形成血肿的情况。特别需要注意的是,在口底、咽旁、舌根等邻近气管的部位,如果发生血肿、水肿、组织移位可能会压迫气管,影响呼吸道通畅,甚至窒息。

另外,口腔内的创口,如舌背咬伤、拔牙术后出血等,由于视野受限,空间狭小,患者无法自行压迫止血,再加上血液与分泌的唾液混合在一起,患者往往频繁地往外吐含有血液的唾液,从而刺激创口不断出血。

(二)可伴有口腔颌面部特有解剖结构的损伤

1. **腮腺损伤**　口腔内有 3 对大的唾液腺,分别是腮腺、下颌下腺及舌下腺。其中腮腺是人体最大的一对唾液腺,位于颜面两侧耳前下方皮下,位置表浅,因此面部外伤易导致腮腺受损。下颌下腺、舌下腺位于下颌骨内侧,受颌骨保护,外伤累及较少。腮腺属于纯浆液性腺,腺泡由浆液性细胞构成,分泌物稀薄而清亮。正常情况下,腮腺由深浅两层筋膜形成的腮腺鞘包绕,浅筋膜比较致密,与腮腺连接紧密。外伤或者手术损伤腮腺或其导管可导致唾液腺瘘的发生。唾液腺瘘是指因腺体损伤导致唾液不经过导管系统排入口腔而流向面颊皮肤表面。根据瘘口所在位置可分为腺体瘘和导管瘘。腺体瘘的瘘管一端通向腺体,一端开口于皮肤。导管瘘的瘘管来源于断裂的导管,唾液可自断裂的导管流出,口腔内原导管开口无唾液或者只有部分唾液流出。唾液从创口外流不但影响伤口愈合,导致继发感染等并发症,并且上皮细胞会沿瘘道生长,形成永久性瘘管,给患者日常生活带来困扰。如果口腔颌面部外伤患者发生面颊部较深的挫裂伤或者切割伤,医师要注意检查是否合并唾液腺瘘的发生,可轻轻挤压腮腺腺体,看是否有清亮的液体自创口渗出。如果有清亮的液体自创口内渗出,但是量较少,说明腺体瘘的可能性较大。清创时应将损伤的腺泡缝扎,并缝合腮腺筋膜,严密缝合皮下组织和皮肤,局部加压包扎。

2. 面神经损伤　面神经由脑桥下部发出后,经内耳道至颞骨内的面神经管,最后出茎乳孔在茎突的外侧向外、前走行进入腮腺,主干在腮腺实质内分为颞面干和颈面干上下 2 支,随后又继续分为颞支、颧支、颊支、下颌缘支、颈支 5 支并呈放射状分布于面部表情肌群。各分支间的神经纤维相互吻合,这种吻合可使面神经部分分支损伤时,具有一定的代偿能力。

当颜面部发生开放性损伤时应检查面神经功能。若额纹消失,则提示同侧颞支损伤;若闭眼不全,则提示颧支损伤;若鼻唇沟变浅,则颊支损伤;若口角下垂,鼓气时发生漏气,则下颌缘支损伤。发现这些面瘫体征,在排除合并颅脑损伤引起的中枢性面瘫后,清创并探查面神经分支,如发现神经断裂而无神经缺损应行神经吻合术,如有神经缺损可取耳大神经做神经移植术,以免贻误治疗时机,造成晚期修复困难。

3. 三叉神经损伤　三叉神经由脑桥中部的基底发出,含有感觉和运动 2 种神经纤维,以感觉性神经纤维为主。感觉神经的胞体构成半月神经节并发出 3 个分支。第一支:眼神经,由眶上裂进入眼眶,支配眼球及泪腺,末支出眼眶分布于前额部的皮肤。第二支:上颌神经,由圆孔出颅,分布于上颌及鼻腔,终末支分布于眼裂以下、口裂以上的面部皮肤。第三支:下颌神经,由卵圆孔出颅至颞下窝。三叉神经的运动性神经纤维加入到下颌神经,支配咀嚼肌。感觉性神经纤维分布于下颌、舌及耳颞部。三叉神经周围性损伤多见于颅底骨折,骨折累及眶下裂、圆孔或者卵圆孔,可引起相应神经根损伤。任何一支损伤可引起同侧相应部位的感觉障碍。眼神经损伤可引起同侧的角膜反射减退或消失,额侧皮肤感觉障碍。上颌神经损伤可引起颊部、上唇麻木,上颌牙齿感觉障碍。下颌神经由于包含运动性神经纤维,损伤时除下颌部皮肤和黏膜麻木外,还可引起咀嚼无力,张口时下颌偏向患侧。三叉神经损伤后期可出现三叉神经痛性抽搐。三叉神经损伤主要靠神经营养药物和理疗。如有顽固性疼痛发作,可以施行卵圆孔穿刺射频损毁术。

（三）污染源较多,易发生感染

口腔颌面部外伤常常有大量外源性污染物,比如沙石、铁屑、油污等,有时甚至会有玻璃碎片,清创时一定要仔细。可使用蘸有生理盐水的湿纱布轻轻擦除创口周围血凝块,然后用 0.1% 苯扎溴铵(新洁尔灭)溶液消毒创口及周围皮肤,根据需要对清创部位进行局部浸润麻醉或者神经阻滞麻醉,然后使用 3% 过氧化氢和生理盐水交替冲洗伤口(如果创口靠近眼部,禁止使用过氧化氢冲洗,以免过氧化氢进入眼睛,引起结膜和角膜化学性损伤),仔细去除嵌入组织的异物,必要时拍 X 线片或者 CT 排除或者定位异物并进行相应处理。

口腔颌面部腔多、窦多,如鼻腔、口腔、鼻窦。腔窦内常存在一定数量的病原菌,创口若与这些腔窦相通,则容易引起感染,故在清创时,应尽早关闭这些与腔窦相通的创口,以减少感染机会。

有些创伤常常引起牙齿折断,断裂的牙片及上面附着的菌斑、结石进入组织内也必须及时清理干净。

（四）容易造成颌面部畸形

口腔颌面部外伤后的愈合对美观的影响很大。当鼻部、唇部、眶部及颊部等部位发生开放性损伤时,如果处理不当,伤口愈合后常发生不同程度的组织和器官移位、变形以及瘢痕挛缩畸形。因此在处理这些部位的伤口时要注意精确对位缝合。如有小的组织缺损,缝合时应在皮肤与皮下组织交界处进行潜行分离,减少皮肤的表面张力,可有效减少瘢痕的形成。在唇、舌、鼻及眼睑等美观和功能较重要的部位,几乎游离的组织也要保留,完全游离的组织伤后时间不超过 6 小时,也尽量不要抛弃,应设法缝回原处。缝合前应对游离组织进行充分清洗,对受伤部位进行修剪,形成新鲜创面,最后用细针、细线将游离组织缝合上去。

（五）容易伤及邻近重要部位

口腔颌面部是呼吸道和消化道的起端,邻接颅底和颈部,严重的颌面部外伤往往合并颅脑外伤或者颈部损伤。

1. 颅脑损伤　严重的颌面部损伤常常伴随颅脑损伤。其中以上颌骨骨折合并颅脑损伤的比例最高。颅脑损伤包括头皮损伤、颅骨骨折、脑震荡、脑挫伤、颅内血肿、脑水肿、脑脊液瘘等。颅脑损伤常导致患者颅内压增高,往往有昏迷史。对此类患者应及时会同神经外科医师共同诊治。患者应卧床休息,医师应严密观察其神志、脉搏、呼吸、血压及瞳孔变化,暂时不进行不急需的检查和手术。如鼻孔或外耳道有脑脊液流出,禁止进行耳道或者鼻腔填塞与冲洗,以免引起颅内感染。对于昏迷的患者,要特别注意保持呼吸道通畅,防止误吸和窒息的发生。

2. **颈部损伤**　颈部重要器官较多,损伤常累及食管、气管、大血管及神经,若不能及时准确诊断及处置伤情,患者会有生命危险。颅脑外伤合并颈部损伤无论其诊断和治疗都较单纯颅脑外伤困难得多,对症状和体征的观察要细致,做到鉴别和一定程度上颈部损伤节段的定位,为针对性的检查提供依据。另外,颈部活动度较大,颅颌面部不当移动会加重颈部的损伤。因此,颈部损伤要戴颈托,防止过屈及过伸,限制颈部活动,侧身时头下垫枕,保持头颈躯干在同一轴线上。颈部活动度过大将可能导致呼吸、心搏骤停,肢体活动障碍加重。

二、口腔颌面部创伤的处置原则

(一)救治生命为第一原则

对于口腔颌面部外伤的患者,要迅速判断伤情,及时抢救。首先要检查患者的呼吸、脉搏、血压、体温及意识等生命体征,判断患者有无危及生命的紧急情况和体征,包括有无呼吸困难、大出血、休克、昏迷及重要脏器损伤等。应针对患者的危急情况及时进行抢救,这对于挽救患者生命、降低死亡率至关重要。

根据伤情的轻重缓急,决定救治的先后顺序,有步骤地救治呼吸困难、大出血、休克及颅脑损伤或脏器损伤,口腔颌面部损伤的确定性诊断和治疗应在患者的危急情况经过救治且伤情已稳定,生命有保障之后进行。

(二)尽早处置

口腔颌面部外伤应尽早处置,可降低伤口感染的概率。对于一些情况严重的颌面部外伤(如颌骨粉碎性骨折),尽早处置还能防止患者因窒息而导致的死亡。注意及时清理口腔内的异物、血液、分泌物及呕吐物,将后坠的舌体向前牵拉,保持呼吸道通畅。尽早对骨折的颌骨进行复位和固定,以免发生错位愈合。

口腔颌面部的抗感染能力、面部组织再生和修复能力均非常强,所以应在患者受伤48小时之内,根据患者的具体情况进行初期缝合,这不仅可以缩短治疗的疗程,还可预防创口畸形发生。早期处置是否正确,是能否恢复患者面容或者预防面部畸形发生的关键。

(三)维持和恢复口腔颌面部功能

口腔颌面部的主要功能是美观和咀嚼,伤后及时清创缝合有助于恢复患者颜面部的美观功能。牙和牙槽突损伤常常导致牙齿移位和松动,影响咬合,需要及时复位及固定。发生颌骨骨折的患者往往会发生颌面部畸形,并且咬合关系也会发生错乱,其愈合的标准是能够恢复颌面部外形及原有的咬合关系。

(四)尽量避免或者减少口腔颌面部畸形

在清创时,应该最大限度地保存组织,不要轻易去除,要仔细对位缝合,尽量减少术后瘢痕的形成。对于软组织缺损的患者应在清创后想办法使用邻近皮瓣进行修复,消灭创面。对于颜面部重要器官有严重缺损的患者,不能只满足于组织瓣的成活或消灭创面,应当着重考虑组织器官的再造和功能重建,以便尽可能地恢复患者的外形及生理功能。

第二节　口腔颌面部外伤的急救和处置措施

口腔颌面部外伤患者可能会伴有比较严重的并发症,如窒息、大出血、休克等,接诊医师必须保持清醒,分清病情的轻重缓急,及时处置严重并发症,保障患者生命安全,必要时可请求相关科室急会诊,协助抢救。

一、窒息

窒息是指由于组织压迫或者异物阻塞气道,导致患者无法呼吸。作为口腔颌面部外伤各种并发症当中对患者生命安全威胁最大的并发症,窒息如得不到及时处置,会迅速导致患者意识丧失甚至心搏骤停。因此,口腔急诊医师必须对患者有可能出现窒息的情况有所预见。对于已经出现窒息征兆的患者,要果断采取措施及时施救。

按病因可将窒息分为阻塞性窒息和吸入性窒息。

(一)阻塞性窒息

1. **异物阻塞**　如血凝块、骨碎片、牙碎片以及各类异物均可阻塞呼吸道而发生窒息。

2. **组织移位**　如下颌骨双侧颏孔区骨折或下颌体部两侧同时骨折时,下颌骨体前份的骨折段受降颌肌群(颏舌肌、颏舌骨肌和下颌舌骨肌等)的牵拉,舌整体向后下方移位,压迫会厌而造成窒息。在上颌骨发生开放性横断骨折时,上颌骨因重力、撞击力作用和软腭肌牵拉等因素向后下方移位而堵塞咽腔,引起窒息。

3. **气道狭窄**　口底、舌根和颈部在损伤后,这些部位内形成血肿、严重的组织反应性肿胀均可压迫会厌而造成窒息。

4. **活瓣样阻塞**　活瓣样阻塞是受伤的黏膜瓣盖住了咽门而引起的吸气障碍。

（二）吸入性窒息

吸入性窒息是昏迷后患者直接将血液、唾液、呕吐物或异物吸入气管、支气管甚至肺泡引起的窒息。吸入性窒息的临床表现:前驱症状时,患者烦躁不安、出汗、鼻翼扇动、吸气长于呼气,或出现喉鸣音,严重时出现发绀、三凹征(吸气时胸骨上窝、锁骨上窝、肋间隙深陷),呼吸急速而表浅,继之出现脉弱、脉快、血压下降、瞳孔散大。如不及时抢救,可致昏迷,呼吸心跳停止而死亡。

窒息的治疗原则:窒息是口腔颌面部外伤后的一种危急并发症,严重威胁患者的生命。急救的关键在于早期发现,及时处置。如已出现呼吸困难,更应分秒必争,立即进行抢救。对因各种异物堵塞咽喉部窒息的患者,应立即用手指裹以纱布掏出,或用吸引器吸出堵塞物。同时改变体位,采用侧卧或俯卧位,继续清除分泌物,以解除窒息。对因舌后坠引起的窒息(图 5-2-1A),应迅速撬开牙列,用舌钳或者巾钳把舌牵向口外。即使在窒息缓解后,还应在舌尖后 2cm 处用粗缝丝线穿过全层舌组织,将舌牵出,并将牵拉线固定于绷带或衣服上(图 5-2-1B)。同时托下颌角向前,保持头偏向一侧,或采取俯卧位便于分泌物外流。上颌骨骨折及软腭下坠时,可用夹板、木棍、筷子等,通过两侧上颌磨牙,将下坠的上颌骨托起,并固定在头部的绷带上(图 5-2-2A)。对口咽部肿胀,可安置任何形式的通气管,以解除窒息,随后行气管切开术。如呼吸已停止,应立即做紧急气管内插管,或做紧急环甲膜切开术进行抢救(图 5-2-2B),待伤情平稳后再改用常规气管切开术(图 5-2-2C)。对于活瓣样阻塞,应将下垂的黏膜瓣缝回原位或剪掉,必要时行气管切开术。对吸入性窒息,应立即进行气管切开术,迅速吸出气管内分泌物及其他异物,恢复呼吸道通畅。对这类患者,应严格注意防止肺部并发症的发生。

二、口腔颌面部出血

对于口腔颌面部出血的急救,应根据损伤的部位、出血的性质(毛细血管渗血、静脉出血、动脉破裂出血)和现场的条件而采取相应的处置措施。

1. **指压止血**　在紧急情况下,可将出血部位主要动脉的近心端,用手指压迫于附近的骨骼上,暂时止血,然后需要用其他方法进一步止血。如在耳屏前,用手指压迫颞浅动脉于颧弓根部,以减少头顶及颞部区域的出血。如在咬肌前缘,压迫颌外动脉于下颌骨上,以减少颜面部的出血。如在胸锁乳突肌前缘

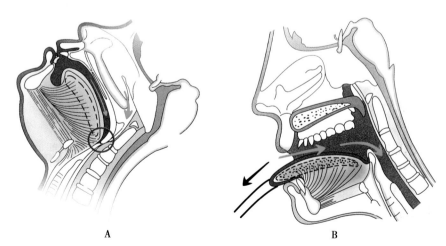

A B

图 5-2-1　舌根后坠致气道阻塞的急救
A.舌根后坠堵塞咽腔　B.用粗缝线将舌向外牵拉

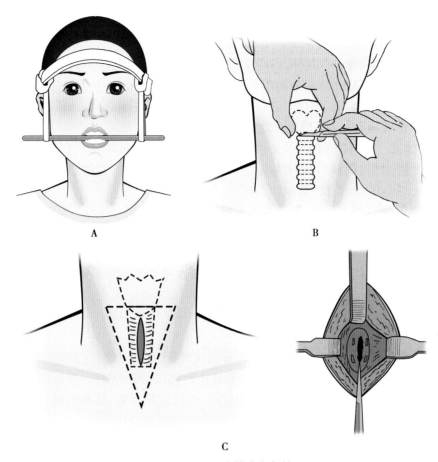

图 5-2-2　阻塞性窒息急救

A. 上颌骨骨折后悬吊　B. 环甲膜切开术　C. 气管切开术

与舌骨大角交界处稍下方,压迫颈总动脉与第 6 颈椎横突,可减少头颈部大出血等。但此举有时可能引起心动过缓、心律失常,因而在非紧急情况时一般不采用。

2. **包扎止血**　适用于头皮、颜面等部位的毛细血管,小动脉或者小静脉的出血。先将移位的组织大致复位,在创口表面盖上敷料,用绷带加压包扎。大部分情况下,局部加压止血是有效的。注意包扎的压力要适当,避免因此增加骨折段移位风险或影响呼吸道通畅。

3. **填塞止血**　有组织缺损和洞穿性创口,可用纱布填塞,外面再用绷带加压包扎。但在颈部或口底创口内,填塞时应注意保持呼吸道通畅,防止压迫气道发生窒息。对鼻出血的患者,在明确无脑脊液漏时,可用油纱布填塞鼻道,效果不好时,可加用鼻后孔止血法。

4. **结扎止血**　在创口内结扎出血的血管或在远处结扎出血动脉的近心端,止血效果确切可靠。颌面部较严重的出血,如局部不易止血,可结扎颈外动脉。在紧急情况下可用血管钳钳夹止血,止血后连同血管钳一起包扎后送。如果出血区域内有面神经或腮腺导管等重要结构通过,钳夹时应避免误伤。

5. **缝扎止血**　受损血管回缩或者出血点不明确,或者受损组织创缘渗血且需要缝合时,可用血管钳钳夹并缝扎止血或清创后分层缝合止血。

6. **血管修补或吻合止血**　颈总动脉或颈内动脉损伤时,可在插管建立侧枝血供的前提下,对血管壁进行修补或进行颈内(远心端)外(近心端)动脉端端吻合术。

7. **药物止血**　局部应用药粉、明胶海绵、纤维等止血剂或凝血酶,要使药物与出血创面直接接触,并用纱布加压包扎。全身作用的化学止血药如酚磺乙胺、氨甲苯酸、卡络磺钠等均可作为辅助用药,以促进伤口止血。

三、休克

休克是由于组织灌注不足,临床表现为血流动力学紊乱和器官功能障碍。在细胞水平上引起休克的原因是细胞代谢所需物质(主要是氧)供应不足,以致无法维持有氧代谢。

（一）分类

按病因不同,休克主要分为以下几种。口腔颌面部损伤多会导致低血容量性休克和创伤性休克。

1. **低血容量性休克** 外周循环血流量减少可导致低血容量性休克,如大量失血。一般15分钟内失血量少于全血量的10%时机体可以代偿。若快速失血量超过全血量的20%(成人约1 000mL),即可发生休克。严重腹泻或者呕吐导致大量失液也可发生低血容量性休克。

2. **血管扩张性休克** 周围血管扩张及血浆渗出可导致血管扩张性休克。严重感染、毒素和组织分解产物使血管扩张、管壁通透性增加,导致有效循环血量大为减少。此外,过敏原会引起机体强烈的变态反应,使容量血管扩张、毛细血管通透性增加。

3. **心源性休克** 心脏本身的病变,如急性心梗导致泵血功能失调可导致心源性休克。

4. **创伤性休克** 创伤性休克是机体遭受创伤的情况下,出现重要脏器损伤、严重出血、气道梗阻、神经功能障碍和心功能不全等情况,使有效循环血量锐减,微循环灌注不足而导致的休克。再加上创伤后剧烈的疼痛、精神紧张等因素会进一步加重失代偿。创伤性休克是一种常见但通常可挽救的疾病,在早期可以逆转,但是如果不能及时干预,随着休克的进展,会导致死亡。其是创伤患者中仅次于创伤性脑损伤的第二大死因。

（二）临床表现

1. **休克早期** 表现为烦躁、焦虑或激动,面色苍白或青紫,四肢潮冷,出冷汗,脉搏加快,或有恶心、呕吐。如此时及时给予有效措施,可促进疾病向有利方向转化,否则病情进一步发展即转入休克期。

2. **休克期** 表现为表情淡漠、反应迟钝、面色苍白、四肢末梢青紫、脉搏细速、血压下降、呼吸急促,重者陷入昏迷。

（三）治疗原则

对休克的处理应及早发现,及时采取有效措施,尽力挽救患者的生命。创伤性休克的处理原则为安静、镇痛、止血、输液及维持血压。对失血性休克,则应快速输血,补充血容量是其根本措施。

1. **监测生命体征** 患者取平卧位,保持安静,避免激动。根据病情定时测量血压、脉搏和呼吸。

2. **输血、输液补充血容量** 对失血性休克较轻的患者,可先输如中分子右旋糖酐或乳酸钠、复方氯化钠溶液进行观察。严重者则以输血为主,适当补充其他液体。补充血量的标准除根据对失血量的估计外,尚可参考红细胞压积,一般应维持在30%～35%的水平。

3. **维持血压** 在充分补充血容量的前提下,需应用血管活性药物,以维持脏器的灌注压,改善微循环血流障碍。对于轻中度休克,可以使用盐酸多巴胺5～20μg/(kg·min)静脉滴注。对于重度休克,剂量可增加至20～50μg/(kg·min)。

4. **维持水、电解质平衡** 休克患者通常伴有酸中毒,在紧急状态下先输入适量的碱性晶体液,纠正酸中毒,再根据血液酸碱度、二氧化碳结合力的情况决定后续输入液体量。电解质则根据生化检测结果予以补充。

5. **吸氧** 如患者出现呼吸困难及发绀的情况,应立即吸氧。即使无上述症状者,也应给予低氧吸入。

休克起病急、变化快,重者危及生命,处理要根据病史、体格检查及各项必要的实验室检查综合分析,必要时可请相关科室医师共同处理。

四、感染

口腔颌面部外伤的创面常被污染,甚至嵌入砂砾、碎布等异物以及自身软硬组织碎片。感染对患者的危害有时比原发损伤更为严重。因此,有效而及时的防治感染至关重要。

在有条件进行清创手术时,应尽早进行。在无清创条件时,应及时包扎伤口,以隔绝感染源。伤后应及早应用抗生素预防感染。同时,对口底、舌根部位损伤的患者还可同时给予糖皮质激素如地塞米松、强的松等,以防止过度肿胀。对有颅脑损伤的患者,特别是有脑脊液漏时,禁止填塞和冲洗,并使用可通过血脑屏障的高效抗生素,如磺胺嘧啶、大剂量青霉素等。对创口有泥土污染的患者,需要及时注射破伤风抗毒素,预防破伤风。

五、包扎

包扎是急救环节中非常重要的一个步骤,包扎有压迫止血、暂时性固定、保护创面、缩小创面、减少污染、减少唾液外流、止痛等作用。颌面部受伤后常用的包扎法有三角巾风帽式包扎法、三角巾面具式包扎法、头颌绷带十字形包扎法、四尾带包扎法等(图5-2-3)。包扎时注意不要压迫颈部影响呼吸。

六、运送

运送患者时应注意保持呼吸道通畅。对昏迷的患者,要采用俯卧位,垫高额部,使口鼻悬空,以利于引流和防止舌后坠。一般患者可采用侧卧位,避免血凝块及分泌物堆积在咽部。运送途中,应严密观察全身与局部情况,防止发生窒息和休克等危重情况(图5-2-4)。

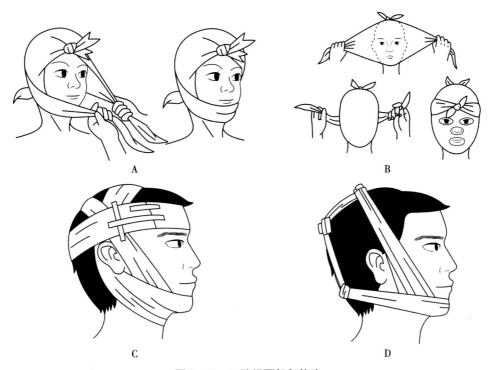

图5-2-3 口腔颌面部包扎法
A. 三角巾风帽式包扎法 B. 三角巾面具式包扎法 C. 头颌绷带十字形包扎法 D. 四尾带包扎法

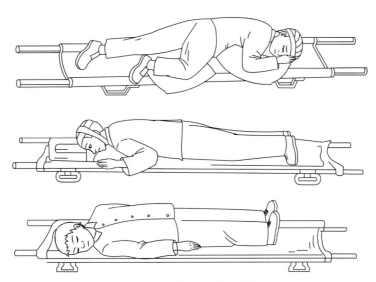

图5-2-4 昏迷患者的运送体位

第三节 口腔颌面部软组织创伤

一、各类口腔颌面部软组织创伤的治疗原则及处置

（一）擦伤

擦伤为皮肤或者黏膜与粗糙物体如地面、岩石表面或者树枝等发生滑动摩擦，摩擦力沿切线方向擦过皮肤，引起表层和真皮层损伤，是开放性损伤中最轻的一类损伤（图 5-3-1）。面部擦伤多发生于较为突出的部位，如颏部、额、颧、鼻、唇。表现为表皮破损，深浅不一的平行线状划痕，伴有少量渗血和疼痛。创面上常嵌有砂粒或者其他异物。

擦伤的治疗原则是清洗创面，预防感染。伤口可使用肥皂水和生理盐水冲洗，注意去除嵌在皮肤表层的异物，如果异物残留可能导致永久性的"文身"。多数情况下可任创面暴露，待其干燥结痂，也可以在表面涂薄薄一层抗生素软膏如金霉素眼膏，以保护创面。如有感染，应用生理盐水湿敷 10～20 分钟，去除软化痂皮后用 0.1%～0.2% 乳酸依沙吖啶湿敷至无脓性渗出。如果损伤深度位于表皮的钉突以内，则伤口愈合较好，且没有明显瘢痕，如果损伤至真皮的网状组织层则会有明显的瘢痕形成。

（二）挫伤

挫伤是由钝器作用或者摔跤造成皮下及深部软组织的闭合性损伤。挫伤的皮肤表面没有开放性创口，但是皮下组织包括肌肉、骨膜和关节周围软组织可同时受伤，有时伴发颌骨骨折（图 5-3-2）。在暴力的情况下，伤处的小血管和小淋巴管发生破裂，常导致组织内出血，形成瘀斑，甚至形成血肿，较大的血肿继发感染，还可能形成脓肿。颞下颌关节发生挫伤后，可发生关节内或关节周围出血、疼痛、张口受限，还可因血肿的纤维化导致关节强直。

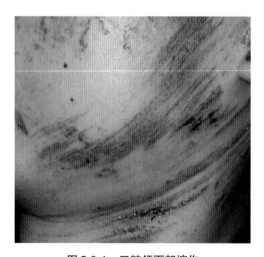

图 5-3-1 口腔颌面部擦伤

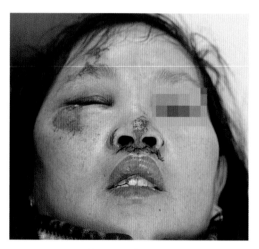

图 5-3-2 右侧眶周软组织挫伤伴擦伤

挫伤的治疗原则是止血、镇痛、预防感染、促进血肿吸收和恢复功能。小的血肿通常无须处理，可自行吸收消退。对于较大的血肿，首先应止血，在早期可用冷敷或绷带加压包扎，然后可热敷或理疗，以助血肿消散吸收。如血肿较大或颞下颌关节囊内出血，止血后在无菌条件下，可用粗针头将血液抽出，然后加压包扎。如因血肿压迫上呼吸道或血肿继发感染，应手术切开，清除血凝块和感染物，同时应用抗生素控制感染。此外，也可通过中医治疗挫伤血肿，以活血化瘀、消肿止痛的内服外敷为全面治疗原则，内服大成汤、外敷新伤药等有较好的疗效。

（三）挫裂伤

挫裂伤是机体被钝器在较大的机械力量作用下导致软组织裂开的创伤（图 5-3-3）。伤口特点是创缘不整齐，裂开较大，有时表面有软组织缺损或者坏死，深部软组织水肿、出血，还可伴发开放性骨折。

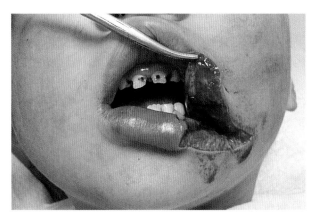

图 5-3-3 下唇挫裂伤

简单的挫裂伤可在清创后，根据伤口外形进行相应的对位缝合。不规则的伤口应修整创缘，然后对位缝合。没有出血的紫绀色坏死组织，应在清创时刮除。如果伤口很深，分层缝合后应加压包扎，消除死腔，防止血肿或者积液形成，也可放置橡皮引流条，然后缝合。如伴发骨折，应同时处理骨折。

（四）撕脱伤

撕脱伤是指外力通过急剧的牵拉和扭转导致组织撕裂，并脱离机体的一种较严重的软组织损伤。如长发被卷入转动的机器齿轮中，可将大块头皮甚至连同面部皮肤撕脱（图 5-3-4）。撕脱伤可导致头皮自帽状腱膜下层部分或全部撕脱，有时骨膜也被撕脱，疼痛剧烈，容易发生休克。伤口特点是创面不规则，边缘不整齐，出血多，常造成大片皮肤等组织缺损，伴有肌肉、血管、神经和骨骼暴露，容易继发感染。

撕脱伤的治疗原则是止血、止痛，及时处理创面和防止休克。采用无菌敷料加压包扎，将撕脱的头皮保护好备用。对于小的组织缺损，可通过皮下潜行分离，局部转瓣，拉拢缝合关闭创面。部分头皮撕脱，蒂部有血管供应时，修剪创缘，复位后分层缝合。完全性头皮撕脱可先在显微镜下行血管吻合手术，然后再植头皮。可供吻合的血管有颞浅动脉、枕动脉和伴行静脉。如无血管可供吻合，伤后 8 小时以内，应将撕脱的皮肤制备成全厚或中厚皮片，回植于暴露的骨膜或者筋膜上。同时应用抗生素，如组织已有缺损，应待感染控制后尽早进行皮肤移植，消除创面。出现休克迹象应及时抗休克治疗，补液、输血。

（五）刺伤

刺伤是指尖锐的刀、锥、钉、笔尖、树枝等物体刺入软组织而发生的损伤（图 5-3-5）。刺伤的伤口较小，但伤道深，多呈盲管状，也可以是穿通伤。致伤物可刺入口腔、鼻腔、鼻窦、眶内，甚至深达颅底，可能损伤重要的血管神经，深入骨面的刺入物末端可能折断而存留在组织内，衣服碎屑、砂土及病原菌均可被带入伤口内而引起继发感染。

刺伤的治疗原则是止血、清除异物和防治感染。在清创时要彻底清除异物，有时为取出深部异物、修复神经或彻底止血，需要扩创。创口较大需要缝合关闭。对于颈部大血管附近的异物，要在做好预防继发性出血准备的前提下摘除异物，切不可轻率从事，否则可能造成致命的大出血。术后应用抗生素防治感染。

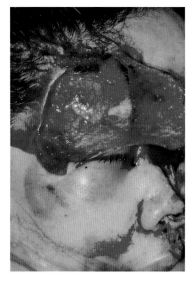

图 5-3-4 额部撕脱伤

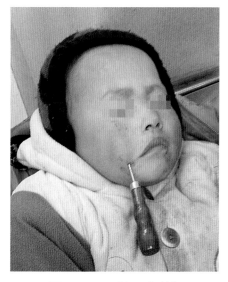

图 5-3-5 口腔颌面部刺伤

（六）切割伤

切割伤是指机体软组织被锋利的刃器或者玻璃片等割裂引起的损伤（图 5-3-6）。切割伤的表现为伤口边缘整齐，一般无组织缺损，创口污染不严重。如知名血管被切断则出血严重。如切断面神经分支，可造成面瘫。如切断腮腺或其导管，可导致腮腺唾液腺瘘。

切割伤的治疗原则是彻底清创、止血缝合。如为玻璃等易碎物所致的切割伤，注意伤口内可能会有玻璃等碎片遗留，清创时必须彻底清除干净，否则会导致创口感染，经久不愈。缝合前彻底止血，对断裂的小血管进行结扎处理。如有神经、导管断裂，应行吻合术。最后，根据伤口外形分层对位缝合。切割伤如无感染，缝合后可望 I 期愈合。

（七）砍伤

砍伤是指机体被较大机械力的利器如刀、斧、电锯等所致的损伤（图 5-3-7）。砍伤可发生多处创口，深浅不一，多伴有挫伤、开放性粉碎性骨折等。砍伤的治疗原则是彻底清创，尽可能保留可以存活的组织，复位缝合。

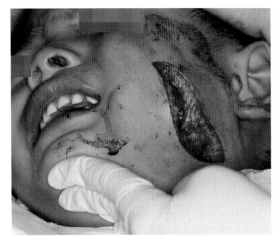

图 5-3-6　口腔颌面部切割伤

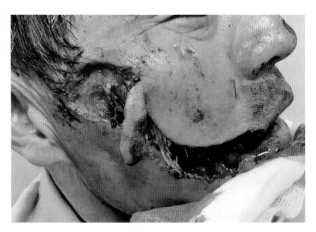

图 5-3-7　口腔颌面部砍伤

（八）咬伤

咬伤常见于被犬、鼠、猪等动物咬伤，被人咬伤也不罕见（图 5-3-8）。被感染狂犬病毒的动物咬伤，可致狂犬病。人咬伤常常因为口内有毒力较强的厌氧菌而造成坏疽或严重感染。咬伤往往有明确的动物或者人咬伤病史，伤处可见齿痕、不规则撕裂伤、抓痕。大动物咬伤可造成颜面部组织撕裂或缺损。

咬伤治疗的首要原则是彻底清洗创面和抗感染。可用 20% 的肥皂水和一定压力的流动清水交替冲洗伤口，至少 15 分钟，然后用生理盐水将伤口洗净。彻底冲洗后用 2%～3% 碘伏或者 75% 酒精涂擦伤口，必要时清除伤口的碎烂组织。原则上不对伤口进行缝合和包扎，应充分暴露伤口。但是伤口位于颜面部影响美容和功能时，或者伤口较大愈合困难时仍需要缝合。缝合前除要进行彻底的清洗和消毒外，伤口部位还需注射狂犬病免疫球蛋白，浸润伤口后再缝合。伤口深的患者，可放置引流条，有利于污染物和分泌物的排出。缺损较大的伤口，首先考虑预防感染，关闭创面，一般不做 I 期修复，遗留的畸形后期再行修复。如骨面暴露，无软组织可供覆盖者，可用碘仿纱条覆盖骨面，控制感染，待

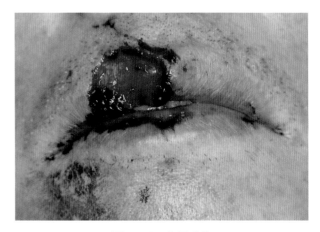

图 5-3-8　上唇咬伤

新生的肉芽组织生长后,再植皮。全身应用抗生素及破伤风抗毒素。接种疫苗,狂犬病疫苗一共需要注射5次,分别是在咬伤当天、第3天、第7天、第14天及第28天注射。

(九)蜇伤

蜇伤是指被蜂、蝎子等昆虫的毒刺所伤(图5-3-9)。临床可见蜇伤局部组织红肿明显,疼痛剧烈。蜇伤的治疗原则是解毒、止痛。医师首先要用镊子取出刺入皮肤内的毒刺,局部用5%～10%氨水涂擦,中和毒素。局部封闭,减轻肿痛。

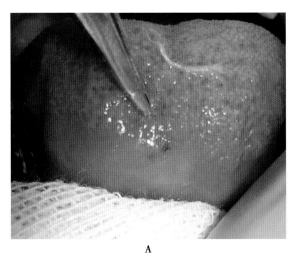 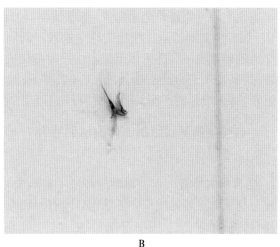

图5-3-9　蜇伤
A. 舌尖部被蜜蜂尾刺蜇伤　B. 从患者舌尖部取出的蜜蜂尾刺

(十)烧伤

烧伤一般是热的物体包括固体、液体或者气体对组织造成的损伤。口腔颌面部烧伤在战时和平时均常见。

1. **特点**　口腔颌面部烧伤除具有一般组织烧伤的共性外,还因其组织解剖和功能、特点具有其自身的特殊性。

(1)头面部皮下组织疏松,血管、神经及淋巴管丰富,烧伤后组织反应大而快,水肿严重,渗出多,在伤后24小时内水肿逐渐加重,48小时后最明显。

(2)颜面部凹凸不平,烧伤深度常不一致,加上颜面部位是人体仪表至关重要的部分,鼻、唇、眼睑、耳、面等处烧伤后,组织缺损或瘢痕挛缩畸形造成容貌的损毁,如眼睑外翻、唇外翻、鼻孔窄缩、小口畸形等,患者的精神创伤较其他部位的烧伤更为严重。

(3)颜面烧伤的同时常可因热空气或烟雾吸入而发生呼吸道灼伤,伤后由于黏膜水肿,有出现呼吸困难,甚至窒息的危险。必要时需立即进行气管切开。

(4)颜面部烧伤创面易受到口鼻腔分泌物或进食时的污染而感染,不易护理。颜面部与颈部相连,该部烧伤常伴有颈部烧伤,可引起颌颈粘连以及颈部活动受限。

2. **治疗**　口腔颌面部烧伤应遵循局部与全身相结合的治疗原则,并注意颌面部的自身特点。全身治疗与一般外科相同。

(1)Ⅰ度烧伤:以皮肤出现红斑为主,局部创面无需特殊处理,主要是防止创面的再度损伤。

(2)Ⅱ度烧伤:皮肤出现水疱,治疗主要是防止感染。清创前,应剃净创口周围皮肤的毛发,然后用无菌生理盐水或消毒液冲洗创面,并清除污染物,水疱壁完整的可以保留,较大的水疱可抽出其内的液体。颜面部的烧伤创面一般都采用暴露疗法,创面上可喷涂虎杖、桉叶浓煎剂,促使创面迅速干燥,争取早期愈合。

(3)Ⅲ度烧伤:创面出现焦痂,清创后应待创面生长肉芽组织,尽早进行刃厚皮片移植以消灭创面。

此外,还应注意固定头颈部成仰伸位,以防止瘢痕粘连可能造成的挛缩。

(4)局部用药:虎杖油治疗颜面部烧伤效果肯定,其成分为:虎杖65%、土黄连15%、地榆10%、苦参10%、冰片和麻油适量。制法:将虎杖等药研成极细粉末,用麻油调拌均匀成糊状即可。

(十一)爆炸伤

爆炸伤主要是由于爆炸引起的爆炸物碎片机械穿透颌面部组织的损伤,造成瞬时空腔效应和随后的继发性损伤。口腔颌面部爆炸伤的伤口多,预后差,并常伴有邻近其他部位的损伤和体表烧伤。患者有明确的爆炸损伤病史。临床可见创口不规则,污染物较多,极易发生感染。严重时有组织缺损,同时伴发休克。

爆炸伤的治疗原则是全面检查、彻底清创、及时止血包扎。详细查体,明确有无颅脑及其他重要脏器的损伤,如有应立即转至其他相关科室处理。询问病史伤口,了解爆炸物的详细情况。爆炸伤的特点就是爆炸物的碎片机械穿透机体组织。治疗时应彻底清创,去除异物,修剪坏死组织,缝合伤口。如果伤口位置较深,初期不进行严密缝合,应放置引流条,数日后伤口无渗出无感染可延期缝合。对于组织缺损较大的患者,如果缝合时不能关闭创面,可先定向拉拢缝合,遗留缺损待Ⅱ期修复。

二、口腔颌面部软组织创伤的清创缝合

(一)清创

1. **完善相关检查** 术前医师应详细了解病史并进行全面检查,确保患者目前生命体征平稳,必须优先处理全身重要脏器的损伤。怀疑伤口内有异物或者骨折的患者,应完善X线片或CT检查,定位异物或者明确骨折情况。

2. **器械及术者准备** 准备好消毒钳、0.1%苯扎溴铵或75%酒精棉球、持针器、止血钳、镊子、剪刀、缝线、纱布、胶带、3%过氧化氢、生理盐水等。术者洗手,戴手套。

3. **伤口周围的清洗** 用无菌纱布覆盖伤口,用手轻轻压住,一方面可以保护伤口,另一方面可以起到暂时止血的作用。同时使用生理盐水清洗伤口周围的皮肤,有胡须或毛发者需要剪去或者剃除,完成术区备皮(图5-3-10A)。使用0.1%苯扎溴铵或75%酒精棉球消毒皮肤(图5-3-10B),注意棉球勿直接接触伤口,否则会引起患者剧痛。

4. **麻醉** 常用局麻药为0.5%~2%利多卡因,通常加入5~20μg/mL肾上腺素共同应用。利多卡因具有起效快、维持时间长、组织渗透力强、发生过敏反应的概率低等优点。根据损伤的部位、程度和手术需要,选择术区进行局部浸润麻醉或者外周神经阻滞麻醉(图5-3-10C)。含肾上腺素的局麻药理论上可以在颌面部任何范围内使用,特别是皮肤挫裂伤选择局部浸润麻醉可减少术区出血,但是需要观察血运或者需要做广泛的软组织分离时,则不建议使用。外周神经阻滞麻醉可以使用较少剂量的麻药达到较好的效果,同时可以避免组织肿胀和变形。如唇部挫裂伤选择眶下或颏神经阻滞麻醉,可避免局部注射后因组织肿胀导致标志点移位,从而影响准确对位。大面积的清创应在手术室进行,请麻醉医师实施全身麻醉。

(1)眶下神经阻滞麻醉

1)口外注射法:注射时,左手示指扪眶下缘,右手持注射器,自同侧鼻翼旁1cm处刺入皮肤,注射针与皮肤成45°,向上、向后、向外进针约1.5cm,可直接刺入眶下孔。回抽无血后缓慢注射局麻药物(图5-3-11)。

2)口内注射法:牵引上唇向前、向上,注射针与上颌中线成45°,于侧切牙根尖相应部位的前庭沟顶刺入,向上、向后、向外进针即可达到眶下孔。回抽无血后,注入麻药。

(2)颏神经阻滞麻醉

1)口外注射法:从下颌第二前磨牙根尖部稍后方皮肤进针,先注入少量麻药做一皮丘,然后推进到骨面,再用针尖向前、向下、向内寻找颏孔,注入麻药0.5~1mL(图5-3-12)。

2)口内注射法:用口镜向外拉开口角,在下颌向前、向下、向内寻找颏孔,刺入孔内,注入麻药0.5~1mL。

5. **伤口内部的清洗** 揭去覆盖在伤口的纱布,使用生理盐水冲洗伤口,也可用无菌纱布蘸生理盐水轻轻擦洗伤口,可去除细小的砂粒等异物,较大的异物直接用镊子取出。有明显出血点,可用止血钳钳夹

止血或结扎止血。最后使用3%过氧化氢和生理盐水交替冲洗伤口清除血凝块。

6. **彻底清创** 常规消毒,铺无菌洞巾,仅暴露术区。术者更换无菌手套。由外到内,由浅入深,仔细探查,尤其注意清理伤口底部及较深的区域,勿留死角。进一步去除残留异物,可用刮匙或者刀尖剔除嵌入组织内的异物。清创原则是尽可能保留受伤组织,剪去确认已经坏死的软组织。对于不整齐的创缘,

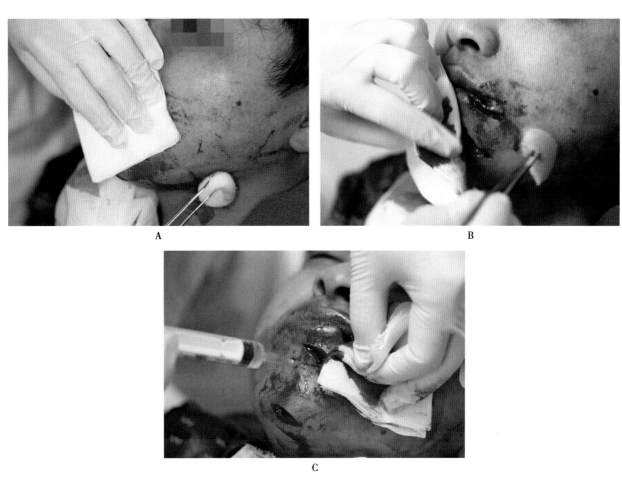

图5-3-10 口腔颌面部创伤清创
A.术区备皮 B.皮肤消毒 C.局部麻醉

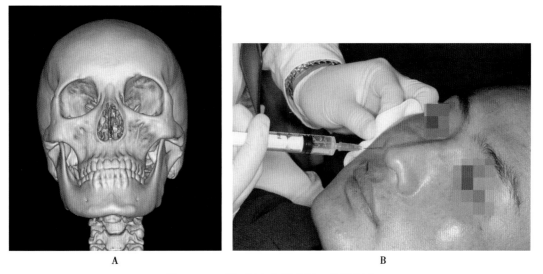

图5-3-11 眶下神经阻滞麻醉口外注射法
A.口腔颌面部CT三维重建显示眶下孔及颏孔位置 B.口外眶下神经阻滞麻醉

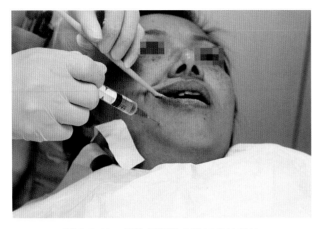

图 5-3-12 颏神经阻滞麻醉口外注射法

一般略加修整即可。对于一些窄而深的伤口,可以适当扩大伤口,以便清理深部创伤组织。可根据损伤组织的色泽、质地、有无出血来判断损伤组织的预后。对于唇、舌、鼻、耳及眼睑等重要部位的撕裂伤,即使大部分游离或者完全离体,只要没有感染或坏死,也应尽量保留,争取原位缝合,仍有成活的可能。

(二)口腔颌面部软组织外伤缝合要点

口腔颌面部软组织外伤缝合应在彻底止血的基础上,自深而浅,逐层进行严密而准确的对位缝合。以期达到Ⅰ期愈合的目的。

1. **缝合时期** 可分为初期缝合和延期缝合。

(1)初期缝合:一般6~24小时内的伤口经清创处理后可做初期缝合,口腔颌面部由于血供丰富,组织再生能力强,即使超过48小时,只要创口无明显感染或者坏死,仍可做初期缝合,缝合时适当增加缝线间距,必要时放置引流条(图5-3-13)。初期缝合不但可降低患者的就诊次数,还能减少术后瘢痕的形成,这对口腔颌面部外伤的患者尤为重要。

(2)延期缝合:对于污染较严重的伤口或者感染的伤口(如初期缝合伤口发生感染,有脓液渗出)行清创术后,伤口不宜直接缝合,而是先用敷料(如碘仿纱布)松散填于伤口内,引流渗出液,术后3~5天如伤口无明显感染或者感染控制,再缝合关闭创口,缝合时不宜过紧。

(三)离体组织的处理与复位

1. **判断离体组织是否符合再植条件** 对离体组织进行细致检查,如口腔颌面部软组织完整,离体时间在6小时以内,最大直径小于2cm,可考虑行离体组织复位再植。如果离体组织破损严重,或者保存在不良介质如酒精溶液内,则果断放弃再植。

2. **离体组织准备** 清创的同时,用3%过氧化氢和生理盐水反复冲洗离体组织,用生理盐水50mL加入庆大霉素16万单位浸泡10~20分钟。

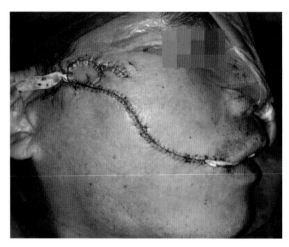

图 5-3-13 口腔颌面部创伤初期缝合后放置引流条

3. **离体组织再植** 如果有血管吻合,可吻合血管后行再植术。如果无血管吻合,将组织复位后缝合,可采用较粗无损伤线间断加褥式缝合。术后应用大剂量抗生素,定期进行口腔护理,观察再植组织色泽变化。

(四)缝合的基本要求

1. 创口两侧组织要正确对位,骨膜、肌层、皮下、表皮各层次分别缝合。

2. 两侧组织要贴合接触,避免留下空腔出现积血或者积液,导致感染(图5-3-14)。

3. 创口的张力应留在皮下组织,皮缘处应无张力,否则创口容易撕裂或者愈合后瘢痕增生。

4. 先从游离组织侧进针,进针时针尖应垂直于皮肤表面,然后从固定组织侧出针(图5-3-15)。

5. 缝合完成后,皮缘不应内卷,宜轻度外翻。轻度外翻的目的是为了代偿创口愈合后皮下瘢痕组织收缩牵拉上方的表皮下移。为此,皮肤表面两侧进针间距要略小于皮下间距,这样打结后皮下层组织收紧后会使表面皮肤的切缘略向外翻(图5-3-16)。缝合应包括皮肤全层,皮肤缘较薄时,还应带入部分皮下组织。

6. 口腔颌面部缝合边距2~3mm,针距为3~5mm。对于极易撕裂的舌组织缝合,边距和针距应增至5mm以上(图5-3-17)。

7. 颜面部缝合采用小针细线,皮下可采用4-0或者5-0可吸收缝线准确对位缝合,皮肤采用5-0或6-0聚丙烯单丝缝线关闭。

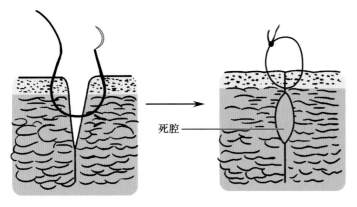

图 5-3-14 缝合的基本要求——断端贴合,避免两侧组织不贴合形成死腔

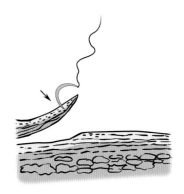

图 5-3-15 缝合的基本要求——从游离侧进针

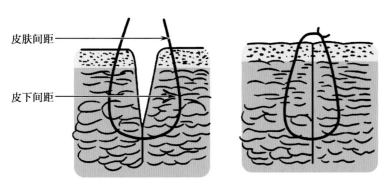

图 5-3-16 缝合的基本要求——皮肤间距略小于皮下间距

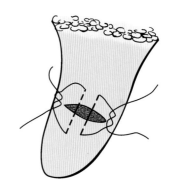

图 5-3-17 缝合的基本要求——舌组织缝合时增加边距和针距

（五）常用缝合方法

1. 无张力创口缝合方法

（1）间断缝合（图 5-3-18A）:是最基本的缝合方法,一针一线缝合。优点:①创缘可缝合得很整齐;②如果其中有一针断线或者松脱不会影响其他缝针;③如创口发生感染,可拆除其中1～2针,方便引流。

（2）连续缝合（图 5-3-18B）:可分为单纯连续缝合和连续锁边缝合,适用于创缘较长的伤口。用此方法缝合迅速,止血效果好。缺点:①万一发生断线则整个创口缝线都将松脱;②如果伤口发生感染,需将整个创口缝线拆除,放置引流条。

（3）褥式缝合（图 5-3-18C）:可分为水平褥式和垂直褥式缝合,适用于创缘较薄的黏膜、牙龈等部位,能使更多的组织外翻接触,保证伤口愈合。褥式缝合具有一定的抗张力强度,但会减少创缘的血液供应,应用不当会使创缘局部缺血甚至坏死。

（4）皮内缝合（图 5-3-18D）:皮内缝合是指缝线在创口两侧皮肤真皮层内穿过,应用连续水平褥式缝合。其优点是缝线不穿过皮肤表层,伤口愈合后,可遗留最小限度的瘢痕。但正确对位的要求较高,缝合技术要求精湛,缝合所需时间较长。如果发生线头破溃排出,造成的瘢痕可能更大。

2. 张力创口缝合方法

（1）创口过深引起的张力创口:颜面部软组织弹性较好,如果创口过深,创缘两侧的软组织会牵拉伤口,形成张力。这时,只要遵循缝合的基本要求,先从深层开始间断缝合既消除死腔,又可以使张力逐层减少,到表皮时,切口已基本被拉拢,无张力存在。最后采用间断缝合关闭创口。

（2）组织缺损引起的张力创口:如果是少量软组织缺损引起的张力创口,可在创缘皮肤和皮下组织交界处潜行分离,减少张力（图 5-3-19A）。如果缺损较大,即使做了广泛的潜行分离,仍不能达到无张力

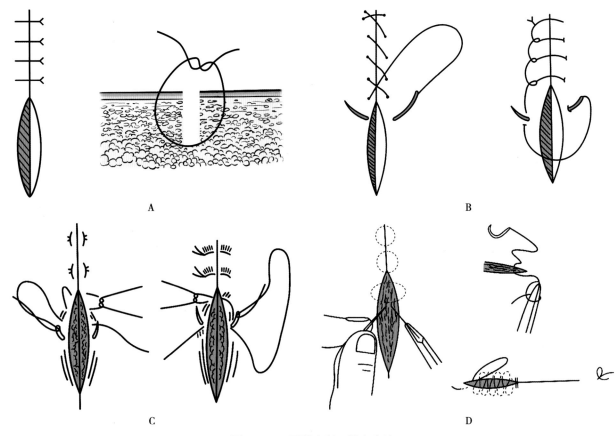

图 5-3-18 无张力创口缝合方法
A.间断缝合 B.连续缝合 C.褥式缝合 D.皮内缝合

或小张力要求,可应用附加切口或局部皮瓣转移,进一步减轻或消除张力(图 5-3-19B)。

(3)缝合后,口腔颌面部创口还可使用减张器或者减张胶布辅助减张(图 5-3-19C)。

3. 特殊创口缝合方法

(1)创缘两侧高低不齐的缝合:从创缘低的一侧皮肤进针,缝带的组织要厚一点,出针后接着从创缘高的一侧组织进针,缝带的组织要薄一点,最后从创缘高的一侧皮肤出针。打结后即可将创口调整到同一平面上(图 5-3-20A)。

(2)创缘两侧长短不一的缝合:当长侧创缘和短侧创缘对位缝合后,长侧剩余皮肤就会折叠隆起,出现"猫耳"。此时,可用刀片或者剪刀修剪三角形隆起皮肤,然后对位缝合(图 5-3-20B)。

(3)三角皮瓣尖端的缝合:在缝合三角形瓣的尖端时,不恰当的缝合会使三角形尖端埋入创口。其正确的缝合原则是如果三角形尖端角度大于 90°,则可直接间断缝合;如果角度小于 90°,则在缝合尖端时,先从对侧创缘皮肤进针,再穿过尖端的皮下组织,最后从对侧创缘另一侧皮肤出针打结,即可使尖端嵌入对侧创缘中(图 5-3-20C)。

(4)三角形创面的缝合:首先皮下潜行分离减张,然后进行 Y 形缝合(图 5-3-20D)。较大的三角形创面,需做附加切口。

(5)圆形创面的缝合:对于小的圆形创面,可以顺着颜面部皮纹方向做附加切口,变圆形创面为椭圆形创面,然后潜行分离后,直接缝合。对于较大的圆形创面,可设计为交叉瓣进行换位缝合(图 5-3-20E)。

4. 特殊部位缝合要点

(1)唇部损伤:唇部撕裂伤,特别是全层撕裂时,在清创后要特别注意缝合口轮匝肌,恢复其连续性,然后按正常的解剖形态(如唇红缘、唇峰)准确对位,缝合皮肤和黏膜。唇部的贯通伤有时会出现内口大、外口小,且通道内还可存留牙碎片。清创时,应先缝合黏膜,再冲洗,最后缝合皮肤,以减少感染概率。

唇部损伤缺损在 1/4 以内，直接拉拢缝合，可以获得较好的功能和美学效果，如果是更大范围的唇缺损，切忌强行拉拢缝合，以免张口受限，如有可能可立即用唇周围组织瓣如 Abbe 瓣转移修复，遗留的小口畸形或缺损留待后期矫正。

（2）颊部损伤：原则上应尽早关闭创口，特别注意预防张口受限，尤其是磨牙后区的损伤。如无组织缺损，应将黏膜、肌肉、皮肤分层相对缝合。颊部贯通伤皮肤缺损较多而口腔黏膜无缺损或缺损较少者应立即缝合口腔黏膜，消除口内外穿通创口。对皮肤的缺损在无感染的情况下应立即行转瓣修复。如皮肤缺损较多，应力争做带蒂皮瓣或者游离皮瓣移植。遗留的畸形后期再行矫正。如颊部贯通伤口腔黏膜及口腔皮肤均有大面积缺损，应将创缘的皮肤和口内的黏膜相对缝合，遗留的洞穿缺损，待后期整复。

（3）鼻部损伤：鼻部位于颜面中央并且突起，容易遭受创伤。鼻的血供非常丰富。外鼻的撕裂伤，如无组织缺损，应按正常的解剖标志点特别是鼻翼周围进行准确的对位缝合，以保证鼻的正常外形；如组织缺损不大，创面无感染，应立即行转瓣术或游离植皮关闭创面。组织缺损过大，有时还伴有软骨和骨组织的缺损，在清创缝合时，需将软骨置于软骨膜中，再进行皮肤缝合，切忌暴露软骨。对于骨创面也应尽力关闭，遗留的畸形待后期修复。在清创缝合时，应特别注意鼻腔的通畅，以免鼻腔阻塞，引起呼吸障碍。

（4）腭部损伤：多见于儿童，偶见于成人。腭部损伤如无缺损，清创后应立即对位缝合，较小的损伤也可不缝合。腭部损伤如有组织缺损而致口腔鼻腔穿通，不能直接缝合时，应转移邻近黏骨膜瓣以关闭穿通口。

（5）舌部损伤：舌部创口大或有组织缺损时，应最大程度保持舌的纵长，以免影响舌的功能。舌腹部的创面，在清创缝合时应避免与口底和牙龈粘连，应先缝合舌组织，其余创面可视情况进行转瓣或游离植皮以关闭创面。舌组织较脆，在缝合时应采用大针粗线，缝合进针点应距离创缘 5mm 以上，并多带深层

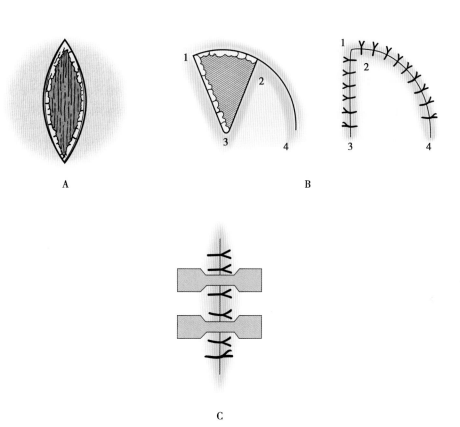

A

B

C

图 5-3-19　张力创口缝合方法
A. 潜行分离　B. 附加切口　C. 用减张胶布辅助减张

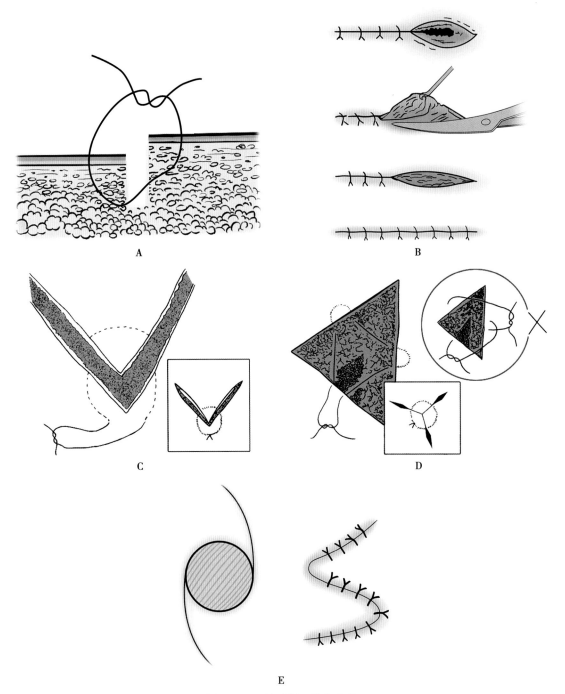

图 5-3-20　特殊创口缝合方法
A. 创缘两侧高低不齐的缝合　B. 创缘两侧长短不一的缝合　C. 三角皮瓣尖端的缝合　D. 三角形创面的缝合
E. 较大圆形创面的缝合

组织。缝合伤口前,可在伤口两侧各用 1 号线垂直穿舌体一针,牵拉舌体向外,并能固定舌的活动。如果是幼儿舌部损伤需要缝合时,要考虑到患儿配合的问题,有条件的可在全身麻醉下缝合,以减少误吸的风险。

（6）腮腺、腮腺导管损伤:清创时应将损伤的腺泡缝扎并缝合腮腺筋膜,严密缝合皮下组织和皮肤,局部加压包扎。外伤导致腮腺导管瘘的情况较少,如有发生,应及时找出两断端,插入细塑料管,通至口腔并固定于口腔黏膜,然后缝合导管断端及其周围组织。塑料管保持 10 天左右,待断端愈合后抽出。如导管缺损较多,不能吻合时,可做导管再造术或者导管改道术。如腮腺残留组织较少时,可作断端结扎,配合腮腺区加压,使用药物抑制腺体分泌,使腮腺萎缩而达到治疗的目的。

（7）眉、眼睑部损伤:因为二期修复眉毛是非常困难的,所以尽可能在清创后及时准确对位缝合,避免出现眉毛断裂和上下错位畸形。在治疗时应该保留眉毛,因为毛发的再生是不可预期的。眼睑部位的损伤在清创时应尽量保持眉的下缘到上眼睑的垂直长度。如有组织缺损应在无感染情况下立即进行全厚皮片移植术,以免日后眼睑外翻畸形。注意:当眼睑撕裂伤损及眼睑时,必须准备对位、妥善分层缝合,结膜和睑板的缝合应使用可吸收线,并把线结打在组织内避免刺激角膜,然后缝合眼轮匝肌,最后缝合皮肤。上眼睑创伤有时会发生提肌腱膜和睑板肌从睑板上撕脱,这些肌肉一定要仔细分离并使其重新附着在睑板上避免出现上睑下垂并恢复提肌功能。

5. 术后伤口的护理　创口缝合后,可局部涂抹抗生素软膏并使用无菌纱布包扎。痂皮会延缓伤口表皮细胞的再生。如创口处出现结痂,可用蘸有生理盐水的纱布轻轻擦除,保持伤口清洁。清创缝合后,口腔颌面部皮肤缝线可在4~6天拆除。但是此时伤口的抗拉强度仅恢复3%~7%,受到牵拉后容易再次裂开,因此可使用减张胶布来保护。拆线后7~10天胶原组织开始交叉生长,此时伤口抗拉强度显著提高。随着胶原和成纤维细胞的持续生长,伤口会出现收缩,而缝合时略微外翻的创缘可以在一定程度上补偿这种收缩。伤后6个月内,患者应该避免暴露在阳光下以防止色素沉着。

第四节　口腔颌面部硬组织创伤

一、牙外伤及牙槽突骨折

牙及牙槽突是口腔颌面部所特有的硬组织,因此,对于牙外伤及牙槽突骨折的诊断和规范治疗是口腔急诊医师必须掌握的技能之一。牙外伤及牙槽突骨折的分类有很多种,其分类依据各不相同,有的是按照损伤的解剖位置,有的是按照损伤的原因或者治疗方法,有的是按照上述因素的综合。由于在国际牙外伤协会制定的牙外伤治疗指南中采用的是 Andreasen 提出的分类方法,因此 Andreasen 分类法成为目前最常用的牙外伤及牙槽突骨折的分类法。有关牙外伤及牙槽突骨折的诊断和治疗的具体内容详见本书第十章。

二、颌骨骨折

（一）上颌骨骨折

Le Fort 通过对 32 个完整的尸体头部的外伤实验研究,发现面中部如果受到外力,大部分情况总是上颌骨发生骨折而颅骨完好。上颌骨骨折总是发生在三条处在不同水平环绕面部的薄弱线上,将面部横断,从而保护颅腔避免直接受到伤害。根据这三条骨折线,Le Fort 将上颌骨骨折分为Ⅰ、Ⅱ、Ⅲ型(图5-4-1)。

1. Le Fort Ⅰ型骨折　又称上颌骨低位或水平骨折。典型的骨折线从梨状孔外下缘水平向两侧延伸,

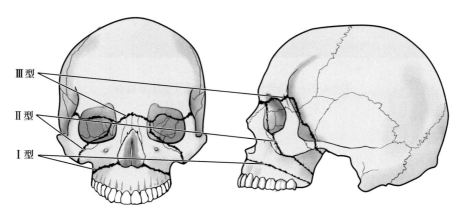

图5-4-1　Le Fort 骨折分型正面观和侧面观

经上颌牙根尖下,过颧牙槽嵴和上颌结节上方,最后至上颌翼突缝。因此,完全松动的骨折段包括上颌牙槽骨、腭骨、鼻中隔下 1/3 和翼板下 1/3,骨折线以上的上颌骨仍与颅骨紧密连接。两侧骨折线可因遭受到外力的类型和方向不相同而不在同一水平。来自前方的暴力,可使硬腭的中缝裂开。

2. Le Fort Ⅱ型骨折 又称上颌骨中位或锥形骨折。因为其骨折线不同于 Le Fort Ⅰ型的水平型骨折线,而是呈锥形。骨折线自鼻额缝下方向两侧横过鼻骨,沿着上颌骨眶内侧壁及眶底到达颧上颌缝,然后骨折继续沿着上颌骨侧壁至翼突。有时可波及筛窦达颅前窝,出现脑脊液鼻漏。骨折线下方的骨块可能完整,但多数情况下呈粉碎性骨折。

3. Le Fort Ⅲ型骨折 又称为上颌骨高位或颧弓上骨折。这类骨折涉及鼻骨、颧骨、上颌骨、腭骨和翼板,实际上沿着颅底将颅和面分离。骨折线自鼻额缝向两侧横过鼻骨,通过眶内侧壁延伸达眶上裂,横跨眼眶,再经颧额缝、颧颞缝,向后下至翼突。Le Fort Ⅲ型骨折多为粉碎性骨折,可能同时存在一个以上水平部位的骨折线。Le Fort Ⅰ、Le Fort Ⅱ、Le Fort Ⅲ型骨折可能同时存在于面部的任何一侧。

(1)骨折段移位和咬合错乱:上颌骨骨折块的移位主要是受暴力的大小和方向以及颌骨本身重量的影响。无论上颌骨骨折为何种类型,常常同时伴有翼突骨折。由于翼内肌的牵拉,使上颌骨的后份向下移位,而出现后牙早接触、前牙开𬌗。软腭也随之移位接近舌根,使口咽腔缩小时,还可影响吞咽和呼吸。触诊时,上颌骨可出现异常动度。暴力来自侧方或挤压时,可发生上颌骨向内上方或外上方的嵌顿性错位,局部塌陷,咬合错乱。这种错位触诊时动度可不明显。在高位颅面分离的患者,可见颜面中段明显增长,同时由于眶底下陷,还可出现复视。

(2)眼镜征:上颌骨骨折后,由于眼睑周围组织疏松,眶周容易水肿,皮下淤血青紫,呈蓝色眼圈,称为眼镜征(图 5-4-2A),球结膜下也可出现瘀斑。如果发现鼻腔及外耳道出血,含淡红色血水,应考虑发生脑脊液鼻漏或耳漏,是筛板骨折合并颅前窝或颅中窝骨折的体征。

临床诊断的骨折需要影像学检查进一步证实(图 5-4-2B)。华特位片和头颅侧位片常用于上颌骨骨折的诊断,但是不能反映骨折的所有细节。曲面体层片也有一定的诊断价值。有条件时,最好能做颌面部的 CT 扫描,不但对骨折线及移位的显示最清晰而且还能显示软组织血肿或皮下组织、肌肉和脂肪的水肿。

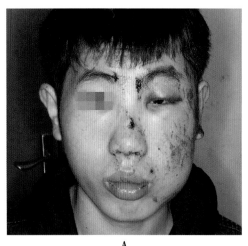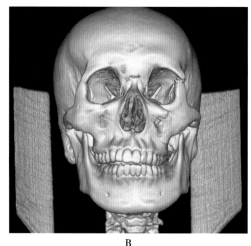

A   B

图 5-4-2 上颌骨骨折的临床表现及影像学检查
A. 眼镜征　B. CT 三维重建

(二)下颌骨骨折

下颌骨占据面下 1/3 及两侧面中 1/3 的一部分,面积大,位置突出,骨折发生率高。骨折的部位和方式由受伤的方式和打击力量的方向决定。

1. 下颌骨骨折的好发部位

(1)正中联合:为胚胎发育时两侧下颌突连接处,并处于面部突出部位。

（2）颏孔区：位于下颌牙弓弯曲部。

（3）下颌角：下颌骨体和下颌升支交界处。

（4）髁突颈部：此处较细弱，无论直接暴力或间接暴力均有可能在此处发生骨折。

2. **常见临床表现**

（1）骨折段移位：下颌骨有强大的咀嚼肌群附着，如咬肌、翼内肌、翼外肌、颞肌、下颌舌骨肌、颏舌骨肌、二腹肌等。这些肌肉担负着下降和上提下颌的运动，即开闭口功能。下颌骨骨折后，肌肉的牵引是骨折段移位的主要因素。

（2）颏部正中骨折：骨折线可为单一的，也可为多骨折线和粉碎性骨折。单发的正中骨折由于骨折线两侧及牵引力基本相等，常无明显错位，如为双骨折线，正中骨折段由于颏舌肌和颏舌骨肌的牵引，骨折片可向下后移位。如为粉碎性骨折或有骨折缺损，两侧的骨折段由于下颌舌骨肌的牵引而向中线移位。注意后两种骨折都可使舌后坠而引起呼吸困难，甚至有窒息的危险。

（3）颏孔区骨折：单侧颏孔区骨折，骨折线多为垂直，将下颌骨分为长短不同的两个骨折段，短骨折段上附着一侧的全部升颌肌（咬肌、翼外肌、颞肌），主要牵引力使短骨折段向上、向内移位。长骨折段与健侧下颌骨保持连续，有双侧降颌肌群的牵引，向下、向后移位并稍偏向患侧，同时又以健侧关节为支点，骨稍向内旋而使前牙出现开𬌗。

（4）下颌角部骨折：下颌角部骨折后也将下颌骨分为长骨折段和短骨折段。如骨折线位于咬肌和翼内肌附着之内，骨折片可不发生移位。如骨折线在这些肌附着之前，则短骨折段向上移位，长骨折段因降颌肌群的牵引，向下、向后移位，与颏孔区骨折的情况相似。

（5）髁突骨折：髁突骨折在下颌骨骨折中所占比例较高，为17%～36.3%。一侧髁突骨折时，耳前区有明显的疼痛，局部肿胀、压痛。将手指伸入外耳道或在髁突部触诊，如张口时髁突运动消失，可能有骨折段移位。低位骨折时，由于翼外肌的牵引，髁突向前内方移位。严重者髁突可从关节窝内脱出，向上进入颅中窝。双侧低位骨折时，两侧髁突均被翼外肌拉向前内方，双侧下颌升支被拉向上方，可出现后牙早接触、前牙开𬌗。

（6）出血和血肿：由于牙龈紧附在牙槽骨上，其弹性和移动性差，因此绝大多数的下颌骨骨折都会撕裂牙龈和附近的黏膜，成为开放性骨折，常累及牙槽骨，引起局部出血和肿胀。同时尚可撕裂下牙槽动、静脉，血液流向疏松的口底组织，形成血肿，严重者可使舌上抬，并使舌后坠，发生呼吸道梗阻。下牙槽神经也可断裂或受压，致使患侧下唇麻木。

（7）功能障碍：咬合关系紊乱，张口受限，局部出血、血肿、水肿、疼痛等，致使咀嚼、呼吸、吞咽、言语等功能障碍。严重的颏部粉碎性骨折，可发生呼吸窘迫和呼吸道梗阻，必须引起足够的重视。

（8）骨折段的异常活动：绝大多数的患者可出现骨折段的异常活动。但少数情况下也可无明显活动。医师若用双手握住可疑骨折处两侧的骨折段，轻轻向相反方向用力，可感觉到骨擦音和骨折段活动。

影像学检查可以帮助确诊临床上怀疑的下颌骨骨折患者，至少需要从两个相互垂直的角度进行拍片检查，例如拍摄下颌骨后前位片和下颌骨侧位片。如果只拍摄其中一个片位，骨折很容易被漏诊。怀疑有髁突骨折的患者还应加拍颞下颌关节片。全口牙位曲面体层片（全景片）可以有效地对骨折患者进行初筛，有报道其可以显示92%的骨折（图5-4-3A）。有条件对下颌骨及颞下颌关节进行轴位和冠状位CT扫描，可以获得更为准确的详细信息（图5-4-3B、C）。

（三）颌骨骨折的治疗原则及处理

应尽早复位和骨折固定，恢复患者的正常咬合关系，同时使用防止感染、镇痛的药物，合理营养，增强全身抵抗力，为骨折的愈合创造良好条件。全身其他部位合并症要在全身情况稳定后，再进行局部处置。随时密切注意患者生命体征变化。

1. **颌骨骨折的复位固定** 颌骨骨折的正确复位是固定的前提。上颌骨血供丰富，骨折愈合快，骨折的复位和固定应争取在2周内进行，下颌骨应争取在3周内复位固定，否则易发生错位愈合，影响疗效。

（1）闭合性复位固定：绝大多数的颌骨骨折能够采用保守的方法（闭合性复位固定）成功加以治疗。

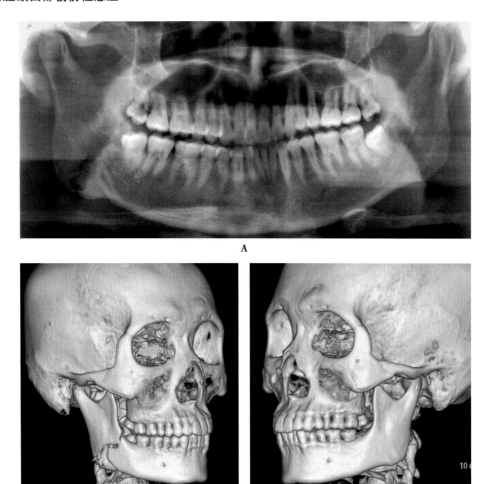

图 5-4-3　下颌骨骨折影像学检查
A. 全景片示右侧下颌角骨折　B. CT 三维重建（右）　C. CT 三维重建（左）

常见的闭合性复位固定方法有以下几种。

1）牙间结扎固定法：是将骨折线两端的一对或两对牙分别用钢丝栓结固定在牙颈部，然后用手将骨折处复位，再将骨折线前后的钢丝末端栓结在一起（图 5-4-4A）。

2）单颌牙弓夹板固定法：是利用骨折段上的牙齿与颌骨上其余的稳固牙齿，借金属牙弓杠或夹板将复位后的骨折段固定在正常的解剖位置上（图 5-4-4B）。此法最适用于牙槽突骨折，有时适用于移位不明显的下颌骨线性骨折和简单的上颌骨下份非横向骨折。

3）颌间固定法：颌间固定是以未受伤的颌骨作为参照以固定骨折的颌骨，恢复患者的正常咬合关系（图 5-4-4C）。本法适应证较广，既适用于单纯下颌骨骨折、单纯上颌骨骨折，也适用于上下颌骨联合骨折和骨折段成角小于 30° 的髁突颈部骨折。固定时间在上颌骨一般为 3～4 周，在下颌骨为 6～8 周。临床上最常用的方法是带钩牙弓夹板颌间弹性牵引固定法，用有一定强度和可弯曲的成品带钩金属夹板（也可用铝丝临时制作），分别用不锈钢丝栓结在上下颌牙齿上，再利用橡皮圈套在上下颌夹板的挂钩上，进行弹性牵引复位和固定。注意：牵引的方向应与骨折段移位的方向相反，并在牵引复位的过程中，视咬合关系恢复情况随时调整橡皮圈的牵引力量和方向。此种固定方法简便易行，对恢复咬合关系最为准确和稳固，不仅适用于新鲜的各种类型的颌骨骨折，而且适用于已发生的纤维愈合、难以手法复位的颌骨骨折，此时可将带钩夹板在骨折错位处剪断，分段将牙列牵引到位。这种方法也是颌骨坚固内固定的辅助固定方法。但是，颌间固定法也会带来一些负面影响，如在此期间患者不能正常进食，体重会持续降低，还有证据表明颞下颌关节会出现组织学方面的改变。

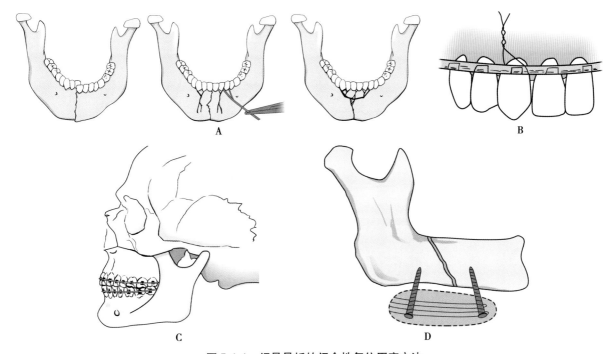

图 5-4-4　颌骨骨折的闭合性复位固定方法
A. 牙间结扎固定法　B.单颌牙弓夹板固定法　C.颌间固定法　D.口外骨针固定法

4）口外骨针固定法：在骨折线近中和远中骨段上各穿置 2 枚骨针，用连接装置将 4 枚或更多的骨针连接在一起，然后上方用自凝聚丙烯酸树脂制作夹板（图 5-4-4D）。

（2）手术复位和内固定：对于一些比较复杂的颌骨骨折，不能通过保守的方法达到复位的目的时，可以选择手术复位和内固定，可以减少患者的痛苦。理论上说该方法适用于各种类型的颌骨骨折，特别是陈旧性骨折错位愈合、无牙颌颌骨骨折。方法：在骨折线区切开皮肤，逐层分离软组织，暴露骨折断端，或切除已愈合的纤维组织，或凿开已形成的骨性错位愈合，然后进行手法复位或用器械撬动使其复位，再用钢丝、钢板、钛板、钛钉等进行内固定。这种方法的优点是骨折复位准确，固定可靠，恢复咀嚼功能快，不需要颌间固定，目前广泛被临床采用。

1）切开复位颌骨间结扎固定法：切开暴露骨折部位，在骨断端的两侧钻孔，用软不锈钢钢丝穿过骨孔进行交叉固定（图 5-4-5A）。当钢丝就位扎紧前，先将骨折复位，否则达不到复位固定骨折的作用，钢丝还可能折断。由于钢丝存在弹性和延展性，骨间固定不是很稳定，一般还需要用颌间固定或颌间弹性牵引来辅助固定。

2）切开复位和坚固内固定：由于颌间固定有一定的缺点，促使临床医师寻找替代的方法，其中包括坚固内固定技术（图 5-4-5B）。由于采用了钢性更强的金属夹板和螺钉，对骨折固定就更加牢固，因此对术中骨折复位的精确度要求更高。为达到此目的，一般多在术前施行颌间弹性牵引以确立最佳咬合关系，术后 1 周以内多可酌情拆除颌间牵引装置。对上颌骨骨折多采用微型钛板或钢板（厚度 0.4～0.6mm）和螺钉固定（图 5-4-5C），下颌骨骨折多采用小型钛板或钢板（厚度 1.0mm）和螺钉固定（图 5-4-5D）。

2. 髁突骨折的复位固定　对于髁突骨折，无论骨折部位在关节囊内还是在髁突颈部，有非手术的闭合性复位固定和切开复位固定两种方式。

闭合性复位固定方法包括颌间牵引和固定，适用于髁突颈部骨折成角小于 30° 或髁突囊内骨折等情况，如后牙有早接触、前牙开𬌗，可在患侧磨牙区垫一小块橡皮垫，再加颅颌弹性绷带或颌间牵引，以达到复位、恢复咬合关系的目的，固定时间为 2～3 周。

有移位或脱位的髁突骨折在保守治疗不能恢复咬合关系或为陈旧性髁突颈部骨折，可采用手术切开复位和坚固内固定或用拉力螺钉固定。如复位固定有困难并伴有功能障碍，可行髁突摘除术。

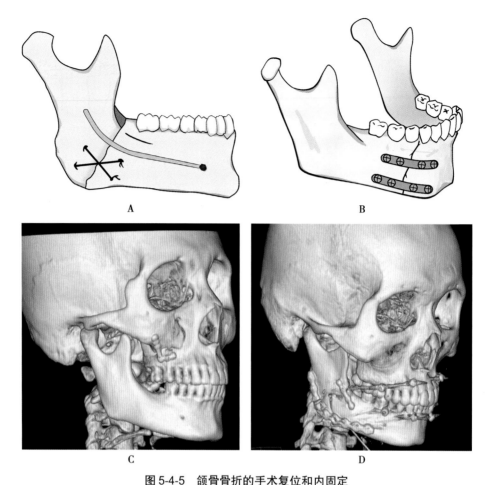

图 5-4-5　颌骨骨折的手术复位和内固定
A. 切开复位颌骨间结扎固定法　B. 切开复位和坚固内固定　C. 上颌骨骨折的微型钛板或
钢板和螺钉固定　D. 下颌骨骨折的小型钛板或钢板和螺钉固定

三、颧骨复合体及颧弓骨折

（一）颧骨复合体及颧弓的解剖特点

颧骨存在于面中部,外形为四棱锥形,具有四个突起:额突、颞突、上颌突和眶突。颧骨通过突起与额骨、颞骨、上颌骨及蝶骨相连,对面部的稳定性起重要作用。由于颧骨是口腔颌面部较为突出的骨性支架,容易遭受直接的暴力发生骨折。骨折时和其他颌面骨相接的部位均可发生分离,出现颧骨复合体骨折。颧骨复合体骨折时,颧额缝、颧颞缝、颧颌缝及颧蝶缝四个骨缝均裂开。

颧弓细长呈弓状,位于面部两侧的中部,在外耳道前方向前延伸到面部前方,由颧骨的颞突和颞骨颧突联合构成。颧弓骨折可单独发生,也可和颧骨复合体骨折联合发生。

（二）临床特点和诊断

1. **出血和淤血**　是颧骨骨折早期最常见的临床体征。如骨折伴有上颌窦黏膜破裂出血,血液可由患侧鼻腔流出,颧骨眶壁损伤后局部出血,可侵入眶周皮下、眼睑和结膜下。眶周皮下组织疏松,在眶周形成明显的瘀斑。

2. **骨折移位**　颧骨骨折向下移位可导致外眦角下移、眼球内陷。应按顺序触诊颧额缝、整个眼眶以及颧弓部位。触痛、台阶感或骨缝分离均提示存在骨折。口内可触及颧牙槽嵴部位骨折移位,前庭沟处黏膜可见皮下出血。

3. **颜面部塌陷**　单纯颧弓骨折,骨折段由于打击力量的方向而内向移位,亦可因咬肌的牵拉而向下移位,耳屏前可呈现骨折塌陷。但在受伤数小时后,由于局部反应性肿胀,塌陷畸形变得不明显,此时容易造成漏诊。因内陷的骨折段压迫颞肌并阻碍喙突运动而出现张口受限。内陷不明显的患者则可不出现张口受限或轻微受限。此类骨折可以无眶区体征。

4. 复视 颧骨构成眶外侧壁和眶下缘的大部分。颧骨骨折移位后,眼球可因失去支持,导致眼肌撕裂及外侧韧带随之下移,而发生移位性复视。移位 2mm 以内者可自行调整恢复,重者可发生持久性复视。

5. 神经症状 由于骨折损伤颧颞神经或眶下神经,患者颊部、鼻侧、上唇和上颌前牙出现感觉异常或麻木。如面神经颧支受损,可出现患侧眼睑闭合不全。如动眼神经受损,则出现瞳孔反射消失和上睑下垂。

影像学检查常采取鼻颏位、颧弓切线位 X 线片,可明确骨折的部位,以及与眶周、上颌窦、眶下孔的关系。CT 是颧骨骨折的金标准。颌面部轴位和冠状位的扫描可以明确骨折的类型、移位和粉碎的程度,并可观察眼眶软组织的情况。

(三)治疗原则

颧骨骨折的治疗必须建立在完整术前检查的基础上,包括术前的体格检查和颌骨 CT 检查。对骨折移位的程度、张口度以及颜面部美观的影响等均应进行综合评估,为患者制订个性化的治疗方案。

1. 颧弓骨折

(1)复位:此类骨折不会造成功能障碍或明显畸形,故无移位和轻微移位的颧弓骨折无需手术。如颧弓骨折导致张口受限或者颜面部塌陷畸形,均应进行复位。下面简要介绍几种颧弓骨折复位的方法。

1)颞部切开复位法:这是复位颧弓骨折的标准技术,也可用来复位颧骨复合体骨折。在患侧发际线后方颞部做一个长约 2cm 的切口,通过皮下和颞浅筋膜向下进行解剖到达颞深筋膜,暴露颞肌,在颞肌和颞深筋膜之间伸入骨膜分离器至颧弓和颧骨下方,利用杠杆上撬,将骨折向外、向前复位。操作全程都要用手指感觉颧弓的动度以引导正确复位。复位成功后分层缝合切口。

2)巾钳牵拉法:局麻下,用巾钳的尖端刺入皮肤,深入骨折部位的深方,钳住下陷的颧弓,由后往外上牵拉复位。此方法简单易行,不须作切口,适用于单纯颧弓骨折。

3)口内切开复位:用手指在口内扪清下颌升支前缘,在该处做长 1cm 左右的纵行切口,切开黏膜和黏膜下组织,沿咬肌深面分离到颧骨体和颧弓下,然后用骨膜分离器向上外撬起移位的骨折段使之复位。

(2)固定:绝大多数的颧弓骨折只需复位,只有少数病例需要某种形式的固定。固定复位后颧弓的方法包括利用纱条、胃管进行颞窝填塞。此外,还可以使用钢丝经皮作环颧弓结扎后固定在泡沫材料作衬的铝制眼罩上悬吊颧弓。治疗单纯颧弓骨折时,很少使用切开复位内固定技术。只有当联合发生颧骨复合体骨折时,才使用小型钛板进行内固定。

2. 颧骨复合体骨折 无移位或微小移位的颧骨复合体骨折可保守治疗。在肿胀消退后,持续观察患者是否存在骨折移位、眼外肌功能障碍及复视等临床表现。稳定的颧骨复合体骨折不需治疗。但应告知患者如果没有复位,颜面部有不对称畸形的风险。

对于复杂的颧骨复合体骨折,颧骨四个突起均可发生断裂,骨折移位比较复杂,需要足够的暴露才能充分复位和固定。推荐采用单侧冠状切口入路,可充分显露颧额突、颧颌突、颧弓及颧骨体的骨折线,容易实施坚固内固定,切口隐蔽,面部不留瘢痕。配合口内切口可进行颧骨至牙槽突方向的固定。

第五节 儿童口腔颌面部创伤性急症的特点及治疗原则

一、儿童口腔颌面部创伤性急症的特点

(一)不同年龄段发病率不均一

相对于成年人和青少年来说,婴幼儿的口腔颌面部外伤比较少见。这是因为儿童 5 岁以前,由于年幼自身活动受到限制,大部分时间被成人严密监护处于被保护状态,发生意外伤害的机会较少。儿童 5 岁以后,随着神经运动系统的快速发育,户外活动逐渐增多,并且儿童独立意识渐渐增强,希望摆脱父母及其他成年人的监督和保护,因此,发生外伤的机会明显增多。

（二）口腔颌面部中上部较下部容易受到伤害

婴幼儿出生后大脑最先发育，所以出生后前几年颅腔明显偏大，外观上儿童前额明显突出。眼球和眼眶也是在出生后不久快速发育，同前额一样比较突出。由于上颌窦及牙的发育较晚，导致颜面部垂直高度和横向宽度快速增长的时间相对滞后，因此儿童颅面比例相对较大，其结果是前额和眼眶上部区域容易遭受创伤，而面部下方相对安全。

（三）伤情一般不太严重

1. 儿童运动的速度无法同成年人相比，同时由于自身身高的限制，摔跤导致的颌面部外伤往往比成年人轻微。

2. 儿童颜面部软组织含量相对较高，软组织较成人也更富有弹性，因此对外力的缓冲能力更强。

3. 儿童上下颌骨处于生长发育期，其骨质有较强的韧性，上下颌骨发生骨折的概率较成人低，而在骨折病例中又以青枝骨折多见。

（四）愈合能力更强

1. 同成年人一样，儿童口腔颌面部软组织血供丰富，抗感染能力强，创口易于愈合。

2. 儿童颌骨处于生长发育旺盛期，骨膜成骨能力好，骨折易于发生早期愈合，愈合后改建塑形能力亦较强。同样，如果儿童骨折后不能得到及时的复位或者复位不充分，骨折可发生错位愈合。

二、生长发育对创伤治疗的影响

（一）恒牙胚在颌骨中的位置

在对上下颌骨骨折的治疗当中，闭合性复位可以避免损伤颌骨中的恒牙胚。但是对于下颌骨体部以及角部移位明显或者粉碎性骨折的病例需要采用手术切开复位及内固定，这时就要求手术医师必须熟悉牙列知识，不要造成未萌出恒牙的医源性损伤。一般情况下，可将微型或小型钛板放置在下颌下缘骨密质较厚的区域，用单皮质螺钉进行固定，同时可以结合牙弓夹板进行联合固定。

颌骨中包含恒牙胚的位置也是颌骨的薄弱区，如果这一区域受到暴力打击，容易发生骨折。处在骨折线上的恒牙胚可能已经受到不可逆性损害，如果发生感染，会影响骨折愈合。如果骨折复位不准确，导致骨折错位愈合，也可能会造成恒牙胚损伤。因此口腔医师要对患儿的患牙进行长期追踪观察。

（二）乳牙列和混合牙列

对于处于乳牙未全部萌出或者混合牙列期的儿童发生颌骨骨折或牙槽突骨折，进行牙弓夹板固定比较困难。这是因为：首先，乳牙牙冠短小，倒凹也小，不能像成人那样给钢丝结扎提供稳定的固位；其次，牙列中部分牙冠未萌出或者部分乳牙松动即将被替换。对于3~5岁拥有完整乳牙列的儿童，治疗颌骨骨折可以采用钢丝单颌结扎固定。5~9岁混合牙列期的儿童可采用颅颌弹性绷带进行制动和固定。10~12岁的部分患者可采用树脂夹板固定。12岁以上患者的治疗方式基本上与成年人相似。

手术切开复位和内固定的效果比闭合性复位联合牙弓夹板固定要好。但是，对于混合牙列咬合关系的恢复和稳定可不必像成年人那么严格，轻微的错𬌗畸形可以在儿童生长发育过程中自行调整，或者留待以后正畸治疗。

（三）髁突软骨的改建

下颌骨的发育在面部整体发育过程中起重要作用。在儿童时期，髁突受到创伤，如果没有得到及时的治疗，可导致同侧面部生长发育障碍，从而出现面部不对称和错𬌗畸形。一般年龄越小的患者，髁突软骨的代偿性发育功能越强，骨折后甚至可以完全改建，不出现骨折后遗症。对于大多数年龄较小儿童的髁突和髁颈骨折，非手术方法治疗是首选。在髁突损伤的恢复期，要预防髁突周围软组织纤维化或瘢痕化，防止出现颞下颌关节纤维粘连或发生强直。

（四）颜面部的发育可刺激瘢痕增生

口腔颌面部外伤愈合后，创缘处不可避免会出现瘢痕。如果瘢痕受到张力刺激，可出现增生。儿童颜面部处于发育期，无论是横向的宽度还是垂直向的高度一直在增加。由于受到周围软硬组织的牵拉，创口内瘢痕会增生变宽。最快的拆线10余日就可发生创口的瘢痕增生（图5-5-1）。

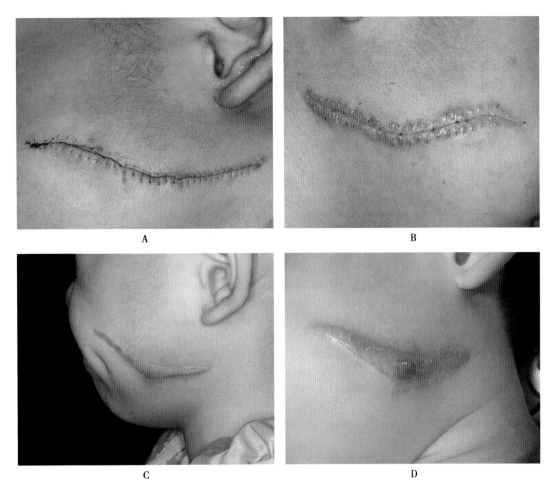

图 5-5-1　儿童颊部切割伤及瘢痕增生
A. 清创缝合后　B. 缝合后第 6 天拆线　C. 伤后 2 月余，瘢痕增生　D. 伤后 4 月余，瘢痕继续增生

三、儿童口腔颌面部创伤性急症的治疗原则

儿童口腔颌面部创伤性急症的治疗除了遵循成人的治疗原则外，还需要强调以下几个原则。

（一）及时处置

儿童口腔颌面部外伤后如未及时治疗，有可能影响颌骨发育，造成错𬌗畸形、恒牙胚受损、瘢痕挛缩等。

（二）尽量保守

根据儿童口腔颌面部创伤性急症的特点，一般主张尽量保守的治疗原则，减轻患儿的疼痛，促进软组织愈合，并防止青枝骨折转变为完全骨折，或移位不明显骨折转变成明显错位骨折。

1. **软组织损伤**　严格遵循清创原则，尽量保存软组织。只需对不整齐创缘加以修整，对面部重要美学标志性部位如眼睑、鼻翼、上下唇红缘处不应过多修剪和扩创。

2. **上颌骨骨折**　可采用牙弓夹板固定、颌间结扎对骨折进行固定。如果不能使用各种牙弓夹板，也可以利用各种骨骼悬吊固定技术，钢丝可以环颧骨、环眶下缘、梨状孔结扎固定。严重移位或咬合紊乱者需要开放手术。

3. **下颌骨骨折**

（1）髁突骨折：以保守治疗为主，包括进软食、颌间弹性牵引 10～14 天、早期功能锻炼、长期观察随访等。开放手术的指征非常有限，除非髁突骨折移位进入颅中窝；保守治疗无效，咬合关系无法恢复；髁突从关节囊内撕脱；双侧髁突骨折，并伴有面中部粉碎性骨折。

（2）下颌骨体部骨折和颏部骨折：以保守治疗（颌间弹性牵引）为主。除非骨折移位非常明显或者粉碎性骨折可采用开放手术复位,用微型或小型钛板和单骨皮质螺钉进行固定。

4. 颧骨复合体骨折　治疗基本与成人相同。骨折移位不明显,不需要手术治疗。绝大多数需要开放手术复位的病例可以通过面部小切口,例如上颌前庭沟、下眼睑以及眉弓切口进行。

（三）减少瘢痕

皮下缝合时,可以让皮下组织略微隆起,达到超减张的目的。同时,建议使用吸收缓慢的可吸收缝线,从而获得较长期的减张效果。颜面部创口一般在缝合后5～7天拆线。但是须知拆线后,瘢痕仍会增长,可在创缘处使用硅酮凝胶并配合减张胶布3个月以上,可有效抑制瘢痕增生。

（朱亚琴）

参 考 文 献

1. 张志愿.口腔颌面外科学.8版.北京:人民卫生出版社,2020.
2. 张益,孙勇刚.颌骨坚固内固定.北京:北京大学医学出版社,2003.
3. 邱蔚六,韩德民,张志愿.口腔颌面颈部创伤.武汉:湖北科学技术出版社,2016.
4. FONSECA R J. Oral and Maxillofacial Surgery. 3rd ed. Philadelphia:SAUNDERS-ELSEVIER, 2017.
5. MATHOG R H. Maxillofacial Trauma. Philadelphia:Lippincott Williams & Wilkins, 1984.
6. HUPP J R, TUCKER M R, ELLIS E 3R D. Contemporary Oral and Maxillofacial Surgery. 7th ed. St.Louis:Mosby USA, 2018.
7. 薄斌,周树夏,顾晓明.AIS-ISS创伤评分法及其在颌面创伤中的应用.中华口腔医学杂志,2001(2):74-76.
8. 谭颖徽.现代战伤特点和口腔颌面部火器伤处理原则.中华口腔医学杂志2006,41(11):690-693.
9. AUDIGÉ L, CORNELIUS CP, DI IEVA A, et al. The First AO Classification System for Fractures of the Craniomaxillofacial Skeleton:Rationale, Methodological Background, Developmental Process, and objectives. Craniomaxillofac Trauma Reconstr, 2014, 7(Suppl 1):S006-S014.
10. BRASS P, HELLMICH M, LADRA A, et al. Percutaneous techniques versus surgical techniques for tracheostomy.Cochrane Database Syst Rev, 2016, 7(7):CD008045.
11. MURRAY J M. Mandible Fractures and Dental Trauma. Emerg Med Clin North Am, 2013, 31(2):553-573.
12. KISNISCI R. Management of fractures of the condyle, condylar neck, and coronoid process. J Oral Maxillofacial Surg Clin North Am, 2013, 25(4):573-590.
13. MEARA D J, JONES L C. Controversies in Maxillofacial Trauma. J Oral Maxillofacial Surg Clin North Am, 2017, 29(4):391-399.
14. POWERS D B. Classification of Mandibular Condylar Fractures. J Atlas Oral Maxillofacial Surg Clin North Am, 2017, 25(1):1-10.
15. 中华口腔医学会口腔急诊专业委员会.口腔诊疗过程中伴发急性全身性病症的规范化椅旁急救专家共识.中华口腔医学会团体标准,2022,057(005),441-454.
16. 武晓莉.实用瘢痕治疗技术.上海:上海科学技术出版社,2022.

第六章　口腔颌面部感染性疾病

第一节　概　　论

口腔颌面部感染性疾病是口腔颌面部的常见病。由于口腔颌面部的解剖特点，该疾病进展迅速，严重威胁患者身体健康。当细菌沿着组织间隙、血管等扩散，可能会引起败血症、脓毒症、海绵窦血栓性静脉炎、脑脓肿、纵隔炎等严重并发症，可危及患者生命。口腔颌面部感染的诊断主要根据发病原因、临床表现、实验室检查和影像学检查等综合判断。其治疗包括抗感染治疗、手术治疗、全身支持治疗和辅助治疗，其中手术治疗是主要手段，术后冲洗换药也对病情控制十分重要。口腔颌面部感染的治疗需多学科参与，体现以口腔外科为主，包含麻醉科、急诊科、重症医学科、心胸外科、眼科、儿科以及相关内科等多学科协作诊疗的特点。对涉及颅内、眼眶、纵隔，或病情严重有中毒性休克、多器官功能衰竭风险的患者，建议转至综合医院相关科室，口腔颌面外科配合治疗。

一、口腔颌面部感染的途径及病原菌

（一）感染途径

1. **牙源性感染**　病原菌通过病变牙齿或牙周组织进入体内发生感染。牙齿在解剖结构上与颌骨直接相连，牙髓及牙周感染可向根尖、牙槽突、颌骨以及颌面部蜂窝组织间隙扩散。由于龋病、牙周病、智齿冠周炎均为临床常见病，故牙源性疾病是口腔颌面部感染的主要来源。

2. **腺源性感染**　面颈部淋巴结炎可继发于口腔、上呼吸道感染，引起炎症改变。淋巴结感染又可穿过淋巴结被膜向周围扩散，引起筋膜间隙的蜂窝织炎。

3. **损伤性感染**　继发于口腔颌面部外伤后发生的感染。

4. **血源性感染**　机体其他部位的化脓性病灶通过血液循环引起的口腔颌面部化脓性病变。

5. **医源性感染**　医务人员行局部麻醉、手术、穿刺等操作时未严格遵守无菌技术造成的继发性感染称为医源性感染。

（二）病原菌

口腔颌面部感染常由金黄色葡萄球菌、溶血性链球菌、大肠埃希菌等引起。近年来，由于应用厌氧培养技术，在口腔颌面部感染中尚可检出厌氧菌属，如类杆菌属、梭杆菌属、消化性链球菌等的检出率极高，有时甚至可达100%，说明目前口腔颌面部最多见的是需氧菌和厌氧菌的混合感染。

依据致病菌培养及药物敏感性试验来指导用药是理想的结果，但细菌培养耗时长、鉴定结果明显滞后于治疗进程，检测技术及精确性有限，这导致经验性用药仍是感染治疗初期的首选方法。空军军医大学的一项回顾性研究表明，细菌药物敏感度极高（SEN≥95%）的抗生素有头孢呋辛、头孢哌酮、头孢吡肟、亚胺培南、美罗培南，敏感度较高（90%≤SEN＜95%）的有头孢唑林、头孢曲松，敏感度较低（SEN＜90%）的有青霉素、复方新诺明、克林霉素、红霉素。

二、口腔颌面部感染的临床表现

（一）局部症状

口腔颌面部化脓性炎症急性期的局部表现为红、肿、热、痛、功能障碍、引流区淋巴结肿痛等典型症状，但其程度因发生的部位、深浅、范围大小和病程早晚而有差异。当炎症累及咀嚼肌部位，将导致不同

程度的张口受限。当病变位于口底、舌根、咽旁,可有进食、吞咽、言语障碍,甚至呼吸困难。当出现腐败坏死性蜂窝织炎时,局部皮肤弥漫性水肿,呈紫红色或灰白色,无弹性,有明显凹陷性水肿,组织间隙有气体产生时可触及捻发音。当急性炎症局限成脓肿后,由于主要感染菌种的不同,其脓液性状也有差异:金黄色葡萄球菌为黄色黏稠脓液;链球菌一般为淡黄或淡红稀薄脓液,有时由于溶血而呈褐色;铜绿假单胞菌的典型脓液为翠绿色,稍黏稠,有酸臭味;混合性细菌感染则为灰白或灰褐色脓液,有明显的腐败坏死臭味。在感染的慢性期,由于病变组织有大量的单核细胞浸润,正常组织破坏后被增生的纤维组织代替,局部形成较硬的炎性浸润块,并出现不同程度的功能障碍。有的脓肿形成后未及时治疗,可能自行溃破形成长期排脓的窦(瘘)道。当患者机体抵抗力降低或治疗不彻底时,慢性感染也可以再度急性发作。

(二)全身症状

患者的全身症状会因细菌的毒力和机体抵抗力不同而有所差异,其临床表现也有轻重之分。局部反应轻微的炎症可无全身症状;反之,局部炎症反应较重的,全身症状也较明显。全身症状包括畏寒、发热、头痛、全身不适、乏力、食欲减退、尿量减少、舌质红、苔黄及脉速等。实验室检查:白细胞总数增高,中性粒细胞比例上升,核左移。病情较重而时间长者,由于代谢紊乱,可导致水与电解质平衡失调、酸中毒,甚至伴有肝、肾功能障碍。严重感染者伴有败血症或脓毒血症时,可以发生中毒性休克。患者全身反应低下,多器官功能衰竭,如脉搏微弱、血压下降、体温和白细胞总数不升高或反低于正常时,均提示病情重笃,最后昏迷死亡。慢性炎症的患者多表现为局部炎症久治不愈,长期排脓或反复发作,可伴有持续低热的全身症状。因长期处于慢性消耗状态,患者可表现为全身衰弱、营养不良以及出现不同程度的贫血。

三、口腔颌面部感染的诊断

根据口腔颌面部感染的发病因素、临床表现,大多能正确诊断。如诊断及时、治疗得当,对缩短病程、防止感染扩散和恶化均有重要意义。

1. **临床表现**　在炎症初期,口腔颌面部感染区的红、肿、热、痛等是主要表现,也是诊断局部感染的基本依据。在炎症局限形成脓肿后,波动感又是诊断脓肿的重要特征。波动试验是临床上诊断浅部脓肿的主要方法。深部脓肿,尤其是位于筋膜下层的脓肿,一般很难查到波动感,但压痛点比较清楚,按压脓肿区的表面皮肤常出现不能很快恢复的凹陷。

2. **辅助检查**　除了根据临床表现、病史做出诊断,辅助检查对于感染病程的确定也十分重要。

(1)实验室检查:空军军医大学的一项研究表明,通过实验室检查快速判断间隙感染病情时,感染的程度主要应结合C反应蛋白/超敏C反应蛋白+降钙素原来诊断,患者全身情况应结合血钾浓度+血气分析+糖化血红蛋白等因素来诊断。

(2)影像学检查:CT作为可以帮助诊断感染的范围及病情。前牙来源的感染通常扩散至提上唇肌和提口角肌,然后扩散至眶下间隙。前磨牙、第一磨牙来源的感染可扩散至颊间隙。第二磨牙、第三磨牙来源的感染通常会扩散至咬肌间隙。由于CT的相对普及,具有检查时间较短的优势,现在CT已成为影像学检查的首选。但对于咀嚼肌间隙,MRI能够很容易地区分肌肉、脓肿及蜂窝织炎,且MRI对咀嚼肌间隙感染的程度及范围的检出率均高于CT。MRI具有良好的组织分辨率,无须静脉注入对比剂,即可鉴别血管和软组织;没有射线硬化的伪影;无须变换患者体位即可在各个平面成像;对人体没有放射危害。此外,MRI可以清晰地显示黏膜,由于脂肪在T_1加权像(T_1 weighted image,T_1WI)上表现为高信号,且头颈部各个组织间隙都围以脂肪组织。因此,其可以清楚地分辨组织的解剖结构变化。

感染早期的彩超检查表现为软组织弥漫性肿胀,边界欠清,回声减低或增强、增粗,分布欠均匀。感染后期脂肪结缔组织变性坏死,形成脓肿后表现为外形不规则、边界尚清的无回声区(液区),内部可伴有数量不等的密集中等光点漂浮,轻压该病变区可见液体流动或变形,其周围软组织明显肿胀,回声高低不等,分布不均匀。通过彩超检查可以明确炎症所处阶段(浆液性炎或脓液性炎,急性炎症或慢性炎症),并可以准确给出脓腔范围、脓液性质及脓液量,为确定手术时机提供依据。

由于感染性疾病行为学特点,对于其诊断和治疗必须准确、及时,才能防止口腔颌面部间隙感染向更严重的方向发展。医师应通过患者的临床表现,结合病史询问、实验室检查,辅以 CT、MRI、彩超等检查手段,尽快明确诊断,以便于选择更合理的治疗方案。

四、口腔颌面部感染的急诊处置及治疗

(一)药物治疗

应用抗生素抗感染是治疗间隙感染的重要手段之一,在炎症的早期合理有效选用抗生素可有效控制炎症,防止扩散。

口腔颌面部间隙感染中,需氧菌和厌氧菌引起的混合感染可达 60% 以上。因此,上述临床病例中头孢菌素类和硝基咪唑类抗生素的二联使用率较高,尤其对于致病菌未明的严重感染,单一抗菌药物往往难以有效控制,依据临床经验联合用药,扩大抗菌谱,待确诊后再调整,已是临床工作中的常规做法。空军军医大学的一项研究表明,在口腔颌面部间隙感染治疗中,对于非重症感染,头孢呋辛+奥硝唑是较为理想的初期抗菌用药,初期可根据感染来源和临床表现推断可能的病原菌,尽早开始抗菌素的经验治疗。待感染得到有效控制后,根据微生物检查以及药敏结果选用更有针对性的窄谱抗生素。对于重症感染患者,应早期应用亚胺培南或亚胺培南+奥硝唑覆盖尽可能所有的致病菌,对于其他耐药或不典型病原体感染的患者,应加入特定病原体的抗生素进行广覆盖,待有明确病原学依据,临床症状好转,可结合阶段性治疗结果降阶梯用药。

(二)手术治疗

在早期抗生素及对症支持治疗无效时,常需要借助外科手段进行切开引流及减压,但由于间隙感染病情发展迅速,面部解剖结构复杂,选择正确的时机和恰当的部位切开是此类患者能否及时有效救治的关键。不合理的切口不但无法有效控制病情发展,且增大术后复发及合并骨髓炎的概率,导致面部畸形或瘢痕,严重影响患者生活质量。

1. **手术时机**　口腔颌面部间隙感染的早期应以抗生素及理疗等非手术治疗为主,当局部出现波动感、凹陷性水肿、捻发音、经 CT 或 B 超结果提示有脓腔形成时,说明保守治疗无效,需要进行常规切开引流。值得注意的是,由产气荚膜杆菌引起的间隙感染发展较快,预计短时间内将波及气道,引起气道梗阻或累及颅内、纵隔、颈鞘等重要解剖部位时,患者虽未出现典型的切开引流指征,仍需要进行预防性切开引流。此外,在患者体质虚弱、患有糖尿病或长期应用激素及免疫抑制剂的特殊情况下,可能在尚未表现出切开引流指征时就发展为坏死性筋膜炎。坏死性筋膜炎最初常表现为感染区皮肤小水泡,后皮肤麻木,出现暗紫色改变,并沿颈阔肌迅速向下蔓延至前胸壁,导致大量皮肤及皮下组织坏死,病情凶险且难以控制。因此,诊治此类患者时需要警惕坏死性筋膜炎的发生,必要时早期切开引流。如果感染发展已经波及气道、颅内、纵隔等重要脏器,或出现全身中毒症状,应组织各相关科室会诊,进行综合治疗。

2. **切口设计**　颌面部血管、神经密集,解剖结构复杂,加之面部皮肤切口对面容具有较高的损毁性,因此,在进行切开引流前,术者必须充分考虑多方因素,根据低位、美观、通畅、隐蔽等基本原则,谨慎设计切口。下颌下切口的应用频率远高于其他各类切口,分析其原因,一方面是由于与下颌下间隙相邻的间隙(翼颌间隙、咬肌间隙、舌下间隙)大多处于牙源性感染的好发部位;另一方面,下颌下间隙位于颌面部各间隙的重力最低位,各感染间隙容物易受重力影响向下颌下间隙聚集。因此,在颌面多间隙感染中,下颌下间隙既是病情发展的中心,又是连通各间隙的枢纽。采用下颌下间隙切口,可直接对下颌下间隙、咬肌间隙、翼颌间隙、舌下间隙形成引流,加之下颌下间隙切口位置隐蔽、疗效确切,是临床最为常用的切口。

此外,当下颌下间隙感染向下扩散至上颈部时,单纯的下颌下切口不满足低位引流原则,在颈部额外做附加切口又违背了美观原则。在这种情况下,可以在下颌下间隙切口的基础上,于颈上部脓肿最低位锐性穿刺皮肤,形成直径 0.5～1cm 的远隔穿刺引流口,通过皮下向上钝性分离与下颌下间隙相通,穿刺口内置引流物,使脓液可自穿刺口流出,而坏死组织团块则可从下颌下间隙切口内取出,实现上冲洗、下

引流,在保证引流的同时没有增加额外的切口瘢痕。

路德维希咽峡炎是临床最为严重的感染类型,其病原菌以腐败坏死性细菌为主,感染间隙涉及双侧下颌下间隙、舌下间隙、颏下间隙,可在双侧颏下间隙、下颌下间隙做与下颌骨相平行的衣领形或倒T形切口,广泛切开,并充分分离口底肌群。颏下切口、口内前庭沟切口、颞部切口等也是临床上较常用的切口。口内翼颌皱襞切口以及口底黏膜切口由于存在引流欠通畅、逆重力引流等问题,且受张口度的影响,其应用相对较少。

关于切口长度的设计尚无统一标准。传统观点提倡进行广泛切开,以保证引流通畅,但随着人们社交生活的日益增加,过大的切口瘢痕越来越不容易被接受。结合临床实际,大多数情况下,当切口长度为3～5cm时,既能方便术中钝性分离操作,利于坏死组织排出,又不会形成过长的切口,能够满足大多数病情需要。

3. **术中处理** 切开时应遵循外科手术常规原则,切开皮肤或黏膜后沿各间隙走行钝性分离,逐步打通各腔隙并扩大引流道直至通畅。在探查与口内毗邻的间隙时,应同时观察口腔黏膜情况,建议参照双合诊方式探查并钝性分离脓腔,以便早发现潜在的口腔黏膜破溃点。对于已破溃的口内黏膜,需要尽量进行严密缝合,避免唾液进入脓腔,导致伤口迁延不愈。术中脓腔开放完成后,选用适当的药物进行术中冲洗。常用的冲洗液主要包括生理盐水、1% 聚维酮碘、过氧化氢、复方新诺明等。其中,生理盐水冲洗最为常用,可将生理盐水以低压力(7～14kPa)进行脓腔冲洗,同时夹持小棉球轻轻刮擦脓腔周壁促进坏死组织脱落,冲洗直至冲洗液清亮,脓腔无坏死组织残留。

4. **引流方案** 口腔颌面部间隙感染常用的引流物主要为引流条、引流半管、引流全管、引流纱条、负压引流器等。在临床工作中可结合患者具体情况选择不同的引流物,必要时可多种引流物联合使用。

第二节 智齿冠周炎

智齿冠周炎(pericoronitis of wisdom tooth)是指智齿(第三磨牙)萌出不全或阻生时,牙冠周围软组织发生的炎症。临床上以下颌智齿冠周炎多见,上颌第三磨牙冠周炎发生率较低,且临床症状较轻,并发症少,治疗相对简单。本节主要介绍下颌智齿冠周炎。

(一)病因

在人类种系发生和演化过程中,随着食物种类的变化,由生到熟、由粗变细,给人类带来咀嚼器官的退化,造成颌骨长度与牙列所需长度不协调。下颌第三磨牙是牙列中最后萌出的牙,因萌出位置不足,可导致不同程度的阻生。阻生智齿在萌出过程中,牙冠可部分或全部为龈瓣覆盖,龈瓣与牙冠之间形成较深的盲袋,食物及细菌极易嵌塞于盲袋内,加之冠部牙龈常因咀嚼食物而损伤,形成溃疡。当全身抵抗力下降、局部细菌毒力增强时,可引起冠周炎急性发作,因此智齿冠周炎主要发生在18～30岁智齿萌出期的青年人,和伴有萌出不全智齿阻生的患者。

(二)临床表现

智齿冠周炎常以急性炎症形式出现。急性智齿冠周炎的初期,一般全身无明显反应,患者自觉患侧磨牙后区胀痛不适,当咀嚼、吞咽、开口活动时疼痛加重。如病情继续发展,局部可呈自发性跳痛或沿耳颞神经分布区产生放射痛。若炎症侵及咀嚼肌时,可引起咀嚼肌反射性痉挛而出现不同程度的张口受限,甚至出现牙关紧闭。由于口腔不洁,患者出现口臭、舌苔变厚,患牙龈袋处可有咸味分泌物溢出。全身症状可有不同程度的畏寒、发热、头痛、全身不适、食欲减退及大便秘结,白细胞总数稍有增高,中性粒细胞比例上升。

慢性冠周炎在临床上多无明显症状,仅局部有轻度压痛、不适。

(三)临床检查

多数患者口腔局部检查可见智齿萌出不全,如为低位阻生或牙冠被肿胀的龈瓣全部覆盖时,需用探针探查,才可在龈瓣下查出未全萌出的智齿或阻生牙。智齿周围的软组织及牙龈发红,伴有不同程度的肿胀。龈瓣边缘糜烂,有明显触痛,或可从龈袋内压出脓液。病情严重者,炎性肿胀可波及腭舌弓和咽侧壁,伴有明显的张口困难。但化脓性炎症局限后,可形成冠周脓肿,有时可自行溃破。相邻的第二磨牙可有叩击痛。有时第二磨牙远中颈部可因阻生牙等局部因素导致龋坏,在检查时应多加注意,切勿遗漏。此外,通常有患侧下颌下淋巴结肿胀、压痛。

冠周炎症可直接蔓延或由淋巴管扩散,引起邻近组织器官或筋膜间隙的感染扩散(图 6-2-1)。

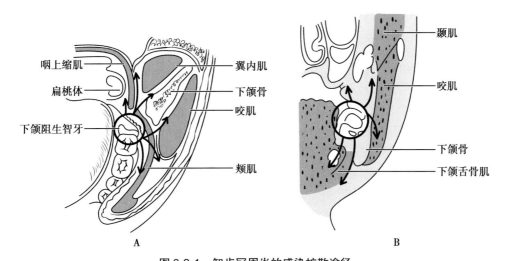

图 6-2-1　智齿冠周炎的感染扩散途径
A.水平面观:向前、后、外、内向扩散　B.冠状面观:向上、下向扩散

1. 智齿冠周炎常向磨牙后区扩散,形成骨膜下脓肿,脓肿向外穿破,在咬肌前缘与颊肌后缘间的薄弱处发生皮下脓肿,当穿破皮肤后可形成经久不愈的面颊瘘。

2. 炎症沿下颌骨外斜线向前,可在相当于下颌第一磨牙颊侧黏膜转折处的骨膜下形成脓肿或破溃成瘘。

3. 炎症沿下颌支外侧或内侧向后扩散,可分别引起咬肌间隙、翼下颌间隙感染。此外,亦可导致颊间隙、下颌下间隙、口底间隙、咽旁间隙感染或扁桃体周围脓肿的发生。

(四)诊断

智齿冠周炎发病初期仅有轻微的症状,常被患者忽视而延误治疗,致使炎症迅速发展甚至引起严重的并发症。因此,早期诊断、及时治疗是非常重要的。

根据病史、临床症状和检查所见,一般不难正确诊断。用探针检查可触及未萌出或阻生的智齿牙冠存在。X 线检查可帮助了解未全萌出或阻生牙的生长方向、位置、牙根的形态及牙周情况。在慢性冠周炎的 X 线片上有时可发现牙周骨质阴影(病理性骨袋)的存在。

必须注意,在下颌智齿冠周炎合并面颊瘘或下颌第一磨牙颊侧龈瘘时,可被误认为是第一磨牙的炎症所致,特别在第一磨牙及其牙周组织存在病变时,更易误诊。此外,应与第二磨牙远中颈部深龋引起的根尖周炎、第三磨牙区牙龈的恶性肿瘤相鉴别。

(五)治疗

智齿冠周炎的治疗在急性期应以消炎、镇痛、切开引流、增强全身抵抗力的治疗为主。当炎症转入慢性期后,若为不可能萌出的阻生牙则应尽早拔除,以防感染再发。

1. **局部冲洗**　智齿冠周炎的治疗以局部处理为重点,局部又以清除龈袋内的食物碎屑、坏死组织、脓液为主。常用生理盐水、1%～3% 过氧化氢溶液、1∶5 000 高锰酸钾液、0.1% 氯己定液等反复冲洗龈袋,至溢出液清亮为止。擦干局部,用探针蘸 2% 碘酒、碘甘油或少量碘酚液入龈袋内,每日 1～3 次,并用温热水等含漱剂漱口。

2. **全身抗感染**　根据局部炎症及全身反应程度和有无其他并发症,选择抗菌药物及全身支持疗法。

3. **切开引流术**　如龈瓣附近形成脓肿,应及时切开并置引流条。

4. **冠周龈瓣切除术**　当急性炎症消退,对有足够萌出位置且牙位正常的智齿,可在局麻下切除智齿冠周龈瓣,以消除盲袋。

5. 下颌智齿拔除术 以下情况均应尽早拔除下颌智齿:牙位不正、无足够萌出位置,相对的上颌第三磨牙位置不正或已拔除,以及为避免冠周炎的复发。伴有颊瘘者,在拔牙的同时应切除瘘道,刮尽肉芽组织,缝合面部皮肤瘘口。

第三节 口腔颌面部间隙感染

口腔、颜面、颈部深面的知名解剖结构均有致密的筋膜包绕。在这些解剖结构的筋膜之间有数量不等而又彼此连续的疏松结缔组织或脂肪组织填充。由于感染常沿这些阻力薄弱的结构扩散,故将其视为感染发生和扩散的潜在间隙。根据解剖结构和临床感染常表现的部位,将其分为不同名称的间隙,如咬肌间隙、翼下颌间隙、颞下间隙、颞间隙、下颌下间隙、咽旁间隙、颊间隙、口底间隙等。口腔颌面部间隙感染均为继发性,常见为牙源性或腺源性感染扩散所致,损伤性、医源性、血源性较少见。感染多为需氧和厌氧菌引起的混合感染,也可为葡萄球菌、链球菌等引起的化脓性感染,或厌氧菌等引起的腐败坏死性感染。感染累及潜在筋膜间隙内结构,初期表现为蜂窝织炎,在脂肪结缔组织变性坏死后,则可形成化脓性炎症,可局限于一个间隙内,也可波及相邻的几个间隙,形成弥散性蜂窝织炎或脓肿,甚至可沿神经、血管扩散,引起海绵窦血栓性静脉炎、脑脓肿、败血症、纵隔炎等严重并发症。在感染发生、发展过程中表现为程度不同的化脓性感染的全身症状。

医师应认真仔细地询问病史,检查患者,结合临床症状,分析感染来源,运用颌面部解剖知识,再结合实验室检查、穿刺等检查方法,口腔颌面部间隙感染不难正确诊断。

口腔颌面部间隙感染的处置原则与本章第一节所述相同。由于间隙和解剖部位各异,口腔颌面部间隙感染涉及间隙的多寡不一,以及感染来源和病原菌的不同,每个患者的局部及全身表现也各具特征,治疗方法自然也各有侧重,临床上需区别对待。如果经过抗炎症治疗或脓肿切开引流后,临床表现仍无好转,而肿胀继续增大时,应排除恶性肿瘤继发感染的可能。

口腔颌面部间隙感染的急诊治疗应从局部和全身两个方面考虑。对于轻度感染仅用局部疗法即能治愈。对于严重的口腔颌面部间隙感染应遵循以下原则:①仔细检查并判断感染的严重程度,观察感染的部位、波及范围以及是否造成呼吸道阻塞;②评估患者的全身情况如系统性疾病史;③局部外科治疗如脓肿切开引流,清除感染源头,并确保呼吸道通畅;④给予全身支持治疗和抗菌药物治疗;⑤及时评估患者的全身、局部情况。

下面就各间隙的临床特点及局部处理原则分别予以叙述。

一、眶下间隙感染

眶下间隙(infraorbital space)位于眼眶下方,上颌骨前壁与面部表情肌之间。其上界为眶下缘,下界为上颌骨牙槽突,内界为鼻侧缘,外界为颧骨。间隙中有从眶下孔穿出之眶下神经、血管以及眶下淋巴结。此外,尚有走行于肌间的内眦动脉、面前静脉及其与眼静脉、眶下静脉、面深静脉的交通支。

(一)病因

眶下间隙感染多来自上颌尖牙、第一前磨牙和上颌切牙的根尖化脓性炎症和牙槽脓肿。此外,也可因上颌骨骨髓炎的脓液穿破骨膜,或上唇底部与鼻侧的化脓性炎症扩散至眶下间隙引起。

(二)临床表现

眶下区肿胀范围常波及内眦、眼睑、颧部皮肤。肿胀区皮肤发红、张力增大,眼睑水肿,睑裂变窄,鼻唇沟消失(图6-3-1A)。脓肿形成后,眶下区可触及波动感,口腔前庭龈颊沟处常有明显肿胀、压痛、易扪得波动感(图6-3-1B)。少数可由此自行穿破,有脓液溢出。感染期由于肿胀及炎症激惹眶下神经,可引起不同程度的疼痛。

眶下间隙感染向上可向眶内直接扩散,形成眶内蜂窝织炎,亦可沿面静脉、内眦静脉、眼静脉向颅内扩散,并发海绵窦血栓性静脉炎。

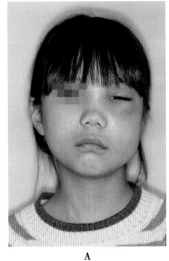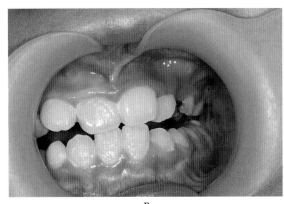

图 6-3-1　眶下间隙感染
A.眶下区肿胀　B.尖牙龋坏,对应前庭沟处明显肿胀

(三)治疗原则

眶下间隙蜂窝织炎阶段可从局部外敷中药及针对感染病灶牙的处理着手,脓肿形成应及时行切开引流术。按低位引流原则常在口内上颌尖牙及前磨牙唇侧口腔前庭黏膜转折处做切口,横行切开黏骨膜达骨面,用血管钳向尖牙窝方向分离脓肿,使脓液充分引流,用生理盐水冲洗脓腔,留置橡皮引流条。炎症控制后应立即处理病灶牙。

二、颊间隙感染

颊间隙(buccal space)有广义和狭义之分。广义的颊间隙系指位于颊部皮肤与颊黏膜之间颊肌周围的间隙。其上界为颧骨下缘,下界为下颌骨下缘,前界从颧骨下缘至鼻唇沟经口角至下颌骨下缘的连线,后界浅面相当于咬肌前缘,深面为翼下颌韧带。间隙内除含蜂窝上唇方肌组织、脂肪组织及颊脂垫外,尚有面神经分支、腮腺导管。面动脉、面静脉通过,以及颊淋巴结、颌上淋巴结等位于咬肌其中。狭义的颊间隙系指咬肌与颊肌之间存在的一个狭小筋膜间隙,颊脂垫正位于其中,此间隙亦称为咬颊间隙(masseteric-buccal space)。

颊间隙借血管、颊脂垫尖及脂肪结缔组织与颞下间隙、颞间隙、咬肌间隙、翼下颌间隙、眶下间隙相通,成为感染相互扩散的通道。

(一)病因

颊间隙感染常见源于上、下颌磨牙的根尖脓肿或牙槽脓肿穿破骨膜,侵入颊间隙,也可因颊部皮肤损伤、颊黏膜溃疡继发感染,或颊、颌上淋巴结的炎症扩散所致。

(二)临床表现

颊间隙感染的临床特点取决于脓肿形成的部位。在颊部皮下或黏膜下的脓肿病程进展缓慢,肿胀及脓肿的范围较为局限(图 6-3-2)。感染波及颊脂垫时,则炎症发展迅速,肿胀范围波及整个颊部,并可向相通间隙扩散,形成多间隙感染。

(三)治疗原则

脓肿形成后,应按脓肿部位决定由口内或从面部行切开引流术。口内切口应在脓肿低位,即在口腔前庭、下颌龈颊沟之上切开。颊部皮下脓肿可在脓肿浅表皮肤沿皮肤皱折线切开。广泛颊间隙感染则应该从下颌骨下缘以下 1～2cm 处做平行于下颌骨下缘的切口,从切开的皮下向上潜行钝分离进入颊部脓腔,但应注意避免损伤面神经的下颌缘支及面动脉、面静脉等。

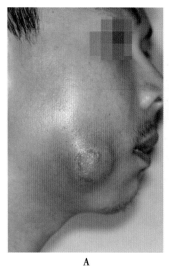

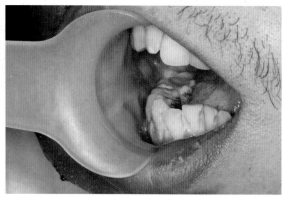

A　　　　　　　　　　　　　　B

图6-3-2　颊间隙感染

A.颊部红肿　　B.口内下颌磨牙区溢脓

三、颞间隙感染

颞间隙（temporal space）位于颧弓上方的颞区，借颞肌分为颞浅与颞深两间隙；借脂肪结缔组织与颞下间隙、咬肌间隙、翼下颌间隙、颊间隙相通。

（一）病因

颞间隙感染常由咬肌间隙、翼下颌间隙、颞下间隙、颊间隙感染扩散引起。耳源性感染（化脓性中耳炎、乳突炎）、颞部疖痈以及颞部损伤继发感染也可波及颞间隙。

（二）临床表现

肿胀范围可仅局限于颞部或同时有腮腺咬肌区、颊部、眶部、颧部等区广泛肿胀，取决于是单纯颞间隙感染或伴有相邻多间隙感染。病变区表现有凹陷性水肿、压痛、咀嚼痛和不同程度的张口受限（图6-3-3）。脓肿形成后，颞浅间隙脓肿可触及波动感，颞深间隙脓肿则需借助穿刺抽出脓液才能明确诊断。

颞肌坚厚，颞筋膜致密，深部脓肿难以自行穿破，脓液长期积存于颞骨表面，可引起颞骨骨髓炎。颞骨鳞部骨壁薄，内外骨板间板障少，感染可直接从骨缝或通过进入脑膜的血管蔓延，导致脑膜炎、脑脓肿

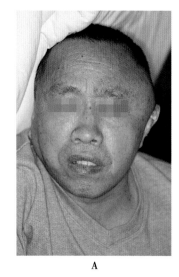

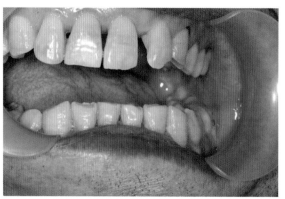

A　　　　　　　　　　　　　　B

图6-3-3　颞间隙感染

A.左侧颞部肿胀明显　　B.重度张口受限及口内磨牙后区肿胀溢脓

等并发症。

（三）治疗原则

继发于相邻间隙感染的颞间隙蜂窝织炎，可因其他间隙脓肿切开引流后，颞间隙的炎症也随之消退。但颞间隙脓肿形成后则需切开引流，根据脓肿的深浅、脓腔的大小而采用不同形式的切口。浅部脓肿可在颞部发际内做单个皮肤切口即可。深部脓肿可做 2 个以上与颞肌纤维方向一致的直切口。当疑有颞骨骨髓炎时，可沿颞肌附着做弧形皮肤切口，切开颞肌附着，由骨面翻起颞肌，使颞鳞部完全敞开引流。注意行弧形切口时，切忌在颞肌做与肌纤维相交的横行切口，因为切断颞肌的同时可损伤颞肌的神经、血管，破坏颞肌的功能。如为多间隙感染，还应在下颌下区另做切口行上下贯通式引流。

颞间隙脓肿切开引流后，如肿胀不消，脓液不减，探得骨面粗糙，经 X 线片确定已发生骨髓炎时，应积极行死骨及病灶清除术，以免进一步发生颅内感染。

四、颞下间隙感染

颞下间隙（infratemporal space）位于颅中窝底。其前界为上颌结节及上颌颧突后面，后界为茎突及茎突诸肌，内界为蝶骨翼突外板的外侧面，外界为下颌支上份及颧弓，上界为蝶骨大翼的颞下面和颞下嵴，下界借助翼外肌下缘平面与翼下颌间隙分界。该间隙中的脂肪组织、上颌动静脉、翼静脉丛、三叉神经上下颌支的分支分别与颞间隙、翼下颌间隙、咽旁间隙、颊间隙、翼腭间隙等间隙相通，还可借眶下裂、卵圆孔和棘孔分别与眶内、颅内通连，借翼静脉丛与海绵窦相通。

（一）病因

可从相邻间隙，如翼下颌间隙等感染扩散而来，也可因上颌结节、卵圆孔、圆孔阻滞麻醉时带入感染，或由上颌磨牙的根尖周感染或拔牙后感染引起。

（二）临床表现

颞下间隙位置深在、隐蔽，故感染发生时外观表现常不明显，仔细检查可发现颧弓上、下及下颌支后方微肿，有深压痛，伴有不同程度的张口受限。但颞下间隙感染时常存在相邻间隙的感染，因此可伴有颞部、腮腺咬肌区、颊部和口内上颌结节区的肿胀，以及出现该合并间隙感染的相应症状。临床表现有同侧眼球突出、眼球运动障碍、眼睑水肿、头痛、恶心等症状时，应警惕海绵窦静脉炎的可能性。

（三）治疗原则

应积极应用大剂量抗生素治疗，若症状缓解不明显，经口内（上颌结节外侧）或口外（颧弓与下颌切迹之间）途径穿刺有脓时，应及时切开引流。

切开引流途径可由口内或口外进行。口内在上颌结节外侧前庭黏膜转折处切开，以血管钳沿下颌支冠突内侧向后上分离至脓腔。口外切开多用沿下颌角下做弧形切口，切断颈阔肌后，通过下颌支后缘与翼内肌之间进入脓腔。若伴有相邻间隙感染，则原则应与相应间隙贯通一并引流。

五、咬肌间隙感染

咬肌间隙（masseteric space）位于咬肌与下颌支外侧骨壁之间。前界为咬肌前缘，后界为下颌支后缘，上平颧弓下缘，下以咬肌在下颌支附着为界。由于咬肌在下颌支及其角部附着宽广紧密，故潜在性咬肌间隙存在于下颌支上段的外侧部位，借颊脂垫、咬肌神经、血管与颊间隙、翼下颌间隙、颞间隙、颞下间隙等间隙相通。咬肌间隙感染为常见的颌面部间隙感染之一。

（一）病因

主要来自下颌智齿冠周炎、下颌磨牙根尖周炎、牙槽脓肿，亦可因相邻间隙如颞下间隙感染的扩散，偶有因化脓性腮腺炎波及者。

（二）临床表现

咬肌间隙感染的典型症状是以下颌支及下颌角为中心的咬肌区肿胀、变硬、压痛伴明显张口受限（图6-3-4）。由于咬肌肥厚坚实，脓肿难以自行溃破，也不易触到波动感。若炎症在 1 周以上，压痛点局限或有凹陷性水肿，经穿刺有脓液时，应积极切开引流，否则由于脓液长期蓄积，易形成下颌支边缘性骨髓炎。

85

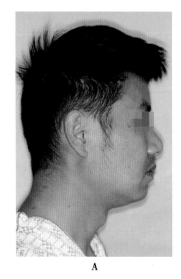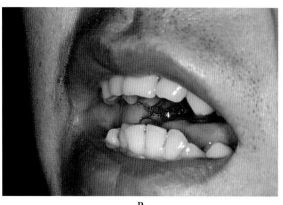

A   B

图 6-3-4　咬肌间隙感染
A. 咬肌区肿胀　B. 重度张口受限

（三）治疗原则

咬肌间隙蜂窝织炎时除全身应用抗生素外，局部可用物理疗法或外敷中药。一旦脓肿形成应及时引流。咬肌间隙脓肿切开引流的途径虽可从口内翼下颌皱襞稍外侧切开，分离进入脓腔引流，但因引流口常在脓腔之前上份，体位引流不畅，炎症不易控制，发生边缘性骨髓炎的概率也相应增加。因此，临床常用口外途径切开引流。口外切口从下颌支后缘绕过下颌角，距下颌下缘 2cm 处切开，切口长 3～5cm。逐层切开皮下组织、颈阔肌以及咬肌在下颌角区的部分附着，用骨膜剥离器由骨面推起咬肌进入脓腔，引出脓液。冲洗脓腔后填入盐水纱条。次日换敷料时抽去纱条，置换橡皮管或橡皮条引流。如有边缘性骨髓炎形成，在脓液减少后应早期施行病灶刮除术，术中除重点清除骨面死骨外，不应忽略咬肌下骨膜面附着的病灶小碎片及坏死组织，以利于创口早期愈合。咬肌间隙感染缓解或被控制后，应及早对引起感染的病灶牙进行治疗或拔除。

六、翼下颌间隙感染

翼下颌间隙（pterygomandibular space）位于下颌支内侧骨壁与翼内肌外侧面之间。其前界为颞肌及颊肌，后为腮腺鞘，上为翼外肌的下缘，下为翼内肌附着于下颌支处，呈底在上尖在下的三角形。此间隙中有从颅底卵圆孔出颅的下颌神经分支及下牙槽动、静脉穿过，借蜂窝组织与相邻的颞下间隙、颞间隙、颊间隙、下颌下间隙、舌下间隙、咽旁间隙、咬肌间隙等间隙相通，经颅底血管、神经还可通入颅内。

（一）病因

翼下颌间隙感染的病因常见为下颌智齿冠周炎及下颌磨牙根尖周炎症扩散所致。下牙槽神经阻滞麻醉时消毒不严或拔下颌智齿时创伤过大，也可引起翼下颌间隙感染。此外，相邻间隙，如颞下间隙、咽旁间隙炎症也可波及。

（二）临床表现

翼下颌间隙感染的临床表现常先有牙痛史，继而出现张口受限、咀嚼食物及吞咽疼痛。口腔检查可见翼下颌皱襞处黏膜水肿，下颌支后缘稍内侧可有轻度肿胀、深压痛。由于翼下颌间隙位置深在，即使脓肿已形成，亦难由临床直接触及波动，多需穿刺才可确定，因而常易延误诊断，致使炎症向邻近间隙扩散，可形成颞下间隙、咽旁间隙、下颌下间隙、咬肌间隙、翼下颌间隙等多间隙感染，导致病情复杂化。

（三）治疗原则

感染的初期应全身应用足量抗生素，以控制炎症的发展和扩散。脓肿的切开引流可从口内或口外进行。口内切开因受张口度的限制,较少采用。口外途径具有易于暴露间隙及有利于体位引流的优点。口内切口在下颌支前缘稍内侧,即翼下颌皱襞稍外侧,纵行切开 2～3cm,用血管钳钝性分开颊肌后,即可沿下颌支内侧进入翼下颌间隙。

口外切口与咬肌间隙切口类似,在分离暴露下颌角下缘时,在其内侧切开部分翼内肌附着及骨膜。然后用骨膜分离器剥开翼内肌,进入间隙放出脓液,再用盐水或 1%～3% 过氧化氢溶液冲洗脓腔,以盐水纱条填塞,次日交换敷料以橡皮管或橡皮条引流。

七、舌下间隙感染

舌下间隙(sublingual space)位于舌和口底黏膜之下,下颌舌骨肌及舌骨舌肌之上。其前界及两侧为下颌体的内侧面,后部止于舌根。由颏舌肌及颏舌骨肌又可将舌下间隙分为左右两部,二者在舌下肉阜深面相连通。舌下间隙后上与咽旁间隙、翼下颌间隙相通,后下通入下颌下间隙。

(一)病因

下颌牙的牙源性感染、口底黏膜损伤、溃疡以及舌下腺、下颌下腺导管的炎症均可引起舌下间隙感染。

(二)临床表现

舌下间隙感染不多见,临床表现为一侧或双侧的舌下肉阜或颌舌沟区口底肿胀,黏膜充血,舌体被挤压抬高,推向健侧,运动受限,言语、进食、吞咽出现不同程度的困难和疼痛(图 6-3-5)。感染向口底后份扩散时,可出现张口受限和呼吸不畅。脓肿形成后在口底可扪及波动。如自发穿破则有脓液溢出。如感染为唾液腺来源,下颌下腺导管口可有脓液排出。相邻间隙受累时可出现相应颌周及下颌下脓肿的临床症状。

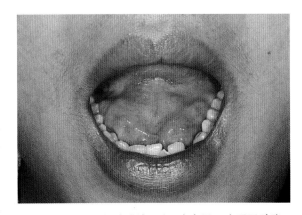

图 6-3-5　舌下间隙感染,舌下肉阜及口底明显肿胀

(三)治疗原则

脓肿形成后,一般在口底肿胀最明显或波动区,于下颌体平行切开黏膜,钝性分离进入脓腔引流。注意勿损伤舌神经、舌动脉、下颌下腺导管。对已溃破者,沿溃破口稍扩大置入引流条即可。

舌下间隙感染易于由下颌舌骨肌后缘借下颌下腺体进入下颌下间隙。一旦形成下颌下脓肿,仅从口底引流则效果不好,应及时由下颌下区切开引流。

八、咽旁间隙感染

咽旁间隙(parapharyngeal space)位于咽腔侧方的咽上缩肌与翼内肌和腮腺深叶之间。其前界为翼下颌韧带及下颌下腺上缘,后为椎前筋膜。间隙呈倒立锥体形,底在上为颅底的颞骨和蝶骨,尖向下止于舌骨。由茎突及附着其上的诸肌将该间隙分为前后两部,前部称咽旁前间隙,后部为咽旁后间隙。前间隙小,其中有咽深动脉、静脉及淋巴、蜂窝组织。后间隙大,有出入颅底的颈内动脉、静脉,第 9～12 对脑神经及颈深上淋巴结等。咽旁间隙与翼下颌间隙、颞下间隙、舌下间隙、下颌下间隙及咽后间隙诸间隙相通。血管神经束上通颅内,下连纵隔,可成为感染蔓延的途径。

(一)病因

咽旁间隙的病因多为牙源性,特别是下颌智齿冠周炎,以及腭扁桃体炎和相邻间隙感染的扩散。偶继发腮腺炎、耳源性炎症和颈深上淋巴结炎。

(二)临床表现

局部症状主要表现为咽侧壁红肿、腭扁桃体突出,肿胀可波及同侧软腭、腭舌弓和腭咽弓,腭垂被推向健侧。如伴有翼下颌间隙、下颌下间隙炎症时,则咽侧及颈上部肿胀更为广泛明显。

患者自觉吞咽疼痛、进食困难、张口受限。若伴有喉水肿,可出现声音嘶哑,以及不同程度的呼吸困难和进食呛咳。咽旁间隙感染如处理不及时，可导致严重的肺部感染、菌血症和颈内静脉血栓性静脉炎等并发症。

咽旁间隙感染还有两个特点：①间隙内含有疏松结缔组织，血管丰富，一旦感染，感染性坏死物质极易扩散和吸收，可引起难以控制的致死性全身脓毒症；②源于口底、咽喉、中耳等处的感染累及咽后间隙、咽旁间隙、下颌下间隙等处的颈深筋膜间隙时，感染可通过筋膜间隙的平面扩散，并因呼吸、胸内负压及重力的作用更易向下蔓延而形成纵隔脓肿。

临床上应注意与局部表现相类似的疾病如咽侧部发展迅速的恶性肿瘤、囊性病变继发感染相鉴别。诊断时应重视询问病史，如出现胸痛、呼吸困难、全身中毒症明显时，要考虑纵隔感染。胸部 X 线片、胸部 CT 以及食管造影对诊断有重要价值，尤其是 CT 能有效显示早期纵隔感染。

（三）治疗原则

咽旁间隙位置深在，脓肿形成与否一般采用穿刺方法确诊。穿刺系经口内翼下颌皱襞内侧进入咽上缩肌与翼内肌之间，抽出脓液后立即切开引流。

1. **口内途径切开引流术**　张口无明显受限的患者可在翼下颌皱襞稍内侧纵行切开黏膜层，黏膜下用血管钳顺翼内肌内侧钝性分离进入脓腔。黏膜切口不宜过深，以防误伤大血管和神经。

2. **口外途径切开引流术**　以患侧下颌角为中心，距下颌骨下缘 2cm 做约 5cm 长的弧形切口。然后，分层切开皮肤、皮下、颈阔肌后，顺翼内肌之内侧，用血管钳向前、上、内方向钝性分离进入咽旁间隙。最后，放出脓液后用盐水冲洗创口，用盐水纱条或橡皮条引流。

口外途径远不如口内途径易于接近脓腔，操作要求较高，除非严重牙关紧闭，一般均选用口内途径。

九、下颌下间隙感染

下颌下间隙（submandibular space）位于下颌下三角内，周界与下颌下三角相同。间隙内包含下颌下腺和下颌下淋巴结，并有面动脉、面前静脉、舌神经、舌下神经通过。该间隙向上经下颌舌骨肌后缘与舌下间隙相续，向后内毗邻翼下颌间隙、咽旁间隙，向前通颏下间隙，向下借疏松结缔组织与颈动脉三角和颈前间隙相连。因此，下颌下间隙感染可蔓延成口底多间隙感染。

（一）病因

多见于下颌智齿冠周炎、下颌后牙根尖周炎、牙槽脓肿等牙源性感染或下颌下淋巴结炎的扩散。化脓性下颌下腺炎有时亦可继发下颌下间隙感染。

（二）临床表现

多数下颌下间隙感染是以下颌下淋巴结炎为早期表现。临床表现为下颌下区丰满，检查有明确边界的淋巴结肿大、压痛（图 6-3-6）。化脓性下颌下淋巴结炎向结外扩散形成蜂窝织炎。下颌下间隙蜂窝织炎的临床表现为下颌下三角区肿胀，下颌骨下缘轮廓消失，皮肤紧张、压痛，按压有凹陷性水肿。脓肿形成后，中心区皮肤充血，可触及明显波动。下颌下间隙因与舌下间隙相续，感染极易向舌下间隙扩散，此时可伴有口底后份肿胀、舌运动疼痛、吞咽不适等症状。

下颌下间隙感染应注意与化脓性淋巴结炎和因导管阻塞引起的潴留性下颌下腺炎相鉴别。

（三）治疗原则

下颌下间隙形成脓肿时范围较广，脓腔较大，但若为淋巴结炎引起的蜂窝织炎，脓肿可局限于一个或数个淋巴结，切开引流时必须分开形成脓肿的淋巴结包膜才能达到引流的目的。

下颌下间隙切开引流的切口部位、长度应参照脓肿部位、皮肤变薄的区域决定。一般在下颌骨体部下缘以下 2cm 做与下颌骨下缘平行的切口，

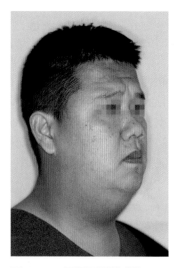

图 6-3-6　下颌下间隙感染，下颌下区丰满，肿胀明显

切开皮肤、颈阔肌后，用血管钳钝性分离进入脓腔。如系淋巴结内脓肿应分开淋巴结包膜，同时注意多个淋巴结脓肿的可能，术中应仔细检查，予以分别引流。

十、颏下间隙感染

颏下间隙（submental space）位于舌骨上区，为以颏下三角为界的单一间隙。间隙内有少量脂肪组织及淋巴结，此间隙借下颌舌骨肌、颏舌骨肌与舌下间隙相隔。两侧与下颌下间隙相连，感染易相互扩散。

（一）病因

多来自淋巴结炎症。下唇、颏部、舌尖、口底舌下肉阜、下颌前牙及牙周组织的淋巴回流可直接汇于颏下淋巴结，故以上区域的各种炎症、溃疡、损伤等均可引起颏下淋巴结炎，然后继发颏下间隙蜂窝织炎。

（二）临床表现

由于颏下间隙感染多为淋巴结炎扩散引起，故病情一般进展缓慢，早期仅局限于淋巴结的肿大，临床症状不明显。当淋巴结炎症扩散至淋巴结外后，才引起间隙蜂窝织炎，此时肿胀范围扩展至整个颏下三角区，皮肤充血、发红、有压痛（图 6-3-7）。脓肿形成后局部皮肤呈紫红，扪压有凹陷性水肿及波动感。感染向后波及下颌下间隙时，可表现出相应的症状。

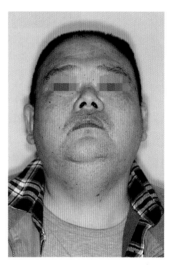

图 6-3-7　颏下间隙感染，颏下三角区肿胀明显

（三）治疗原则

如已经脓肿形成，可在颏下肿胀最突出处做横行皮肤切口，分开颈阔肌达颏下间隙，建立引流。

十一、口底多间隙感染

口底多间隙感染又称为口底蜂窝织炎（cellulitis of the floor of the mouth），被认为是口腔颌面部严重和治疗困难的感染之一。随着诊治水平的提高及有效抗菌药物的合理使用，近年来本病已极其罕见。下颌骨与舌及舌骨之间有多组肌群，其行走又互相交错，在肌与肌之间、肌与下颌骨之间充满着疏松结缔组织及淋巴结，因此，口底各间隙之间相互连通。一个间隙感染十分容易向各间隙蔓延而引起广泛的蜂窝织炎。

口底多间隙感染一般指双侧下颌下、舌下以及颏下间隙同时受累。其感染可能是金黄色葡萄球菌为主的化脓性口底蜂窝织炎，也可能是厌氧菌或腐败坏死性细菌为主引起的腐败坏死性口底蜂窝织炎，后者又称为路德维希咽峡炎（Ludwig's angina），临床上全身及局部反应均很严重。当口底多间隙感染没有得到及时控制时，感染有可能沿颈深筋膜间隙向下扩散至颈部，甚至到达纵隔形成更为严重的颈部多间隙感染或纵隔脓肿。近年来，急性下行性纵隔脓肿的临床报道有增加趋势，由于其是一种发展迅速的致死性疾病，死亡率高达 40%～50%，应引起临床重视。

（一）病因

口底多间隙感染可来自下颌牙的根尖周炎、牙周脓肿、骨膜下脓肿、冠周炎、颌骨骨髓炎的感染扩散，或下颌下腺炎、淋巴结炎、急性扁桃体炎。口底软组织和颌骨的损伤等引起化脓性口底蜂窝织炎的病原菌主要是葡萄球菌、链球菌。腐败坏死性口底蜂窝织炎的病原菌则是以厌氧菌、腐败坏死性细菌为主的混合性感染，除葡萄球菌、链球菌外，常见的细菌包括产气荚膜杆菌、厌氧链球菌、败血梭形芽孢杆菌、水肿梭形芽孢杆菌、产气梭形芽孢杆菌以及溶解梭形芽孢杆菌等。

（二）临床表现

化脓性病原菌引起的口底蜂窝织炎的病变初期肿胀多在一侧下颌下间隙或舌下间隙。因此，局部特征与下颌下间隙或舌下间隙蜂窝织炎相似。如炎症继续发展扩散至整个口底间隙时，则下颌下、舌下口底及颏部均有弥漫性肿胀（图 6-3-8）。

腐败坏死性病原菌引起的口底蜂窝织炎则表现为软组织的广泛性水肿。范围可上及面颊部，下至颈部锁骨水平，严重者甚至可到胸上部。颌周有自发性剧痛、灼热感，皮肤表面略粗糙而红肿坚硬。肿胀区

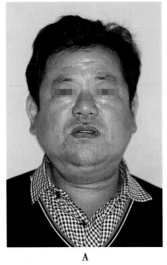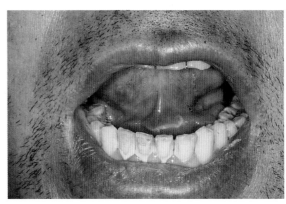

图 6-3-8　口底多间隙感染
A. 颏部及口底的弥漫性肿胀　B. 口底黏膜水肿

皮肤呈紫红色、有压痛、明显凹陷性水肿、无弹性。随着病变发展,深层肌组织发生坏死、溶解,有液体积聚而出现波动感。皮下因有气体产生,可扪及捻发音。切开后有大量咖啡色、稀薄、恶臭、混有气泡的液体,并可见肌组织呈棕黑色,结缔组织为灰白色,但无明显出血。病情发展过程中,口底黏膜出现水肿,舌体被挤压抬高,舌尖可推至上下颌前牙之间致前牙呈开𬌗状。舌下肉阜区黏膜有出血,可见青紫色瘀斑。由于舌体僵硬、运动受限,常使患者言语不清、吞咽困难,而不能正常进食。如肿胀向舌根发展,则可出现呼吸困难,以致患者不能平卧。严重者烦躁不安,呼吸短促,口唇青紫、发绀,甚至出现三凹征,此时有发生窒息的危险。

个别患者的感染可向纵隔扩散,表现出纵隔炎或纵隔脓肿的相应症状。纵隔脓肿往往伴有高热、咽喉痛、颈部活动、张口受限、胸痛、吞咽及呼吸困难,甚至出现中毒性休克。胸部 X 线片可发现纵隔内局限性阴影或纵隔增宽。胸部 CT 检查更有助于诊断。严重者还可并发心包积液、胸腔积液及上腹壁脓肿。此时可在 B 超或 CT 辅助下行脓肿穿刺,进行脓液培养,对于抗生素的选用有一定意义。

口底多间隙感染的全身症状常很严重,但在腐败坏死性蜂窝织炎时,由于全身感染中毒,体温反可不升。患者呼吸短浅,脉搏频弱,甚至血压下降,出现休克。

（三）治疗原则

口底蜂窝织炎的治疗宜遵守以下原则。

1. **做好呼吸道管理**　为保证呼吸道通畅,口底蜂窝织炎宜早期积极行切开减压及引流术。对于婴幼儿即使没有明显呼吸困难也要做好气管切开术的准备,若有呼吸困难或窒息症状时应及早切开气管。

2. **早期积极使用抗菌药物治疗**　口底蜂窝织炎无论是化脓性病原菌引起的感染或腐败坏死性病原菌引起的感染,在治疗上,近年多用亚胺培南-西司他汀钠或头孢曲松,加用替硝唑或奥硝唑,然后根据细菌培养及药物敏感试验调整抗生素的应用。由于细菌培养前应用了多种抗生素,因此培养的阳性率有时不高,但绝不能因此而放弃细菌培养。如长期应用广谱抗生素,要谨防肠道菌群失调。

3. **尽早行广泛切开引流**　切开引流时,一般根据肿胀范围或脓肿部位,从口外进行切开。选择皮肤发红、有波动感的部位进行切开较为容易。如局部肿胀呈弥漫性或有广泛性水肿,而且脓肿在深层组织内很难确定脓肿形成的部位时,也可先行穿刺,确定脓肿部位后再行切开。如肿胀范围广泛或已有呼吸困难现象时,则应广泛性切开。其切口可在双侧下颌下、颏下做与下颌骨相平行的衣领形或倒 T 形切口。术中除应将口底广泛切开外,还应充分分离口底肌群,使口底各个间隙的坏死组织及脓液能得到充分引流。如为腐败坏死性病原菌引起的口底蜂窝织炎,肿胀一旦波及颈部及胸前区,皮下又触到捻发音时,应按皮纹行多处切开,达到敞开创口、改变厌氧环境和充分引流的目的。然后用 3% 过氧化氢液或 1∶5 000

高锰酸钾溶液反复冲洗,每日 4~6 次,创口内置橡皮管引流。

4. **积极进行全身支持治疗**　及时输液、输血,必要时给予吸氧、维持水电解质平衡、静脉或鼻饲高热量营养等支持治疗。对于严重的多间隙感染合并颈部及纵隔感染的患者,组织口腔颌面外科、胸外科、内科、麻醉科等多学科联合治疗能更有效合理地提高治疗成功率,降低死亡率。

第四节　面颈部淋巴结炎

面颈部有丰富的淋巴组织,它能将口腔颌面部的淋巴回流、汇集到所属的区域淋巴结内,最后经过颈深淋巴结及颈淋巴干进入颈内静脉。

淋巴结有过滤与吞噬进入淋巴液中微生物颗粒物质(如尘埃、异物、含铁血黄素与肿瘤细胞等)的功能,还有破坏毒素的作用。因此,它是防御炎症侵袭和阻止肿瘤细胞扩散的重要屏障。口腔颌面部的许多疾病,特别是炎症和肿瘤,常出现相应引流淋巴结肿大。因而熟悉淋巴引流的解剖对各部位发生淋巴结肿大的诊断有重要意义。

面颈部淋巴结炎与口腔及牙源性感染的关系密切,故主要表现为下颌下、颏下及颈深上群淋巴结炎,有时也可见到面部、耳前、耳下淋巴结炎。

(一)病因

面颈部淋巴结炎多见于继发牙源性感染及口腔感染,也可来源于颜面部皮肤的损伤、疖、痈等。小儿大多数由上呼吸道感染及扁桃体炎引起。由化脓性细菌如葡萄球菌及链球菌等引起的称为化脓性淋巴结炎。由结核杆菌感染的为结核性淋巴结炎。

(二)临床表现

1. **化脓性淋巴结炎**　临床上一般分为急性和慢性两类。急性化脓性淋巴结炎主要表现为由浆液性逐渐向化脓性转化。浆液性炎症的特征是局部淋巴结肿大变硬,自觉疼痛或压痛,病变主要在淋巴结内出现充血、水肿。因此,淋巴结尚可移动,边界清楚,与周围组织无粘连。全身反应甚微或有低热,体温一般在 38℃以下。此期常被患者忽视而未及时治疗。感染发展成脓肿后,局部疼痛加重,淋巴结包膜化脓溶解破溃后,侵及周围软组织则出现炎性浸润块。浅表皮肤充血、肿、硬,此时淋巴结与周围组织粘连,不能移动。脓肿形成时,皮肤有局部明显压痛点及凹陷性水肿,浅在的脓肿可查出明显波动感。此时全身反应加重、高热、寒战、头痛、全身无力、食欲减退,小儿可烦躁不安,白细胞总数急剧上升,如不及时治疗,可并发脓毒症、菌血症,甚至出现中毒性休克。临床上儿童的病情比成人更严重,必须提高警惕。

慢性淋巴结炎多发生在患者抵抗力强而细菌毒力较弱的情况下。临床常见于慢性牙源性及咽部感染,或急性淋巴结炎控制不彻底,转变成慢性。病变常表现为慢性增殖性过程。临床特征是淋巴结内结缔组织增生形成微痛的硬结,淋巴结活动、有压痛,但全身无明显症状。如此可持续较长时间,但机体抵抗力下降,可反复急性发作。即使原发感染病灶清除,增生长大的淋巴结也不可能完全消退。

2. **结核性淋巴结炎**　常见于儿童及青年。轻者仅有淋巴结肿大而无全身症状。重者可伴有体质虚弱、营养不良或贫血、低热、盗汗、疲倦等症状,并可同时有肺、肾、肠、骨等器官的结核病变或病史。局部临床表现最初可在下颌下或颈侧发现单个或多个成串的淋巴结,缓慢肿大,质较硬,无疼痛,与周围组织无粘连。病变继续发展,淋巴结中心因有干酪样坏死,组织溶解液化变软。炎症波及周围组织时,淋巴结可彼此粘连成团,或与皮肤粘连,但皮肤表面无红、热及明显压痛,扪之有波动感,此种液化现象称为冷脓肿。颈部淋巴结结核可发生于一侧或双侧,脊副淋巴结为好发部位,也可位于胸锁乳突肌前、后缘或沿颈内静脉分布的淋巴结,并因此而形成颈深部冷脓肿。脓肿破溃后形成经久不愈的窦或瘘。

20 世纪 70—80 年代,口腔颌面部结核患病率男女无差别,高发年龄为 15~30 岁,常伴发肺结核,全身症状明显,如营养不良、贫血低热,夜间盗汗等典型症状,发生于腮腺区的淋巴结结核极少见。20 世纪 90 年代后,口腔颌面部结核的主要变化在于淋巴结核,表现为女性、青壮年和腮腺淋巴结结核患者比例上升,临床表现不典型,系统症状少见和单发结节型肿块明显增多。引起这一变化的原因可能是结核杆菌自身变异和耐药性增加。据我国流行病学调查,结核杆菌耐药性已高达 39.9%。近期国外学者提出,免疫抑制的宿主为结核杆菌提供了培养基,在国外以人类免疫缺陷病毒(human immunodeficiency virus, HIV)携带者多见。但恶性肿瘤患者的免疫抑制现象是一致公认的,故恶性肿瘤患者中结核的筛选也应受重视。

(三)鉴别诊断

根据病史、临床表现可以确定诊断。化脓性淋巴结炎与结核性淋巴结炎形成脓肿后,可借抽吸出的脓液进行鉴别诊断。冷脓肿的脓液稀薄污浊,暗灰色似米汤,夹杂有干酪样坏死物。化脓性淋巴结炎的抽吸物多是淡黄或桃花样黏稠脓液。

化脓性下颌下淋巴结炎应与化脓性下颌下腺炎相鉴别,后者可因损伤、导管异物或结石阻塞而继发感染。双手触诊检查时下颌下腺较下颌下淋巴结的位置深而固定,导管口乳头有红肿炎症,并可挤出脓液。

结核性淋巴结炎应与恶性淋巴瘤、唾液腺多形性腺瘤以及颈部转移性癌相鉴别,必要时可手术摘除淋巴结做病理检查以明确诊断。

由于口腔颌面部结核临床特征的不典型性,造成首诊诊断困难,目前误诊的主要原因有以下几点:①解剖部位的影响,下颌下区和腮腺区是多形性腺瘤的好发部位,其特点是肿块光滑、质硬、与周围组织无粘连,这与单灶性淋巴结结核的早期表现近似;②辅助检查的选择,过去临床医师比较依赖旧结核菌素(OT)试验,认为OT试验为诊断依据。但目前临床上口腔颌面部患者OT试验常为阴性,这是由于OT试剂纯度不够,易引起非特异反应,难以标准化。因而主张采用结核杆菌纯蛋白的衍生物(PPD)临床试验,有74%~96%的确诊率。但是只有病理活检才是诊断结核的黄金标准。对于浸润型和溃疡型的病例,不主张术前切取活检,往往会因为取材部位表浅或继发感染而得出“炎性肉芽”的结论。近10年以来,细针穿吸活检日益重要,敏感性高,几乎无并发症,有取代开放性活检的趋势,对无溃破淋巴结结核的诊断率达83%~93%。

近年来,由于饲养宠物者渐多,致临床可见由猫抓、咬、舔等造成皮肤或黏膜破损而引致的猫抓病(cat-scratch disease)病例。该病的病原是一种杆菌属的生物原性致病体。除引起发热等感染症状外,还可出现相应破损区引流淋巴结肿大,并呈慢性淋巴结炎表现。在头颈部,出现下颌下淋巴结肿大的概率最高。为此,如临床上出现慢性淋巴结炎症状,而又原因不明时,询问有无与猫的亲密接触史对诊断十分重要。病理检查可以最后确诊。

(四)治疗原则

急性淋巴结炎多见于幼儿。炎症初期,患者需要安静休息,全身给予抗菌药物,局部用物理疗法(湿热敷、超短波等),或用中药六合丹等外敷治疗。已化脓者应及时切开引流,同时进行原发病灶(如病灶牙等)的处理。慢性淋巴结炎一般不需治疗,但有反复急性发作者应寻找病灶予以清除,如淋巴结肿大明显或需鉴别诊断时,也可采用手术摘除。

结核性淋巴结炎应注意全身治疗,加强营养。常用的抗结核药物包括异烟肼、利福平等。异烟肼常用量300mg/日(小儿按体重每日10~15mg/kg)。利福平常用量300mg/次,2次/日。局部可用异烟肼50~100mg加入0.25%普鲁卡因5~10mL中进行病灶周围环形封闭,1次/隔日、1次或2次/周。

对于局限的、可移动的结核性淋巴结,或虽属多个淋巴结但经药物治疗效果不明显者可予以手术摘除。诊断尚不肯定,为了排除肿瘤,也可摘除淋巴结送病理检查。

对已化脓的淋巴结结核或小型潜在的冷脓肿,皮肤未破溃者可以施行穿刺抽脓,同时注入异烟肼50~100mg,1次/隔日、1次或2次/周。每次穿刺时应从脓肿周围的正常皮肤进针,以免造成脓肿破溃或感染扩散。

猫抓病引起的淋巴结肿大,急性期可给抗生素治疗。由于本病有自限性,慢性淋巴结炎也不强求手术治疗。

第五节　面部疖痈

面部皮肤是人体毛囊及皮脂腺、汗腺丰富的部位之一,又是人体暴露部分,接触外界尘土、污物、细菌的机会多,易招致损伤。引起单一毛囊及其附件的急性化脓性炎症称为疖(furuncle),其病变局限于皮肤浅层组织。相邻多数毛囊及其附件同时发生的急性化脓性炎症称为痈(carbuncle),其病变波及皮肤深层毛囊间组织时,可顺筋膜浅扩散波及皮下脂肪层,造成较大范围的炎性浸润或组织坏死。

(一)病因

颜面部疖痈的病原菌主要是金黄色葡萄球菌。正常的毛囊及其附件内常有细菌存在,但只有在局部因素影响或全身抵抗力下降时,细菌才开始活跃引起炎症。皮肤不洁或剃须等原因引起皮肤的损伤均可成为局部诱因。全身衰竭、患消耗性疾病或糖尿病的患者,也易发生疖痈。

(二)临床表现

疖的初期表现为皮肤上出现红、肿、热、痛的小硬结,呈锥形隆起,有触痛;2~3天后硬结顶部出现黄白色脓头,周围为红色硬盘,患者自觉局部瘙痒、烧灼感及跳痛,以后脓头破溃,排出少许脓液后疼痛减轻,或其顶端形成一个脓栓,与周围组织分离而脱落,炎症逐渐消退,创口自行愈合。病程中除引流区淋巴结可伴轻度肿痛外,一般无明显全身症状。疖若处理不当,如随意搔抓或挤压排脓、热敷、药物烧灼腐蚀以及不恰当的切开等,都可促使炎症扩散。如位于上下唇、鼻部的疖,可导致局部红、肿、痛范围增大,伴发蜂窝织炎或演变成痈,甚至并发海绵窦血栓性静脉炎、菌血症或脓毒症。

痈好发于唇部(唇痈),上唇多于下唇,男性多于女性。感染的范围和组织坏死的深度均较疖严重并伴剧烈的疼痛。当多数毛囊、皮脂腺及其周围组织发生急性炎症与坏死时,可形成迅速增大的紫红色炎性浸润块;其后皮肤上出现多个黄白色脓头,破溃后溢出脓血样分泌物;继之脓头周围组织亦有坏死,坏死组织溶解排出后,可形成多个蜂窝状腔洞。感染可波及皮下筋膜层及肌组织,引起皮下组织坏死,致使整个痈的病变区组织呈酱紫色浸润块,痈周围和深部的组织则呈弥散性水肿。

唇痈患者因唇部极度肿胀、疼痛、张口受限而致进食、言语困难,局部区域淋巴结肿大压痛。其全身中毒症状明显,如畏寒、高热、头痛、食欲减退、白细胞总数及中性粒细胞比例升高。唇痈较疖更易伴发颅内海绵窦静脉炎、菌血症、脓毒症以及中毒性休克和水电解质紊乱,从而导致较高的死亡率。

在口腔颌面部感染中,面部疖痈最易发生全身并发症。这是由于疖痈的病原菌毒力较强、上唇与鼻部"危险三角区"内的静脉常无瓣膜,以及颜面表情肌和唇部的生理性活动易使感染扩散等。

当感染侵入面静脉发生静脉炎及血栓形成时,静脉回流受阻,可出现颜面广泛水肿、疼痛。感染沿无瓣膜面前静脉逆行引起海绵窦血栓性静脉炎。表现为患侧眼睑水肿、眼球突出、眼压增高、运动受限、视力减退、畏光流泪、结膜下水肿或瘀血、全身高热、头痛,甚至神志不清。若同时发生脑膜炎、脑脓肿,则出现剧烈头痛、恶心、呕吐、颈项强直、血压升高、呼吸深缓、惊厥、昏迷等脑膜激惹、颅内高压和颅内占位性病变等体征。细菌随血循环扩散,可引起菌血症或脓毒症,表现为全身高热(常在39℃以上)、烦躁、谵妄或神情淡漠、反应迟钝、嗜睡,甚至昏迷,皮肤有出血点或小脓点,白细胞总数及中性粒细胞比例明显升高。但出现中毒性休克时,则有血压下降、脉搏细速,如未及时和正确治疗可导致死亡。在脓毒症时尚可出现重要脏器(如肝、肺等)及躯干、四肢的转移性肿胀。

(三)治疗原则

面部疖痈的治疗应局部与全身治疗相结合。在炎症早期,无明显全身症状时应以局部治疗为主,同时选择必要的药物治疗。局部治疗宜保守,避免损伤,严禁挤压、挑刺、热敷或用苯酚、硝酸银烧灼,以防止感染扩散。唇痈还应限制唇部活动,如言语及咀嚼等。进食可用管饲或鼻饲流质食物。

疖初起时可用2%碘酊涂搽局部,每日1次,并保持局部清洁。痈的局部治疗宜用高渗盐水或含抗生素的盐水纱布局部持续湿敷,可促进早期痈的局限、软化和穿破。在急性炎症得到控制、局部肿胀局限,并已形成明显的皮下脓肿而又久不溃破时,才可考虑在脓肿表面中心、皮肤变薄的区域进行保守性切开引出脓液,切忌挤压脓腔。脓肿已溃破或切开引流后,局部仍应以高渗盐水纱布持续湿敷,可收到良好的提脓效果。注意应及时更换已被脓液污染的盐水纱布。湿敷一般应持续到脓液消失、创面趋于平复为止。过早停止湿敷可因脓道阻塞而使病情反复加重。有时,脓栓一时难以排出,可使用镊子轻轻钳出;但对未分离的脓栓或坏死组织切不可勉强牵拉,以防撕伤促使感染扩散。

对面部疖伴有局部蜂窝织炎和面痈患者应结合全身抗菌药物治疗,最好从脓头处取脓做细菌培养及药敏试验,以供正确选用抗生素。疑有菌血症、脓毒症或海绵窦静脉炎等全身化脓性感染并发症患者应反复进行血细菌培养,根据结果选择用药。如致病菌一时未能确定,可暂时选用对金黄色葡萄球菌敏感的药物,如青霉素、新型青霉素、头孢菌素族及红霉素等,或两种抗菌药物联合应用。以后根据治疗效果、病情演变及细菌培养结果调整药物种类。抗菌药物应用剂量宜大,疗程应足够,以防病情反复。一般应在体温下降、临床表现好转、局部病灶控制1~2周后方可停药。

重症患者应加强全身支持疗法,包括:卧床休息、加强营养、输液或少量输血、补充电解质溶液纠正酸中毒等。出现中毒性休克时,应积极采取综合措施,并尽快纠正循环衰竭所出现的低血压,表现出颅内高压时应给予正确脱水疗法。患者昏迷或伴严重肺部并发症时,呼吸道分泌物多,咳嗽反射差,宜行气管切开术以利于分泌物的抽吸及改善缺氧状态。临床出现全身并发症时,应采取相应针对性措施。

第六节 颌骨骨髓炎

颌骨骨髓炎(osteomyelitis of jaws)是指由细菌感染、物理或化学因素导致颌骨产生的炎性病变,其含义并不单纯限于骨髓腔内的炎症,而系指包括骨膜、骨密质、骨髓以及骨髓腔内的血管、神经等整个骨组织成分发生的炎症过程。

根据颌骨骨髓炎的临床病理特点和致病因素,可分为化脓性颌骨骨髓炎与特异性颌骨骨髓炎。临床上以牙源性感染引起的化脓性颌骨骨髓炎最为多见。特异性颌骨骨髓炎(结核、梅毒等)较少。另外,还有物理及化学因素引起的颌骨坏死而继发感染的骨髓炎。物理因素引起的骨髓炎中,在放射性骨坏死基础上发生的颌骨骨髓炎最为常见。化学因素引起的骨坏死并继发骨髓炎症者,以前多见为牙髓失活剂三氧化二砷应用不当所致。近10年来,由于双膦酸盐(bisphosphonates)被应用于治疗多发性骨髓瘤、转移性骨肿瘤、Paget病以及治疗成人骨质疏松症(osteoporosis),致发生化学性骨坏死并发骨髓炎者,并有日益增多趋势,应该引起口腔颌面外科临床的高度重视。此外,口腔颌面部所涉及的骨髓炎除颌骨外,还可发生于颧骨、颞骨等。

一、化脓性颌骨骨髓炎

化脓性颌骨骨髓炎(pyogenic osteomyelitis of jaws)多发生于青壮年,一般以16~30岁发生率最高。男性多于女性,约为2:1。化脓性颌骨骨髓炎约占各类型颌骨骨髓炎的90%以上,主要发生于下颌骨,但婴幼儿化脓性颌骨骨髓炎则以上颌骨最为多见。

(一)病因

病原菌主要为金黄色葡萄球菌,其次是溶血性链球菌,以及肺炎双球菌、大肠埃希菌、变形杆菌等,其他化脓菌也可引起颌骨骨髓炎。在临床上经常看到的多是混合性细菌感染。

(二)感染途径

1. **牙源性感染** 牙源性感染临床上最为多见,占化脓性颌骨骨髓炎的90%左右。一般常见于机体抵抗力下降和细菌毒力强时,由急性根尖周炎、牙周炎、智齿冠周炎等牙源性感染直接扩散引起。

2. **损伤性感染** 因口腔颌面部皮肤和黏膜的损伤导致。与口内相通的开放性颌骨粉碎性骨折或火器伤伴异物存留均有利于细菌直接侵入颌骨内,引起损伤性颌骨骨髓炎。

3. **血源性感染** 临床上多见于儿童。感染经血行扩散至颌骨发生的骨髓炎,一般都有颌面部或全身其他部位化脓性病变或菌血症史,但有时也可无明显全身病灶史。

(三)临床表现

1. **一般表现** 根据临床发展过程,可分为急性期和慢性期两个阶段。

(1)急性期:其特点是全身发热寒战、疲倦无力、食欲缺乏,白细胞总数增高,中性粒细胞增多。局部有剧烈跳痛、口腔黏膜及面颊部软组织肿胀、充血,可继发颌周急性蜂窝织炎。病原牙可有明显叩痛及伸长感。

(2)慢性期:其特点是全身症状轻,体温正常或仅有低热。全身消瘦、贫血、机体呈慢性中毒消耗症状。病情发展缓慢,局部肿胀,皮肤微红。口腔内或面颊部可出现多数瘘孔溢脓,肿胀区牙松动。

2. 不同类型化脓性颌骨骨髓炎的临床表现特点　根据感染的原因及病变特点,临床上将化脓性颌骨骨髓炎分为两类:中央性化脓性颌骨骨髓炎及边缘性化脓性颌骨骨髓炎。

（1）中央性化脓性颌骨骨髓炎:中央性化脓性颌骨骨髓炎多继发于急性化脓性根尖周炎和根尖脓肿。炎症先在骨髓腔内发展,再由颌骨中央向外扩散,可累及骨密质及骨膜。

中央性化脓性颌骨骨髓炎绝大多数发生在下颌骨,这与颌骨局部解剖有密切关系。因上颌骨有窦腔,骨组织疏松,骨板薄,血管丰富,侧支循环多,有感染时易穿破骨壁向低位的口腔引流,骨营养障碍及骨组织坏死的机会少,死骨形成的区域也小,不易发展成弥散性骨髓炎。而下颌骨骨外板厚、致密,单一血管供应,侧支循环少,炎症发生时不易穿破引流,血管栓塞后可造成大块骨组织营养障碍导致死骨形成。

中央性化脓性颌骨骨髓炎按临床发展过程又分为急性期和慢性期。

1）急性期:由于细菌的毒性、全身状态、炎症发展的严重程度与病变的范围不同,其临床表现也有明显差异。初期患者全身寒战、发热、体温可达 $39 \sim 40 \, ^\circ\!\text{C}$,白细胞总数有时高达 $20 \times 10^9/\text{L}$ 以上,食欲减退,嗜睡。炎症进入化脓期后,患者全身抵抗力下降,常出现中毒症状及局部症状加重,如经血行播散,可引起菌血症。发病初期炎症常局限于牙槽突或颌骨体部的骨髓腔。因为炎症被致密骨板包围,不易向外扩散,患者自觉病变区牙有剧烈疼痛,疼痛可向半侧颌骨或三叉神经分支区放射。受累区牙松动,有伸长感,不能咀嚼。如感染在急性期不能及时控制,继续扩散,可见受累部位牙龈明显丰满、充血,有脓液从松动牙的龈袋溢出。炎症继续发展,破坏骨板,溶解骨膜后,脓液可由口内黏膜或面部的皮肤破溃。若骨髓腔内的感染不断扩散,可在颌骨内形成弥散型骨髓炎。

下颌中央性化脓性颌骨骨髓炎可沿下牙槽神经管扩散,波及一侧下颌骨,甚至越过中线累及对侧下颌骨。下牙槽神经受到损害时,可出现下唇麻木症状。如果病变波及下颌支、髁突及冠突、翼内肌、咬肌等会出现不同程度的张口受限。在少数患者,炎症还可能向颅底或中耳蔓延。

上颌骨中央性化脓性颌骨骨髓炎罕见,很少形成广泛的骨质破坏。在炎症波及整个上颌骨体时,常伴有化脓性上颌窦炎致鼻腔也有脓液外溢。当炎症突破骨外板,可向眶下、颊、颧部、翼腭窝或颞下等部位扩散,或直接侵入眼眶,引起眶周及球后脓肿。

若炎症在急性期未能得到控制,可因颌骨内的血管栓塞导致营养障碍与坏死,形成死骨,并进入慢性期。

2）慢性期:常常是因为在急性期治疗不及时、方法不正确、治疗不彻底所致,例如:单纯采用药物治疗,而未能及时拔除病灶牙;切开引流为时过晚或引流不通畅,导致化脓性炎症在颌骨内缓慢发展所致。

中央性化脓性颌骨骨髓炎常在发病 2 周以后由急性期转为慢性期。炎症逐渐向慢性期过渡,并逐步进入死骨形成及分离阶段。此阶段患者体温正常,或仍有低热。局部肿胀及疼痛症状也明显减轻。饮食、睡眠逐渐恢复正常。但脓肿切开部位或自溃形成之瘘孔仍时有脓液溢出。

该期的临床表现特点:口腔内及颌面部皮肤形成多数瘘孔,大量炎性肉芽组织增生,触之易出血,长期排脓。有时从瘘孔排出死骨片,如有大块死骨或多数死骨形成,在下颌骨可发生病理性骨折,出现咬合错乱与面部畸形。如不进行及时有效的治疗,病情可延续很久而不愈,造成机体慢性消耗、中毒、消瘦、贫血等症状。从口腔黏膜破溃瘘孔排出的脓液不断进入消化道,有时可引起明显的胃肠道症状。

儿童化脓性颌骨骨髓炎多由于上颌乳牙牙髓坏死,引起根尖周炎而发生。病变过程可破坏颌骨内的牙胚组织,导致恒牙不能正常萌出或缺失,造成咬合错乱,并影响患侧颌骨正常发育,从而导致面部严重畸形。

（2）边缘性化脓性颌骨骨髓炎:边缘性化脓性颌骨骨髓炎指继发于骨膜炎或骨膜下脓肿的骨密质外板的炎性病变,常在颌周间隙感染基础上发生。下颌骨为好发部位,其中又以下颌支及下颌角居多。边缘性化脓性颌骨骨髓炎的发病过程也有急性与慢性之分,病变也可以是局限型或弥散型。

边缘性化脓性颌骨骨髓炎的感染来源与中央性化脓性颌骨骨髓炎一样多为牙源性,其中又以下颌智齿冠周炎最多,其他病灶牙引起者较少。感染的途径是炎症首先累及咬肌间隙或翼下颌间隙,然后侵犯下颌骨的骨膜,发生骨膜炎,形成骨膜下脓肿(即咬肌或翼下颌间隙脓肿),以后再损害骨密质。当骨膜被溶解后,造成血管栓塞,引起该区骨密质营养障碍,发生骨密质坏死,骨软化似蜡状,小片状死骨形成,骨面粗糙,有脓性肉芽。边缘性化脓性颌骨骨髓炎如不及时治疗,病变可继续向颌骨深层髓腔内发展。

边缘性化脓性颌骨骨髓炎急性期的临床特点与颌周间隙,如咬肌间隙、翼下颌间隙感染的表现相似。医师如能早期预见其发生,并采取正确而积极的治疗措施,能使急性期边缘性化脓性颌骨骨髓炎与间隙感染同时得到治疗,避免进入慢性期。

边缘性化脓性颌骨骨髓炎慢性期的临床表现主要是腮腺咬肌区呈弥漫型肿胀,局部组织坚硬,轻微压痛,无波动感。病程延续较长而不缓解,或缓解后再反复发作。由于炎症侵犯咬肌,多有不同程度的张口受限、进食困难,全身症状一般不严重。

根据骨质损害的病理特点,边缘性化脓性颌骨骨髓炎可再分为骨质增生型与骨质溶解破坏型两种类型。

1)骨质增生型:本型多发生于青年人。由于患者身体抵抗力较强,致病的病原菌毒力相对较弱,骨质破坏不明显,主要呈增生型病变。病理组织学检查可见有骨密质增生,骨松质硬化,骨膜反应活跃,有少量新骨形成。临床表现特点:一般全身症状不明显,局部的病变发展缓慢。患侧下颌支及腮腺咬肌区肿硬,皮肤无急性炎症,局部压迫有不适感或轻微疼痛。下颌骨 X 线后前位摄片见有明显的骨密质增生,骨质呈致密影像。

2)骨质溶解破坏型:本型多发生在急性化脓性颌周间隙蜂窝织炎之后。骨膜、骨密质已被溶解破坏,因此,常在骨膜或黏膜下形成脓肿,一旦自溃或切开引流,则遗留瘘孔,常常久治不愈,长期从瘘孔溢脓。在 X 线片上可见病变区骨密质破坏,骨质疏松脱钙,形成不均匀的骨粗糙面。由于病程长,局部骨质逐渐软化,肉眼观很像蜡样骨质,伴有脓性肉芽组织及小块薄片状死骨形成。死骨与周围正常骨质有时不能完全分离,而表现边界不明,很少有大块死骨形成。如果病情未能得到彻底控制,虽为慢性炎症,但可反复急性发作,病变逐渐向颌骨内扩展而波及骨髓腔,形成广泛骨坏死。

(四)诊断与鉴别诊断

根据病史、病因、临床表现及 X 线检查等,对化脓性颌骨骨髓炎一般不难得出较正确的诊断。

急性期化脓性颌骨骨髓炎的主要诊断依据是全身及局部症状明显,与间隙感染急性期的表现相似。病原牙以及相邻的多数牙出现叩痛、松动,甚至牙槽溢脓。患侧下唇麻木是诊断下颌骨骨髓炎的有力证据。上颌骨骨髓炎波及上颌窦时,可有上颌窦炎的症状,有时从患侧的鼻腔溢脓。

慢性期化脓性颌骨骨髓炎的主要诊断依据是瘘道形成和溢脓。死骨形成后,可从瘘孔排出小片死骨。瘘道用探针检查可触知骨面粗糙。全身症状不明显,进食、睡眠正常。

在化脓性颌骨骨髓炎的急性期 X 线检查常看不到有骨质破坏。一般在发病 2～4 周进入慢性期。颌骨已有明显破坏后 X 线检查才具有诊断价值。儿童化脓性颌骨骨髓炎一般 7～10 天后可开始形成死骨。化脓性颌骨骨髓炎的 X 线检查可表现为骨质破坏与骨质增生,前者的典型变化是骨小梁排列紊乱与死骨形成,后者主要表现为骨膜反应性增生。

CT 和 MRI 检查在化脓性颌骨骨髓炎的诊断各有优点。下颌化脓性颌骨骨髓炎在肌筋膜间隙内蔓延的 CT 表现为咀嚼肌肿胀增厚,肌间脂肪间隙密度增高,肌筋膜间边界变得不清晰。增强扫描病变肌和肌筋膜间隙出现不均匀强化,对病变的范围显示更为清晰。CT 有利于显示较细小的骨质破坏,尤其对骨密质的骨质破坏显示较 MRI 理想。CT 结合三维重建技术对颌骨骨质破坏的情况显示得立体直观,有利于病变的显示,有助于治疗计划的制订。MRI 具有较高的组织对比度,对化脓性颌骨骨髓炎在肌筋膜间隙内蔓延情况的显示较 CT 更为理想。炎症的扩散表现为 T_1WI 片上肌肿胀,信号减低,肌间脂肪的高信号内见有不均匀的条带状低信号;T_2WI 示病变肌和肌间脂肪呈高信号;增强扫描病变组织呈不均匀强化。MRI 可以显示部分肌筋膜间隙的筋膜,如咬肌外及腮腺间的筋膜,其在 T_1WI 和 T_2WI 片上均呈低信号。此筋膜对炎症的扩散有一定的阻挡作用,这有助于与肿瘤的鉴别,对病变的定位和治疗方式的选择有很大的帮助。

急性边缘性化脓性颌骨骨髓炎的早期难以确诊,多数是在脓肿形成后进行切开引流时才发现骨面粗糙,经 X 线检查后才能确诊。

下颌边缘性化脓性颌骨骨髓炎的骨质增生型应与骨肉瘤及纤维骨瘤相鉴别。下颌中央性化脓性颌骨骨髓炎应注意勿与下颌骨中心性癌相混淆,诊断时应排除上颌窦癌的可能。

（五）治疗原则

1. 急性化脓性颌骨骨髓炎的治疗 在炎症初期即应采取积极有效的治疗,以控制感染的发展。如延误治疗,则常形成广泛的死骨,造成颌骨骨质缺损。其治疗原则与一般急性炎症相同,但急性化脓性颌骨骨髓炎一般都来势迅猛,病情重,并常有引起血行感染的可能。因此,在治疗过程中应首先注意全身支持及药物治疗,同时应配合必要的外科手术治疗。

（1）药物治疗:在急性期,尤其是中央性化脓性颌骨骨髓炎,应根据临床表现、细菌培养及药物敏感试验的结果,给予足量、有效的抗生素,以控制炎症的发展,同时注意全身必要的支持疗法。

（2）物理疗法:急性炎症初期的理疗可收到一定效果,例如超短波能帮助缓解疼痛、局限炎症范围、促使肿胀消退。

（3）外科治疗:外科治疗的目的是引流排脓及去除病灶。在急性中央性化脓性颌骨骨髓炎,一旦判定骨髓腔内有化脓性病灶时,即应及早拔除病灶牙及相邻的松动牙,使脓液从拔牙窝内排出,这样既可防止脓液向骨髓腔内扩散加重病情,又能通过减压而减轻剧烈的疼痛。如拔牙后未能达到引流目的,症状也不减轻时,则应考虑凿去部分骨外板,以达到敞开髓腔充分排脓迅速解除疼痛的效果。如果颌骨内炎症自行穿破骨板,形成骨膜下脓肿或颌周间隙蜂窝织炎时,单纯拔牙引流已无效。此时,可根据脓肿的部位从低位切开引流。

2. 慢性化脓性颌骨骨髓炎的治疗 化脓性颌骨骨髓炎进入慢性期有死骨形成时,必须用手术去除已形成的死骨和病灶后才能痊愈。由于中央性及边缘性化脓性颌骨骨髓炎的颌骨损害特点不同,故手术方法及侧重点也不尽一致。

慢性中央性化脓性颌骨骨髓炎的病变范围广泛并形成较大死骨块,可能一侧颌骨甚至全部下颌骨均变成死骨。病灶清除应以摘除死骨为主,如死骨已完全分离则手术较易进行。

慢性边缘性化脓性颌骨骨髓炎的病损主要在骨密质,受累区骨密质变软,仅有散在的浅表性死骨形成,故常用刮除方式清除。手术时可见骨面粗糙,失去正常色泽,骨质疏松、软化,用刮匙可一层层刮下似黄蜡状的骨质。有时亦可见骨密质上有小块片状死骨或沙石状死骨,术中应注意下颌切迹、髁突颈部及掀起的骨膜下不能有死骨残片遗留,宜仔细反复刮除。感染侵入骨松质时,骨外板可呈腔洞状损害,有的呈单独病灶,有的呈数个病灶互相通连。病灶腔洞内充满大量炎性肉芽组织,此时手术应以刮除病理性肉芽组织为主。如遗留病变骨质或脓性肉芽组织,容易造成炎症复发。

牙源性化脓性颌骨骨髓炎手术时应同时拔除病灶牙。手术创口用生理盐水冲洗干净,修整锐利的骨缘,使其呈平坦的碟形,以利于消除无效腔,最后严密缝合,安置引流条。如在上颌骨手术的同时进行上颌窦根治术,术毕前应在上颌窦内填塞碘仿纱条,从下鼻道开窗建立引流。下颌骨手术中面部创口与口腔相通,应严密缝合口腔黏膜,口外引流。如口内黏膜缺损过多无法直接缝合时,可严密缝合面部皮肤,口内创面用碘仿纱条填塞,直至肉芽组织生长创口愈合为止。

二、新生儿颌骨骨髓炎

新生儿颌骨骨髓炎(osteomyelitis of the jaw in the neonate)一般指发生在出生后3个月以内的化脓性中央性颌骨骨髓炎。其病因、病变过程、治疗原则等均有别于化脓性颌骨骨髓炎。新生儿颌骨骨髓炎主要发生在上颌骨,下颌骨极为罕见,故本节主要讨论新生儿上颌骨骨髓炎。

（一）病因

新生儿上颌骨骨髓炎的感染来源多为血源性,但亦可因牙龈损伤或母亲患化脓性乳腺炎,哺乳时使病原菌直接侵入而引起。泪囊炎或鼻泪管炎有时也可伴发上颌骨骨髓炎。新生儿上颌骨骨髓炎的感染细菌多为金黄色葡萄球菌、链球菌,肺炎链球菌感染也时有发生。

（二）临床表现

患儿发病突然,全身有高热、寒战、脉快、哭啼、烦躁不安,甚至呕吐。重者可并存菌血症而出现昏睡、意识不清以及休克等症状。白细胞总数明显升高,中性粒细胞增加。局部症状早期主要出现面部、眶下及内眦部皮肤红肿,以后病变迅速向眼睑周围扩散,出现眼睑肿胀、睑裂狭窄甚至完全闭合、结膜外翻或眼球外突,提示已发展成为眶周蜂窝织炎。

由于新生儿的上颌骨发育未成熟,上颌窦未完全形成,故感染很快波及上牙槽突而出现上牙龈及硬腭黏膜红肿。感染向外扩散穿破骨板或骨膜,相应形成骨膜下脓肿、眶下区皮下脓肿,可经切开或自溃流出脓液。脓液也常从龈缘、腭部及鼻腔破溃溢出,形成脓瘘。在脓肿引流后,全身症状可趋于缓解,局部症状也逐渐转入慢性。

新生儿上颌骨骨髓炎一般很少形成大块死骨,这是因为上颌骨骨质松软,骨密质较薄而又富有营养孔,化脓性炎症容易突破骨板向外发展或引流。但常有眶下缘或颧骨的骨质破坏,形成颗粒状死骨从瘘管排出。如果炎症不能得到及早控制,上颌乳牙牙胚可因炎症损伤而影响以后恒牙的正常萌出。

新生儿上颌骨骨髓炎可导致上颌骨及牙颌系统发育障碍,死骨排出后形成骨质缺损,以及眶下区的瘢痕形成,可导致下睑外翻颧面部塌陷等继发畸形。

在口腔颌面外科很少能见到初治的新生儿颌骨骨髓炎,因初发病时大多在产科及儿科就诊,待转入慢性期后才到口腔颌面外科诊治,那时患儿早已度过新生儿期,故亦可称为婴幼儿骨髓炎。

(三)治疗原则

新生儿上颌骨骨髓炎发病急、病情重、全身症状变化快,在治疗上应采取积极而有效的措施。临床上首先应用大量有效抗生素,同时应注意患儿全身情况的变化,给予必要的对症及支持疗法,并根据细菌培养及药物敏感试验结果调整抗生素的应用。一旦眶周、牙槽突或腭部形成脓肿,要及早切开引流。如果全身中毒症状明显,局部虽未进入化脓期,必要时应施行早期切开引流,也可获得缓解全身中毒症状及防止局部感染继续扩散的效果。新生儿颌骨骨髓炎急性期如果处理得当,可得到治愈,而不转入慢性期。新生儿上颌骨骨髓炎常见瘘道排脓,换药时可用溶液局部冲洗,效果较好。口内有瘘道者应注意防止脓液误吸引起肺部并发症。

如病情转入慢性期,虽已形成死骨,但死骨清除术应不急于进行,因新生儿或婴幼儿上颌骨壁较薄,骨质松软,死骨片均较小,往往可随脓液从瘘道排出而自愈。如果牙胚受炎症侵及而坏死,不能从瘘道排出时,可略扩大创口取出坏死牙胚,但未感染的牙胚要尽量保留。如死骨较大不能排出,手术摘除时也要尽量保守,仅摘除已分离的死骨,否则会加重颌骨破坏,影响颌骨发育,造成颌面及牙颌系统畸形或咬合功能紊乱。

新生儿上颌骨骨髓炎治愈后,面部及眶周可遗留有瘢痕及塌陷畸形,应选择适当时机进行二期整复手术。

第七节　急性化脓性腮腺炎

急性化脓性腮腺炎(acute suppurative parotitis)以前常见于腹部大手术以后,称之为手术后腮腺炎(postoperative parotitis)。由于加强了手术前后处理,加强体液平衡和口腔清洁,以及有效的抗菌药物的应用,手术后并发的腮腺炎已很少见。所见的大多是慢性腮腺炎继发的急性发作或系邻近组织急性炎症的扩散。

(一)病因

急性化脓性腮腺炎的病原菌是葡萄球菌,主要是金黄色葡萄球菌,少数是链球菌,而肺炎链球菌、文森螺旋体少见。在一些长期住院或免疫力低下的患者,也可由革兰氏阴性的肠道菌和厌氧菌感染所致。

严重的全身性疾病,如脓毒血症、急性传染病等,患者机体抵抗力及口腔生物学免疫力降低,且因高热、脱水、进食减少及咀嚼功能下降,唾液分泌也相应减少,机械性冲洗作用降低,口腔内致病菌可以逆行侵入导管。

严重的代谢紊乱,如腹部大手术后,由于禁食,反射性唾液腺功能降低或停止,唾液分泌明显减少,易发生逆行性感染。口腔内范围广泛的肿瘤,即使有严重继发感染,患者并不发生腮腺炎。而胃肠外科手术后,即使采用了大剂量抗生素治疗,仍可出现严重腮腺炎。这表明手术后腮腺炎并非单纯细菌感染,唾液流量减少在发病中也起重要作用。手术后的急性下颌下腺炎远较腮腺炎少见,这可能是因为下颌下腺分泌物中黏蛋白含量高,黏蛋白具有较强的聚集并杀灭细菌的能力。

腮腺区损伤及邻近组织急性炎症的扩散也可引起急性化脓性腮腺炎。腮腺淋巴结的急性化脓性炎症,破溃扩散后波及腺实质,也可引起继发性急性化脓性腮腺炎,但其病情及转归与上述原发性急性化脓性腮腺炎有明显区别。

组织病理学检查显示,急性化脓性腮腺炎以急性导管炎开始,表现为导管上皮肿胀,管腔狭窄,分泌物内的细菌、脓细胞及脱落的上皮细胞形成黏液栓子阻塞腺管,引起导管周围炎性肿胀。炎症后期,导管周围白细胞浸润,导管上皮破坏。炎症过程中,常伴腺泡丧失及微小脓肿形成,几个小脓灶可合并成一个较大脓灶。

(二)临床表现

急性化脓性腮腺炎常为单侧腮腺受累,双侧同时发生者少见。炎症早期,症状轻微或不明显,特别是并发于全身性疾病或腹部大型手术者,常被全身的严重病情所掩盖而忽视,直至病情发展,腮腺区肿痛明显时才引起患者注意。腮腺区有轻微疼痛、肿大、压痛。导管口轻度红肿、疼痛。如果能在这一早期浆液性炎症阶段得到适当处理,就可以控制病情发展。

如果早期急性炎症未能得到控制,则进入化脓、腺组织坏死期。此时患者疼痛加剧,呈持续性疼痛或跳痛,腮腺区以耳垂为中心肿胀更为明显,耳垂被上抬。进一步发展,炎症扩散到腮腺周围组织,伴发蜂窝织炎。皮肤发红、水肿,呈硬性浸润,触痛明显,可出现轻度张口受限。腮腺导管口明显红肿,轻轻按摩腺体可见脓液自导管口处溢出,有时甚至可见脓栓堵塞于导管口。患者全身中毒症状明显,体温可高达40℃以上,脉搏、呼吸加快,白细胞总数增加,中性粒细胞比例明显上升,核左移,可出现中毒颗粒。

因为纤维结缔组织将腮腺分隔为很多小叶,所以腮腺炎形成的脓肿多为散在的多发性脓肿,分散在小叶内。腮腺浅面的腮腺咬肌筋膜非常致密,腮腺脓肿未穿破以前不易扪及波动感而呈硬性浸润块。脓液在腮腺包膜内聚集增多时,压力增大,疼痛也加剧。穿破腮腺包膜后,脓液进入邻近组织或间隙,引起其他间隙的蜂窝织炎或脓肿。脓肿经外耳道的软骨与骨交角处,即Santorini裂,进入外耳道。经翼上颌裂可进入翼腭凹。腮腺深面的包膜薄弱,脓肿穿破后可进入咽旁或咽后间隙,或沿着颈部间隙往下扩散到纵隔,向上可通过颅底扩散到颅内。腮腺脓肿通过这些途径扩散的机会不多,一旦发生,则病情严重而危险。脓肿穿破皮肤或切开引流后,可形成唾液腺瘘,短期内可自愈,也可能形成慢性唾液腺瘘。面神经对炎症过程有较强的抵抗力,一般不会发生面瘫。但有时由于肿胀压迫的结果,可能发生暂时性面瘫,炎症消退后可康复。

(三)鉴别诊断

急性化脓性腮腺炎依靠病史及临床检查,诊断并不困难,特别是全身情况衰弱或腹部外科手术后发生者。急性化脓性腮腺炎不宜做腮腺造影,因造影剂可通过薄弱的导管壁进入导管周围组织,使炎症扩散。

一般情况下,急性化脓性腮腺炎需要与以下疾病鉴别诊断。

1. **流行性腮腺炎** 大多发生于5~15岁,有传染接触史,常常双侧腮腺同时或先后发生,一般一次感染后可终身免疫。表现为腮腺肿大、充血、疼痛,但腮腺导管口无红肿,唾液分泌清亮无脓液。白细胞总数大多正常或稍增加,淋巴细胞比例升高。90%患者的血清淀粉酶有轻至中度升高,尿淀粉酶也增多。

2. **咬肌间隙感染** 多为牙源性感染,如下颌阻生第三磨牙冠周炎,有牙痛史。但部分病例一开始即表现为咬肌间隙感染而无牙痛,与急性化脓性腮腺炎非常相似,但其肿胀中心及压痛点位于下颌角部,张口受限明显,腮腺导管口无红肿,分泌清亮。

(四)治疗原则

诊断一经确定,应立即采取积极的治疗措施,针对急性化脓性腮腺炎的发病原因,纠正机体脱水及电解质紊乱,维持体液平衡。必要时给予复方氨基酸等以提高机体抵抗力。

1. **选用有效抗生素** 急性化脓性腮腺炎的致病菌主要为金黄色葡萄球菌,因而可及早应用大剂量青霉素或适量头孢拉定等抗革兰氏阳性球菌的抗生素。并从腮腺导管口取脓性分泌物进行细菌培养及药敏试验,选用最敏感的抗生素。

2. **其他保守治疗** 炎症早期可用热敷、理疗、外敷如意金黄散,均有助于炎症的消散。饮用酸性饮料或口含维生素 C 片,或口服 1% 毛果芸香碱(pilocarpine)3~5 滴(2~3mg),2~3 次/日,可增加唾液分泌。温热的硼酸、苏打溶液等消毒漱口剂也有助于炎症的控制。

3. **切开引流** 急性化脓性腮腺炎已发展至化脓时,必须切开引流。腮腺的包膜致密,脓肿形成后不易扪得波动感,因此不能以扪得波动感作为脓肿切开引流的指征。当出现下列表现时,应切开引流:①局部有明显的可凹性水肿;②局部有跳痛并有局限性压痛点,穿刺可抽出脓液;③腮腺导管口有脓液排出,全身感染中毒症状明显。

切开引流方法:局部浸润麻醉。在耳前及下颌支后缘处从耳屏往下至下颌角做切口,切开皮肤、皮下组织及腮腺咬肌筋膜。脓液积聚于筋膜下者,即可得到引流。如无脓液溢出,可用血管钳插入腮腺实质的脓腔中引流脓液。因腮腺常为多发性脓肿,应注意向不同方向分离,分开各个腺小叶的脓腔。冲洗后置橡皮引流条,以后每日用生理盐水冲洗,交换引流条。如脓液已穿破腮腺咬肌筋膜达皮下时,可在波动明显处切开。如果脓肿扩散至其他间隙,应补做附加切口引流。

(五)预防

本病主要系脱水及逆行感染所致。故对接受腹部大手术及患严重全身性疾病的患者,应加强护理,保持体液平衡,加强营养及抗感染,同时应加强口腔卫生,进食后漱口、刷牙,并可用过氧化氢液或氯己定溶液清洗口腔。

(刘平先)

参 考 文 献

1. 张志愿.口腔颌面外科学.7 版.北京:人民卫生出版社,2012.
2. 李云鹏,石冰,张浚睿,等.口腔颌面部间隙感染诊疗专家共识.中华口腔医学杂志,2021,56(2):136-144.
3. 龚菊,许彪.口腔颌面部间隙感染诊治的研究进展.医学综述,2018,24(8):1560-1564.
4. 张方明.口腔多学科协作诊疗体系的构建与实施.中华口腔医学杂志,2020,55(10):722-728.
5. 赵小珩,郭威孝,张浚睿,等.口腔颌面部间隙感染的管理(一)——经验用药策略.实用口腔医学杂志,2018,34(1):136-140.
6. 赵小珩,郭威孝,张浚睿,等.口腔颌面部间隙感染的管理(三)——实验室检查.实用口腔医学杂志,2018,34(3):424-429.
7. 孙玉,张金山.头颈部影像学的发展和前景.中华放射学杂志,1997,31(4):224-225.
8. 郭军,王培,赵莉莉,等.颌面部间隙感染的管理(六)——彩色多普勒超声的诊断价值与应用.实用口腔医学杂志,2018,34(6):861-864.
9. 张凯,郭威孝,张浚睿,等.口腔颌面部间隙感染的管理(二)——手术治疗经验.实用口腔医学杂志,2018,34(2):285-288.
10. 章功杰,陈松军,郑珉,等.持续负压引流术治疗严重颌面颈部间隙感染的探讨.华西口腔医学杂志,2015,33(4):393-396.
11. LENZ M, GREESS H, BAUM U, et al. Oropharynx, oral cavity, floor of the mouth:CT and MRI. Eur J Radiol, 2000, 33(3):203-215.
12. Miloro M. Peterson 口腔颌面外科学.蔡志刚,译.2 版.北京:人民卫生出版社,2011.
13. DENNIS L, ALAN L, HENRY F, et al. IDSA Guidelines:Practice guidelines for the diagnosis and management of skin and soft-tissue infections. Guidelines for Skin and Soft-Tissue Infections, 2005, 41(15):1373-1406.
14. TÖRÖK E, MORAN E D, COOKE F. Oxford handbook of infectious diseases and microbiology. 2nd. New York:Oxford University Press, 2017.
15. BAGHERI S C, BELL R, KHAN H A, et al. Current therapy in oral and maxillofacial surgery. New York:Oxford University Press, 2012.

第七章 牙拔除术的并发症

牙拔除术是口腔外科常用的手术之一，预防和减少并发症的发生是手术医师必须充分考虑的问题，在术前要全面了解患者的全身健康状况，仔细检查需要拔除的患牙及其周围组织情况，对可能出现的问题有充分的预判，并制订详细的手术方案。当临床医师未经培训或没有经验时，并发症的发生率就会成倍增加。

在许多情况下，治疗的成功与否取决于医师的经验、专业判断和对当前循证文献的了解。因此，医师应对自己的能力有清醒的认识，术前应充分让患者和家属知情，详尽解释术中及术后可能发生的并发症，发现问题及时告知，以取得患者及家属的理解和配合。制订手术计划时应充分考虑全身健康状况对手术的影响，进行必要的辅助检查。另外，医师必须清楚，即便做了充分的术前准备和细心的手术，并发症的发生仍有可能无法避免。

第一节 牙拔除术中的并发症

一、晕厥

（一）病因

在拔牙术中，患者由于恐惧、饥饿、疲劳、疼痛或全身健康较差、体位不良等因素可能引起的突发性、暂时性意识丧失称为晕厥。这通常是由于中枢神经一时性缺血所致。其发病原因、临床表现和防治原则与实行局部麻醉时发生晕厥相同。

（二）预防

做好术前检查及思想工作，消除紧张情绪，避免在空腹时进行手术。

（三）治疗

一旦患者发生晕厥，应立即停止手术，置患者于头低位，保持呼吸道通畅。必要时可采用针刺人中穴、氧气吸入和静脉补液等手段。患者经适当处置恢复后，一般仍可继续手术。

二、牙根折断

（一）病因

拔牙最常见的并发症是牙根折断，造成牙根折断的原因有两大类。

1. **牙齿自身的原因** ①牙体组织缺损过大或因解剖结构变异、龋坏、大面积充填体、根管治疗术后等脆性变大；②牙根外形变异如粗大多根、根分叉过大或过细、牙根弯曲、根端肥大、牙根固连等原因。

2. **术者操作不当** ①钳喙夹持的位置不正确；②拔牙钳的选择不当；③拔牙用力过大；④脱位方向错误；⑤错误使用旋转力。

（二）预防

预防牙根折断的主要方法：掌握各类牙齿及周围骨质的解剖特点，预判有根折危险的牙齿，按照规范外科手术拔牙，及时采用翻瓣技术并去除部分骨骼，多根牙在拔牙前采用分根术，以减少拔牙时的阻力。

（三）治疗

牙齿拔除后，应仔细检查以确认根部是否已完全拔除，需重新拼凑牙齿的碎片，以确保牙槽骨中没有残留牙根。

如果发现牙根折断,应使用生理盐水大量冲洗牙槽窝,尝试直视下观察残留的根部或根尖。如果术前诊断疾病与牙齿相关而必须去除牙根碎片,则应在断根暴露后,使用牙钻将断根周围磨除增隙,或使用根尖钳或牙根挺将断根与牙槽窝分离但不要向根方施压,应轻柔操作,直到牙根有动度后再将其取出。

对于没有术前证据表明有根尖周疾病或感染的牙齿,可以保留小于 3mm 的小根尖,以免产生不良影响。对于后牙,因掏取断根,造成上颌窦穿孔或下牙槽神经受损的风险通常较大,也可考虑暂时保留断根。

三、断根移位

(一)病因

断根移位通常是由于取根时盲目操作,拔牙器械未插在牙根与骨组织间隙中而顶在断根的断面上,并向根方施压,牙根被推向根方或根侧深部组织造成的。牙齿可能落入的解剖区域包括上颌窦、下颌下腔、舌下空间、颞下区、咽旁间隙、鼻底。落入上颌窦和下颌下腔最常见于以下情况。

1. **断根移入上颌窦**　上颌磨牙断根最易发生移位,受力不当时,断根可被推入上颌窦。用直挺去除上颌磨牙的断根时,若垂直向根方施压,则可能将断根推入上颌窦。

2. **断根移入下颌下腔**　根据下颌骨的生长方向,下牙槽突舌侧骨板越向后越薄,拔除下颌第三磨牙时,其所在的舌侧骨板经常裂开,折断的下颌牙根在顶端错误受力下,被推向舌侧进入下颌骨舌骨膜下,甚至穿破骨膜进入舌下间隙、下颌下间隙、咽旁间隙。

(二)预防

1. **断根移入上颌窦**　预防断根移入上颌窦,主要是应在直视下操作,避免凿、挺刃未插入牙周间隙,错误施压于断根顶部或上颌窦底部。术前应仔细观察 X 线片,以防上颌窦底位置过低或根尖病变破坏窦底骨质,发生断根移入上颌窦。

2. **断根移入下颌下腔**　在去除下颌断根时应看清牙根位置,避免向根方施压,可以预防断根移位进入下颌下腔。

(三)治疗

1. **断根移入上颌窦**

(1)如果移位的断根很小(2~3mm),且牙齿和上颌窦没有预先存在的感染,可尝试用冲洗法取出断根。在拍片确定其位置和大小后,从牙槽窝顶端的小开口用生理盐水进行冲洗,然后从牙槽窝鼻窦侧吸出冲洗液,仔细检查吸出液体有无断根,重复拍 X 线片确定断根位置。

(2)如果不能冲洗出小断根,则不应通过牙槽窝进行额外的外科手术,可以留在原处。因为未感染的小根尖引起后遗症的可能性较小,而额外的手术比将根尖留在鼻窦可能会导致更多的并发症。如果根尖留在鼻窦内应告知患者,定期随访指导,以监测牙根和鼻窦。

口内在拔牙窝上进行 8 字缝合,给予抗生素和鼻喷雾剂,以保持鼻窦引流通畅,减少感染机会。通常断根会纤维化到鼻窦黏膜上,无后续问题。如牙根发生感染或患者出现慢性鼻窦炎症状,则应转诊给口腔颌面外科或耳鼻咽喉科医师,通过上颌窦根治术或鼻内镜检查方法取出断根。

(3)如果大的牙根碎片或整个牙齿移位到上颌窦,则应将其取出,常用的方法是上颌窦根治术。从尖牙窝进入上颌窦,然后取出牙齿,手术应由口腔颌面外科医师执行。

(4)偶发拔除上颌阻生第三磨牙移入上颌窦的情况。解决方法通常也使用上颌窦根治术入路将其从上颌窦中取出。但是上颌阻生第三磨牙断根更常见的是移入颞下间隙。在挺出牙齿的过程中,牙挺可能会将牙齿推入颞下窝。此时,牙齿通常位于翼突外侧板的外侧方,并位于翼外肌的下方。如果术中视野佳,术者应尽一切努力用止血钳取出牙齿。如果视野不佳,盲探会导致牙齿进一步移位。单次尝试未获成功,应停止手术,术者应给予足量抗生素以减少术后感染,并提供常规的术后护理。待初步愈合,牙根发生纤维化并稳固在原位时,经影像学检查定位后,由口腔颌面外科医师将牙齿取出。

2. **断根移入下颌下腔**　如果断根移位未突破舌侧黏骨膜,则可用手法固位拔除。方法:用左手的示指抵住口底舌侧,向上向颊侧推挤,试图使根部重新回到牙槽窝,再用根尖挺从拔牙窝内挺出断根,也可去除部分舌侧骨板,用钳夹取出断根。如果牙根已突破骨膜进入下颌下腔,建议急诊科医师放弃自行取根操作,暂时缝合固定创口,并将患者转诊至口腔颌面外科医师。去除这种断根的常规步骤是在下颌骨的舌侧切开软组织瓣,翻开黏骨膜,直至找到断根,固定夹持断根,再牵引取出。与移入上颌窦的牙齿一样,如果根部碎片较小且未受感染,则可选择将其留在原位,因为外科手术取出断根的创伤较大,且存在损伤舌神经的风险。

3. 拔除上颌埋伏阻生前牙时,偶发牙齿或断根进入鼻腔的情况,应小心取出,切莫将瘘口进一步扩大,以防造成口鼻瘘。

四、软组织损伤

口腔软组织损伤大多由于医师对黏膜的脆弱特性缺乏足够的重视,拔牙时进入途径不够,或在手术过程中力量过大而导致。拔牙时必须注意保护口腔软组织。

(一)牙龈撕裂伤

1. **病因**　口腔外科手术中最常见的软组织损伤是拔牙时牙龈撕裂伤,这通常是由于最初翻瓣尺寸不足、黏膜瓣被强行推开而超出组织伸展能力,导致切口的一端牙龈撕裂。这也是拔牙术后出血的主要原因之一,应复位缝合。

2. **预防**　预防牙龈撕裂伤的措施:①严格避免软组织损伤;②翻开足够大小的黏膜瓣;③用最小的力复位软组织。

3. **治疗**　如果出现软组织撕裂,手术完成时应小心复位软组织瓣。如果术中看到软组织瓣开始撕裂,则应停止手术,延长切口的长度,以便获得释放切口。

在多数情况下,撕裂黏膜仔细缝合后会愈合,但可能发生延迟愈合。如果撕裂组织呈锯齿状,应考虑在缝合前切除撕裂的组织瓣边缘以形成平滑的边缘,但应小心执行,因为切除过多的组织可能会导致闭合伤口时张力过大而继发伤口裂开,还可能会影响附着龈高度。

(二)刺伤

1. **病因**　第二常见的软组织损伤是软组织的意外刺伤。例如,直挺或骨膜剥离器之类的器械可能会从术区滑出刺穿或撕裂相邻的软组织。

2. **预防**　可使用手指或另一只手做支撑避免器械滑脱刺伤软组织,这样使用有控制的力,可以稳妥有效保护周围软组织,避免损伤发生。

3. **治疗**　牙挺所致的穿刺伤通常不用缝合,即使发生小的感染,也有足够的引流途径。

(三)牵拉伤或擦伤

1. **病因**　嘴唇、嘴角或皮肤的擦伤或灼伤通常是由于牙钻的轴高速旋转摩擦软组织或金属牵开器暴力牵拉软组织造成的组织撕裂。当下颌阻滞麻醉后失去知觉,唇部可被牙钳的柄误夹而损伤。

2. **预防**　通常长的转针器械应有硬质护套保护,避免转针、轮轴与患者黏膜直接接触。术者与助手应注意患者的脸颊和嘴唇与牵引拉钩或者牙钳的位置,禁忌暴力牵拉引起损伤。

3. **治疗**　口腔黏膜区域被擦伤或灼伤,医嘱定期漱口保持口腔清洁,创伤较小时可给予四环素软膏涂抹,范围大而深的伤口建议细线对位缝合。此类伤口可在 4~7 天愈合(愈合时间取决于损伤的深度),通常不会留下瘢痕。如果在皮肤上出现这种擦伤或灼伤,建议患者用抗生素药膏覆盖。要将药膏涂在擦伤处,不要将其涂抹在健康的皮肤上,以免引起溃疡和皮疹。这些擦伤需要 5~10 天才能痊愈。皮肤伤口护理建议湿敷,以防止结痂和色素沉着。

五、骨组织损伤

(一)牙槽突骨折

1. **病因**　牙槽骨骨折多因拔牙时用力错误、牙根分叉过大、牙根与牙槽骨粘连、牙槽骨较薄所致。其好发于上颌尖牙的颊侧骨板和上颌磨牙(尤其是第一磨牙)的颊侧骨板。此外,下颌第三磨牙挺出时易造成舌侧骨板骨折。年龄较大患者的骨骼弹性可能较弱，拔牙时更容易造成骨折。牙槽突骨折后可引起术后出血、较严重的肿胀及疼痛，骨折形态不利于义齿修复，同时牙槽突骨折常伴牙龈撕裂。

2. **预防** 术前预判骨折的可能性较大时，应考虑外科手术拔牙。在骨质薄弱区紧贴牙表面去除少量的牙槽骨，逐步扩大牙槽窝，从而利于更好地牙槽骨修整及创面修复。

3. **治疗** 如发现牙槽突骨折，可采取以下几种不同的形式：①如果已将骨片与牙齿一起完全从牙槽中移出，或牙移除后折裂骨片大半无骨膜附着，则应取出骨片，确保软组织已复位并尽可能覆盖剩余骨组织，以防发生愈合延迟。必须修整骨折引起的锋利边缘，必要时在此处做个小翻瓣，使用骨锉或咬骨钳修整锋利的骨边缘。②如果骨片大半仍附着在骨膜上，且与牙齿分离，则可将其复位，缝合固定软组织皮瓣。这种将折断的骨板复位方式可能更有利于牙槽嵴愈合。

（二）上颌结节骨折

1. **病因** 拔除上颌远中孤立磨牙（上颌第三磨牙或第二磨牙）时，易引起上颌结节骨折。上颌结节骨折可能会影响义齿的稳定性，还可能穿通上颌窦。

2. **治疗** 若术中发生上颌结节骨折，可有如下 2 种方法应对：第一种方法是将患牙用牙弓夹板固定在相邻的牙齿上，并将拔牙时间推迟 6～8 周，以使骨有时间愈合。然后再用外科手术拔牙；第二种方法是从牙根部切除牙冠，并让上颌结节和牙根愈合。6～8 周后，再用通常的方式取出牙根。但如果在术前上颌磨牙有感染，则应谨慎使用上述方法。

（三）下颌骨骨折

1. **病因** 在拔除下颌第三磨牙的过程中罕见发生下颌骨骨折。暴力拔牙是发生骨折的直接原因。典型的情况是患骨质疏松症的老年患者或有囊肿、甲状旁腺功能亢进症等病理情况，存留严重埋伏的下颌第三磨牙，当在牙齿上施加过大的力时，容易发生骨折。迟发性下颌骨骨折通常发生在 40 岁以上的患者，通常在拔牙后的 4～6 周。

2. **预防** 术前应仔细分析阻生牙的位置和骨质情况，避免在凿、挺时使用暴力，同时充分去除邻牙阻力及骨阻力，微创分牙等。

3. **治疗** 发生骨折后，应首先取出颌骨内残留的牙齿，然后按颌骨骨折的处置原则立即复位和固定骨折。如用微型钛板进行刚性内固定，同时使用钢丝颌间结扎固定。

六、损伤邻牙、对颌牙

（一）病因

邻牙或邻近修复体损伤常常是由于牙钳喙过宽或者牙钳安放不当造成的，也可因牙挺使用不当、以邻牙作为支点造成。拔下颌牙（尤其是拔下颌前牙）时容易发生对颌牙损伤，因为这些牙的拔除需要更多的垂直向牵引力，尤其是在使用牛角钳时，如果未加保护，牙钳在牙脱位的瞬间容易击伤对颌牙。

（二）预防

如果患者的牙列拥挤，需要拔除的牙与邻牙重叠，那么可以用细而窄的钳子，应避免使用喙尖较大的钳子，使用牙挺时应将牙挺完全插入牙周膜间隙，运用牙挺的楔力使牙齿脱位，避免在邻牙或者修复体上施加器械和力。拔下颌牙时，为防止损伤对颌牙，拔牙钳应向颊舌方向充分旋转，最大程度减少拔牙所需的牵引力，可用手指或吸唾管保护对颌牙，以缓冲拔牙钳对该方向释放的力。

（三）治疗

根据损伤牙的牙周、牙体损伤程度，依据牙外伤的处置原则对其进行治疗。

七、神经损伤

拔牙时可能损伤的神经有鼻腭神经、颊神经、颏神经、舌神经、下牙槽神经等。其中鼻腭神经和颊神经常在翻瓣手术时被切断，一般可再生，恢复较快。拔除下颌磨牙时可能会擦伤、挤压或严重损伤下牙槽神经管内的神经。这种并发症在拔除下颌阻生第三磨牙时很常见，发生率为 0.5%～5.3%，必须在术前常规告知患者这种可能性。

（一）颏神经损伤

颏神经损伤会导致患者颏部或嘴唇的感觉异常或麻木。如果受伤是因翻瓣或操作引起的，通常会在几天到几周内恢复正常感觉。如果颏神经在其从颏孔的出口处被切开或沿着其行程被撕裂，则颏神经功能可能无法恢复，患者唇部及颏部则会永久麻木。

必须小心操作涉及下颌前磨牙或者颏神经区域的根尖手术。如果要在颏神经区域使用三角皮瓣，则必须将垂直切口向近中足够延伸，以免切断颏神经的任何部分。不建议在尖牙和第二前磨牙之间的龈乳头做垂直切口。

（二）舌神经损伤

舌神经在解剖上常位于下颌磨牙后垫区舌侧。有时舌神经的走行可能会到达磨牙后垫区。舌神经损伤的主要症状是半侧舌麻木。如果受到严重创伤，舌神经几乎不会再生，避免损伤舌神经至关重要。

下颌骨磨牙后垫区域的切口应避免靠近舌神经。因此，手术时暴露第三磨牙或后磨牙骨区域的切口应偏于下颌的颊侧。同样，如果需翻开磨牙后垫区的皮瓣，必须注意避免在磨牙后垫的舌侧过度切除或拉伸组织。

（三）下牙槽神经损伤

1. **病因** 下牙槽神经损伤的主要表现为下唇感觉异常、感觉减退或缺失、麻木、痛觉过敏和异常性疼痛等。其疼痛具备周围神经病变的疼痛特征如局限性疼痛，甚至灼性神经痛和深部痛。

下颌第三磨牙牙根距离下颌神经管较近，在拔除下颌第三磨牙时，容易引起下牙槽神经损伤，常见原因有：①暴力分牙；②牙挺使用不当；③切割手机使用不当；④形成血肿；⑤根尖炎症扩散；⑥盲目取根；⑦根骨粘连；⑧牙根与神经直接接触；⑨对牙槽窝进行盲目搔刮。

2. **预防** 术前应对患者进行口内检查和影像学评估。影像学检查包括根尖片、曲面体层片和CBCT，能比较有效地评估牙根与下颌神经管的空间位置关系。当影像学检查显示以下三种情况中任意一种时，拔除下颌阻生齿时发生下牙槽神经损伤的风险非常高：①牙根穿过下牙槽管或根尖异常弯曲处附近的下牙槽神经管发现明显狭窄；②下牙槽神经管通过牙根时，显示管腔路径改变，根尖变暗；③下牙槽神经管管腔白线连续性中断。

传统劈冠法、使用锤击劈冠、去骨和增隙、手术时间较长、用力不当等可能会导致牙根移位至下颌神经管，对下牙槽神经造成损伤。

采用切割分牙法拔牙可以有效避免下牙槽神经损伤。此外，正畸牵引术、冠周去骨术以及智齿牙冠切除术等新的拔牙术式亦可较大程度地避免下牙槽神经损伤，但存在周期长、费用高、患者面临二次手术等缺点。

3. **治疗** 可使用减轻水肿、降压的药物如地塞米松、地巴唑和促进神经恢复的药物如维生素 B_1、维生素 B_2 等。必要时转诊至神经内科和/或神经外科诊治。一般情况下，下牙槽神经水肿压迫性损伤通常在2周内便会自行恢复，下牙槽神经的物理性损伤也多可在半年内恢复，但也有相当一部分不能恢复，但其麻木区域会缩小，部分痛觉可恢复。

八、颞下颌关节损伤

（一）病因

颞下颌关节可能因为拔牙时长时间大张口而发生脱位，并好发于既往有颞下颌关节脱位史的患者。在下颌牙的拔除过程中施加较大的侧向力也可能损伤颞下颌关节。

（二）预防

拔牙时控制作用力和支撑下颌骨可防止这种情况发生。另外，通过在对侧使用咬合垫或托住下颌骨的边缘来支撑下颌骨，可提供足够的平衡力以避免对关节造成损伤。术中取出部分骨或者分牙可以减少拔牙所需的力，从而减轻关节受力。如果拔牙时间长或者患者关节不适，应该让患者在术中休息一会儿。

（三）治疗

如果患者在拔牙术后颞下颌关节区疼痛，可采用常规的颞下颌关节治疗方案。建议患者：①进食软食1～2周；②每天对患侧颞下颌关节区用热毛巾湿敷；③使用非类固醇消炎药，连续数天至2周每隔4小时服用600～800mg布洛芬，无法耐受非甾体抗炎药的患者可服用500～1 000mg对乙酰氨基酚；④必要时使用肌松药物。此外，应对患者进行随访记录，直到症状得到明显改善。

九、口腔上颌窦交通

（一）病因

上颌磨牙拔除术有时会导致口腔与上颌窦交通。多发于上颌磨牙断根取出时牙根突破上颌窦导致窦底穿孔交通。当上颌窦被高度气化，即牙根与窦底之间骨质菲薄，常规拔牙后，也可能发生上颌窦交通。口腔上颌窦交通后可能导致术后上颌窦炎、慢性口鼻瘘的形成。

（二）预防

行上颌窦附近拔牙术时，应在直视下操作，避免牙挺错误用力将牙根顶入上颌窦内，造成窦底穿孔。同时，在搔刮病变时，应避免器械因窦底病变变薄或缺如而穿破窦底。

（三）治疗

已有口腔上颌窦交通时，治疗方法取决于交通口的大小。

1. **较小的穿通（直径2mm或更小）**　可按拔牙后常规方法处置，使牙槽窝内形成高质量的血凝块，无需进行其他手术治疗。建议采取鼻窦预防措施防止血凝块移位，嘱患者避免擤鼻涕、剧烈打喷嚏。忌用吸管和吸烟，无法戒烟的患者应当建议其轻轻吸烟，不要深吸，以免造成负压。禁止进行穿通探查，因为器械探查拔牙窝可能导致黏膜被刺破，还可能将细菌等异物带入鼻窦，使情况进一步复杂。

2. **中等大小的穿孔（直径2～6mm）**　除按照小穿孔方法处置外，应在牙槽窝上方使用8字缝合法，以确保该区的血凝块维持。在缝合前，可使用促进凝血的物质如明胶海绵。告知患者遵循鼻窦预防措施。应用药物预防抗炎以降低上颌窦炎发生的风险，通常为阿莫西林、头孢氨苄或克林霉素使用5天。此外，应用滴鼻剂（如伪麻黄碱）以缩小鼻黏膜血管，维持正常的鼻窦引流以防范窦炎和鼻窦感染。

3. **如果鼻窦开口较大（7mm或更大）**　需用邻位组织瓣关闭创口，可将颊侧牙槽突适当降低后，利用颊侧梯形组织瓣关闭创口（图7-1-1）。此外，也可使用腭侧黏骨膜舌形瓣转移封闭创口（图7-1-2）。组织瓣封闭交通口的关键是组织缝合区有足够的新鲜创面接触，下方有骨支持，并且无张力缝合。

4. 皮瓣的制备和窦道的闭合宜在穿通发生当天执行。

5. 如果牙齿移位到上颌窦内，通常应使用上颌窦根治术移除牙齿，同时进行修复。

十、罕见拔牙术中并发症

（一）张口受限

1. **病因**　复杂的拔牙手术可导致张口受限。张口受限常由面部肿胀导致的肌肉强直引起，而面部肿

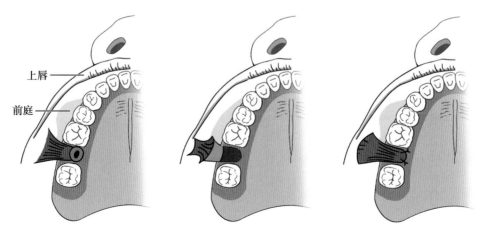

图7-1-1　用颊侧梯形瓣关闭口腔上颌窦交通

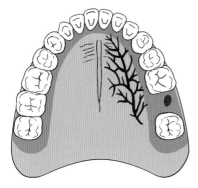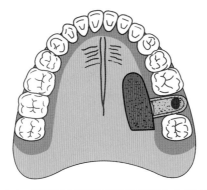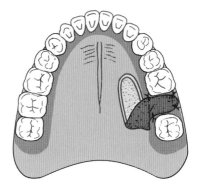

图 7-1-2　腭侧黏骨膜舌形瓣关闭口腔上颌窦交通

胀由多种因素引起,包括手术时长、软组织切除数量和手术复杂程度等。肌肉强直所致的张口受限常在第 2 天达到峰值,并在 1 周后消退,如果仍然张口受限<20mm,则需及时复诊检查。

2. **治疗**　因下颌张口肌群创伤或炎症引起的反射性肌痉挛导致的单纯反应性张口困难,可指导患者进行主动开口训练,同时选择热敷或超声波等理疗辅助患者恢复正常开口度。此外,应借助 X 线片、CBCT 等手段,与术后软硬组织感染或手术致颞下颌关节紊乱病相鉴别,如果不能确定根本原因,应及时转诊治疗。第三磨牙拔牙术后常出现咬肌强直,术后控制水肿可减少张口受限可能。

（二）皮下气肿

1. **概念**　皮下气肿是在拔牙术中错误地用普通牙科手机操作或术后口腔负压改变,使气体进入皮下软组织间隙造成的,可表现为明显的面部软组织肿胀或向颈部扩散。诊断依据为拔牙后局部肿胀、无压痛、触诊捻发音,患者也可出现剧烈胸痛及呼吸短促。

2. **原因**　皮下气肿的原因常是由于术中反复牵拉已翻开的组织瓣,气体进入组织;或因为使用高速涡轮机时喷射的气流在压力作用下进入骨膜,达下颌下间隙或咽旁间隙,最终进入胸腔纵隔和心包腔,也可由于术后反复漱口、咳嗽或吹奏乐器,使口内正负气压变化,气体进入创口造成。

3. **预防**　①避免术中反复牵拉已翻开的组织瓣;②使用拔牙外科手机(其出气孔朝向口腔外部);③术后嘱患者避免可能产生口腔负压的行为。

4. **治疗**　患处冰敷,应用抗生素,并且严密监测体征变化。一般来讲,症状常在数天内消失,但是严重气肿可导致纵隔炎或脑膜炎并可能危及生命,需要紧急住院治疗。

（三）断针

1. **病因**　在进行麻醉手术时,尤其是下牙槽神经或舌神经阻滞麻醉时,针头常常先触及骨壁,可能发生弯曲,如用力过猛或疼痛恐惧引起肌肉紧张可导致针头折断。

2. **预防**　嘱患者注射过程中不要移动,当针头插入组织中,尽量避免改变针头方向,以避免撕裂肌肉、血管或神经,导致血肿。不应将针头全部刺入,应至少留 1cm 在组织外。如果需改变注射方向,不要弯曲针头,如果必须要弯曲,不要在针头连接处。

3. **治疗**　如发生断针,嘱患者保持张口,不要做下颌运动。如部分可见,立即尝试齿钳夹取出。如果针头完全进入组织,可小心地将另一针在同一部位刺入做标志,拍摄 X 线片定位断针,确定位置后再手术取出,切忌盲探,以防断针推向更深处,增加手术难度。

（四）食管或气道异物

1. **病因**　拔牙过程中,由于患者头处在仰位,部分咽敏感患者在拔牙过程中往往配合欠佳,或由于医师操作不当导致牙、车针等异物进入食管,甚至进入支气管。

2. **防治**　在拔牙过程中,避免患者头部过分后仰,不要用旧式牙钳(喙部光滑)和牙科镊子(尖部细、弹性大)取出牙齿,可用止血钳小心夹持后从颊侧取出。如牙齿落入口腔可用口镜将牙齿托出,嘱咐患者不要闭口吞咽,迅速低头吐出或咳出。异物进入食管常可自行排出或咳出。但当异物进入气管,可能需要喉镜或气管镜取出。

第二节　拔牙后出血

拔牙后出血可分为原发性出血和继发性出血。原发性出血为拔牙后当时出血即未停止。继发性出血是拔牙出血当时已停止，以后因多种原因(例如过热饮食、过分漱口、激烈活动、创口感染等)引起的再次出血。拔牙后出血是口腔急诊常见的病症之一。

一、拔牙后出血的原因分析

(一)局部因素

拔牙后出血主要由局部因素或护理不当引起，少数为全身因素。常见的局部因素有：①拔牙过程中牙槽窝内小血管撕裂、破裂，或较大的知名血管(下牙槽血管、上牙槽血管)破裂；②拔牙后留下的开放伤口、牙槽窝内的炎性肉芽组织、软组织撕裂或牙槽突骨折等，导致额外的渗血和出血；③拔牙过程中较难施加足够压力和敷料来封闭创口防止出血；④用舌头舔舐创口、吃过硬的食物，或口腔负压引起血凝块移动，引起继发出血或二次出血；⑤过量的唾液在口腔潴留，唾液酶在血凝块形成之前或肉芽组织长入之前溶解血凝块。

(二)全身因素

常见的全身原因为血液病或出血体质患者，其次是有原发性高血压等的患者。对拔牙后出血复诊的患者，应注意其全身情况。

二、拔牙后出血的预防

拔牙术前应详细询问患者有无出血既往史，掌握凝血相关适应证。对于复杂拔牙术或怀疑凝血障碍者，应常规进行凝血功能检查。术中谨慎操作，避免出血局部因素的产生。拔牙术后告知患者注意事项尤为重要。

(一)出血病史询问

1. **询问既往出血史**　如以往拔牙或其他手术后的出血情况，意外受伤后有无持续性出血情况，女性是否有月经出血过多史。

2. **询问有无出血家族史**　多数先天性出血性疾病患者具有家族性遗传病，这些先天性疾病的程度从轻到重，后者需要充分的术前准备来控制出血。

3. **询问是否正在服用抗凝血的药物**　如服用抗凝剂类的药物可能会导致术后持续出血。接受癌症化学治疗或服用阿司匹林的患者，酗酒者或患有严重肝病的患者也较容易出血。对已知或疑似患有凝血病的患者，应在术前通过凝血功能检查以评估。如果患者患有遗传性凝血障碍，应建议进行专科医师会诊。

(二)凝血实验室检查

国际上推荐进行凝血酶原时间(PT)、国际标准化比值(INR)检查。INR 的正常参考值范围为 0.90~1.10。该值反映了患者的凝血酶原时间和标准化控制比率(图 7-2-1)。

有文献追踪的循证医学显示，多数服用单一种类抗凝药物的患者，可接受单颗牙小型拔除手术，无需停药。一般情况下，对于使用华法林的患者，如 INR≤2.5，在采取预防及局部止血措施的情况下，患者可以接受拔牙手术而不减少抗凝药剂量。对于 INR 值高至 3.0 以上的患者，建议进行专科会诊，考虑是否可以降低抗凝药剂量以降低 INR。

长期房颤、深静脉血栓形成、有人工心脏瓣膜或心肌梗死的患者，停用抗凝剂所致的心脑血管风险大于拔牙后出血的风险。此类患者可选择住院治疗，停用现用的抗凝药，并降级成肝素抗凝治疗，直至 INR 处于治疗水平再行拔牙。

大部分报道的文献显示，拔牙患者围手术期间，在使用抗血小板药或停药的临床对照研究中，使用抗凝药物与不使用相比，小规模口腔手术的围手术期风险虽有升高，但风险差异不显著。合理的局部止血

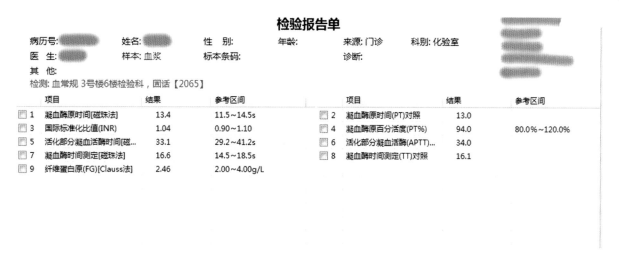

检验报告单

病历号:　　　　姓　名:　　　　性　别:　　　年龄:　　　来源:门诊　科别:化验室
医　生:　　　　样　本:血浆　　标本条码:　　　　　诊断:
其　他:
检测:血常规 3号楼6楼检验科,固话【2065】

	项目	结果	参考区间		项目	结果	参考区间
1	凝血酶原时间[磁珠法]	13.4	11.5~14.5s	2	凝血酶原时间(PT)对照	13.0	
3	国际标准化比值(INR)	1.04	0.90~1.10	4	凝血酶原百分活度(PT%)	94.0	80.0%~120.0%
5	活化部分凝血活酶时间[磁...	33.1	29.2~41.2s	6	活化部分凝血酶(APTT)...	34.0	
7	凝血酶时间测定[磁珠法]	16.6	14.5~18.5s	8	凝血酶时间测定(TT)对照	16.1	
9	纤维蛋白原(FG)[Clauss法]	2.46	2.00~4.00g/L				

图 7-2-1　凝血功能报告单

措施就能成功预防术后出血。

（三）拔牙术后医嘱

嘱患者在术后 12 小时内避免吸烟,喝水时避免使用吸管。术后 12 小时内不应吐口水,因吐口水可能会使血凝块脱落,致创面新鲜出血。拔牙后 12～24 小时不应进行剧烈运动,因为血压升高可能导致更大的出血。患者也可用冷水轻轻漱口,然后在该区域重新放置适当大小的湿纱布并紧紧咬住,安静地坐 30 分钟。告诉患者如果出血持续存在,用冷水漱口后可改咬浸湿的茶袋。茶中的鞣酸可作为局部血管收缩剂,能有效阻止创面出血。

三、拔牙后出血的对症处置

（一）拔牙后出血的处置原则

术后出血有时会持续 72 小时,一般是以渗血的形式而非搏动性出血,如出现搏动性出血则需紧急处置。72 小时以后仍然渗血可能是凝血障碍的原因。术后局部止血措施与术中止血相同,包括直接压迫、缝合、使用局部止血药物,通常用 8 字缝合来固定止血药物。对于残余肉芽组织、软组织撕裂等原因引起出血者,可采用搔刮、缝合的方法。若局部处理无效时应及时进行必要的全身检查与治疗。

（二）局部对症处置

常规止血处置:把一小块纱布直接放在牙槽窝上,预先将纱布浸湿,使渗出的血液不会在纱布中凝结,导致取出纱布时血凝块脱落。不建议使用大纱布,因为大纱布覆盖住邻牙的咬合面,不能对拔牙窝施加有效压力。嘱咐患者咬紧纱布至少 30 分钟,并且不要咀嚼纱布,将纱布固定在适当的位置。告知患者在拔牙术后 24 小时内少量的血液渗出是正常的。如果出血不止是轻微渗出,可让患者在原位置重新放置一块纱布,咬紧纱布 1 小时以控制出血。

有的术后出血患者常误认为出血量很多而紧张,这是因为血液与大量唾液混合,实际出血量多在 20mL 以内,应先向患者解释和安慰,以稳定其情绪获取其配合。

（三）全身处置

对于出血时间长、局部处置措施效果不好的情况,应在积极局部处置的同时进行内科和血液学检查,或者进行专科会诊,以确定患者是否有明显的凝血功能障碍,结合检查结果及时给予全身的治疗如输液、输血等。通常咨询血液科医师,然后由血液科医师进行血液筛查测试,测试结果如有异常可进一步检查患者的凝血系统。

（四）拔牙后出血的急诊处置

处置原则:对于拔牙后出血复诊的患者,首先应注意患者的全身情况,了解出血情况,估计出血量,测量脉搏、血压等生命体征,出血量大或反复出血者应进行血液相关检查。局部检查常见有高于牙槽嵴的松软血凝块,并可见活动性出血。进一步检查须在局部麻醉下进行,明确出血的具体部位再行针对性止血处置。

1. **一般处置** 如果30分钟的常规止血处置不能控制出血,必须对患者进行局部麻醉,以便更积极地治疗拔牙窝创面。应采用阻塞技术而不是局部渗透技术止血,因为含有肾上腺素的药物浸润拔牙创可能会暂时控制出血,但是当其作用消失时,可能会发生出血反弹或大出血。

具体方法:将实施区域局部麻醉后,术者应轻轻刮除并吸净拔牙窝内所有的血凝块,明确出血的具体部位。若软组织存在弥散性渗血,可采用直接压迫止血或缝合结扎止血。若骨组织有小动脉出血或渗血,可采用骨蜡封闭止血。止血后将可吸收性明胶海绵塞入牙槽窝,并用8字缝合法固定(图7-2-2),嘱患者咬住小而潮湿的纱布包加压止血。如打开伤口后发现出血较多,针对处置后出血仍不减慢,可改填数字纱布,该纱布以后可自行吸收。经以上处置仍不能止血者,需用碘仿纱条填塞后加压缝合止血。1周后取出碘条,松散放入新碘条,以保护创面,至骨面有肉芽组织生长,停止换药,待自行愈合。

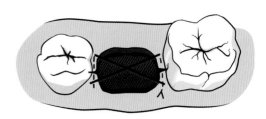

图7-2-2 拔牙创8字缝合法

这项技术几乎在每个出血案例都有效。在许多情况下,用可吸收性明胶海绵和纱布加压止血就足够了。应向患者告知有关如何有效用纱布咬合止血的具体操作。继发性出血患者在离开医院之前,应观察30分钟以上,确认无出血后方可离开。

2. **特殊处置** 临床偶发术中大出血、术后仍不能有效止血的情况。急诊处置时,应结合全身治疗,及时进行输液、输血及抗休克治疗。严重者可请口腔颌面外科医师及放射介入科医师会诊,协助行颈外动脉结扎术或血管栓塞治疗。出血致口底肿胀致使气道不畅时,可考虑紧急行气管切开术,以保证气道通畅。

3. **额外的止血措施** 如果有广泛渗血,可以在牙槽窝中置入不同的材料以帮助止血。

(1)可吸收性明胶海绵:这是最常用和最经济的方法。将可吸收性明胶海绵放置在拔牙窝中,并用8字缝合法将其固定在拔牙窝内。可吸收性明胶海绵是用于形成血凝块的支架,缝线有助于使其保持在适当的位置。

(2)氧化再生纤维素:这种材料比可吸收性明胶海绵能更好地促进凝结,因为它放置到牙槽窝中可承受一定的压力,而可吸收性明胶海绵在湿润时会变得易碎,难以放入到有血液渗出的牙槽窝中。但是,将其放入牙槽窝内有可能导致拔牙窝延迟愈合,因此,氧化再生纤维素通常用于更加严重的持续性出血。

(3)局部凝血酶液体制剂(重组人凝血酶制剂):当患者有凝血功能障碍时,也可将蘸有凝血酶制剂的明胶海绵置入牙槽窝内,并用8字缝合法将其固定在拔牙窝内,然后在拔牙窝上放置湿纱布。凝血酶跳过了凝血级联过程中的步骤,有助于将纤维蛋白原转化为纤维蛋白,从而形成血凝块。

(4)胶原蛋白:胶原蛋白能促进血小板聚集,有助于加速血液凝结,控制出血,也更容易放入拔牙窝内。这种材料价格比较昂贵。

(五)血肿和瘀斑的治疗

1. **概念** 血肿常在术后即刻或术后不久迅速出现。当局部出血量大时,血液会在流入组织间隙的低位水平积聚,形成血肿。血肿可位于前颊部或咽峡前间隙,也可位于舌下,通常术后2~3天消失。

瘀斑是由于血液流入邻近间隙(特别是皮下组织)导致的,多出现于前颊部皮下或口内黏膜下,也可向下颌下区甚至颈部蔓延。瘀斑一般在术后2~5天出现,开始为青紫色,可逐渐变为黄绿色,1~2周后才能完全消退。

2. **治疗** 血肿、瘀斑可不特殊处置,理疗可促进其吸收。较大的血肿应使用抗生素2~3天以预防感染。血肿禁忌穿刺抽血,因为其本身起压迫作用,抽出血液反而促使再次出血。必要时可在牙槽窝填入碘仿纱条,以免血肿从牙槽窝引发感染。

第三节　拔牙后疼痛

一、反应性疼痛与炎症性疼痛

疼痛和肿胀往往是各类并发症的首发或主要症状,不加处理可能进一步引发不良后果,应当认真加以鉴别,分清是术后并发症还是手术后的正常反应。

反应性疼痛是指拔牙术对组织创伤所引发的生理性疼痛反应,牙拔除时骨组织和软组织受到不同程度的损伤,创伤造成的代谢分解产物和组织应激反应产生的活化物质刺激神经末梢,引起疼痛,它与拔牙创感染引起的炎症病理性疼痛不同,是组织正常的应激反应。炎症性疼痛是牙槽窝内的炎性肉芽组织,甚至脓性分泌物诱发炎症介质反应引起的疼痛。另外,如果拔牙创过大,血凝块易分解脱落,使牙槽骨壁上的神经末梢暴露,受到外界刺激时也可引起疼痛。

反应性疼痛与干槽症疼痛的鉴别:前者常常发生于拔牙当天至2天之内,疼痛通常不严重,多在2～3天消失,拔牙窝无腐臭,镇痛药效果明显。后者常常发生在拔牙后2～4天,疼痛通常较严重,并逐渐加重,如不加处理,疼痛可持续达10余天,拔牙窝内常有腐臭组织及恶臭味,少数亦没有,但疼痛严重程度相同。干槽症用镇痛药效果不佳。

二、拔牙后疼痛的控制

(一)完善的术后疼痛告知

所有患者在进行任何外科手术后都会感到一定程度的不适感,因此对于口腔医师来说,在手术前与患者仔细讨论拔牙后疼痛非常有必要。术者必须帮助患者对可能发生的疼痛类型和疼痛程度有一定的认知。

患者在离开医院前均应接受镇痛药的使用指导,即使口腔医师认为不需要处方镇痛药时,也应告知患者术后服用镇痛药的方法,以防止局麻药作用消失时引起的最初不适。如果口腔医师预期术后会有更高程度的疼痛,应在术后给予处方镇痛药。口腔医师还应告知患者使用镇痛药的目标是控制疼痛而不是消除所有不适。

(二)麻醉作用消失前适量口服镇痛药

1. 反应性疼痛的特征

(1)疼痛通常并不严重,大多数轻度的非处方药镇痛药即可缓解。

(2)疼痛高峰期出现在拔牙后约12小时,而后疼痛迅速减轻。

(3)拔牙后明显疼痛很少持续超过术后2天。

考虑到以上因素,可建议患者有效使用镇痛药。

2. 用药

(1)及时用药:建议在局部麻醉消退之前服用第一剂镇痛药,这样患者在局麻药失效后就不太可能遭受剧烈的疼痛。如果等到麻醉作用消失再服药止痛,镇痛药可能需要60～90分钟才能完全发挥作用。在此期间,患者可能会变得急躁,并可能需要接受其他药物治疗,从而增加了恶心、呕吐等不良药物反应的概率。如果镇痛药推迟到疼痛加剧后使用,则术后疼痛将更难控制。

此外,树立超前镇痛的理念。超前镇痛是指手术前通过局部麻醉注射或非甾体抗炎药、阿片类镇痛药物达到减少术后疼痛的方法。其本质在于预防中枢疼痛过敏的发生,镇痛药物的提前干预可减少和/或防止围手术期有害外周传入刺激对机体造成短期或长期的慢性不利影响。赵吉宏等的研究表明,术前15分钟口服布洛芬缓释胶囊300mg,在下颌阻生牙拔除中可发挥最大镇痛效果。

(2)应用低强度镇痛药:多数常规拔牙后不需要强效镇痛药,较低效力的普通单位剂量镇痛药就足够。告知患者先服用1～2个单位剂量的低强度镇痛药初步控制疼痛,后期再根据疼痛程度进行更精确的控制。

（3）合理用量：应警告患者服用过多的麻醉药会导致嗜睡，并增加胃部不适的概率。患者应避免空腹服用麻醉性镇痛药。

3. 常用镇痛药物

（1）非麻醉类镇痛药，即非阿片类镇痛药（non-opioid analgesics）：包括非甾体抗炎药（nonsteroidal anti-inflammatory drug, NSAID）如布洛芬、阿司匹林和对乙酰氨基酚三类不同的药物。这些药物通过抑制环氧合酶从而阻止花生四烯酸合成炎症和疼痛介质前列腺素，从而发挥止痛和抗炎作用。NSAID 的主要不良反应是胃肠道刺激，严重者可发生溃疡、出血、穿孔。对乙酰氨基酚几乎没有抗炎作用，很少有胃肠道副作用，但过量会导致肝毒性。

注意：布洛芬已被证明是控制拔牙不适的有效药物，但存在导致血小板聚集减少和出血时间延长的缺点，有妨碍拔牙创止血作用。对乙酰氨基酚不干扰血小板功能，对某些患者存在血小板缺陷并可能出血的情况下可能有用。

（2）麻醉类镇痛药，即阿片类镇痛药（opioid analgesics）：包括天然来源的阿片及其所含有效成分如吗啡、可待因，也包括人工合成物（曲马朵和芬太尼及其类似物）或半人工合成化合物（海洛因、羟考酮）。阿片类镇痛药是抑制疼痛的最有效物质，以其有效性、易于调整剂量和良好风险控制成为控制中重度疼痛的主要药物。

（3）镇痛药的联合应用：中枢麻醉作用的阿片类镇痛药（可待因、羟考酮、氢可酮）也常用于控制拔牙后的疼痛，通常与非麻醉类镇痛药（主要是阿司匹林或对乙酰氨基酚）一起配制，很少单独用于牙科处方中。表 7-3-1 列出了常用镇痛药的适用情况。

表 7-3-1　拔牙术常用镇痛药选择

疼痛程度	镇痛药	使用剂量
轻度疼痛	布洛芬	200mg，必要时 q.4.h.
	对乙酰氨基酚	300～500mg，必要时 q.4.h.
中度疼痛	可待因	15～30mg q.d.
	氨酚氢可酮	5～10mg q.d.
重度疼痛	羟考酮	2.5～10mg q.d.

阿片类镇痛药和其他非麻醉药物的联合药物处方是由非甾体抗炎药配合阿片类镇痛药物配伍使用的，以达到非麻醉药物的最大效果。目前常用的联合镇痛药物处方有：布洛芬/对乙酰氨基酚 200～400/300～500mg（配伍使用）；氨酚氢可酮/对乙酰氨基酚 5/300mg（配伍使用，每日 1～2 份）；可待因/对乙酰氨基酚 15/300mg（配伍使用，每日 1～2 份）。有文献报道证实，乙酰氨基酚联合布洛芬比单独使用任何一种治疗急性术后疼痛更有效。

注意：在医师和患者之间建立密切联系和相互信任的关系是控制疼痛的有效方法，医师必须花费特定的时间与患者一起讨论术后不适的问题，并且应明确说明镇痛药的用法及用量。患者通常只需要在短时间内使用轻度镇痛药即可（通常不超过 2～3 天）。

第四节　拔牙后感染

一、拔牙后急性或慢性感染

（一）流行病学

常规拔牙术后的感染率很低，拔除下颌第三磨牙的感染率略高，但也仅为 1.7%～2.7%。约 50% 的术后感染是局部骨膜下脓肿，一般发生于术后 2～4 周，治疗方法是手术清创和引流。在其余的感染案例中，很少需要外科清创或住院治疗。常规使用抗生素即可预防术后感染。

（二）病因

可由于拔牙创内遗留牙片、骨片、牙石等异物和残余肉芽组织引起，也可因急性炎症期拔牙处置不当造成。局部骨膜下脓肿通常是由于黏骨膜瓣下残留的碎屑引起。拔牙术后感染的发生率会随着年龄、吸烟程度、手术区域中先前存在的感染或疾病以及女性口服避孕药物而增加。

（三）分类

1. **拔牙后慢性感染** 拔牙后，拔牙创内的牙片、骨片、牙石等异物和残余肉芽组织可引起慢性感染。患者常有创口不适症状，伤口可见愈合不良，充血，有暗红色、疏松、水肿的炎性肉芽组织增生，偶见脓性分泌物。X线检查常可显示牙槽窝内有高密度的残片影像。

2. **拔牙后急性感染** 主要发生在下颌阻生智齿拔除后，特别是急性炎症期拔牙选择、处置不当时。拔牙后急性感染会引起颌面部间隙感染，尤其应当注意的是咽峡前间隙感染。

（四）预防

谨慎的手术区组织处理、坏死/感染组织的清创/刮除术以及用生理盐水或氯己定彻底冲洗伤口部位，可减少伤口部位内的有害细菌数量，可降低感染率。应注意鉴别拔牙后易感人群。

（五）治疗

对于冠周或牙槽窝内的化脓性肉芽肿引发的慢性感染，可在局麻下彻底刮治，用3%过氧化氢和生理盐水冲洗后填放碘仿纱条。如果牙槽窝充满血凝块，则不需再填纱条。慢性感染常一次治疗即可痊愈。

术者对拔牙后感染过程应早期识别、迅速治疗。如发生蜂窝组织炎，需要给予足量的抗生素治疗，抗生素的抗菌谱应覆盖革兰氏阳性菌和厌氧菌。如果感染症状在术后持续，超过48～72小时，则可能形成牙槽周脓肿，需要将脓肿切开并引流，过氧化氢和生理盐水冲洗后缝合，建议收集脓液进行培养和药敏测试。应用合适且足量的抗生素对症治疗。如果不及时识别和进行有效治疗，感染可能通过口腔颌面部扩散到头颈部，导致气道阻塞并伴发严重的全身感染。

二、咽峡前间隙感染

（一）概念

咽峡前间隙感染通常是拔牙后的急性感染。咽峡前间隙位于下颌第三磨牙舌侧后下方低陷部位，是疏松的黏膜下间隙（图7-4-1），此间隙内含部分翼内肌、茎突舌骨肌和下颌下腺深部，并有舌神经通过。拔下颌阻生牙时如舌侧创伤较大、局部肿胀血肿未及时处理或急性冠周炎均可引发咽峡前间隙感染。

（二）临床症状

咽峡前间隙感染的患者发病前多数有近期下颌阻生智齿拔除史或急性冠周炎病史，主要症状为张口受限（开口度常不及一指）伴吞咽痛。如发生咽峡前间隙感染，颊部常无肿胀或轻度肿胀，下颌角下前内侧有明显肿胀、压痛。口内检查常见咽峡前部有红肿、压痛，或穿刺有脓，红肿中心常在咽峡前下部。

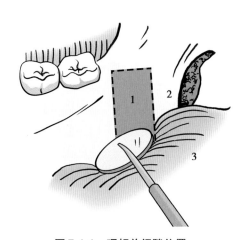

图7-4-1 咽颊前间隙位置
1. 咽颊前间隙；2. 腭舌弓；3. 舌体。

由于咽峡前间隙位于下颌支内侧，在诸间隙和口底间隙交界处，如果感染得不到及时发现和控制，可向其他间隙扩散。邻近间隙感染的症状有时与咽峡前间隙感染类似。

咽峡前间隙感染病程常较长，常在2周以上，这与易被误诊为术后反应或长期不当使用抗生素有关，临床应注意进一步鉴别诊断。

（三）治疗

拆除此处部分缝线或沿舌神经走行方向切开黏膜，分离达脓腔，引流脓液，用0.1%聚维酮碘和生理盐水交替冲洗感染区，放置橡皮条引流，并结合使用抗生素。

三、创口延迟愈合、裂开

拔牙后感染常导致伤口愈合延迟,甚至伤口开裂。

(一)预防创口裂开的处置原则

1. 无菌操作　术中的无菌操作和术后仔细彻底清洗伤口可以有效防止手术后皮瓣感染。建议用生理盐水在压力下充分冲洗组织瓣下方的去骨区域,并且用刮匙刮除所有可见的异物。一些机体抵抗力弱或者患全身性疾病的患者容易发生术后伤口感染,应在围手术期预防性给予抗生素。

2. 无创手术　手术应尽可能无创伤,切口要干净,注意不要压碎软组织,应锉平或去除锋利的骨尖。

3. 无张力缝合　应无张力关闭软组织瓣。缝合线是保持创口边缘闭合的唯一力量,但缝线会引起组织瓣边缘张力过大,影响血液循环,造成因缺血导致的组织坏死,使缝线穿孔、伤口裂开。因此,缝合线应始终放置在组织中,并且绑扎得足够松散,以防止组织张力过大。

4. 骨突、骨刺处置　当拔除下颌第一磨牙和第二磨牙后,常见有裸露的骨组织。初期愈合过程中,舌侧组织瓣在内斜肌脊上伸展过度,有时骨骼会穿过薄的黏膜导致穿孔,从而使该区的骨突暴露。

(二)治疗方法

如果突出的骨头不引起太多不适感,则无须治疗,保留突出部分,裸露的骨组织将在2~4周自行变平。如果需要锉平暴露的骨突,需要在局部麻醉下进行,用骨锉将平滑骨的尖锐突起锉平。

第五节　干　槽　症

一、概述

干槽症(dry socket)一词为 Crawford 于 1896 年首先提出。此后,因对疾病特征、病因、病理的看法不同提出了多种命名,目前应用较广泛的名称是干槽症及纤维蛋白溶解性牙槽炎(fibrinolytic alveolitis)。

干槽症会延迟创口愈合,术后通常引起疼痛,拔牙后的第3~4天表现为中度或重度的短痛,通常是自发痛,并向耳颞部、下颌区或头顶部放射,牙槽窝内有难闻的气味,患者抱怨口臭。但一般不会有发烧、肿胀等感染症状。几乎所有干槽症都发生于下颌磨牙拔除术后,检查可见牙槽窝几乎是空的,有部分或完全的血凝块丢失,并且有部分牙槽骨暴露,裸露的骨面通常很敏感,触痛明显。

干槽症最多见于下后牙,发生率依次为:下颌第三磨牙、下颌第一磨牙、下颌第二磨牙,其他牙少见,前牙发病率最低。国内报道的下颌阻生智齿术后干槽症发生率为4%~10%。

在组织病理学上,干槽症主要表现为牙槽骨壁骨炎或轻微的局限性骨髓炎。最初为牙槽窝内的血凝块分解、破坏、脱落,以致骨壁暴露,食物残渣和细菌聚集,骨壁多处坏死,出现骨细胞腔隙。周围的骨髓腔内表现为典型的轻度急性或亚急性骨髓炎,有炎症细胞浸润和血管栓塞,但主要为牙槽窝骨壁感染。牙槽骨修复过程出现较晚,牙槽骨壁的坏死骨组织先被破骨细胞分解为小碎块,再脱离下方正常骨组织后才开始出现正常愈合过程。愈合开始时,先由牙槽骨板上的小孔向牙槽窝内长入成纤维细胞和毛细血管,再形成肉芽组织。同时,白细胞渗出组织表面以抗感染。肉芽组织从牙槽窝底部开始形成和生长,逐渐充满牙槽窝。然后,骨小梁形成,最后上皮生长并覆盖表面,其愈合过程与拔牙创的愈合相似。

二、病因

干槽症的病因尚不清楚,目前有多种病因学说,但均不能全面解释干槽症的发病及临床表现,主流有四种病因学说。

1. 感染学说　该学说认为干槽症是由局部感染灶或者外界带入口腔的细菌引起。多数学者认为干槽症是厌氧菌为主的混合感染,其中主要为产黑色素拟杆菌和梭杆菌。感染的作用是直接或间接引起血凝块的纤维蛋白溶解。全身或局部使用抗菌药物可预防及治疗干槽症。

2. 创伤学说　该学说认为拔牙创伤是干槽症的重要发病因素,包括:①创伤使骨组织易发生继发感染;②创伤使骨壁的血管栓塞,导致牙槽窝内血凝块形成障碍;③创伤产生的组胺影响伤口愈合;④创伤使骨组织的组织活化剂释放,促使血凝块内纤维蛋白溶解。

3. **解剖因素学说**　该学说认为血凝块为拔牙创愈合的基本条件,如果血凝块形成不足或过早脱落,则容易导致拔牙创愈合迟缓或发生干槽症。下颌骨血运较上颌骨差,拔牙后易供血不良。血凝块脱落,同时下颌牙拔牙窝易积存食物、唾液,进入拔牙创而引发感染。临床观察显示,拔牙术中缩小拔牙窝和严密缝合拔牙创,术后干槽症发生率明显下降。

4. **纤维蛋白溶解学说**　该学说认为干槽症是由于拔牙窝内和周围高水平的纤溶活性引起。拔牙后的亚临床感染,引起颌骨骨髓炎,使组织活化剂释放,将血凝块中的纤溶酶原转化为纤溶酶,这种纤维蛋白溶解酶导致血凝块溶解,随后骨面暴露,出现干槽症,同时产生激肽引发疼痛。

总之,目前认为干槽症是多因素的综合作用结果。此外,全身因素、刮治及冲洗拔牙窝、月经期、吸烟等也可影响干槽症的发生。

三、分类及诊断

1. **腐败型干槽症**　诊断标准:①拔牙3~4天后有剧烈疼痛,并可向耳颞部、下颌区或头顶部放射,一般镇痛药物不能止痛;②拔牙窝内可空虚,也可有腐败变性的血凝块,腐臭味强烈。

2. **非腐败型干槽症**　部分患者有剧烈疼痛和拔牙窝空虚,但没有明显腐败物存在,按干槽症处置后可以止痛,故将这类情况归为非腐败型干槽症。腐败型干槽症发生率为1.0%,非腐败型干槽症发生率为4.1%。近来,随着术后预防使用抗生素的加强,非腐败型干槽症发生比率有升高的趋势。

四、预防及治疗

1. **预防**　患者术前和术后应用抗菌漱口液(如氯己定)进行漱口,术中医师应进行切口清洁的无创伤性翻瓣手术,术后应使用大量的生理盐水彻底冲洗伤口。这些措施可以减少干槽症的发生。

2. **急诊处置**　彻底清创及隔离外界对牙槽窝的刺激,以达到迅速止痛的目的。

3. **治疗**　包括清创冲洗、放置带药敷料。在传导阻滞麻醉下,用刮匙轻轻去除腐败坏死物质至牙槽窝清洁,但不要反复搔刮,也不要将牙槽骨刮到骨面裸露,这会增加暴露的骨组织面积和患者的疼痛感。用3%过氧化氢棉球反复擦拭,也可用无菌生理盐水轻轻冲洗牙槽窝,吸去牙槽窝内多余的盐水,然后将碘仿纱条或浸有镇痛消炎药物的纱条填满牙槽窝,并缝合两侧牙龈。常用的镇痛消炎药物包括丁香油酚(可消除骨骼组织的疼痛)、局部麻醉剂(如苯佐卡因或2%丁卡因)以及秘鲁香脂等填料。

当将碘仿纱条填入牙槽窝后,患者通常会在5分钟迅速缓解疼痛。可根据疼痛的严重程度,在接下来的3~6天每隔一天更换一次药物。更换药物时,用生理盐水轻轻冲洗牙槽窝。一旦疼痛减轻,就停止更换药物,等待伤口愈合。

(盛列平　骆堃梁)

参 考 文 献

1. 张志愿,俞光岩.口腔颌面外科学.7版.北京:人民卫生出版社,2014.
2. 张震康,俞光岩.口腔颌面外科学.2版.北京:北京大学医学出版社,2014.
3. 胡开进.标准拔牙手术图谱.北京:人民卫生出版社,2010.
4. MALAMED S F.口腔急症处理:第6版,胡开进,译.北京:人民卫生出版社,2010.
5. 田卫东.实用拔牙学.成都:四川大学出版社,2003.
6. 俞光岩.口腔颌面外科手术精要与并发症.北京:北京大学医学出版社,2011.
7. 鲁大鹏.智齿外科学.北京:人民卫生出版社,2012.
8. 孟甜,张智勇,张晓,等.口服洛索洛芬钠片在拔除阻生齿中的超前镇痛.北京大学学报(医学版),2018,50(1):165-169.
9. 谢龙,赵吉宏.口服布洛芬缓释胶囊在拔除阻生智齿中的超前镇痛.临床口腔医学杂志,2019,35(7):406-409.
10. PIERSE J E, DYM H, CLARKSON E. Diagnosis and Management of Common Postextraction Complications. Dent Clin North Am, 2012, 56(1):75-93.
11. HUPP J R, ELLIS E 3RD, TUCKER M R.Contemporary Oral and Maxillofacial Surgery. 6th ed. Mosby:Elsevier, 2013.

12. MILORO M, GHALI G E, LARSEN P E, et al. Peterson's Principles of Oral and Maxillofacial Surgery. 2nd ed. Hamilton：BC Decker Inc, 2004.

13. HAMMEL J M, FISCHEL J. Dental Emergencies. Emerg Med Clin N Am, 2019, 37(1)：81-93.

14. ROBERTS R M, HERSH A L, SHAPIRO D J. Antibiotic Prescriptions Associated With Dental-Related Emergency Department Visits. Ann Emerg Med, 2019, 74(1)：45-49.

15. OCKERMAN A, BORNSTEIN M M, LEUNG Y Y, et al. Incidence of bleeding after minor oral surgery in patients on dual antiplatelet therapy：a systematic review and meta-analysis. Int J Oral Maxillofac Surg, 2020, 49(1)：90-98.

16. SADEGHI-GHAHRODY M, YOUSEFI-MALEKSHAH S H, KARIMI-SARI H, et al. Bleeding after tooth extraction in patients taking aspirin and clopidogrel (Plavix) compared with healthy controls. Br J Oral Maxillofac Surg, 2016, 54(5)：568-572.

17. YOSHIKAWA H, YOSHIDA M, YASAKA M, et al. Safety of tooth extraction in patients receiving direct oral anticoagulant treatment versus warfarin：a prospective observation study. Int J Oral Maxillofac Surg, 2019, 48(8)：1102-1108.

18. KHAN B T, KIANI M N, SAEED M H, et al. Risk factors assessment for dry sockets：A logistic regression analysis study. J Oral Maxillofac Surg Med Pathol, 2015, 27(6)：753-756.

19. RAKHSHAN V. Common risk factors of dry socket (alveolitis osteitis) following dental extraction：A brief narrative review. J Stomatol Oral Maxillofac Surg, 2018, 119(5)：407-411.

20. BAJKIN B V, BAJKIN I A, PETROVIC B B. The effects of combined oral anticoagulant-aspirin therapy in patients undergoing tooth extractions. J Am Dent Assoc, 2012, 143(7)：771-6.

21. FELDMAN C A, FREDERICKS-YOUNGER J, LU S E, et al. The Opioid Analgesic Reduction Study (OARS)-a comparison of opioid vs. non-opioid combination analgesics for management of post-surgical pain：a double-blind randomized clinical trial. Trials. 2022, 23(1)：160.

22. LA MONACA G, PRANNO N, ANNIBALI S, et al. Comparative analgesic effects of single-dose preoperative administration of paracetamol (acetaminophen) 500 mg plus codeine 30 mg and ibuprofen 400 mg on pain after third molar surgery. J Evid Based Dent Pract, 2021, 21(4)：101611.

23. DEYO R A, HALLVIK S E, HILDEBRAN C, et al. Association between initial opioid prescribing patterns and subsequent long-term use among opioid-naïve patients：a statewide retrospective cohort study. J Gen Intern Med, 2017, 32(1)：21-27.

24. BRUMMETT C M, WALJEE J F, GOESLING J, et al. New persistent opioid use after minor and major surgical procedures in US adults. JAMA Surg, 2017, 152(6)：e170504.

25. MOORE P A, ZIEGLER K M, LIPMAN R D, et al. Benefits and harms associated with analgesic medications used in the management of acute dental pain：an overview of systematic reviews. J Am Dent Assoc, 2018, 149(4)：256-65.e3.

26. BARTLEY E J, FILLINGIM R B. Sex differences in pain：a brief review of clinical and experimental findings. Br J Anaesth, 2013, 111(1)：52-58.

27. ONG C K, SEYMOUR R A, LIRK P, et al. Combining paracetamol (acetaminophen) with nonsteroidal antiinflammatory drugs：a qualitative systematic review of analgesic efficacy for acute postoperative pain. Anesth Analg, 2010, 110(4)：1170-1179.

第八章 牙周病和口腔黏膜病急症

第一节 牙周病急症

一、牙周病及其急症的特点

牙周病(periodontal disease)是指发生在牙周支持组织包括牙龈、牙周膜、牙槽骨和牙骨质的各种疾病总称,在我国其发病率超越龋病居首位。牙周病分为两大类即牙龈病(gingival disease)和牙周炎(periodontitis)。仅有牙龈的炎症和出血是牙龈病的范畴,在儿童和青少年中常见。牙周炎不仅有牙龈炎症和牙周袋形成,还有不同程度的牙槽骨吸收、牙齿松动和移位、牙周溢脓等典型症状。其中,牙周附着丧失和牙周袋的存在则作为牙周炎的标志性诊断依据。牙周炎可能会增加全身合并症的易感性,牙周细菌或局部激活的淋巴细胞可传播到口腔外的组织,可能会导致炎症和功能障碍等并发症,如菌血症、轻度全身炎症、增加骨髓生成活性等。还有研究表明,口腔健康与不良妊娠结果关系密切。

多数牙周病属慢性疾病过程,不被患者重视,疾病活跃时出现明显症状,常常是门诊、急诊就诊的原因。与牙体牙髓疾病不同,相同的症状可由不同类型的牙周病引起,因此急诊医师需要具备牙周专科医师的水平,才能够准确鉴别和诊断,以达到正确治疗。据统计,牙周急症患者占口腔急诊患者总数的3.7%~18%,明显低于牙体牙髓疾病引起的急症。以往因食物嵌塞和不良习惯出现的牙周急症常见,但随着口腔相关手术、牙体修复、义齿修复引发咬合创伤等患者的增多,以及患者对牙外伤和颌面部创伤对牙周软硬组织健康和美学影响的备受关注,使得与牙周病局部促进因素相关的急症相对增加。

准确而全面的检查是牙周病诊治的基础,在有人力和时间约束的急诊工作中提高检查效率是关键。罹患牙周疾病的同时也可伴有牙体牙髓病、口腔黏膜病等其他疾病,因此在对牙周急症患者进行牙周系统检查时要兼顾全科理念,同时要遵守牙周系统检查和牙周序列治疗的规范。

(一)牙周系统检查

1. **病史收集** 应包括口腔疾病史、系统性疾病史、家族史及口腔卫生习惯。

2. **牙周组织检查** 要对口腔卫生状况,牙龈色、形、质有无改变,牙龈出血情况,牙周探诊、附着龈宽度,牙齿松动度等细致记录。

3. **𬌗与咬合功能检查** 注意避免遗漏早接触与咬合干扰的检查。

4. **影像学检查** 应用全口牙位曲面体层片或CBCT判定牙槽骨高度、骨吸收的分布、牙槽骨吸收方式、骨硬板情况、牙槽骨密度、牙槽骨嵴顶情况、骨小梁、牙周膜间隙和根分叉病变,对主诉区域要反复确认,避免常见的左右混淆错误。

5. **其他辅助检查** 微生物学检查、压力敏感探针、X线片数字减影技术、牙动度仪、𬌗力计、龈沟液检查、基因检测等通常在专科门诊必要时应用,急诊时很少用到。

(二)规范化牙周病序列治疗

1. **牙周基础治疗** 急诊医师应熟练掌握菌斑控制、龈上洁治术、龈下刮治术和根面平整术操作,区别于专科治疗,有时在个别牙位或区域应用。

2. **牙周病药物治疗** 除了了解全身和局部药物,应特别注意急诊患者的过敏史、身体所处的状态和健康情况。

3. **牙周病手术治疗** 牙龈切除术及牙龈成形术、翻瓣术、牙冠延长术、再生性手术、切除性骨手术、根分叉病变手术、膜龈手术等通常需要择期进行，要对急诊患者进行知情交代，提高其对急诊治疗的认知以及后续治疗的依从性。

4. 牙周病的疗效维护和预防　部分急诊患者对包括疗效维护期的牙周支持治疗、牙龈炎和牙周炎的预防等内容不重视或贯彻不完善。急诊医师需要进一步卫生宣教，并制订相应的计划。

牙周病疗程长并且操作耗时。针对这一特点，口腔急诊治疗应该根据患者病情，以最大程度减轻患者痛苦、促进疾病痊愈、预防病情加重为目的，制订合理有效的应急治疗方案，规范技术操作和正确用药，为序列治疗奠定良好的基础，确实做好复诊预约和必要的专科转诊。

种植体周围炎是影响牙种植远期效果、导致种植体失败的主要原因之一。若仅累及软组织且适当的治疗可使病变逆转，称为种植体周围黏膜炎（periimplant mucositis），除软组织外还累及深层支持种植体的牙槽骨，造成骨吸收的为种植体周围炎（periimplantitis）。对待该病急诊的应急治疗方案需慎重和周密，治疗时尽量应用微创器械或方法，必要时进行多学科会诊治疗。

二、牙周病急症相关的疾病

临床上因牙周病急症就诊主要分为三种情况：一是冠以"急性"命名的牙周疾病，二是突发或意外发现的牙周病症状而"急看"，三是因全身因素或牙周局部治疗伴发而就诊的"急治"。牙周病患者以相同的症状就诊，却可能是不同的疾病诊断，这一特点较突出，需要急诊医护重视。如果将牙周疾病从牙龈病、牙周炎、牙周炎伴发病变三方面划分，明确对应疾病发生的急症特点，则便于系统化指导临床治疗。性传播疾病具有特殊性，由于疾病早期隐蔽、患者回避心理和医师的忽视容易漏诊，而典型的牙周表现常常是该病的重要发现，联合口腔黏膜等查体对印象诊断的确立十分有利（表8-1-1）。

表8-1-1　牙周病急症相关疾病

牙龈病急症相关疾病	急性龈乳头炎、急性坏死性溃疡性龈炎、急性多发性龈脓肿、白血病牙龈病、牙龈瘤、青春期龈炎、妊娠期龈炎、慢性龈炎
牙周炎急症相关疾病	慢性牙周炎、侵袭性牙周炎、粒细胞缺乏症、家族性和周期性白细胞缺乏症
牙周炎伴发病变急症相关疾病	牙周-牙髓联合病变、牙周脓肿
性传播疾病牙周急症相关疾病	艾滋病

（一）牙龈病急症

1. 急性龈乳头炎　急性龈乳头炎（acute gingival papillitis）为发生于个别牙龈乳头较为局限的急性非特异性炎症。

（1）病因

1）机械刺激因素：包括食物嵌塞压迫、食物过锐、牙签和牙线使用不当、刷牙方法欠佳、邻面龋尖锐边缘等。

2）化学刺激因素：包括区域内食物发酵产物、药物等局部直接作用。

3）医源性因素：包括不良充填体悬突压迫、不良修复体边缘、粘接剂去除不彻底、义齿卡环刺激、洁牙时牙石进入龈袋或动作粗暴致牙龈乳头损伤等。

4）解剖因素：常为对𬌗有悬吊牙尖、相邻牙齿边缘嵴不等高、邻面触点异常等。

（2）临床表现

1）急诊常为牙龈受到机械刺激出血或有明显的自发胀痛就诊。患区有时可查见局部刺激物或刺激因素存在。

2）局部牙龈乳头发红肿胀，轻探出血（图8-1-1）。患牙的温度测试正常或有时敏感，病史长或反复患病的牙周膜炎症相对重，牙齿叩诊常不适。

（3）诊断依据

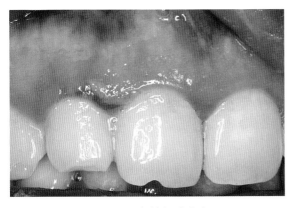

图 8-1-1　急性龈乳头炎

1）根据病史、临床表现一般易确诊。

2）通常牙体健康，无牙周袋和骨吸收。

（4）急诊处置

1）去除局部刺激物，并可同步去除局部牙石和菌斑，用 1%～3%H_2O_2 溶液和生理盐水局部冲洗后，涂用抗菌消炎药物如碘甘油。

2）有反复出血史或者出血严重时，需进行血常规等检查，以排除血液疾病。

3）调整发现的不良解剖关系，调整咬合，进行操作简单的充填体更换等。

4）卫生宣教，针对刺激因素的危害，要患者学会自控。

（5）择期处置

1）完成牙周基础治疗和复杂牙体牙髓疾病治疗，通过改进和更换不良修复体或义齿等，彻底消除致病因素。

2）按期检查及必要治疗，预防再发。

2. 急性坏死性溃疡性龈炎　急性坏死性溃疡性龈炎（acute necrotizing ulcerative gingivitis，ANUG）是指发生于龈缘和龈乳头的急性炎症和坏死。ANUG 好发于男性吸烟者、口腔卫生差的青壮年、极度营养不良者或患麻疹、黑热病等急性传染病的儿童。

（1）病因

1）ANUG 是一种由多种微生物引起的机会性感染，主要致病菌包括中间普氏菌、螺旋体、梭形杆菌等。虽然这些微生物也广泛存在于慢性牙龈炎和牙周炎患者的菌斑中，一般情况下并不导致 ANUG。当机体和局部组织抵抗力降低时微生物毒力增强才致病。

2）精神紧张、睡眠不足、过度疲劳等心身因素可改变牙龈的血液循环，使机体免疫力下降。营养不良、微量元素缺乏、全身性消耗性疾病（如恶性肿瘤、急性传染病、血液病、严重的消化功能紊乱）等患者好发。

3）有研究表明吸烟会加重牙龈的病变程度。

4）艾滋病患者也常有类似损害。

（2）临床表现

1）起病急，病程常为数天至 1～2 周。急诊患者常以口臭、牙龈出血或低热就诊。轻症 ANUG 无明显的全身症状，重症时可有低热、疲乏等全身症状，部分患者有下颌下淋巴结肿大及压痛。

2）典型病损多见于下颌前牙龈乳头和龈缘坏死，一般不波及附着龈。去除坏死见出血创面，龈缘如虫蚀状，龈乳头被破坏后与龈缘成一直线，如刀切状。患者牙龈吸吮触碰易出血，甚至自发性出血常见枕巾污染，口腔可有特殊的腐败性恶臭。

3）急性期如未能及时治疗且患者抵抗力低时，坏死可扩大波及区域黏膜，成为坏死性龈口炎（necrotizing gingivostomatitis）。若合并感染产气荚膜杆菌，面颊部组织迅速坏死、坏疽，甚至穿孔，成为走马牙疳（noma）后有可能发生全身中毒症状甚至死亡（图 8-1-2）。

4）急性期治疗不彻底或反复发作可转为慢性坏死性龈炎，主要表现为牙龈的反波浪（reversed architecture），及牙龈乳头处颊舌侧牙龈分离，甚至从牙面翻开。ANUG 不及时治疗或对某些免疫缺陷者，则发展成坏死性溃疡性牙周炎（necrotizing ulcerative periodontitis，NUP），导致牙槽骨吸收、牙周袋形成和牙齿松动。

（3）诊断依据

1）典型的临床表现。

2）病变区的细菌学涂片可见大量梭形杆菌和螺旋体。

（4）急诊处置

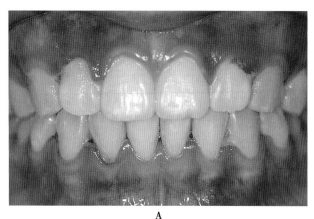
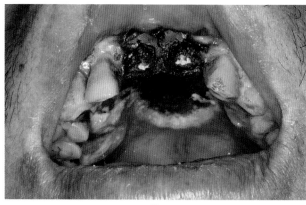

图 8-1-2　急性坏死性溃疡性龈炎
A.急性期　B.致慢性坏死性龈口炎

1）急诊治疗首先去除局部牙龈坏死组织，初步去除大块的龈上牙石，同时使用 3% 过氧化氢溶液局部擦拭、冲洗和反复含漱，使新生态氧发挥杀灭或抑制厌氧菌作用。清洁后抗厌氧菌制剂如碘、四环素类药物等局部应用。医嘱用聚维酮碘或氯己定漱口液每日含漱 3 次。

2）全身抗感染治疗可酌情选择，病损范围大或重症患者可使用广谱抗生素如青霉素、红霉素等，同时口服甲硝唑或替硝唑等抗厌氧菌药物 2～3 天，以利于疾病的控制。全身支持疗法可补充维生素 C、蛋白质等。

3）当出血量大及反复出血史长时，进行血常规检查以排除血液疾病。

4）进行口腔卫生宣教，包括戒烟及刷牙方式等，防止复发。

（5）择期处置

1）急性期过后进行牙周序列治疗。

2）对局部病损区进行微生物培养，采取有效的药物治疗。

3）对全身性相关致病因素进行积极治疗。

3. 急性多发性牙龈脓肿　急性多发性牙龈脓肿（acute multiple gingival abscess）是一种临床症状较重的牙龈急性化脓性炎症。该病比单发性牙龈脓肿少见，多发或泛发牙龈脓肿是其突出特点，由于症状较重，患者常于急诊就诊。

（1）病因：全口性的慢性龈炎是急性牙龈脓肿的发生基础，或有牙根解剖异常存在，通常由异物嵌塞等激惹发病，个别患者因咬指甲、铅笔等硬物等不良习惯引起。感冒发热、睡眠不足、过度疲劳等导致身体抵抗力降低时，口腔局部细菌大量繁殖，毒力增强，也可诱发该病。

（2）临床表现

1）青壮年男性多见。起病急骤，有疲乏、发热、口干等前驱症状，常伴有感冒或扁桃体炎，体温可升高，伴白细胞增多、大便秘结等。

2）典型表现为初期牙龈乳头鲜红、肿胀、发亮，服用抗菌药物常无效。多个牙龈乳头出现肿胀和跳痛后，龈乳头内有小脓肿形成，疼痛剧烈明显，数日后脓肿可自行溃破。有时同一颗牙的颊舌侧龈乳头各有脓肿，患牙及邻牙均可有轻度叩痛（图 8-1-3）。

3）可伴有局部淋巴结肿大、触痛、口臭明显，唾液增多。病程常迁延 1～2 周或更长时间。若脓肿此起彼伏，患者比较痛苦。

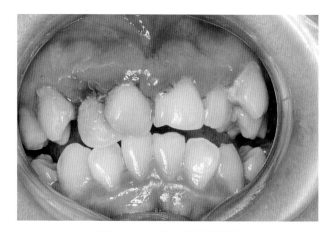

图 8-1-3　急性多发性龈脓肿

（3）诊断依据：主要根据局限于龈乳头的急性临床表现即可诊断。

（4）急诊处置

1）尽量施行洁治术去除局部大块的牙石，用1%～3%过氧化氢溶液或0.12%～0.2%氯己定冲洗龈袋，确保牙面光滑和龈袋干净。

2）对脓肿行探针刺破或切开引流，冲洗后同时局部可用抗菌消炎药物如碘甘油或米诺环素软膏置入袋内。

3）嘱应用抗菌漱口液如氯己定每日含漱3次。

4）有全身症状者需使用抗菌药物治疗，酌情支持治疗。

5）可以同时加用以清热、泻火、通便为主的中西医药物结合治疗。

（5）择期处置

1）对于牙龈脓肿反复发作且疗效差者应排除糖尿病等全身因素。

2）急性症状控制后，应及时制订并实施全口牙周序列治疗计划。

4. 白血病的牙龈病损　白血病是一种恶性血液疾病，表现为骨髓和血液中大量增殖的不成熟和形态异常的血细胞浸润至包括牙龈的全身各器官组织。牙龈病损常见于急性单核细胞白血病和急性粒细胞白血病，也可见于急性淋巴细胞白血病。约3.6%的白血病患者会出现牙龈肿胀，急诊患者常因牙龈肿胀和出血就诊，口腔医师容易首先发现该病。因此，对急诊患者早期的鉴别与正确诊断对避免误诊非常重要。

（1）病因：白血病患者牙龈肿大并非牙龈结缔组织本身的增生，而是末梢血中幼稚血细胞在牙龈组织内大量浸润积聚导致。由于牙龈肿胀、出血，更易造成自洁作用差、菌斑堆积，进而加重了牙龈的炎症。

（2）临床表现

1）急诊患者常因出血不止、牙龈肿胀和牙龈疼痛而就诊，个别患者有多次家中止血和就诊止血的病史。

2）主要表现为牙龈乳头、龈缘和附着龈肿胀松软脆弱，可波及全口，可覆盖部分牙面，牙龈有明显的自发出血倾向，龈缘渗血不易止住，有时牙龈、口腔黏膜和全身皮肤可见出血点或瘀斑（图8-1-4）。菌斑堆积明显，牙龈炎症明显，对感染的抵抗力降低，极易造成龈缘处组织坏死、溃疡，伴随坏死范围广泛，口臭明显。个别患者因牙髓腔内有幼稚血细胞大量浸润引起剧烈的持续牙痛。

3）全身出现发热、局部淋巴结肿大、疲乏、贫血等症状。

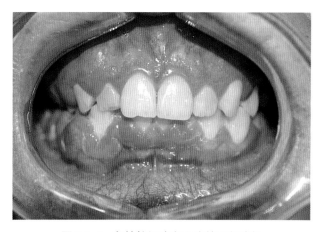

图8-1-4　急性粒细胞白血病的牙龈病损

（3）诊断依据：根据典型的临床表现、血常规及血涂片检查出现的血细胞数目及形态明显异常进行初步诊断，由血液科医师确诊。

（4）急诊处置

1）充分去除局部菌斑和牙石，注意切忌全口或大范围洁治。患者反复和过力压迫容易造成牙龈与牙石相触破溃，因此去除刺激和感染因素非常重要。治疗时应特别注意操作轻柔，避免引起进一步出血和组织创伤。在无出血或轻微出血时，用3%过氧化氢溶液轻轻清洗，敷以消炎药或碘制剂。

2）若患者牙龈出血难以控制时，止血顺序为首先采用棉球或纱布局部压迫止血，必要时结合局部冰敷止血，酌情同时选择局部如肾上腺素或全身止血药物的应用。上述方法不佳时采取电刀和激光器进行止血。必要时可局部应用牙周塞治剂压迫观察数日，充分止血后再行拆除。

3）医嘱患者用0.1%～0.2%氯己定溶液含漱有助于减少菌斑、消除炎症。

4）对患者实施内科或血液科的预约转诊。

（5）择期处置

1）在可疑或已确诊为白血病时,经内科或血液科医师会诊同意后方可全身用药,制订并实施进一步的口腔治疗计划。

2）对患者进行口腔卫生指导和监督,减轻炎症进一步发展。牙周治疗以保守治疗为主。

5. 青春期龈炎　青春期龈炎(puberty gingivitis 或 puberty-associated gingivitis)是受内分泌影响的牙龈炎。男女均可患病,女性稍多于男性。

（1）病因

1）青春期少年体内性激素水平的变化是该病发生的全身因素。牙龈是性激素的靶组织,由于内分泌的改变,牙龈组织对菌斑等局部刺激物的反应性增强,产生较明显的炎症反应,也可使原有的慢性龈炎加重。

2）由于乳恒牙的更替、牙齿排列不齐、戴矫治器等,易造成牙齿不易清洁,特定年龄患者没有良好的口腔卫生习惯,如刷牙、使用牙线方法不当等,易造成菌斑滞留,引起牙龈炎,而牙石一般较少。

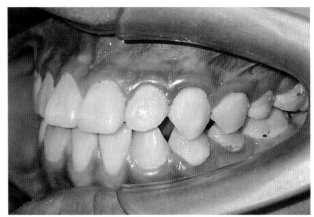

图 8-1-5　青春期龈炎

（2）临床表现:急诊中该病患者较少,常因刷牙或咬硬物时牙龈出血出现恐慌就诊。患者一般软垢较多,牙石少见。本病好发于前牙唇侧的牙龈乳头和龈缘,舌侧牙龈较少发生。唇侧牙龈肿胀较明显,严重时龈乳头呈球状突起,颜色暗红或鲜红,光亮,质软,探诊出血明显(图 8-1-5)。龈沟可加深形成龈袋,但附着水平无变化,亦无牙槽骨吸收。

（3）诊断依据

1）患者处于青春期,牙龈组织的炎症反应较强超过了局部刺激物所能引起的程度。

2）可以排除其他血液疾病。

（4）急诊处置

1）正确刷牙、洁牙等可有效预防和治疗该病。因此,在对患者进行心理安抚和口腔卫生宣教的同时,教会患者掌握正确刷牙方法,积极提高急诊患者的日常口腔卫生质量。

2）就诊时酌情通过洁治术同步去除菌斑、牙石和软垢,酌情配合局部药物治疗,如龈袋冲洗、局部上药及含漱等。

3）反复出血且严重时需要进行血常规检查,排除血液疾病。

（5）择期处置

1）有较多纤维化组织和炎症的病例如牙龈过度肥大增生,或增生影响正畸等治疗时,可择期采用牙龈切除术。

2）正畸治疗过程中需要定期做牙周检查和预防性洁治。

6. 妊娠期龈炎　妊娠期龈炎(pregnancy gingivitis 或 pregnancy-associated gingivitis)指妇女在妊娠期间,由于雌激素水平升高造成原有的牙龈慢性炎症加重,造成牙龈肿胀或形成龈瘤样的改变,通常分娩后病损可自行减轻或消退。妊娠期龈炎有30%～100% 发病率,国内报道中国的发病率高于50%,孕前口腔健康指导对降低发病率十分有益。

（1）病因

1）研究表明,妊娠时性激素水平的改变可影响组织新陈代谢,使牙龈微血管水肿、通透性增加,血管流速降低,对炎症易感性增高,导致原有的牙龈慢性炎症加重。

2）菌斑微生物变化是妊娠期龈炎的直接病因。孕期体内黄体酮升高,给中间普氏菌提供营养,使其明显增多而成为龈下优势菌,使得龈下菌斑中细菌组成也发生变化。

3）研究发现妊娠期口腔 pH 普遍降低，不利于口腔卫生及局部清洁。

（2）临床表现

1）急诊患者一般以经常牙龈出血和牙龈外观发生变化而恐惧就诊。

2）妊娠前有不同程度的慢性龈炎导致牙龈偶发出血，妊娠后当吮吸或进食时更容易出血。

3）典型表现为个别牙龈或全口的牙龈缘和牙龈乳头的炎症（图 8-1-6），从妊娠 2～3 个月后开始出现明显症状，包括出血、肿胀和溢脓，至 8 个月时最重。若有一个或多个牙龈乳头呈瘤样肥大，即妊娠期牙龈瘤（又称孕瘤），轻触之极易出血，严重时龈缘可有溃疡和假膜形成，此时可有轻度疼

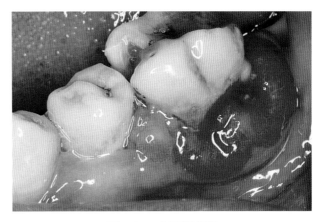

图 8-1-6　妊娠期龈炎

痛。分娩后约 2 个月时，龈炎可减轻至妊娠前水平，孕瘤一般需要牙周基础治疗后切除。

（3）诊断依据

1）妊娠妇女。

2）具有典型临床表现。

3）排除育龄妇女长期服用激素类避孕药。

（4）急诊处置

1）急诊治疗时做好心理安抚和口腔卫生宣教，教会患者严格控制菌斑。

2）牙龈炎症肥大明显、龈袋有溢脓的严重患者，可用 3% 过氧化氢液和生理盐水冲洗，可使用刺激性小、不影响胎儿生长发育的 1% 过氧化氢液和生理盐水日常含漱，或应用复方氯己定含漱。

3）治疗前做到详细知情同意，尽量避免使用全身药物治疗。

（5）择期处置：尽量通过日常护理于分娩后进行序列治疗。若必须去除局部刺激因素如菌斑、牙石、不良修复体时，操作时应特别仔细，动作要轻柔，尽量减少出血和疼痛。

7. 牙龈瘤　牙龈瘤（epulis）是发生在牙龈乳头部位的炎症反应性瘤样增生物，牙周膜及牙龈结缔组织为其主要组织来源，切除术后复发率较高。根据组织病理学表现，牙龈瘤可分为纤维型、肉芽肿型及血管型三类（图 8-1-7）。研究表明，如果口腔有明显牙龈的纤维改变，伴有肿瘤形成，则可能需要常规的血清学检查，以确定 IgG4 相关疾病的个体器官表现的可能性。牙龈瘤一般发生在成人。有报道先天性颗粒细胞牙龈瘤发生在新生儿，属于罕见病。

（1）病因

1）菌斑、牙石、食物嵌塞或不良修复体等局部刺激因素长期激惹，导致牙龈结缔组织的局部慢性炎症，形成反应性增生物。

2）孕妇在妊娠期易发生，发生率为 1.8%～5%，分娩后牙龈瘤症状可缓解。

（2）临床表现

1）急诊通常可见肉芽肿型及血管型患者，以局部出血、疼痛剧烈影响进食就诊。

2）女性患者比例高，且患者年龄大多小于 45 岁。

3）三型病损均在唇、颊侧的牙龈乳头处好发，较少发生于舌、腭侧，普遍为单颗牙发生。瘤体多呈圆球形或椭圆形，直径由几毫米至 2 厘米不等，可有蒂或无蒂，表面有时呈分叶状，通常生长较慢。较大的肿块如果被咬破，可发生溃疡、出血或伴发感染。大的肿块如果长期存在，可能发生牙槽骨壁的破坏。X 线片可见骨质吸收、牙周膜间隙增宽。牙齿可松动、移位。

4）妊娠期龈瘤也称孕瘤，其特点见妊娠期龈炎内容描述。

（3）诊断依据：临床表现为主要诊断依据。组织病理学检查有助于明确牙龈瘤的类型，利于鉴别牙龈的恶性肿瘤。

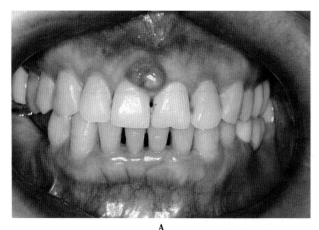
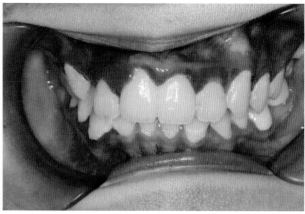

A   B

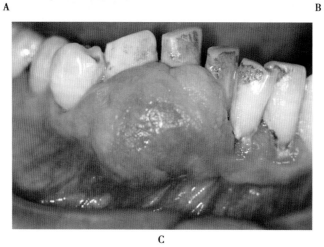

C

图 8-1-7　牙龈瘤
A. 肉芽肿型牙龈瘤　B. 血管型牙龈瘤　C. 纤维型牙龈瘤

（4）急诊处置

1）以处置出血和疼痛为主，适当进行局部清洁、冲洗及涂药抗炎，可用 3% 过氧化氢液和生理盐水冲洗，也可使用 1% 过氧化氢液含漱。

2）在出血量大和频繁时需行血常规等实验室检查，排除血液疾病。

3）血管型牙龈瘤不易止血者，参见本节白血病牙龈病损治疗。

4）必要时血清学检查，以确定 IgG4 相关疾病。

（5）择期处置

1）彻底清除局部刺激因素后择期行手术切除，术前需完善各种检查。若病损较大妨碍进食，应在妊娠期 4～6 个月期间进行择期手术切除，以免引起流产或早产。

2）术后进行口腔卫生宣教和菌斑控制指导以预防复发。

8. 慢性龈炎　慢性龈炎（chronic gingivitis）又称边缘性龈炎（marginal gingivitis）或单纯性龈炎（simple gingivitis），牙龈的炎症主要位于游离龈和龈乳头，是最常见的慢性牙龈病。

（1）病因：牙菌斑是该病的始动因子，牙石、食物嵌塞、不良修复体、牙错位拥挤等促进牙菌斑堆积的因素均可加重牙龈的炎症。

（2）临床表现

1）患者刷牙和咬硬物时出血，急诊患者多因出血恐惧而就诊。

2）牙龈的炎症一般局限于游离龈和龈乳头，严重时也可波及附着龈。龈沟探诊出血（bleeding on probing，BOP）是突出特点，无自发性出血。若有促进菌斑的积聚因素，可引发或加重牙龈的炎症，牙龈色泽、外形、质地，龈沟深度，龈沟液量较正常均有不同程度的改变。部分患者可有牙龈局部痒胀不适、口臭等症状(图8-1-8)。

(3)诊断依据:主要根据临床表现诊断。

(4)急诊处置

1)根据出血情况进行止血,酌情行牙龈出血区域洁治术,去除局部刺激因素。

2)可用0.12%～0.2%氯己定含漱。

3)酌情选择血常规检查,除外血液疾病。

(5)择期处置:实施牙周序列治疗,并对患者做好口腔卫生宣教。

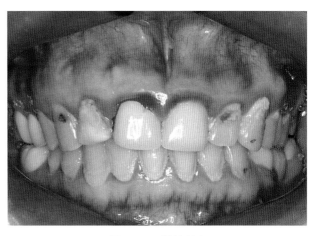

图8-1-8 慢性龈炎

(二)牙周炎急症

牙周炎有牙龈炎症表现,特征性的牙周袋形成、附着丧失、牙槽骨吸收,或伴有牙齿松动和移位。在疾病活跃期患者不适感明显,症状突出,甚至影响功能,这些常是就诊的原因。临床主要分为局部因素导致的牙周炎急症和反应全身性疾病的牙周炎急症。

1. **慢性牙周炎** 慢性牙周炎(chronic periodentitis, CP)最常见,也称为成人牙周炎,病情进展缓慢。近期报道慢性牙周炎具有全身影响,有很高的风险发展成不同类型的癌症。此外,各种混杂因素如饮酒、吸烟、饮食、年龄和性别也被发现与慢性牙周炎和口腔癌有关。

(1)病因:牙龈受到牙菌斑中微生物的慢性感染,引起慢性牙龈炎发生,由于没有及时干预治疗,炎症向牙周深部组织发展,导致牙周支持组织破坏、牙周袋形成、附着丧失、牙槽骨吸收等,进而发展成为慢性牙周炎。

(2)临床表现

1)常以刷牙和进食出血、流脓、口内异味为主诉急诊就诊,在合并牙松动、牙移位明显时,影响功能和美观,患者有心理恐惧。

2)任何年龄均可发病,35岁以上成年人多见。

3)牙龈鲜红或暗红,可有不同程度的水肿,质软,存在不同程度的探诊出血或流脓,有明显的菌斑和牙石(图8-1-9)。检查可见牙周袋形成、附着丧失、牙槽骨吸收、牙齿松动和移位,病程长或老年人可有因此病的失牙史。

4)根据2018年牙周病国际新分类,将种植体周围炎纳入考虑,以严重程度及治疗的复杂程度等分为4期,以疾病进展特点等分为3级。

(3)诊断依据:慢性牙周炎有明显的菌斑、牙石、牙周附着丧失、牙周袋形成和牙槽骨吸收,结合病史、临床表现及局部和全身危险因素可确诊。影像学检查证实牙槽骨不同程度的吸收。

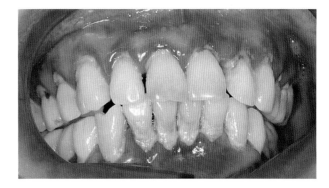

图8-1-9 慢性牙周炎

(4)急诊处置

1)急诊治疗以控制局部出血、排出脓液、抗炎消肿和减少不适为目标。多采用牙周袋药物冲洗后局部涂抗菌药物,酌情全身应用抗生素,卫生宣教和安抚患者心理。

2)出血明显和不易止血者需血常规检查,排除血液疾病。

(5)择期处置

1)牙周病序列治疗,包括龈上洁治和龈下刮治、牙周手术、平衡咬合关系和必要的拔牙等。

2)消除易导致牙周炎复发的局部和全身危险因素。吸烟者对牙周治疗反应较差,应劝说患者戒烟。

糖尿病和牙周病互为促进因素,糖尿病患者应控制血糖。

2. 侵袭性牙周炎　侵袭性牙周炎常发生在健康的年轻人,该病特点是进展快速且有家族聚集性。侵袭性牙周炎分为局限型侵袭性牙周炎(localized aggressive periodontitis, LAgP)和广泛型侵袭性牙周炎(generalized aggressive periodontitis, GAgP)。患病率在10~19岁青少年中为0.1%~3.4%,研究表明发病率有较明显的种族和地域差异。

(1)病因:伴放线聚集杆菌是侵袭性牙周炎的主要致病菌,致病菌以及家族性机体免疫功能缺陷是该病的两大主要致病因素。GAgP患者的宿主炎症介质与组织破坏有关。在中性粒细胞/淋巴细胞比值(NLR)和血小板/淋巴细胞比值(PLR)与GAgP之间的相关性研究中,有学者通过数据分析得出结论:NLR而非PLR可能是健康人群中识别GAgP的潜在标志物,特别是在中国人群中更具有意义。

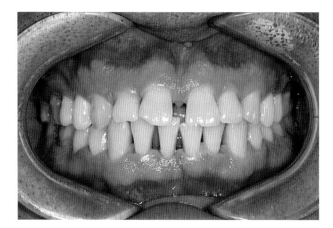

图8-1-10　侵袭性牙周炎

(2)临床表现

1)有家族聚集性;本病病程进展快,患者常在20岁左右即已需拔牙或牙自行脱落。早期出现牙齿松动和移位,多见于上颌切牙,向唇侧远中扇形散开排列,出现牙间隙,后牙可出现不同程度的食物嵌塞(图8-1-10)。急诊患者常以恐惧病情发展迅速、生活质量不同程度受影响,以及寻找学业间隙时间就诊。

2)早期患者的菌斑、牙石量很少,牙龈表面炎症轻微,但是牙周袋深,牙周组织的破坏程度与局部刺激物的量不成比例。

3)LAgP发病一般开始于青春期前后,也可发生在青春期前乳牙列,女性多于男性。病变局限于切牙和第一磨牙,至少2颗恒牙有邻近附着丧失,其中1颗为第一磨牙,非第一磨牙和切牙不超过2颗。

4)GAgP通常发生于30岁以下者,有严重而快速的附着丧失和牙槽骨破坏,牙龈有明显的炎症,呈鲜红色,并可伴有龈缘区肉芽性增殖,易出血,可有溢脓。GAgP病损有广泛的邻面附着丧失,需发现侵犯第一磨牙和切牙以外的牙数在3颗以上。患牙局限于第一磨牙和上下颌切牙,牙龈表面的炎症轻微但可探及较深牙周袋。

(3)诊断依据

1)局部刺激因子与病变程度不一致,重点表现在切牙及第一磨牙邻面。

2)早期诊断对侵袭性牙周炎治疗有重要意义,X线片查见牙槽骨破坏有助于发现早期病变。典型的后牙区垂直型骨吸收,近远中均有垂直型骨吸收则形成弧形吸收。在切牙区,由于牙槽间隔窄,一般表现为水平型骨吸收。

(4)急诊处置

1)病变严重的牙齿局部行洁治、刮治和龈下清创等操作清除感染物质。

2)局部应用止痛、消炎药物,缓解患者痛苦。

(5)择期处置

1)行牙周基础治疗彻底清除感染物质,定期维护,防止复发。

2)基础治疗后口服抗菌药物如甲硝唑和阿莫西林增强疗效。增强体质,加强营养,应用药物等调整机体免疫功能。

3)正在进行正畸治疗的患者在炎症控制后方可轻缓加力,同时加强菌斑控制和牙周病情的监控。

3. 家族性和周期性白细胞缺乏症　家族性和周期性白细胞缺乏症(familial aggregation and periodic leukocyte deficiency)是一种罕见的血液疾病,伴有特征性的中性粒细胞周期性减少。

(1)病因:本病病因不明,大多数患者在婴幼儿期发病,个别者于成年期发病。

(2)临床表现:典型病例表现为快速破坏性的牙周炎,牙龈红肿出血、牙周袋形成、牙槽骨广泛吸收、牙齿松动等,可导致牙齿早失,也可有口腔溃疡发生。患者牙周组织破坏程度高于慢性牙周炎患者,有时伴有乳牙和年轻恒牙牙龈重度退缩。男女比例无明显差别。由于该病罕见且早期发病,多于儿童口腔科和牙周科发现确诊。急诊患者偶见因为进食疼痛、牙齿松动或伴有溃疡形成的突然发现而就诊。

(3)诊断依据

1)结合临床表现诊断。

2)实验室检查:血常规检查粒细胞计数呈慢性周期性减少,持续 3～10 天,周期为 21 天左右。在粒细胞减少期常伴有单核细胞、网织红细胞数目增多和血小板计数减少。骨髓穿刺粒细胞减少,骨髓晚幼粒细胞减少,表现为粒细胞增生低下且成熟停滞。

(4)急诊处置

1)口腔卫生指导,强化刷牙和菌斑控制。

2)用 0.12%～0.2%氯己定漱口水暂时缓解牙龈肿痛,口腔溃疡酌情对症用药,减少疼痛,促进愈合。

3)牙周袋深、炎症重者局部可应用米诺环素、碘制剂等药物。

(5)择期处置

1)牙周基础治疗操作尽量微创和无创,保持定期维护。不建议行口腔其他手术。

2)应用抗生素控制全身感染,需请血液病专家会诊后实施治疗方案。

4. 粒细胞缺乏症 粒细胞缺乏症(agranulocytosis)由骨髓中性粒细胞产生减少,脾作用或白细胞凝集引起周围中性粒细胞破坏增加所致。少部分患者为先天性因素,大部分患者常为用药导致的副作用。

(1)临床表现

1)25 岁以上成人多见,少有儿童病例报道。

2)牙龈可有多处溃疡或坏死,可累及龈乳头或附着龈,口腔其他部位如扁桃体和腭也可见病损(图8-1-11)。患处可有剧烈疼痛,坏死组织存在使呼吸有恶臭。

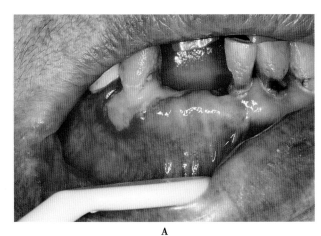
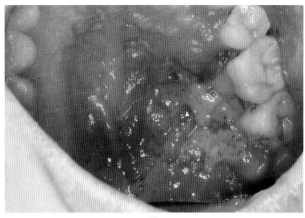

A   B

图 8-1-11 粒细胞缺乏症
A. 牙龈表现 B. 上腭表现

3)重时可伴有寒战、不适、高热、咽喉痛和头痛等全身反应。

(2)诊断依据

1)口腔坏死病损是重要诊断依据。

2)实验室检查:白细胞总数<2 000mm³,几乎无多形核白细胞。骨髓穿刺检查显示缺乏粒细胞和浆细胞。

(3)治疗要点:牙周治疗和全身治疗,见家族性和周期性白细胞缺乏症的治疗。

(三)牙周炎伴发病变的急症

牙周炎严重或晚期时可出现伴发症状,如口臭、食物嵌塞、𬌗创伤和牙周脓肿,也可引发牙周-牙髓联合病变、逆行性牙髓炎、根面龋等其他疾病。以下两种为急诊常见疾病。

1. 牙周-牙髓联合病变 牙周-牙髓联合病变是指在同一颗牙齿同时存在牙周和牙髓病变,且病变相互关联相通。

(1)病因:受根尖孔、根管侧支、牙本质小管、牙骨质发育异常、牙根纵裂等解剖因素影响,牙周袋内和牙髓内以厌氧菌为主的混合感染和病变可以互相影响,从而导致本病发生。

(2)临床表现

1)牙髓病、根尖周病影响牙周组织:急诊患者常以牙龈或牙周溢脓就诊。患者常有牙痛史或治疗史。可疑牙牙髓无活力,死髓牙引起的根尖周脓肿可从牙周途径排脓,出现非病理性牙周袋并常伴有牙松动、牙槽骨密度降低等急性炎症所致的一过性临床症状(图8-1-12)。

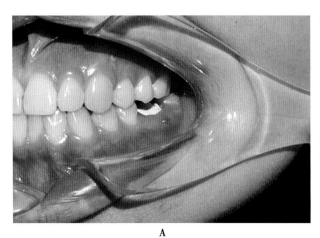
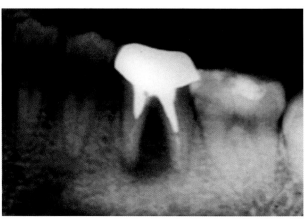

A   B

图 8-1-12 牙周-牙髓联合病变
A. 牙周脓肿形成 B. 牙髓、根尖周病对牙周组织的影响

2)牙周病变影响牙髓组织:急诊患者常以急性牙痛就诊。患牙有典型的急性牙髓炎表现且一般伴有牙龈退缩和牙齿Ⅱ度以上松动,有时可探及深达根尖区的牙周袋。X线表现为与根尖相连的牙周骨质破坏。

3)牙周病变和牙髓病变同时存在时,患者常表现为牙周和牙髓两种急性症状。牙周病变持续,与牙髓病变在根尖部汇合,使两者互相融合影响,形成真正的联合病变。

(3)诊断依据

1)患者有牙周病史或牙体牙髓病史。

2)根据临床表现可进一步明确诊断。

3)结合X线和CBCT等影像学检查。典型的X线表现为根尖区阴影与牙槽嵴骨吸收区相连,病变呈烧瓶形或日晕圈状。

(4)急诊处置:找到原发病变,并根据原发病变进行应急处置。若为牙髓源性,可开髓引流建立通路。若为牙周源性,则应去除刺激因素,按局部临床特点排脓或应用抗菌消炎药物冲洗,缓解患者疼痛。若两者同时存在则一并进行治疗。

(5)择期处置

1)正确实施完善的牙髓治疗及牙周序列治疗计划。根管治疗及基础牙周治疗可明显减轻牙周-牙髓联合病变患者的疼痛。控制口腔炎症进展,改善牙周健康,提高患牙固位率,具有安全性和有效性。

2)依不同临床情况选择治疗方案。同时发作的牙髓-牙周联合病变应尽早进行根管治疗。已形成深牙周袋但牙髓活力尚好,则可行牙周治疗清除袋内感染,必要时行牙周翻瓣术,待牙周病损好转后,再通过牙髓活力测试判断是否需要行根管治疗。能否保留逆行性牙髓炎的患牙取决于牙周病变的程度及预后情况。

3）依据医疗条件，在患者知情同意条件下进行牙周抗菌光动力治疗。

牙髓急症的治疗详见第四章第一节。

2. 牙周脓肿　牙周脓肿是牙周炎的伴发症状，并非独立疾病。牙龈脓肿和牙周脓肿的区别在于有无牙周袋和脓肿的发生部位。牙周袋内壁的化脓性炎症向深部结缔组织扩展，而脓液不能向袋内排出时，即形成袋壁软组织的脓肿。该病是患者急诊就诊的常见疾病之一。

（1）病因

1）牙周袋较深时，牙周袋壁的化脓性炎症不能向牙周袋内排出脓液，而向深部结缔组织扩展。

2）根分叉、迂曲复杂、多面深牙周袋排脓不畅。

3）牙周治疗不规范或不彻底，由于动作粗暴损伤牙龈组织，或将牙石碎片推入牙周袋深部，未及时应用药物抗炎，造成袋底炎症较重却引流不畅。

4）牙周炎患者在行根管治疗、撕脱性牙外伤再植等治疗时极易发生。存在髓室底穿、牙纵裂、外伤性根折等情况时易发生。

5）牙周炎患者机体抵抗力低下或糖尿病控制不佳、掌跖角化-牙周破坏综合征时易发生。

（2）临床表现

1）发病突然，可以发生在单颗或多颗牙齿，局部有较深的牙周袋。

2）在患牙的唇颊侧或舌腭侧牙龈呈椭圆形或半球状的肿胀突起，发红水肿，表面光亮（图 8-1-13）。脓肿早期，组织张力较大，有明显搏动性疼痛，牙周膜水肿而使患牙有浮起感，叩痛且松动明显。脓肿后期，脓液局限，扪诊软有波动感，疼痛稍减轻，轻压牙龈可有脓液自袋内流出，或脓肿自行从表面破溃，肿胀消退。

3）慢性牙周脓肿常因急性期过后未及时治疗或脓液引流不畅，有急性脓肿反复发作。

（3）诊断依据：主要依据临床表现结合影像学检查确诊。X 线片可显示牙槽骨吸收，在慢性牙周脓肿，还可见到牙根侧面或根尖周围弥漫的骨质破坏。

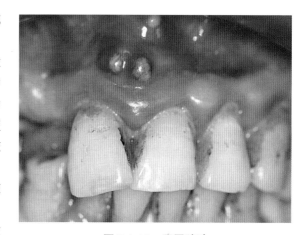

图 8-1-13　牙周脓肿

（4）急诊处置：急性牙周脓肿的治疗原则是止痛、防止感染扩散以及脓液引流。牙周脓肿的治疗包括引流、机械清创术、用药液漱口，有时局部应用抗生素留置和全身抗生素治疗。

1）脓肿初期脓液尚未形成前，可轻轻清除大块牙石，冲洗牙周袋，将抗菌药引入牙周袋内。

2）脓肿形成局限且波动时，可在表面麻醉下用尖探针刺入或尖刀片切开达脓肿深部充分引流，并彻底冲出脓液。

3）通常全身应用抗生素或支持治疗，防止感染扩散。酌情选择药物止痛。

（5）择期处置

1）排查影响牙周疾病的全身性疾病因素，进一步诊治。

2）条件允许时实施规范的牙周序列治疗。

（四）HIV 相关性牙周病

艾滋病即获得性免疫缺陷综合征（acquired immunodeficiency syndrome, AIDS），有多种口腔表现，约有 30% 的艾滋病患者以口腔症状为首发症状。HIV 相关性牙周病具有特异性表现，有助于对艾滋病的发现，也提示急诊医师面对牙周疾病治疗时应提高辨识能力。

1. 病因　HIV 感染者的全身免疫功能低下，易发生口腔内的机会性感染，牙周组织的炎症和破坏大多呈进行性发展。

2. 临床表现

（1）牙龈线形红斑：表现为游离龈界限清楚火红色的充血带，宽 2～3mm，无牙周袋及牙周附着丧失

（图 8-1-14）。该表现通常与口腔卫生状况不匹配，且牙周治疗效果不佳，可能与念珠菌感染有关。

（2）严重者可以发生坏死性溃疡性牙龈炎或坏死性溃疡性牙周炎。表现为口腔恶臭，牙龈红肿，极易出血，龈缘及龈乳头坏死或牙槽骨破坏，牙齿松动，晚期进展迅速，与走马牙疳相似。

3. **诊断依据** 根据实验室检测结果可以确诊，即血清呈现对人类免疫缺陷病毒（human immuno-deficiency virus, HIV）的抗体阳性。口腔多部位特征性临床表现、血液免疫功能检查、条件致病菌病原微生物检查结果是重要支持。

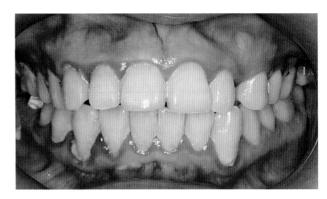

图 8-1-14 艾滋病患者牙龈线形红斑

4. **急诊处置**

（1）当怀疑就诊患者为可疑艾滋病患者时，必须按照传染病防治要求登记报备和合理处置。

（2）为预防念珠菌感染，或者已有念珠菌感染的患者，应用 3% 碳酸氢钠液常规含漱，并用 0.12%～0.2% 氯己定含漱液含漱。

（3）全身应用抗菌药物，包括甲硝唑、替硝唑、氟康唑等。

5. **择期处置**

（1）疾病确诊后，按照性病专科要求和指导实施牙周序列治疗计划。

（2）针对原发病和并发症进行多学科联合治疗。采用针对艾滋病患者的高效抗反转录病毒疗法（HAART 疗法，俗称鸡尾酒疗法），对患者的坏死性龈口炎也有很好的治疗效果。监测牙龈出血将有助于 HAART 治疗 HIV-1 患者牙周炎的预防和管理。

第二节 口腔黏膜病急症

一、口腔黏膜病急症及分类

口腔黏膜病是指主要累及口腔黏膜组织的类型各异、种类众多的疾病总称。其与全身性疾病联系密切，临床表现复杂，包括罕见病、复杂病以及与皮肤共患的口腔黏膜疾病等共计 200 余种，易诊断不清而误诊。在表现出急症的部分口腔黏膜疾病中，个别疾病不仅发病急，患者痛苦，还存在危及生命的严重性。据统计，口腔黏膜病急诊就诊率约为 3.1%，是占口腔急诊患者就诊比例最小的部分，除了疾病本身特点以外，还与医院的专业设置和专业医师短缺有关。

疾病分类的目的是反映病变的本质，便于临床诊断和指导治疗。由于有些疾病病因和发病机制尚不明确，且无论按病因、病理或病损表现、发病部位等进行分类，均存在交叉重叠现象，使得目前在分类方面还不够完善。本章节对口腔黏膜常见急症主要以辨因分类，将识症和治疗作为重点，便于掌握且利于工作，主要分为创伤性疾病、感染性疾病、变态反应性疾病、出血急症相关疾病和口腔黏膜恶性肿瘤等。

二、口腔黏膜病急症的检查与诊断

完善细致的检查是正确诊断的前提，口腔黏膜病急症临床检查要求内容全面、操作细致。在询问和记录病史中应注意主诉症状的部位、性质、特征、程度（如疼痛是阵发性剧痛、持续性烧灼痛或痒痛等）、发作时间的规律、加剧或减轻的因素。对疑似性传播疾病的患者，还应准确获取患者的不洁性生活史等内容。在治疗史中应特别注意药物疗效和过敏史，包括用过的免疫制剂等。既往史中应注意妊娠与疾病的关系。家族史中注意遗传因素与家族患病的关联情况。此外，个人的烟酒嗜好以及职业和个性方面的特点也不能忽略。

口腔黏膜病所要求的病史相对更为详尽，是因为口腔黏膜病所累及的病种繁多，且常与全身系统性疾病关系密切。在急诊工作中由于时间和条件限制,问诊容易欠充分,同时可能个别检查结果不能及时反馈,也常常影响口腔黏膜疾病的诊断。医师不仅要系统规范掌握临床检查的相关内容,还要注意提高患者的依从性,顺利完善重点项目的进一步检查。

（一）口腔黏膜的一般检查

除患者的主诉以外,医师应按照一定的顺序对口腔进行全面检查,避免遗漏。口腔黏膜病的检查范围包括唇红及唇口周皮肤、唇内侧黏膜及颊黏膜、牙龈、舌、口底和舌腹、腭、咽等部位,检查内容包括黏膜的色、形、质的变化,以及局部的刺激因素等。

口腔黏膜病专科检查应注意辨别病损的位置、性质、大小、形状、数目、深度、质地,是否增生异常,以及病损基底及周围组织的情况,同时判断病损是否有浸润性变化,还有炎症性反应程度及淋巴结的表现。有些口腔黏膜病可伴发外阴、眼、鼻或其他腔孔黏膜的病损,必要时应及时进行多学科会诊,协助诊断。

（二）选择性辅助检查

1. **血液学检查**　包括血常规、凝血功能、血清铁、叶酸、维生素 B_{12}、红细胞沉降率、血糖、血清生化学、血清免疫标志物和肿瘤标志物等。

2. **免疫学检查**　包括细胞免疫、体液免疫指标和疾病特异性抗体检测。

3. **脱落细胞学检查**　主要适宜天疱疮、疱疹性口炎、口腔白斑病、早期癌变病变、口腔癌放疗后患者的诊断。

4. **微生物学检查**　主要包括真菌、细菌、病毒和其他微生物的显微镜检查(简称镜检)、培养和分子生物学检测。

真菌的直接镜检和培养有决定性价值。对革兰氏阳性和阴性球菌、梭形杆菌及螺旋体,可于病损处涂片用革兰氏染色或培养证实。常见病毒的分离鉴定因费时费力且成本较高而较少在临床应用。通过病损局部涂片检查病毒损害细胞和病毒包涵体,通过电镜查找受损细胞或疱液中的病毒颗粒,通过血清学检查测定抗体效价,对诊断及鉴别诊断均有意义。

5. **活体组织检查**　通常可以实现排除恶变、确定诊断的目的。

6. **免疫组织化学检查**　将有助于肿瘤、某些感染性疾病和免疫性疾病的诊断、鉴别诊断、分型分期及转归的判断。

7. **癌前筛查**　通过自体荧光、激光和其他物理检查设备、计算机辅助脱落细胞检测等技术,有助于对癌变病损做到早发现、早诊断和早治疗。

（三）口腔黏膜病急症的诊断特点及注意事项

1. 鉴于口腔黏膜病的病因、病损和临床表现的复杂性,初诊时不易确诊,具有治疗性诊断的特点,需要在治疗过程中不断完善依据,明确或修正诊断。

2. 随着治疗性诊断带来的试验性治疗在口腔黏膜病诊治中的应用,易导致治疗方式、强度、配伍的随意选择,告诫医师应在一定的方向性下谨慎应用,以避免不良后果。

3. 病程长短、症状轻重与疾病危险性有时不直接相关,建议诊断疾病首先要排除同类疾病中最严重的疾病,确保医疗安全。

4. 重症和特殊患者的跟踪、转诊、会诊必不可少,其间病情也可能会发生急剧改变,不仅需要全科思维进行考量和诊断,尚需通过多学科合作规避风险并积累经验。

三、口腔黏膜病的急诊治疗

（一）治疗原则和特点

口腔黏膜病的一般治疗需要有整体观念,根据患者的发病特点,结合实际情况进行合理规范的个性化治疗。对因治疗为首、对症治疗为主,同病异治、异病同治、局部疾病全身治疗、中西医结合治疗是突出特点。

口腔黏膜的急诊治疗应积极寻找病因并去除局部刺激因素,局部治疗要达到缓解症状、促进愈合、防止进展的目的,必要时进行会诊及转诊。病情复杂的患者还应持续预约复诊,结合完善的检查结果进行治疗计划的调整,实现有效跟踪随访。

(二)治疗方法

制订个性化综合治疗方案,有利于不同疾病不同患者的有效治疗。

1. **对因治疗**　找出最可能的疾病原因,针对性控制和去除。

2. **全身治疗**　全身治疗(systemic treatment)的目标为消除相关致病因素,通过调节全身的免疫及代谢系统,针对病因行抗感染和抗过敏等治疗,必要时给予支持治疗(supportive treatment),以利于患者康复。绝大多数口腔黏膜病的发生都伴有机体代谢紊乱、身体虚弱和免疫失调,所以支持治疗对于这类疾病十分重要。尤其是对于体质差、长期有基础疾病的患者,高营养的食物和维生素的补充可以提高机体的愈合能力。

药物治疗(drug treatment)是口腔黏膜病治疗中最重要、最普遍的治疗方式。常用药物包括抗微生物药、糖皮质激素、抗组胺药、促进愈合药、维生素类药物和中成药等。

3. **局部治疗**　局部治疗是通过去除局部刺激因素,改善口腔卫生状况,防止继发感染,进而达到止痛、促愈合的治疗目的。口腔黏膜局部用药可减少全身用药带来的副作用,提高药物的有效浓度,对基础疾病重或体质虚弱的患者是一种更为安全有效的治疗方式。局部非药物疗法正日益受到重视。

(1)局部药物治疗:根据治疗目的可分为镇痛药物、消毒杀菌药物、消炎药物和促进愈合的药物等。药物剂型多种,根据药物特性、患者依从性和对局部的有效作用等选择。雾化治疗可以发挥药物配伍同步应用的优势。

(2)局部封闭治疗:常用激素类药物与利多卡因的混合液于黏膜病损基底部注射,有较好的抗炎症及抗过敏作用。

(3)物理疗法:包括运用毫米波、微波、紫外线、冷冻、光化学、音频电、激光等治疗。可以降低用药量、减少副作用和耐药反应、避免药物配伍使用产生的问题,适用于基础疾病多、体质弱的患者。疑似或确诊为表浅恶性病损者建议用光动力治疗,孕妇和对光敏感者应慎重选择。

(4)手术治疗:全部或分步骤切除疾病组织,最大限度微创,维护口腔美学和功能。

(5)中医治疗:辨证施治是中医治疗的基本原则,中医理、法、方、药相结合,可取得较好的临床效果。

(6)心理治疗:与心理医师配合,评估患者心理问题,施行个性化治疗,可提高治疗的有效性。

4. **其他治疗**　口腔黏膜病治疗期间,应积极处理患者口腔内的局部刺激因素,如调改锐利牙尖、修改不良修复体、拔除残根、保持口腔卫生等,从而促进组织愈合。

四、口腔黏膜病急症

(一)变态反应性疾病

1. **药物过敏性口炎**　药物过敏性口炎(allergic medicamentosus stomatitis)又称药疹。是指过敏体质者通过口服、注射、吸入、敷贴或局部涂搽、含漱等不同途径使药物进入机体,发生变态反应而引起的黏膜及皮肤疾病,严重者可累及全身其他系统。

(1)病因:可以引起变态反应的常见药物有解热镇痛药、镇静催眠药、磺胺类药、抗生素类药等,以青霉素过敏者居多。血清、生物制剂、维生素类、中药、治疗心血管的药物等也有致敏的可能。通过关注口腔治疗中药物不良反应的各种表现和预防方法,进行药物不良反应的检测、记录和报告,可提高疾病管理水平。

(2)临床表现

1)该病有一定潜伏期。初次发作潜伏期长,随着疾病反复发作,潜伏期缩短。初次用药导致过敏的潜伏期长短不等,平均1周左右,或更长时间。急诊患者一般在疾病发作期就诊,经过医师提示及患者用药史准确回顾常能发现可疑致敏药。

2)口腔病损好发于口腔黏膜各部位。由不同疾病时期出现充血发红、水肿、水疱、烧灼感、糜烂、唇血痂等病损构成,不规则糜烂面积通常较大,较多渗出物形成伪膜覆盖。张口受限和出血常影响口腔检查。

3）病损可单发于口腔黏膜，也可有全身其他部位如眼部、外阴、皮肤或黏膜的病损，发生水肿、充血、红斑、糜烂、大量渗出等（图8-2-1A）。

4）反复用药过敏者有典型表现，即口腔或皮肤固定位置用药后出现相同的病损，即固定型药疹（图8-2-1B）。

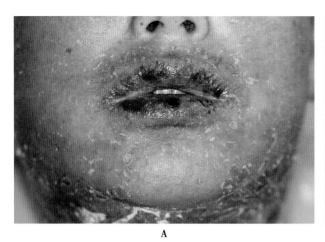
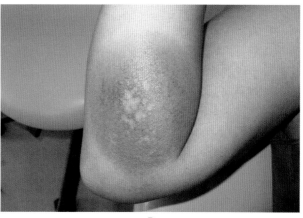

A B

图8-2-1　药物过敏性口炎
A. 口唇及面部皮肤病损　B. 皮肤固定型药疹

5）重型药物过敏反应又称莱氏综合征（Lyell symdrome），为急性发病，有较重的全身症状，如出现高热39～40℃，咽痛、头痛、肌肉痛，可有呕吐、腹痛或腹泻等症状，严重者可出现昏迷。当全身出现广泛性大疱，波及全身体窍、黏膜和内脏时称为中毒性表皮坏死松解症（toxic epidermal necrolysis）。皮肤疱可融合破溃后呈大的糜烂面，疼痛剧烈，除口腔及皮肤外，身体其他腔孔的黏膜，如眼睛、鼻腔、阴道、尿道、肛门等也可出现相同症状，严重者气管黏膜、食管黏膜、内脏也受累，可因继发感染、肝肾功能障碍、电解质紊乱或内脏出血等并发症而死亡。

（3）诊断依据

依靠用药病史及临床损害、发病部位的固定性、实验室检查等可诊断。

1）发病前有用药史，用药和发病时间有时间联系和因果关系。

2）为突然发生的急性炎症。口腔黏膜出现红肿、红斑、起疱及大面积糜烂、渗出多等现象，皮肤有红斑、疱疹及丘疹等病变。

3）停用可疑致敏药物后，病损很快愈合。

4）血细胞分析嗜酸性粒细胞计数升高，IgE在部分病例中升高。

（4）急诊处置

1）找出可疑致敏药物并立刻停用，同时停用与可疑药物结构相似的药物。

2）口服氯雷他定或氯苯那敏等抗组胺药控制炎症。病情严重者可给予肾上腺皮质激素口服、皮下注射，或静脉滴注异丙基肾上腺素。

3）局部病损处涂抹药膏或药液，达到消炎、防腐、止痛、促进愈合的效果，如重组人表皮生长因子凝胶、重组牛碱性成纤维生长因子凝胶、盐酸利多卡因液或胶浆等。

4）对全身反应较重者进行血尿便等检查，及早发现全身损害，进行有效治疗。

5）必要的支持治疗：采用输液或增加饮水量促进致敏药物排出体外。静脉给药10%葡萄糖酸钙加维生素C，辅以补充适当体液，加强营养，维持水和电解质平衡。

6）口腔局部以保持局部清洁、止痛消炎、预防继发感染为主。可用康复新液（美洲大蠊提取物）、西帕依固龈液（没食子）、氯己定、聚维酮碘等含漱或唇面部湿敷。

（5）择期处置：建议到相关学科全面会诊，发现和治疗其他原发疾病，同时对过敏原进行排查。

2. **接触性口炎** 接触性口炎(contacted stomatitis)是指变态反应体质者接触非刺激性无毒害物质后，发生变态反应导致的口腔黏膜炎症性疾病。

（1）病因：直接接触外源性过敏原发生罕见的迟发型变态反应与个体因素有关。有时接触物较明确，有时难以确定。常见的致敏原是金属、牙科材料、口腔卫生产品、调味品和药物。据文献报道，含氯化亚锡的脱敏牙膏可能会导致接触性口腔炎，提示口腔医师等专业人士应多加注意牙膏的安全性及副作用。

总的来说，接触性口炎比过敏性接触性皮炎或接触性唇炎更少见。这种差异有学者认为是由于口腔中的唾液可以作为潜在过敏原的稀释剂和缓冲剂，黏膜不断暴露于各种炎症诱因，如细菌和过敏原，可能代表了组织具有更高的免疫耐受性。另外，口腔黏膜内具有抗原呈递作用的细胞如朗格汉斯细胞等较少也是重要原因。

（2）临床表现：本病临床表现多种多样，从红斑、水肿、囊泡、糜烂、溃疡到角化过度。

1）急诊患者常以接触某物后出现口腔黏膜局部灼痛、红肿、水疱及糜烂为主诉就诊。

2）该病有一定的潜伏期，在接触反应原2～3天后局部黏膜出现损害，表面渗出形成伪膜覆盖，且伴有明显的进食灼痛。病损除在接触的部位外，也可向邻近部位扩展。

3）常见因修复材料引起的接触性口炎，黏膜充血、发红、肿胀且伴有灼热刺激痛。

4）苔藓样反应：银汞充填物或金属冠导致的变态反应较常见，其相对应的黏膜和牙龈发红，或出现白色条纹状病损并伴有烧灼感或刺痛感，少见糜烂或溃疡(图 8-2-2)。

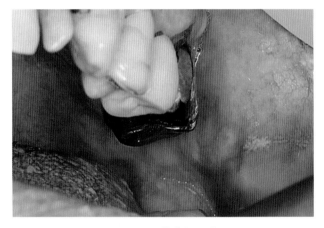

（3）诊断依据：详细的病史、临床检查、口腔体征评估和贴片测试等方法，逐步深入精准判断。

1）病损范围与致敏物接触的范围相近或略向周围延伸。

2）有较为明确的某物质接触史、药物接触史等。

3）去除引起变态反应的因素后病损较快消退。

图 8-2-2 苔藓样反应

（4）急诊处置

1）第一时间避免或去除引起过敏的过敏原，停用可疑药物，更换义齿修复材料或牙体充填材料等。

2）局部涂抹止痛消炎药物，严重者辅以全身用药，如口服氯雷他定或氯苯那敏。

3）安抚患者焦虑心态。

4）在严重的情况下，局部使用麻醉剂和皮质类固醇，以及可以应用全身皮质类固醇。

（5）择期处置：请相关学科会诊，进一步排查过敏原。

3. **血管性水肿** 血管性水肿(angioedema)为一种急性局部反应型的黏膜皮肤水肿，又称巨型荨麻疹，亦称奎英克水肿。突然发作的局限性水肿消退较迅速是该病特点。

（1）病因：致敏原可能为食物（如鱼、虾、蛋、蟹、奶等）、药物（如磺胺）、感染因素（如细菌和病灶）、精神因素（如情绪波动）、物理因素（如寒冷刺激）等，均可作为诱发因素引发血管水肿。个别患者有明显家族性遗传倾向，表现为常染色体显性遗传。

（2）临床表现

1）急诊患者常以局限性唇肿就诊，有病区急性肿胀、灼热痛、微痒感主诉表达。

2）发作前驱症状可有头昏和微热，病变可单独累及上唇或下唇，也可同时累及于双唇，上唇较下唇好发(图 8-2-3)。水肿还好发于疏松结缔组织如颊、舌、眼睑、耳垂、咽喉等，也可发生于手足背和侧面，肿胀区域界限不明显。下眼睑较上眼睑好发。发生在舌体呈巨舌，发生在咽喉会厌易导致窒息。通常症状持续数小时或数天后消失，肿胀消退且不留痕迹，病因不明者极易复发。

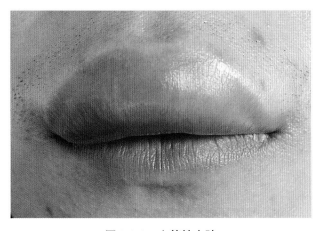

图 8-2-3 血管性水肿

（3）诊断依据

1）发病突然而急速，病变消失迅速，不留痕迹。

2）局限性水肿，界限不清，触之较韧、有弹性。

3）好发部位为皮下结缔组织疏松处。

4）反复发作。

（4）急诊处置

1）积极分析寻找明确变应原，避免再接触。

2）非危险部位且症状较轻者，可不予治疗。

3）症状重或部位广泛者，皮下注射 0.1% 肾上腺素 0.5mL，儿童根据体重大小给予 0.1～0.3mL。肾上腺素每 10 分钟注射 1 次直至患者恢复，心血管疾病患者慎用。

4）伴有喉头水肿以及呼吸困难，应密切观察，必要时施行气管切开术以抢救生命。一般可给予醋酸泼尼松每日 15～30mg 口服。重者可静脉滴注 100～200mg 氢化可的松与 1 000～2 000mL 5%～10% 葡萄糖溶液的混合液，病情改善后停药。

5）选择性应用抗组胺类药物如氯苯那敏、氯雷他定等配合治疗。

（5）择期处置：请相关学科会诊，排查过敏原。

4. 多形红斑 多形红斑（erythema multiforme）是急性渗出性黏膜皮肤炎症性疾病，有红斑、丘疹、水疱、糜烂及结节等多种病损表现。

（1）病因：该病与过敏体质有关，通常较难明确过敏原和诱发因素，可能为食物、药物、花粉、灰尘、放射线、疫苗、日光、疲劳、寒冷、紧张、病毒感染、体内慢性病、肿瘤等因素。

（2）临床表现

1）起病急骤，急诊常以唇、颊、舌黏膜出现水疱、糜烂或溃疡且疼痛难以进食为主诉就诊。

2）好发于春、秋季且在青壮年中多见，有自限性但易反复发作，一般病程约 2～4 周。

3）轻型多形红斑（minor erythema multiforme）：以对称的皮肤病损为主，颜面、头颈、手掌、足背及四肢有典型虹膜状或靶形红斑（图 8-2-4A）。患者偶有轻度头疼、低热、乏力、关节疼痛等不适症状。口腔黏膜大面积糜烂渗出且易出血，唇部常结血痂（图 8-2-4B），并伴明显口臭，下颌下淋巴结肿大及压痛，部分患者眼或外阴黏膜也有急性炎症表现。

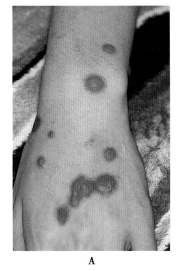
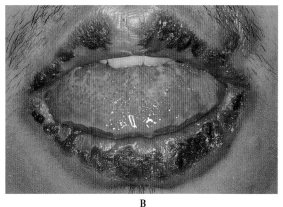

A

B

图 8-2-4 多形性红斑

A. 皮肤病损　B. 口腔病损

4）重型多形红斑（major erythema multiforme）：常有高热、全身无力、咳嗽、头痛等严重的全身症状。黏膜病损除口腔表现与轻型者相同外，眼、鼻、耳等部位黏膜也可受累，严重时角膜溃疡、脉络膜炎、虹膜睫状体炎等身体各腔孔受累，又称为斯-约综合征（Stevens-Johnson syndrome）。

（3）诊断依据

1）突发的与季节有关的急性炎症。

2）口腔黏膜病损，疼痛剧烈，皮肤虹膜状红斑有诊断意义。

3）有自限性和复发性且病程短。

4）易出现多腔孔损害。

（4）急诊处置

1）详细询问病史，立即停用可疑致敏物。

2）清除口腔内可能的诱发因素。

3）局部可应用糖皮质激素类药物，如曲安奈德软膏，也可配伍止痛、消炎、促进愈合的药物等，注意排查避免应用致敏同结构药物。

4）对于病损广泛者，每日口服泼尼松30~60mg，待糜烂和渗出症状好转后逐渐减量，酌情应用抗组胺、葡萄糖酸钙、维生素等药物。

5）嘱患者食用高营养、高蛋白食物，利于缩短病程。保持局部清洁，预防继发感染。

（5）择期处置：按用药疗程复诊，进一步排查致病相关因素。

5. 光化性唇炎　光化性唇炎（actinic cheilitis）又称日光性唇炎（solar cheilitis），对紫外线过敏引起，常见于户外工作者。临床可分为急性和慢性两类。

（1）病因：光化性唇炎症状程度与个人体质和照射时间、强度有关。卟啉对紫外线具有高度的敏感性，肝病、药物、植物和食物均可能影响卟啉代谢，从而诱发该病。有些患者有家族史。

（2）临床表现

1）急诊患者多有近日旅游史和曝晒史，常以唇部灼热感、剧烈的瘙痒感和糜烂为主诉就诊。

2）急性光化性唇炎：唇红部广泛充血水肿，表面糜烂溃疡，覆盖黄棕色血痂，影响患者进食和说话（图8-2-5）。继发感染者可形成脓痂，疼痛加重，病程2~4周。暴露的其他部位皮肤有相同症状。

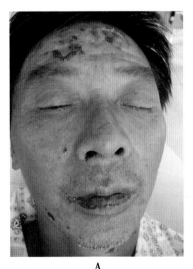 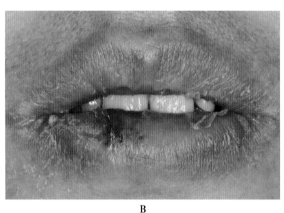

A　　　　　　　　　　　　　　　　　　　B

图8-2-5　光化性唇炎
A. 光化性唇炎伴皮肤病损　B. 急性光化性唇炎

3）慢性光化性唇炎：患者唇部干燥脱屑，可由急性演变而来或隐匿发病，瘙痒感不明显，但因干燥感常有舔唇习惯。病程较长的患者唇部组织失去弹性，形成皱褶和皲裂，边缘界限不清。长期不愈者可发生浸润性乳白斑片，称为光化性白斑病。若形成疣状结节，则视为癌前状态，需要加以重视。

（3）诊断依据

1）明确的光照史。

2）湿疹糜烂样或干燥脱屑样临床表现。

（4）急诊处置

1）应立即去除病因，减少紫外线照射，停用可疑的药物和食物。局部应用防晒剂，减少紫外线对唇部及面部的损伤。

2）对急性发作、渗出明显的患者，用消炎抗感染药物湿敷，去除痂膜，保持干燥清洁。

3）对慢性干燥脱屑型患者可局部涂布维A酸、糖皮质激素类或抗菌药物类软膏。

4）酌情应用硫酸羟氯喹进行抗炎，能够增强对紫外线的耐受。有肝肾损害、心脏病者慎用。

（5）择期处置

1）对症状严重的患者，进行物理治疗如光动力疗法及全身治疗。也有学者认为二氧化碳激光消融和唇红部病损切除术是治疗光化性唇炎的有效方法，而化学脱皮（chemical peel）和光动力疗法有较高的复发率，需慎用。

2）对有癌变倾向的病损，尽快进行手术治疗。

（二）创伤性疾病

1. 创伤性血疱 创伤性血疱（traumatic mucosal hematoma）是口腔黏膜受到物理性、机械性、化学性急性刺激引起的病因明确的口腔疱性损害。

（1）病因

1）因食用过烫、过硬或吞咽大块食物擦伤口腔黏膜，与吞咽过急密切相关。

2）牙尖过锐、咬合紊乱、脑部疾病、咀嚼肌肉群疾病或不经意等情况，出现咀嚼时误咬颊或舌黏膜。

3）误吞刺激性化学物，出现明显不适时咬舔局部口腔黏膜频率过高。

4）口腔黏膜突受外力或患者个别自伤动作引起。

（2）临床表现

1）急诊患者多以进食中突发异物感，观察黏膜出现血色疱而就诊。

2）软腭、舌腭弓、软硬腭交界处血疱较大，最大可为直径3cm左右，可有恶心症状，未及时就诊者有疱破情况发生。较薄疱壁破溃后遗留鲜红色疱底创面，疼痛明显，而大疱可见残留疱壁（图8-2-6）。颊黏膜、舌等部位通常有较小的血疱。

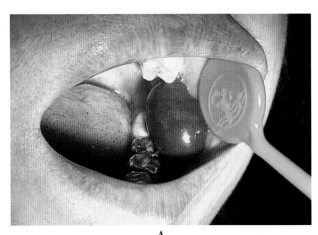 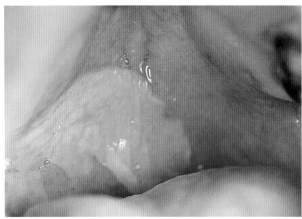

A   B

图 8-2-6 创伤性血疱
A.颊黏膜创伤性血疱 B.上腭创伤性血疱破溃

（3）诊断依据

1）具有比较明确的创伤史。

2）病损与刺激因素确凿吻合。

3）出现血疱的临床表现。

（4）急诊处置

1）去除刺激因素，如磨除锐利牙尖等。

2）对较大未破血疱可用消毒针筒抽取疱血，或刺破疱壁。

3）对已破血疱可局部涂抹防腐消炎、止痛、促愈合的药物。

4）局部使用抗菌类含漱液直至愈合，如2%氯己定含漱液、康复新液（美洲大蠊提取物）等。

5）对多次发病的患者，应检查是否患有血液病。

6）口腔卫生宣教，改变饮食、吞咽方式，以及不良习惯。

（5）择期处置：一般患者无需复诊。可预约继续检查、调整和去除其他致病因素，规范疗程用药。

2. 创伤性溃疡　创伤性溃疡（traumatic ulceration）是口腔黏膜受到物理性、机械性、化学性刺激引起的病因明确的急性或慢性损害。黏膜经过血疱过程后数日可形成溃疡；如刺激因素作用强烈，可直接形成溃疡；更多的是慢性刺激形成溃疡。

（1）病因

1）机械性刺激：刷牙方法不当、残根残冠、不良义齿、较硬食物、进食时误伤等；婴儿吸吮拇指、橡胶乳头、尖锐玩具等；舌系带与下前牙摩擦；下意识地咬唇、咬颊等不良习惯。

2）化学性灼伤：误服强酸强碱、口腔用药不当、外泄、喷溅，或患者口含贴敷刺激性药物过度等。黏膜表面可见黄白色伪膜，溃疡表浅，疼痛明显。

3）冷热刺激伤：开水、饮料和食物过烫灼伤；口腔低温治疗、冰棒等用于检查时对牙和黏膜的误伤。有确切的冷、热刺激，有表面伪膜及疼痛。

（2）临床表现

1）急诊患者常有急性化学灼伤、进食咬颊咬舌误伤史，出现的溃疡病损疼痛影响进食和睡眠就诊。

2）溃疡部位、大小、形状与刺激因素相吻合（图8-2-7）。

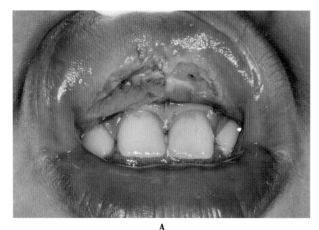
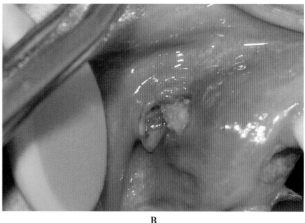

A　　　　　　　　　　　　　　　　　　　B

图8-2-7　创伤性溃疡
A.自伤性溃疡　B.压疮性溃疡

3）常见的特征性创伤性溃疡包括：①压疮性溃疡：老年人多见，由持久性机械刺激引起。病损部位及外形常与机械刺激部位如残冠残根、锐利牙尖、不良义齿、银汞充填物等吻合。病损中央凹陷，边缘增生隆起，疼痛常不明显。②Bednar溃疡：由于吮吸过硬的人工奶头或吮吸手指等所致，常位于婴儿硬腭、翼钩处。③Riga-Fede溃疡：位于婴儿舌系带处，质韧，由过短的舌系带和锐利的新萌出下颌中切牙所致。④自伤性溃疡：多见青少年和多动症儿童。咬颊、咬舌、咬唇等不良习惯引起相应部位溃疡。

（3）诊断依据

1）明确的机械和理化刺激因素或自伤史。

2）溃疡部位、大小、形状往往与机械性刺激因素相吻合。

3）去除刺激因素后，溃疡明显好转或愈合，溃疡不复发。

（4）急诊处置

1）去除局部刺激因素，如锐利牙尖、残根、不良修复体等。

2）局部应用消炎、止痛、促进愈合药物。

3）积极进行口腔卫生宣教，教导去除不良习惯。

（5）择期处置

1）口腔卫生宣教，督察纠正不良习惯和改变婴幼儿喂养方式成效。

2）Riga-Fede溃疡患儿可通过手术以矫正过短的舌系带。

3）对自伤性溃疡患者应给予必要的心理治疗。

4）若溃疡经久不愈，应及时进行组织病理学检查，阻止恶变的发生发展。

3. 创伤性口角炎　创伤性口角炎（traumatic angular cheilitis）是口角区受到物理性、机械性引起的病因明确的急性或慢性损害。

（1）病因：医源性创伤、较强的物理刺激或某些不良习惯等。

（2）临床表现

1）急诊患者常见以单侧口角外伤、口腔治疗后口角区疼痛破溃为主诉就诊（图8-2-8）。

2）急症时可见口角处新鲜创口创面，常伴有渗血、血痂。

3）陈旧创口创面伴有痂皮、糜烂和水肿。

4）外伤引起的患者可伴有组织水肿、皮下淤血等表现。

（3）诊断依据

1）明确的外伤史，以及不规范的口腔治疗经历。

2）口角区特定部位突然发病且单侧发生。

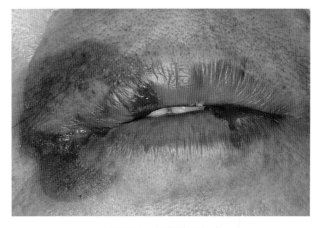

图8-2-8　创伤性口角炎

（4）急诊处置

1）外伤所致不易愈合的过大过深创口，应清创后进行缝合。

2）局部应用生理盐水、过氧化氢溶液等进行冲洗或湿敷后，涂布聚维酮碘。

3）伴继发感染者可服用广谱抗生素。

（5）择期处置：纠正患者诱发该病可能的不良生活习惯。定期复查，预防或治疗感染加重。

4. 放射性口炎　放射性口炎（radiation stomatitis）即放射性口腔黏膜炎（radiation oral mucositis），是放射线电离辐射引起的急慢性口腔黏膜损伤。放射性口炎是肿瘤放射治疗最常见的并发症，发生率在头颈部恶性肿瘤放疗患者中达90%～100%。

（1）病因：包括X线、镭射线、同位素射线、中子射线等在高能辐射时对口腔黏膜组织的损伤及破坏。

（2）临床表现

1）急诊患者通常有头颈部肿瘤放射治疗史，常以疼痛剧烈及影响功能就诊。

2）急性放射性口炎一般在照射后2周内发病，其损害程度与射线种类、辐射剂量、曝光时间、照射方法和个体差异有关。黏膜充血、糜烂、溃疡、出血，疼痛明显，并可伴有口干、口臭症状（图8-2-9）。大剂量照射时，口腔局部体征和症状加剧，可出现深大溃疡，并可出现感染、功能障碍等全身症状。食欲差、疲倦、头痛、记忆力下降、失眠等可伴发。

3）慢性放射性口炎是在放射治疗2年后出现的口腔黏膜慢性损伤。其特点是唾液腺被广泛破坏而出现口腔干燥、味觉异常等症状。口腔黏膜广泛萎缩、变薄、充血，念珠菌感染为最常见的并发症，同时可有其他并发症如猖獗龋、张口受限等。口腔多为不可逆性损害，可长期存在以上表现。

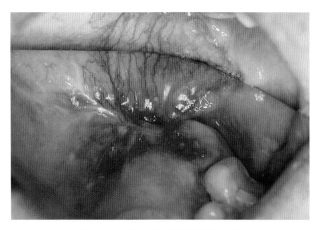

图 8-2-9 肿瘤术后的放射性口炎

（3）诊断依据

1）有放射线暴露病史。

2）出现急慢性口腔损害。

（4）急诊处置

1）局部应用消炎止痛、促愈合的药物，如复方硼砂液、地塞米松敷贴片等，也可选用药物雾化吸入疗法来减轻黏膜水肿。此外，可以酌情应用局部激素封闭疗法。

2）黏膜疼痛剧烈可酌情使用阿司匹林、塞来昔布等非甾体抗炎药，利多卡因胶浆等局部应用。

（5）择期处置

1）合并念珠菌感染时，局部应用碳酸氢钠液含漱，必要时全身应用氟康唑。合并单纯疱疹病毒感染时，局部应用含有利多卡因的含漱液，全身可应用阿昔洛韦、伐昔洛韦等抗病毒药物。合并细菌感染时，应根据药物敏感试验结果合理选用抗生素。

2）口干症状明显者可应用药物促进腺体分泌，可用人工唾液制剂缓解。

（三）感染性疾病

1. **单纯疱疹** 单纯疱疹（herpes simplex）是由单纯疱疹病毒（herpes simplex virus, HSV）所致的皮肤黏膜出现疱疹为主的感染性疾病。是口腔临床上最常见的病毒感染。

（1）病因：单纯疱疹病毒是有包膜的球状 DNA 病毒。患者和无症状的带病毒者都可成为传染源，通过唾液、飞沫、疱液等直接传播，食具、衣物等也可间接传播。

（2）临床表现

1）急诊患者常以口腔黏膜或口周皮肤出现小水疱或伴结痂为主诉就诊，可问及感冒史或生活中的不快事件。

2）原发性疱疹性龈口炎（primary herpetic gingivostomatitis）：也称急性儿童单纯疱疹，临床常见于 6 月龄至 2 岁患儿。在 4～7 天潜伏期后，出现发热、感冒等前驱期症状，多处牙龈缘和附着龈肿胀，患儿出现流涎、烦躁不安、拒食等现象，后期在邻近乳磨牙的腭及龈缘处可见成簇小水疱，破溃后可形成浅表溃疡，患儿口周皮肤易形成痂壳。

3）复发性疱疹性龈口炎（recurrent herpetic stomatitis）：也称急性成人型单纯疱疹，有反复发作史，复发率为 30%～50%。诱使复发的刺激因素有情绪变化、阳光和机械刺激、发热、感冒等。其特征表现为在患者疲乏不适，黏膜皮肤出现刺激痛、灼痛、痒、张力增加等前驱症状，全身反应较轻，口内疱疹各处可发生。口唇及周边皮肤黏膜常见多个成簇小疱，易破，周围伴有轻度的红斑，发生糜烂或皮肤结痂（图 8-2-10）。复发时常在原先发作过的位置或其邻近位置，愈合后不留瘢痕，可有色素沉着。

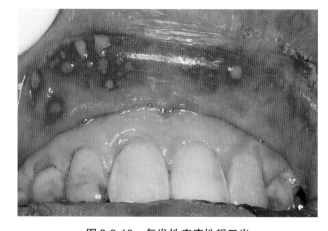

图 8-2-10 复发性疱疹性龈口炎

（3）诊断依据

1）结合临床表现可进行诊断。

2）实验室检查可用于最终确诊，但临床少用。

（4）急诊处置

1）局部涂擦阿昔洛韦软膏和抗病毒药物外用。

2）选用抗菌漱口液消除继发感染。

3）伴有高热严重的继发感染,应给予全身抗病毒药物,以及抗生素治疗。

4）强调全身支持疗法,卧床休息,维持体液平衡,合理补充维生素。

5）应用中医中药治疗病毒和其他感染。

（5）择期处置:对于愈合缓慢、复发频繁的患者,可酌情应用干扰素、转移因子等配合治疗。

2. 带状疱疹 带状疱疹是由水痘-带状疱疹病毒(varicella-zoster virus,VZV)所引起的,以沿单侧周围神经分布的簇集性小水疱为特征,常伴有明显神经痛的皮肤黏膜损害性疾病。

（1）病因:水痘-带状疱疹病毒侵犯儿童时可引起水痘,在成人和老年人则引起带状疱疹。多数患者感染后可以获得终生免疫,只有少数免疫缺陷者可再发。

（2）临床表现

1）急诊患者常以单侧面部发疱或单侧口腔破溃且伴有剧烈疼痛为主诉就诊。

2）夏秋季发病率高,病程一般为2~3周甚至更长。

3）前驱期出现发热、倦怠、全身不适、食欲减退、患部皮肤和黏膜有灼热瘙痒等症状。

4）特征性的单侧性皮肤、黏膜疱疹沿三叉神经分支分布,不超过中线,病损依次表现为红斑、水疱、皮肤脓疱或血疱、糜烂溃疡,并伴有剧烈疼痛(图8-2-11)。

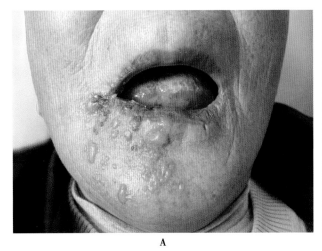 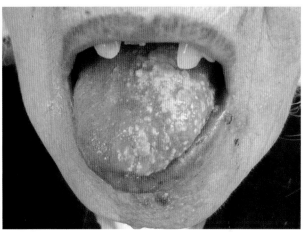

A   B

图 8-2-11　带状疱疹

A. 面部病损　B. 舌部病损

5）少数患者病损愈合后仍有疼痛,甚至存在长期疹后神经痛。

6）此病合并面瘫、耳痛、外耳道疱疹称为 Ramsay-Hunt 综合征。

（3）诊断依据

1）局部疼痛剧烈,疱疹及损害沿三叉神经呈带状分布,且单侧发生。

2）愈后很少复发,一般无复发史。

（4）急诊处置

1）局部应用消炎防腐类药物含漱或湿敷。

2）口服抗病毒药物如阿昔洛韦等。口服营养神经的药物如维生素 B 族复合药物。

3）急诊患者疼痛程度较重,通常给予卡马西平、加巴喷丁等镇痛药物。

4）应用激光止痛效果显著,有条件者可选用。

（5）择期处置

1）酌情应用免疫调节药物,如口服胸腺肽肠溶片、转移因子、免疫球蛋白等。

2）应用神经营养药物如维生素 B_1、维生素 B_{12} 肌内注射,特别是出现 Ramsay-Hunt 综合征的病例。

3）可辅助物理疗法,如用中波紫外线照射皮损处,促进皮损干涸结痂;用红外线或超短波疗程照射患处,有助于缓解疼痛。

4）中医中药治疗,包括针刺、中药外熏、中药内服等。

3. 手-足-口病　手-足-口病（hand-foot-mouth disease）是一种儿童传染病,又名发疹性水疱性口腔炎（详见第九章第一节）。

4. 口腔念珠菌病　口腔念珠菌病（oral candidiasis）是由念珠菌属之中的一些致病菌种引起的原发或继发感染,除口腔黏膜外,还可侵犯皮肤及内脏,表现出急性、亚急性和慢性炎症。

（1）病因:念珠菌是条件致病菌,引起人类念珠菌病的主要有白色念珠菌、热带念珠菌和光滑念珠菌等。口腔念珠菌病绝大多数以白色念珠菌感染为主。新生儿、免疫力低下和缺陷者、药物导致菌群失调者易患此病。

（2）临床表现:念珠菌病的特征病损表现分型有四种:急性假膜型念珠菌病、急性红斑型念珠菌病、慢性红斑型念珠菌病、慢性增殖型念珠菌病,疾病过程还会夹杂有充血、糜烂、结节、斑块、出血等表现。口腔念珠菌病的临床共同症状主要是口干、发黏、口腔黏膜烧灼感、疼痛、味觉减退。急诊就诊患儿多为急性假膜型念珠菌病,一般成人以急性红斑型念珠菌病常见。艾滋病患者两型均可见,前者为多。

1）急性假膜型念珠菌病:又称鹅口疮或雪口。任何年龄都可发病,主要为接受糖皮质激素治疗者、HIV感染者、免疫缺陷者、婴幼儿及衰弱者。在口腔黏膜任何部位,病损表现乳白色绒状伪膜（图8-2-12）。少数患儿病损蔓延至食管和气管,甚至皮肤呈泛发和慢性改变。成人HIV感染者多以此型出现,假膜不宜剥离,自觉口干、烧灼并有轻微疼痛。

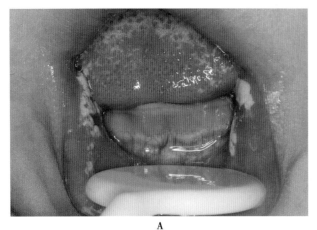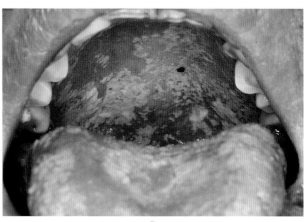

A　　　　　　　　　　　　　　　　B

图8-2-12　口腔念珠菌病
A.儿童急性假膜型念珠菌病　B.HIV患者念珠菌病

2）急性红斑型（萎缩型）念珠菌病:可原发或继发于伪膜型,又称抗生素口炎、抗生素舌炎。多见于用抗生素、糖皮质激素后及HIV患者。有些患者有消耗性疾病如白血病、营养不良、内分泌紊乱和肿瘤化疗等。常见舌黏膜出现弥散红斑,严重时舌背黏膜呈鲜红色并有舌乳头萎缩,双颊、上腭黏膜及口角也有累及时发病。若继发于伪膜型,则可见伪膜。口干、疼痛及烧灼感明显。

3）慢性红斑型（萎缩型）念珠菌病:为临床最常见的类型,又称义齿性口炎。在义齿承托区黏膜广泛发红,形成鲜红色界限的弥散红斑和少许假膜,大多数伴有念珠菌口角炎。多数由于患者晚上不摘义齿的习惯引起。

4）慢性增殖型念珠菌病:多见于颊黏膜、舌背及腭部。表层附有假膜,不易脱落。颊黏膜病损常位于口角内侧三角区,呈对称分布,为结节状或颗粒状增生或白色角质斑块。

5）艾滋病相关口腔念珠菌病:在HIV感染者的口腔损害中最为常见,常在疾病早期表现,是免疫抑制的早期征象。常发生于无局部诱因的健康年轻人或成人。表现为假膜型、红斑型或间杂的口腔念珠菌感染,病情反复或逐渐严重。

（3）诊断依据

1）典型病史和临床表现。

2）病损区涂片镜检可见念珠菌孢子及菌丝。

3）念珠菌培养阳性。

4）慢性增殖型感染者，活检组织病理学可见念珠菌菌丝侵入上皮，上皮内微小脓肿形成。

（4）急诊处置

1）尽量去除诱发因素。

2）局部应用2%～4%碳酸氢钠含漱改变口腔内的酸碱环境。0.2%氯己定、碘制剂含漱减少协同致病菌。氟康唑每日100mg，口服7～14天。

3）若怀疑为HIV携带者，应安排进行HIV检测。

（5）择期处置

1）义齿性口炎治疗：口腔局部用药治疗外，并应注意义齿卫生。局部用药时，应将义齿摘下，义齿浸泡于抗真菌液内，如制霉菌素混悬液或氯己定溶液中。有专家推荐采用新的固有抗真菌特性的化合物和生物材料、改进的口腔修复材料和义齿粘接剂、药物传递系统等联合治疗方法。

2）对于义齿不合适的患者，应择期对义齿进行修改或选择重新修复。

3）慢性增殖型念珠菌病可在口腔黏膜专科进行局部及全身抗真菌药物治疗。必要时根据药物敏感试验结果选择治疗药物。治疗后增生组织疗效不明显的，应及时考虑活检，以防病情恶化。

4）长期病程、体质弱者可选择全身支持疗法，补充维生素、蛋白质和提高免疫力药物联合应用。

（四）出血急症相关疾病

口腔黏膜疾病与一些系统性疾病关系密切，可以直接导致口腔黏膜出现病损和出血，因此应予重视和认真辨别。

1. 出血性疾病（hemorrhagic disorders） 指正常止血机制缺陷或异常所引起的以自发性或轻度损伤后过度出血为特征的异常情况，可由先天性或获得性因素导致血管壁异常、血小板数量或功能异常、凝血功能障碍所致。原发免疫性血小板减少症、血友病、遗传性出血性毛细血管扩张症为发病率较高的出血性疾病。急诊患者通常因口腔局部出血不止前来就诊。绝大多数患者可伴有全身症状如皮肤瘀点、瘀斑、血疱等。

（1）原发免疫性血小板减少症（primary immune thrombocytopenic，ITP）：既往称为特发性血小板减少性紫癜，目前认为是可由免疫介导的血小板过度破坏或巨核细胞数量和质量异常导致血小板数量减少所致的出血性疾病。

1）临床表现：急性型常发生于儿童，发病前1～2周可有上呼吸道病毒等感染史。成人ITP常表现为反复的皮肤或黏膜出血，有明显的乏力症状，出血过多或长期月经量多导致失血性贫血。牙龈出血常为本病的早期表现。除自发性出血外，轻微刺激如刷牙、吮吸等即可加重出血。口腔内常在唇红、舌缘、口底、腭和颊黏膜部位形成瘀点、血肿、瘀斑的病损，皮肤表现为出血、紫癜以及黏膜出血（图8-2-13）。血肿

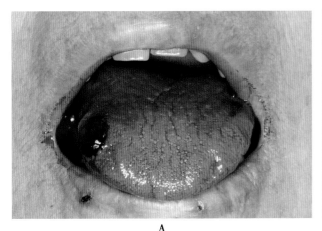
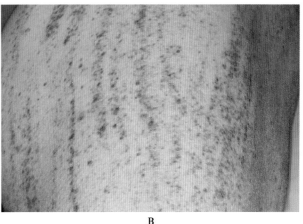

图8-2-13　原发免疫性血小板减少症

A.口腔表现　B.皮肤表现

破溃后可形成边缘清楚的椭圆形糜烂面。

2）诊断依据：通过病史采集和临床检查，结合多次血小板计数减少、体检脾脏不大、骨髓检查等实验室检查可进行诊断。

3）急诊处置：该病为自身免疫性疾病，尚无根治的方法。治疗目的是提高血小板计数，降低病死率。

①保持口腔卫生，减少继发感染，用1%～3%过氧化氢等漱口液含漱，已经出现糜烂或继发感染者，可局部用药消炎去腐止痛。

②牙龈出血者的治疗，参见本章第一节中"4.白血病的牙龈病损"。

③出血严重者应注意休息，给予支持疗法，避免外伤。

④病情严重者应第一时间进行多学科会诊，老年患者要同时取得患者家属的配合。

4）择期处置：及时请血液科会诊进行后续系统治疗。糖皮质激素为治疗首选，还可采用脾切除、免疫球蛋白、利妥昔单抗、中药等进行综合治疗，阿伐曲泊帕、福坦替尼等许多新药亦开始应用于临床。

（2）血友病（hemophilia）：血友病是一组因遗传性凝血活酶生成障碍引起的出血性疾病。

1）病因：通常由凝血因子Ⅷ、Ⅸ、Ⅺ、Ⅻ等先天缺乏导致。

2）临床表现：急诊患者通常因口腔局部出血不止前来就诊，患者通常告知医师既往有确诊史和出血史，个别患者用多种方法尝试止血无效，或在多家医院急诊辗转而心理压力较大。血友病的出血生来具有，伴随患者终身。因出血导致血肿产生，血肿压迫症状及体征随即出现。因负重关节反复出血，可有特征性的关节病变，称为血友病关节。患者口腔内有明显的自发出血倾向，刷牙或食物摩擦等日常行为即可引起长时间出血。口腔黏膜在出血后可迅速出现瘀斑或血肿，破溃后出血不止，创口难以愈合（图8-2-14）。

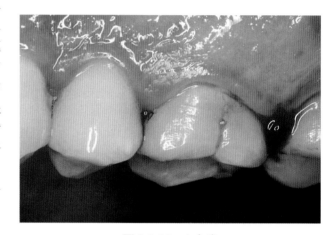

图8-2-14　血友病

3）诊断依据：结合病史及家族史、反复出血史和实验室检查可进行初步诊断。确诊需结合筛选实验、临床确诊实验和基因诊断实验。

4）急诊处置

①急诊治疗以止血、控制感染、去除局部刺激因素为主。详见原发免疫性血小板减少症的治疗。止血方法依次可用棉球或纱布局部压迫止血、局部冰敷止血、局部或全身应用止血药物、电刀和激光止血、局部应用牙周塞治剂止血。

②针对病因积极处置，及时请血液科会诊，进行后续系统治疗。

5）择期处置：目前血友病的治疗仍以替代治疗为主，可以通过药物治疗、基因治疗、干细胞疗法等途径治疗，以补充缺失的凝血因子为最终目标。

2. 维生素C缺乏症　维生素C缺乏症（deficiency of vitamin C）又称坏血病，机体因维生素C缺少导致的一系列症状。

（1）病因：常因患者偏食习惯或人工喂养导致营养摄入不足引起，消化吸收障碍或消耗增加时也可导致维生素C供给不足。

（2）临床表现

1）急诊患者常以牙龈肿胀发红、出血或自发性出血就诊。

2）患者可有乏力、食欲差、肌肉酸痛和性格变化的全身症状，皮肤粗糙，可伴有毛囊周围充血、紫斑。

3）若伴有局部刺激因素或口腔卫生不良，在短期内牙齿即可松动脱落。

4）口腔黏膜具有出血倾向，黏膜苍白水肿，亦可有瘀斑。严重者可并发急慢性坏死性龈口炎或牙周炎。

（3）诊断依据

1）根据病史和临床表现,结合实验室检查或治疗性试验可诊断。

2）毛细血管脆性试验阳性,凝血酶时间延长。

3）白细胞维生素C含量、血清维生素C浓度降低。

4）X线检查可见增生的骨骺盘向两旁凸出形成骨刺,称为侧刺,此为维生素C缺乏的特殊表现。

（4）急诊处置

1）对症治疗,止血消炎,去除局部刺激因素。

2）保持口腔清洁,预防和治疗继发感染。

3）及时实验室检查进行确诊。

（5）择期处置:口服维生素C,每日200～500mg,分3次口服。定期检查,避免过度补充。

3. 贫血　贫血(anemia)是临床常见疾病。根据病因可以分为缺铁性贫血、巨幼细胞贫血和再生障碍性贫血。急诊患者多以舌灼痛或口腔黏膜溃烂出血为主诉就诊。

（1）病因:缺铁性贫血病因明确,巨幼细胞贫血主要由叶酸和维生素B_{12}缺乏引起,再生障碍性贫血病因可能与病毒感染、药物、化学、放射等因素有关。

（2）临床表现:贫血常见睑结膜和舌的颜色浅淡或苍白(图8-2-15)。缺铁性贫血患者常有舌灼痛,口苦、口干等感觉异常,血红蛋白低下和血中铁离子减少。巨幼细胞贫血患者除乏力、头晕、共济失调等全身症状外,口腔内可见舌乳头萎缩,较重时呈"牛肉舌",检查见叶酸和维生素B_{12}缺乏,可伴有口腔糜烂和溃疡,严重时可出血。再生障碍性贫血发病急、进展迅速、病情重。口腔表现常见黏膜苍白,伴有瘀斑和血疱。亦可见牙周病表现,牙龈出血,严重者可见坏死性溃疡。血液检查有多项指标异常及低下。

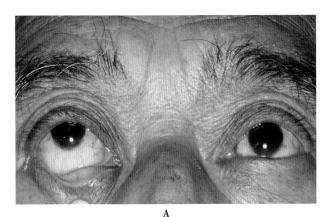
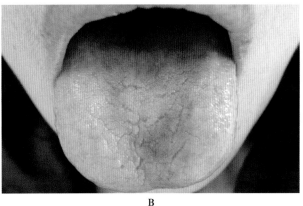

A　　　　　　　　　　　　　　　　　　　B

图8-2-15　贫血
A.睑结膜表现　B.舌部表现

（3）诊断依据:根据病史、结合临床表现和实验室检查进行诊断。

（4）急诊处置

1）实验室检查确定贫血类别。

2）根据口腔表现,以局部消炎、止痛、促进愈合用药为主,给予抗细菌和抗真菌感染类药物,提高患者口腔感知质量。

3）及时转诊血液科进行全面系统检查和治疗。

（5）择期处置:配合内科医师进行铁剂、叶酸和维生素B_{12}的补充,口腔局部按疗程进行对症和抗细菌、抗真菌感染类药物的应用。

（五）口腔黏膜恶性肿瘤

口腔黏膜恶性肿瘤是指原发于口腔黏膜的恶性病损的总称。现有的口腔癌筛查手段包括自体荧光、甲苯胺蓝染色、计算机辅助和光辅助物理仪器等对早期发现有重要意义。

1. **病因**　口腔黏膜恶性肿瘤的致病因素较为复杂,目前普遍认为与环境因素有关。除此之外,物理化学因素、生物因素、营养因素、精神心理因素、机体状态和遗传因素等对肿瘤发病皆有影响。有报道慢性牙周炎也与口腔癌有关。

2. **临床表现**　急诊患者多为口腔肿物出血就诊。患者常表述炎症区的症状明显而且较长时间不能痊愈,口腔中无明显原因的反复出血,口腔无明显原因的麻木、灼热或干燥感,说话或吞咽时发生困难或异常。检查常发现患处表面坏死、溃烂出血、恶臭和疼痛不一触诊。肿块、结节的基底较硬,表面呈菜花样,可有区域淋巴结肿大或转移体征(图8-2-16)。

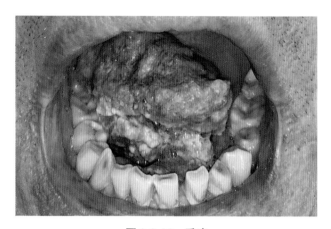

图 8-2-16　舌癌

3. **诊断依据**　通过病史采集和临床检查可进行初步的印象诊断,组织病理学检查方可确诊。

4. **急诊处置**

（1）以缓解症状为主要治疗目标,止痛止血,防止继发感染,并尽早与口腔外科等进行多学科会诊。

（2）疑似口腔黏膜癌患者,应慎用促进愈合类的药物,并避免对患处进行刺激,以免加速癌症扩散。

（3）必要时进行血液及全身检查,排除恶性血液疾病和确定患者全身状态。

5. **择期处置**　手术切除、放射线治疗、化学治疗、中药治疗。依据癌症类型及患者全身状态评估后,一般未见颈部淋巴结转移的早期口腔癌单独使用手术或放射治疗均有较好的疗效。对于中晚期口腔癌,可具体选择外科手术、放射和化学治疗的复合治疗。

五、口腔黏膜病急诊建设

我国口腔黏膜科的设立主要集中在高校和地方市级以上医疗机构,存在专业医师少、兼职医师居多的情况,各口腔医疗机构急诊科设置要求不统一,口腔急诊值班的多为年轻医师,并且具备口腔黏膜专科能力者甚少,从而导致口腔黏膜病不规范诊治现象较严重。随着口腔急诊患者数量的增加,对黏膜专科医师的数量和水平提出了新的要求,特别是在多学科会诊时对医师实践经验要求较高,使得提高口腔急诊医师的口腔黏膜病学专业素养迫在眉睫,加强继续教育和专业培训更是一项长期任务。

口腔急诊医师必须具备口腔黏膜病基础知识,掌握口腔黏膜病基本病损(斑与斑片、丘疹与斑块、疱与大疱、脓疱、溃疡、糜烂、结节、坏死和坏疽、萎缩、皲裂、假膜、痂、鳞屑、肿瘤),了解病损重叠和更迭,具有一定的认症和辨识能力。同时,还应具有与口腔黏膜病关联密切的专业如皮肤、消化、循环、泌尿、免疫、血液等系统的疾病知识等。此外,还要具备判读实验室检查和各种辅助检查报告的能力,掌握治疗口腔黏膜病的具体措施,熟悉常规用药和一般设备的使用。

口腔机构应加强急诊工作中口腔黏膜专科业务建设,提高医护资源配置,拓宽口腔黏膜用药,加大医疗设备投入,创造中西医结合的治疗环境和条件。加强与综合医院的联系,建立与综合性医院相互会诊的制度。完善和共享急诊急救设施,设立绿色转诊通道,以确保急诊中口腔黏膜病患者的切身利益和生命安全。

（张　英）

参 考 文 献

1. 龚怡,张昕.口腔急诊疾病病因分析.中华急诊医学杂志,2004,13(5):345-345.

2. 张银霞,连文海.2034例口腔急诊患者一般构成分析.健康研究,2009,029(006):435-437.

3. 陈红涛,姬爱平.5120例口腔急诊患者情况分析.口腔医学研究,2014(11):1066-1068.

4. HAJISHENGALLIS G, CHAVAKIS T. Local and systemic mechanisms linking periodontal disease and inflammatory comorbidities. Nature Reviews Immunology, 2021, 21（7）: 426-440.

5. XU B, HAN Y W. Oral bacteria, oral health, and adverse pregnancy outcomes.Periodontology 2000, 2022, 89（1）: 181-189.

6. YOUSEFI Y, MELDRUM J, JAN A H. Periodontal Abscess. Treasure Island（FL）: StatPearls Publishing, 2021.

7. ZERGHAM A S, ACHARYA U. Cyclic neutropenia. Treasure Island（FL）: StatPearls Publishing, 2021.

8. RAHIM O. Puberty associated gingival enlargement: Clinical case report and periodontal management. Journal of General Dentistry, 2021, 2（1）: 5-5.

9. IKE Y, SHIMIZU T, OGAWA M, et al. Ossifying fibrous epulis as an IgG4-related disease of the oral cavity: a case report and literature review. BMC Oral Health, 2022, 22（1）: 1-7.

10. KAVARTHAPU A, GURUMOORTHY K. Linking chronic periodontitis and oral cancer: A review. Oral Oncology, 2021, 121: 105375.

11. LU R, LI W, WANG X, et al. Elevated neutrophil-to-lymphocyte ratio but not platelet-to-lymphocyte ratio is associated with generalized aggressive periodontitis in a Chinese population. Journal of Periodontology, 2021, 92（4）: 507-513.

12. BALAJI T M, VARADARAJAN S, SUJATHA G, et al. Necrotizing periodontal diseases in human immunodeficiency virus-infected patients receiving highly active antiretroviral therapy: A review. Disease-a-Month, 2021, 67（9）: 101168.

13. GONÇALVES L S, DE CARVALHO FERREIRA D, VIDAL F, et al. Stage Ⅱ and stage Ⅲ periodontitis clinical burdens of HIV-1 undergoing antiretroviral therapy. Clinical oral investigations, 2022, 26（2）: 2187-2195.

14. FANG F, GAO B, HE T, et al. Efficacy of root canal therapy combined with basic periodontal therapy and its impact on inflammatory responses in patients with combined periodontal-endodontic lesions. American Journal of Translational Research, 2021, 13（12）: 14149.

15. KUMAR M P. Adverse drug interactions and effects in dental practice-a review. International Journal of Clinical Dentistry, 2021, 14（2）: 229-240.

16. HE W, HU X, HUA H, et al. Allergic contact stomatitis due to desensitizing toothpastes. The Journal of Dermatology, 2022, 49（6）: 648-651.

17. CAJACOB L, CHANTRAINE S, HARTMANN K. Allergic Contact Stomatitis. Cham: Springer, 2021.

18. OHN M H, WADHWA R. Angioneurotic Edema. Cham: StatPearls Publishing, 2021.

19. FARTHING P, BAGAN J V, SCULLY C. Mucosal disease series. Number IV. Erythema multiforme. oral diseases, 2005, 11（5）: 261-267.

20. TRAGER M H, FARMER K, ULRICH C, et al. Actinic cheilitis: a systematic review of treatment options. Journal of the European Academy of Dermatology and Venereology, 2021, 35（4）: 815-823.

21. KENNEDY P G E, MOGENSEN T H. Varicella-zoster virus infection of neurons derived from neural stem cells. Viruses, 2021, 13（3）: 485.

22. GHEORGHE D C, NICULESCU A G, BÎRCĂ A C, et al. Biomaterials for the prevention of oral candidiasis development. Pharmaceutics, 2021, 13（6）: 803.

23. WARNAKULASURIYA S, KERR A R. Oral cancer screening: Past, present, and future[J]. Journal of dental research, 2021, 100（12）: 1313-1320.

24. 陈谦明. 口腔黏膜病学. 5版. 北京: 人民卫生出版社, 2020.

25. 崔丹, 张英. 口腔黏膜疾病的物理疗法. 中国实用口腔科杂志, 2019, 12（12）: 710-713.

26. GADHIA K, KARIR N, MILWARD M. Management of Periodontal Disease in General Dental Practice. Dental Update, 2010, 37（5）: 310-320.

27. GILLAM D G, TURNER W. Antibiotics in the Treatment of Periodontal Disease: A Guide for the General Dental Practitioner. Primary Dental Journal, 2014, 3（3）: 43-47.

28. HERRERA D, ALONSO B, DE ARRIBA L, et al. Acute periodontal lesions. Periodontology, 2014, 65（1）: 149-177.

29. KINANE D F, STATHOPOULOU P G, PAPAPANOU P N. Periodontal diseases. Nature Reviews Disease Primers, 2017, 3: 17038.

30. WADIA R, IDE M. Periodontal Emergencies in General Practice. Primary Dental Journal, 2017, 6（2）: 46-51.

第九章　儿童口腔急症

儿童自出生至发育成熟，一直处于生理、心理方面的快速生长发育过程中，与发育完成的成人不同，有其自身及口腔的固有特点，因而儿童口腔急症的诊疗也具有一定的特殊性。牙齿的生长发育过程可分为若干期，而每个期又具有其自己的特点，也决定了其诊疗的复杂性及特殊性。因此，儿童口腔科医师需要根据儿童口腔生长发育的特点对疾病进行诊疗，以促进儿童口腔颌面部的正常生长发育。另外，患儿在诊疗中的配合程度低，需要进行一定的风险控制及行为管理。急诊的无痛及微创操作对后续儿童的配合非常重要，医源性引起的疼痛可导致患儿反抗及牙科恐惧症的发生，应尽量避免。本章主要根据儿童自身及其口腔疾病的特点，针对儿童口腔急诊采取的急症处置方式进行详细描述，以期为儿童口腔科医师提供参考。

第一节　儿童牙源性口腔急症

一、牙体源性口腔急症

与恒牙相比，乳牙在解剖形态及组织结构等方面均有较大差异，因此，牙体源性口腔急症有其特殊的诊疗方案。本节将从重度低龄儿童龋、乳牙急性牙髓炎及根尖周炎、年轻恒牙急性牙髓炎、年轻恒牙急性根尖周炎及牙外伤等方面分别叙述。

（一）重度低龄儿童龋

重度低龄儿童龋是指 3 周岁或更小年龄的儿童出现光滑面龋（图 9-1-1），或龋失补牙面数（dmfs）≥4（3 岁），或 dmfs≥5（4 岁），或 dmfs≥6（5 岁）。

1. **病因**　重度低龄儿童龋主要是由于不良的喂养习惯和/或延长的母乳或奶瓶喂养时间、不良的口腔卫生保健习惯，以及乳牙的解剖和组织结构的特点造成的，往往可导致较早而严重的龋病。

2. **临床表现**　患儿会出现饭量减少/不吃饭，偶有疼痛，吃某些食物有困难，睡眠变差。较早的龋患首先累及上颌前牙，以后逐渐波及上下颌第一乳磨牙、下颌尖牙，而下颌切牙不发生龋坏。开始时牙冠表面轻度粗糙或表面下脱矿，之后可发展为龋洞，累及牙髓后，可出现牙龈肿胀、脓肿形成和全身症状。

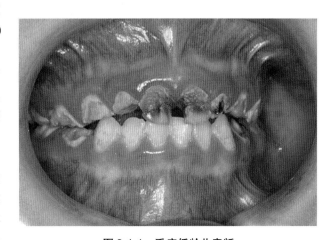

图 9-1-1　重度低龄儿童龋

3. **常见患龋类型**

（1）环形龋（annular caries）：又叫轮形龋，是围绕上颌前牙牙冠 1/3 处环形一圈的特定龋病（图 9-1-2）。环状龋在恒牙中少见，乳前牙唇面、邻面龋较快发展，易形成围绕牙冠的广泛性环状龋，这可能与局部牙釉质低钙化、致龋物易停留相关。

（2）奶瓶龋（baby bottle tooth decay）：长期采用奶瓶喂养的婴儿可见上颌乳切牙平滑面和上颌第一

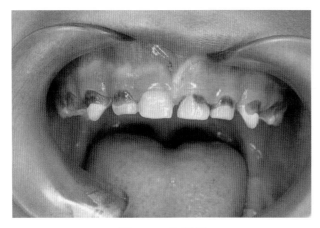

图 9-1-2 环形龋

乳磨牙咬合面广泛性龋损。停用奶瓶后萌出的第二乳磨牙、下颌乳切牙一般无龋。因为后来在母乳喂养的婴幼儿中也发现了这种龋坏，所以就统一称为喂养龋（nursing caries）（图 9-1-3），但近年来美国儿童牙科学会（American Academy of Pediatric Dentistry，AAPD）将奶瓶龋归入低龄龋的范畴。

（3）猛性龋（rampant caries）：突然发生、破坏广泛且发展迅速的龋坏，早期波及牙髓，常发生在不易患龋的牙位和牙面上（图 9-1-4）。

4. **鉴别诊断** 牙釉质发育不全是牙釉质在发育过程中，受到某些全身性或局部因素的影响而出现的牙釉质结构异常。其临床表现是牙齿颜色呈棕色，有带状/窝状缺损，触及较硬，一般不伴有疼痛。

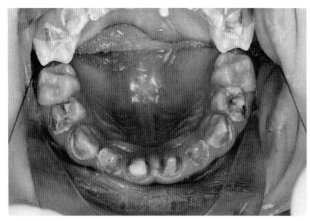

图 9-1-3 喂养龋

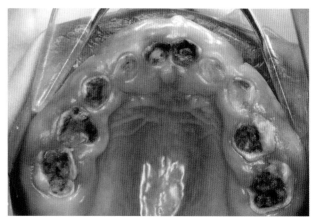

图 9-1-4 猛性龋

5. **急诊处置**

（1）对这些患儿的治疗取决于患儿及家长对口腔治疗的态度、龋坏程度、患儿年龄和患儿的合作情况。

（2）初始治疗包括暂时性修复、饮食评估、口腔卫生指导，但是在任何综合修复性治疗开始前应首先进行家庭和诊室用氟。如果患儿出现了急性/严重的症状和体征如大面积龋损、疼痛、脓肿或面部肿胀，则需要马上开始针对性治疗。

（3）患儿配合：门诊处置，先进行简单无创治疗，再行复杂治疗。

（4）患儿欠配合：门诊束缚下治疗急性炎症，择期全麻下处置口内全部龋齿。

若患牙无牙髓急性炎症，应尽早治疗，因为越早处置，发生牙髓病变的机会越小。若患牙有急性牙髓炎症，也应及时控制炎症，这样牙齿保留的可能性越大。

6. **未来治疗计划**

（1）合理饮食至关重要：使用含有足够纤维和新鲜水果的健康饮食有助于保持良好的口腔健康。

（2）用氟：①含氟牙膏（建议患儿具有正常的漱口能力时才使用）；②滴剂/片剂（如该地区水源未氟化）；③每 6 个月进行一次局部涂氟。

（3）控制菌斑：指导家长进行口腔清洁，由家长督促或帮助患儿刷牙，保持患儿的口腔卫生。

（4）就医指导：在孩子满 12 月龄就应该接受第一次口腔检查，之后每 3～6 个月检查一次。在孩子配合的情况下，考虑给患儿行乳磨牙窝沟封闭，减少后牙窝沟龋坏的可能。

（二）乳牙急性牙髓炎

乳牙硬组织薄，牙体表面与髓腔较近，髓角高，髓腔大，因此龋源性病变易累及牙髓。并且，乳牙硬组织钙化度低，牙本质小管粗大，易渗透，所以外界细菌易侵袭牙髓。当乳牙牙髓炎导致恒牙胚感染时，乳牙必须拔除。绝大多数乳牙急性牙髓炎是由龋病导致的慢性牙髓炎急性发作引起，如果乳牙急性牙髓炎无慢性牙髓炎病史，则多见于牙髓受到急性物理损伤、化学刺激以及感染，例如乳牙治疗过程中手机切割牙体组织过度产热，填充材料的化学刺激，也可见于牙外伤和牙齿发育异常。

1. 临床表现

（1）自发性疼痛：疼痛是重要症状，可在未受到任何外界刺激的情况下发生。乳牙牙髓的神经纤维未发育成熟且其分布较稀疏，牙髓神经丛少，因此乳牙的感觉常不敏感，导致乳牙牙髓炎的早期症状并不明显。另外，儿童的语言表达能力较差，常常无法清楚地表达痛觉。因此，无自发性疼痛史不能作为肯定牙髓无感染存在的标准。而一旦出现自发性疼痛，则说明病变牙髓已有广泛的炎症反应，甚至可能已出现牙髓坏死。

（2）穿髓孔和出血：对于由牙外伤、治疗意外导致穿髓等所引起的乳牙非龋源性穿髓，牙髓感染的范围与穿髓孔的大小成正相关。而对于龋源性穿髓，牙髓感染的范围与穿髓孔的大小无明确相关性，比如针尖大的龋源性穿髓孔，其牙髓感染的范围既可能是针尖大小的局限性炎症，也可能是广泛受累的炎症，甚至可能已出现牙髓坏死。若穿髓孔处出现暗红色出血，且止血困难时，常提示牙髓感染已较严重；反之，牙髓感染较轻且局限。

（3）牙齿叩诊和动度：牙齿叩痛、牙齿活动度过大常提示牙根周围组织已出现炎症反应，若没有其他非龋源性病损存在时，常常提示出现牙髓感染。炎症可同时通过根分歧或根尖孔病变累及牙根周围组织。

（4）乳牙牙髓检测：牙髓电活力测试和牙髓温度测试对乳牙不适用，常不能得到可靠的结果。

（5）X线片应注意观察的内容包括：①龋病的深度与牙髓的关系；②髓腔内有无钙化，有无牙体内吸收；③根尖周组织病变的状况和程度；④乳牙牙根是否出现生理性或病理性吸收；⑤恒牙牙胚发育状况及其牙囊骨壁有无受损。

2. 诊断要点 急性牙髓炎的诊断可根据疼痛的特征确定，例如尖锐或较剧烈的自发痛，影响患儿睡眠，冷刺激引发或加重疼痛。如果痛侧有几颗可疑牙时，应逐一检查，确定急性炎症的患牙，以便立即解除患儿疼痛。牙髓炎的温度测试及深龋探针会诱发剧烈疼痛，儿童急诊检查时应避免。应通过询问病史、口镜观察、手指触压诊等方法明确诊断，处置应尽量做到全程无痛。

3. 鉴别诊断

（1）深龋：深龋一般无自发疼痛和夜间疼痛病史。吃东西时常因食物嵌塞导致疼痛剧烈，去除嵌塞食物疼痛解除，叩诊无异常。X线片显示深龋一般为龋坏近髓，但并未到达髓腔。

（2）急性根尖周炎：多数是慢性根尖周炎急性发作，即当引流不畅、破坏严重而机体抵抗力较差时导致急性炎症。此时可出现较为剧烈的自发性疼痛、咀嚼痛和咬合痛，患儿因咬物时疼痛加剧而不敢咬物。根尖片显示急性根尖周炎一般会出现根尖或者髓室底暗影。

（3）牙龈乳头炎：疼痛性质为可定位的持续性胀痛，有时也出现冷热刺激痛。牙龈乳头炎局部充血、水肿，触痛明显。检查患处两邻牙间常有食物嵌塞的痕迹，但没有引起牙髓炎的牙体以及其他疾患，或可问及食物嵌塞、刺伤等病史。

4. 应急处置 局麻无痛后，开髓拔髓充分引流。前牙可于拔髓冲洗引流充分后进行根管封药或一次性完成根管治疗，也可二次复诊后完成根管治疗。勿长时间开放髓腔，避免将非感染根管变成感染根管。后牙可于开髓后隔离唾液，止血并擦干窝洞，将适量失活剂置于各根管口处（不要放在髓室底上），择期复诊。

5. 转归 橡皮障下进行根管治疗以及冠修复。

6. 未来治疗计划 牙髓失活术后建议患儿7～10天复诊，行根管治疗术。

（三）乳牙急性根尖周炎

乳牙急性根尖周炎可从根尖部牙周膜的浆液性炎症发展为根尖周组织的化脓性炎症，可累及牙槽骨而引起局限性骨髓炎,严重时还将发生颌骨骨髓炎。绝大多数乳牙根尖周炎是由牙髓炎引起的继发病变。通过根尖孔,牙髓组织与根尖周组织密切相连,牙髓组织中的病变产物、细菌及其毒素等可侵犯至根尖周组织,导致根尖周炎。因此,一般只要消除、治愈了牙髓病损,根尖周炎即可痊愈。

1. 临床表现

(1)乳牙常有牙髓病变、牙外伤史或牙髓治疗史等。

(2)患牙存在自发痛、持续性钝痛、咬合痛,常因疼痛而不愿咀嚼,疼痛定位准确,若穿通患牙髓腔,常出现穿髓孔溢血或溢脓。

(3)患牙松动并有叩痛,根尖部或者根分叉部的牙龈红肿,有的出现颌面部肿胀,所属淋巴结肿大,并伴有全身发热等状况。

(4)乳牙或年轻恒牙的牙髓活力测试可有反应,甚至可出现疼痛。成熟恒牙的牙髓活力测试常无反应。

2. 鉴别诊断

(1)慢性根尖周炎:患者常无明显的自觉症状,有的患牙可在咀嚼时有不适感,有的牙龈出现瘘管,反复溢脓、肿胀。临床检查时可查及深龋或充填体以及其他牙体硬组织疾病,牙冠变色,失去光泽。患牙对叩诊的反应无明显异常或仅有不适,一般不松动。有瘘管型根尖周炎者可查及瘘管开口。慢性根尖周炎的确诊依据是 X 线片显示患牙根尖或根分歧区域骨质破坏(图 9-1-5)。

(2)蜂窝织炎:是幼儿常见的软组织弥漫性感染,多由牙髓坏死引起。其主要特点为:水肿和弥漫性的筋膜间隙感染引起的颈部明显肿胀,局部组织色暗,质韧(图 9-1-6)。

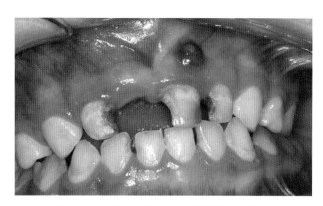

图 9-1-5　左侧上颌乳中切牙慢性根尖周炎

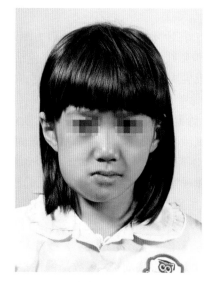

图 9-1-6　蜂窝织炎导致面颈部肿胀

3. 应急处置

(1)建立髓腔引流:应用高速涡轮机牙钻开髓,清除髓腔和根管内的坏死组织,开放髓腔,使炎性渗出物或脓液通过根管引流。

(2)切开排脓:已经形成骨膜下或黏膜下脓肿者除建立髓腔引流外,还需在口腔内的肿胀部位切开排脓。

(3)全身治疗:采用口服或注射途径给予抗生素类药物,加速炎症消退。对于发生急性根尖周炎并伴有面部肿胀的病例,要全面观察患者的全身反应情况如发冷发热、全身不适等,体温高的患儿要进一步检查血常规,必要时应静脉滴注或肌内注射抗生素并给予全身营养支持,还应观察并记录脓肿的范围和面部肿胀的范围。告知家长病情加重时应立即复诊,遇严重间隙感染或出现并发症,应及时请口腔颌面外科医师会诊共同处置,必要时收住院密切观察。

4. **转归**　对于急性牙髓炎和急性根尖周炎,如果髓腔或根管已经开放,渗出脓液可以顺利排出,则髓腔、根尖周部的炎性张力降低,疼痛在短时间内可以缓解甚至消失。

5. **未来治疗计划**

（1）封药时间一般为1～2周(不同根管消毒药物封药时间不同),若暂封物完全脱落,需要复诊检查,重新封药。

（2）下列情况建议在急性炎症期后拔除:①龋损面积大,无法修复;②髓底穿孔;③X线片显示根管有明显的内吸收,或病理性牙根吸收超过根长的1/3以上;④X线片显示支持骨组织广泛的病理性吸收和牙周附着丧失,或者根尖周感染已破坏恒牙胚骨硬板;⑤合并含牙囊肿或滤泡囊肿。

（四）年轻恒牙急性牙髓炎

由于刚萌出的年轻恒牙易出现脱矿,所以出现龋齿时,病变发展速度快。年轻恒牙牙本质的厚度较成熟恒牙薄很多,进行医疗操作时容易造成意外穿髓和其他医源性因素所导致的牙髓感染。年轻恒牙的髓腔大,牙髓组织多且存在丰富的血运,根尖部的局部血液微循环系统丰富,因此可以快速代谢牙髓内的炎症产物,同时牙髓有较强的修复能力,以及较强的防御能力抵御炎症。因此,年轻恒牙的牙髓治疗应以尽量保存活髓、促进牙根继续发育为治疗原则。导致年轻恒牙急性牙髓炎的主要原因是龋病,其次是牙外伤和牙齿发育异常。

1. **临床表现**

（1）自发性疼痛:疼痛可以在没有任何诱因的情况下发生,呈阵发性疼痛,吃镇痛药不能缓解,早期疼痛持续时间较短,晚期疼痛持续时间较长。一旦出现自发性疼痛,提示病变牙髓已有广泛的炎症反应,甚至可能已出现牙髓坏死。

（2）温度刺激痛:温度的改变能加剧疼痛的程度,温度测试敏感或疼痛提示牙髓存在炎症。在年轻恒牙中,临床上常用的牙髓温度测试法为热牙胶法。

（3）疼痛不能定位:患者不能明确指出哪颗牙齿疼痛,有时甚至连上下颌牙齿的疼痛都不能区分。

（4）夜间疼痛加重:患者的疼痛感会随着体位的改变而改变,白天可能感觉不到牙齿疼痛,晚上却因疼痛难以入睡或因疼痛从睡梦中醒来。

（5）探诊痛:若探及外露牙髓,患者会感到剧烈疼痛,7～8岁患儿常见的临床反应是捂住嘴巴、躲避医师的再次检查。

（6）叩诊痛:大部分患者会对垂直性叩诊有不同程度的疼痛感。

若没有其他非龋源性病损存在时,牙齿叩痛、牙齿活动度过大常常提示出现牙髓感染,但是对于年轻恒牙,其生理活动度往往偏大,并且个体间也有较大差异,所以年轻恒牙的活动度需与周围健康的牙齿相比较再进行判断。

（7）X线检查:有些病例会显示牙周膜腔少许增宽。

（8）牙髓活力测试:牙髓电测量仪对年轻恒牙不适用。临床上常用牙髓温度测试法,尤其是热牙胶法,对于年轻恒牙牙髓状态的判断较准确。

2. **鉴别诊断**

（1）深龋:深龋一般无自发疼痛和夜间疼痛病史。吃东西时常因食物嵌塞导致疼痛剧烈,去除嵌塞食物疼痛解除,叩诊无异常。X线片显示深龋一般为龋坏近髓,但并未到达髓腔。

（2）急性龈乳头炎:疼痛性质为可定位的持续性胀痛,有时也出现冷热刺激痛。牙龈乳头炎局部充血、水肿,触痛明显。患处两邻牙间常有食物嵌塞的痕迹,但没有引起牙髓炎的牙体以及其他疾患。现病史可有物嵌塞、刺伤等。

（3）可复性牙髓炎:无自发疼痛病史,无叩痛,冷热测一过性敏感。X线片显示龋坏近髓,根尖孔未闭合,无根尖病变。去净腐质后,探查无露髓孔,安抚治疗后刺激疼痛症状消失。

3. **应急处置**

（1）如口腔局部麻醉效果好,患儿配合度较好,可行牙髓摘除术。

（2）如口腔局部麻醉效果较差或患者配合度欠佳则行开髓引流术(禁用牙髓失活术)。

4. 转归　预后良好。

5. 未来治疗计划　若患者配合,则在门诊进行下一步牙髓治疗术,根尖孔尚未闭合的牙髓治疗方法通常包括以下三种。

(1) 牙髓再生治疗(图 9-1-7):牙髓再生治疗是一种以生物学为基础的治疗方法,通过诱导内源性或外源性导入根管内的干细胞分化,使功能性牙髓组织再生,促进牙本质、牙髓-牙本质复合体及牙根等继续发育。目前临床上施行的主要是年轻恒牙的牙髓血运重建或牙髓血管再生术(pulp revascularization),主要靠化学冲洗来进行根管的消毒清创,一般不进行或进行轻微的机械预备。当患者的根尖孔呈喇叭口形状时,可以先试行牙髓血管再生术,若此方法失败后再考虑其他方法。

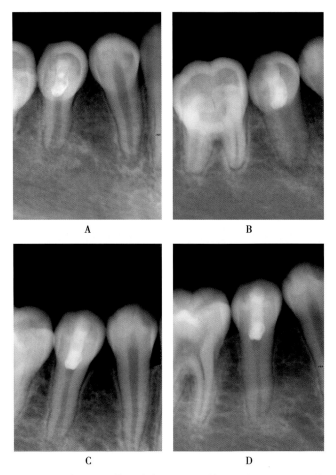

图 9-1-7　右侧下颌第二前磨牙牙髓血管再生术(35 牙髓血管
再生术后 X 线片示牙根继续发育,根尖周骨密度正常)
A. 术后即刻　B. 术后 1 个月　C. 术后 4 个月　D. 术后 10 个月

(2) 根尖屏障术:如患牙根尖孔尚未闭合,且患者家长不愿意多次复诊,则可以在炎症彻底消除后,用根尖封闭材料对根尖进行永久性封闭,定期复诊,酌情冠修复。

(3) 根尖诱导成形术(图 9-1-8):在控制感染后使用药物以及手术方法保存根尖部的牙髓或使根尖周组织沉积硬组织,促使牙根继续发育和根尖形成,待牙根发育完成或形成根尖阻挡后进行永久性根管充填,酌情冠修复。此方法最先由 Frank 于 1966 年提出,是比较经典的治疗方法。

(五) 年轻恒牙急性根尖周炎

年轻恒牙急性根尖周炎是发生在根尖孔未完全闭合的年轻恒牙的累及根尖周组织的一种疾病。发生的主要原因是龋病,其次是牙外伤和牙齿发育异常。

1. 临床表现

(1) 疼痛为持续性跳痛感,牙齿有浮起感,不敢咬物,患者一般可以明确指出疼痛牙的部位,追问病

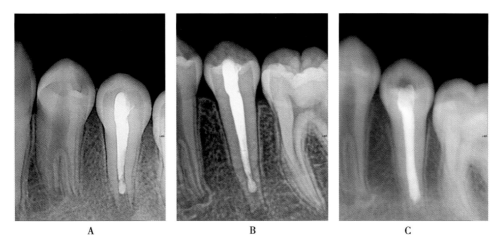

图 9-1-8 根尖诱导成形术（45 根尖诱导成形术后 X 线片示根尖区钙化屏障形成，根周膜清晰连续）
A. 术后即刻 B. 术后 5 个月 C. 术后 12 个月

史，多数有牙髓炎疼痛症状。

（2）叩痛明显。

（3）松动度明显，甚至可以达到Ⅱ～Ⅲ度，这是因为年轻恒牙牙根未发育完全，生理动度性偏大。

（4）牙髓温度测试表现为迟钝或无反应，常用热牙胶法测试，慎用电活力测试仪。

（5）牙龈肿胀或者出现瘘管：出现瘘管者一般为慢性根尖周炎急性发作。

（6）X 线片：龋病到达髓腔，根尖未闭合，急性根尖周炎时根尖牙周膜腔少许增宽，慢性根尖周炎急性发作时根尖周出现透影区，有时会出现病理性根吸收（注意区分根尖孔未闭合和根尖周组织出现炎症的 X 线影像差异，图 9-1-9）。

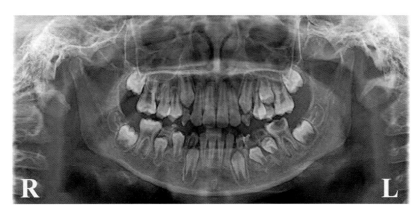

图 9-1-9 慢性根尖周炎与根尖孔未闭合的 X 线片（36 慢性根尖周炎，46 根尖孔未闭合）

（7）全身情况：患侧颌面部肿胀，病灶区淋巴结肿大，压痛。有时会出现发热或畏寒等全身症状。白细胞总数增多。

2. **鉴别诊断** 创伤性根周膜炎与急性根尖周炎一样，常见咬合疼痛，但前者能明确疼痛牙位且否认自发性持续性疼痛，有外伤或咬合创伤病史，检查时牙髓温度测试反应基本正常或者略为敏感，经过调𬌗，大部分患者疼痛症状可消失。

3. **应急处置**

（1）开髓引流：常规开髓，清除髓腔和根管内的坏死组织，开放髓腔，使炎性渗出物或脓液通过根管引流。

（2）调𬌗：减轻咬合创伤。

（3）切开排脓：已经形成的骨膜下或黏膜下脓肿者除建立髓腔引流外，还需在口腔内的肿胀部位切开排脓。

（4）全身药物治疗：若伴有面部肿胀者，要全面观察患者的全身状况，若出现严重间隙感染或出现并发症，应及时请口腔颌面外科医师会诊，必要时收入院内密切观察。若疼痛明显者可以服用镇痛药物。

4. 转归 经过应急处置以后，患者疼痛或者全身症状多半会缓解。

5. 未来治疗计划

（1）若患牙剩余牙体组织较多，且治疗预后效果较好，则进行牙髓治疗（牙髓血管再生术/根尖屏障术/根尖诱导术）后，酌情冠修复保留。

（2）若患牙剩余牙体组织较少或常规治疗预后效果较差，则考虑拔除，拔除后视情况决定是否需要制作间隙保持器。

（六）牙外伤（traumatic dental injury，TDI）

牙外伤是指牙齿及牙齿支持组织受急剧机械力造成的创伤，特别是牙体、牙髓和牙周组织受到打击或撞击后引起的损伤，其致病因素包括突然摔倒时与硬物相撞、体育运动时的激烈碰撞、交通意外、暴力、儿童学步初期的不慎摔伤以及儿童嬉戏中的运动伤等。牙外伤是口腔急症，应在排除危及生命的颅脑外伤及颌面严重损伤的前提下及时治疗。

据统计，牙外伤多发生于儿童和青少年，占所有外伤的5%。25%的学龄儿童都曾有过牙外伤的经历，33%的成年人也曾有过恒牙外伤的经历，其中大多数牙外伤发生在19岁之前。牙外伤多见于上颌中切牙，上颌侧切牙次之，下颌切牙较少见。牙外伤常伴有口唇黏膜撕裂伤，有时伴有牙槽骨骨折或颌骨骨折。刚萌出的恒牙的牙外伤发生率较高。男孩的牙外伤发生率要高于女孩。乳牙外伤多见于室内外伤，恒牙外伤多发生于室外。

近年来由于生活环境的改变、交通工具的发展、儿童活动内容的多样化及刺激性项目的增加，可以观察到儿童牙外伤的发生率也在增加。由于儿童的生理、心理处于生长发育时期，特别是学龄时期，儿童的活动较多，常常会有剧烈的玩耍、运动，容易有碰撞、跌倒的发生，甚至是车祸等意外事故的发生，从而造成牙外伤。因此，相对于成人，儿童更容易发生外伤损害。无论伤势轻重都应常规询问外伤史，明确诊断和处置，并对预后进行评估。儿童牙系统的解剖生理与成人存在差异，故治疗方法的选择和疾病的预后等与成人有一定的区别。所以，应与家长或年龄较大的患儿详细沟通，交代清楚牙外伤的程度、相关治疗方案以及可能的预后，并且叮嘱牙外伤经治疗后均应定时复查以了解治疗效果。

乳牙外伤多见于1~2岁儿童，约占乳牙外伤的50%。因为刚开始学习走路的1~2岁儿童的运动、反应能力等都还处于生长发育阶段，常常容易摔倒或碰撞物体，从而造成牙外伤。乳牙外伤致牙齿移位较多见，主要为脱出、嵌入、唇腭侧移位及不完全脱出等，约占乳牙外伤的80%。乳牙外伤较少造成牙齿冠折和根折，这是因为乳牙牙槽骨薄，具有弹性；乳牙牙根短；乳牙牙根处于发育过程，存在生理性吸收；上颌乳切牙牙根向唇侧倾斜等特点。乳牙牙齿外伤发生在低龄儿童，其损伤和预后与患儿年龄密切相关，在处理乳牙外伤时，应考虑以下因素：①乳牙牙根与继承恒牙牙胚间关系的密切程度、不同的外伤类型、乳牙根的移位方向不同，对恒牙的影响不同，并且在选择不同治疗手段时，也要考虑治疗干预对恒牙胚的影响，应选择对恒牙影响最小的治疗手段。②外伤乳牙的替换时间。对接近替换的乳牙可采取拔除的方法。对距替换时间较长的外伤乳牙，在不影响继承恒牙牙胚发育且患儿和家长能够配合治疗的情况下，可尽量采取保留牙齿的治疗方法，维持乳牙列的完整性。③患儿的配合程度及家长对治疗的态度。乳牙外伤常发生在年龄很小的孩子，如不能很好地控制他们的行为，必要时应在束缚或镇静下进行治疗。不配合不是放弃治疗的借口。行为管理核心之一是无痛。④外伤救治全身观念。对于伴有颌面部严重外伤（如颌骨骨折）的病例，应以保证患儿生命安全和颌面部基本功能为基础，根据伤情处理需要可暂缓处置乳牙外伤。⑤涉及多部位损伤时，排除虐童可能。⑥跟进患儿的后续治疗。急诊处置原则为使乳牙外伤对继承恒牙生长发育的影响降到最低。治疗设计应充分考虑患者心智状态对治疗及预后的影响，选择对患儿利益最大化的治疗方法，同时应避免引起儿童的牙科恐惧和焦虑。

年轻恒牙外伤首选的治疗方案是尽量保存牙髓,以确保年轻恒牙牙根的继续发育。大多数牙外伤发生在儿童和青少年时期,失去牙齿会影响其终生。当年轻恒牙发生折断暴露牙髓时,或发生脱位性损伤或根折时,牙髓都具有较强的修复能力。多见于7～9岁儿童,约占恒牙外伤的50%～70%,牙外伤发生率随着年龄的增长而有所减少。恒牙外伤致牙齿折断较多见,占恒牙外伤的40%～60%。恒牙外伤的严重程度与牙根形成程度有关。牙齿松动、脱出、移位常见于牙根尚未完全形成的时期,因为该时期的牙槽骨、牙周膜等牙周支持组织较脆弱,受外力作用后容易脱离。当牙根完全形成后,牙周支持组织牢固,不易脱离,牙齿松动、脱出、移位较少发生,但易引起牙齿冠折或根折,较多发生于9～10岁儿童的上颌中切牙,因为上颌中切牙最容易发生外伤,且其牙根完全形成于这一年龄阶段。年轻恒牙有极强的牙髓再生潜力,外伤的应急处置不建议初诊拔髓,应以复位、清创、消炎止痛为主。

儿童牙外伤的良好愈合依赖于患儿的定期复诊和良好的口腔卫生护理,我们应该指导患儿和患儿家长如何更好地护理受伤的牙齿,防止进一步的伤害,以获得最佳的愈合。急诊医嘱:精心的口腔护理并使用抗菌剂含漱1～2周(如0.12%无酒精的葡萄糖酸氯己定)。对于幼儿可以使用棉签将氯己定涂在外伤牙受损的区域进行护理。

二、牙周黏膜源性口腔急症

(一)创伤性溃疡

1. **病因**　儿童不良习惯或口腔局部不适导致患儿以手指或异物刺激口内相应软组织引起自伤性溃疡。

2. **临床表现**　其临床特征因创伤类型和强度各异(图9-1-10)。

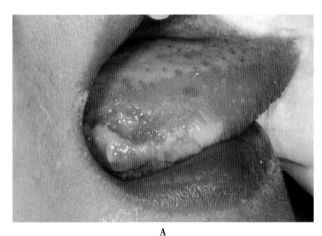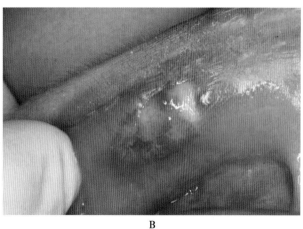

A　　　　　　　　　　　　　　　　　　　B

图9-1-10　创伤性溃疡
A.创伤性溃疡(舌缘)　B.创伤性溃疡(局麻后咬伤下唇)

3. **诊断与鉴别诊断**　单发的溃疡,溃疡面有明确的特征性创伤痕迹可确诊。无伴随全身症状,无多发,可与复发性阿弗他口炎和疱疹性咽峡炎相鉴别。

4. **应急处置**　去除刺激因素,局部清创后止痛消炎。

(二)急性龈乳头炎

1. **病因**　多由龈乳头处的机械或化学刺激引起,如食物嵌塞后压迫龈乳头或食物腐败的刺激、剔牙时的机械损伤、坚硬食物的刺伤、邻面龋尖锐边缘的刺激、不良修复体(如悬突或过宽的冠边缘)刺激以及牙科治疗时对口腔软组织使用了高浓度腐蚀性食物如次氯酸钠等引起的损伤。

2. **临床表现**　龈乳头红肿,刷牙、吮吸时易出血,有自发性胀痛和明显的探触痛。有时可在局部发现刺激物,相应牙位有轻度叩痛(图9-1-11)。

3. **诊断依据**　依据病史、病变部位及临床检查可进行相应诊断。

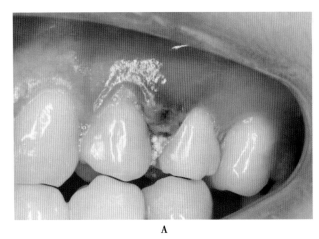
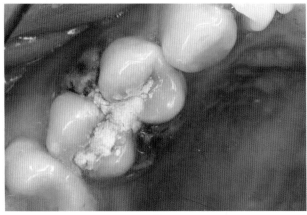

A   B

图 9-1-11　急性龈乳头炎
A.失活剂泄漏致龈乳头炎(唇面照)　B.失活剂泄漏致龈乳头炎(殆面照)

4. 治疗原则及应急处置

（1）治疗原则：去除致病因素或不良习惯，局部应用消毒、抗感染药物。

（2）应急处置：去除局部刺激因素，用 1%～3% 过氧化氢溶液冲洗牙间隙，然后敷以消炎收敛药如碘制剂、抗菌药膜等。急性炎症消退后彻底去除病因，消除食物嵌塞的原因、充填邻面龋和修改不良修复体。溃疡常于去除创伤源 2 周内愈合。有自伤行为的患儿可能需要综合治疗计划。

（三）急性牙龈炎

1. 病因　由于儿童牙龈上皮较薄，角化较差，所以牙龈容易受细菌感染、外伤刺激而出现炎症。在正常情况下，G⁺ 梭形杆菌和 G⁻ 奋森螺旋体定植于人体口腔牙间隙、牙龈沟或牙周袋内。当机体抵抗力有所下降时，这两种病原菌即可大量增殖，毒力增强，牙龈组织首先受到侵袭而发病。乳牙近牙颈部 1/3 处隆起，同时牙颈部缩窄明显，食物残渣易积存在牙龈沟。由于萌出期的生理间隙存在，暂时性的牙列不齐，易出现牙垢堆积、牙石附着、食物积存。而且，儿童口腔卫生较差，唾液粘稠。这些因素导致儿童易患牙龈炎。在营养失调、机体抵抗力降低时，儿童易患急性坏死性溃疡性牙龈炎。

2. 临床表现

（1）起病急骤，主要损害游离龈缘及龈乳头。

（2）牙龈灼痛，自发出血，口腔腐败性恶臭。

（3）龈乳头及龈缘出现坏死，病损处龈乳头变平。

（4）坏死表面存在黄褐或灰黑色假膜，当除去假膜时可见自动溢血的溃疡面。

（5）病损处革兰氏染色涂片可见大量梭形杆菌和螺旋体。

3. 诊断　以病史及临床表现，龈缘附近有明显菌斑、牙石堆积，以及存在牙列拥挤等菌斑滞留因素即可确诊。

4. 应急处置　治疗原则：局部治疗以保持洁净、防止感染、促进愈合为主。彻底清除菌斑、牙石，消除造成局部菌斑滞留和局部刺激牙龈的因素。局部应用消毒、抗感染药物。

（四）口腔单纯疱疹/儿童疱疹性龈口炎

1. 病因　由单纯疱疹病毒（HSV）感染所致的皮肤黏膜病损，可发生于各个年龄组的人群，口腔、皮肤、眼、会阴部、中枢神经系统等都是该病毒易侵犯的部位。口腔单纯疱疹病毒的患者及带病毒者为传染源，主要通过飞沫、唾液及疱疹液接触感染。引起的感染有原发性和继发性，当 HSV 在口腔黏膜造成原发性损害后，病毒沿三叉神经鞘进入半月神经节细胞或周围细胞内潜伏，当全身状况改变时，病毒被激活，增殖后延轴索下行至神经末梢，进入该部位的上皮细胞内，引起复发性感染。

2. 临床表现

（1）年龄：6 岁前多发，尤以 6 月龄至 3 岁的婴幼儿常见。

（2）病史：可追溯患儿与疱疹患者有接触史。

（3）病程：急症，潜伏期约为1周，疗程为10～14天。

（4）局部表现：急性原发性疱疹病毒感染后口腔的特征表现为黄色或白色液体充盈的圆形水疱，水疱一般成簇，少数为单个散在。数日后水疱破溃形成直径1～3mm大小的痛性溃疡，表面覆盖灰白色假膜，溃疡周围组织呈现炎性反应（图9-1-12）。溃疡可存在任何口腔黏膜。患儿常伴急性龈炎，舌苔明显。

（5）皮肤损害：鼻、唇、口角、颊等区域发生的皮肤损害可伴发瘙痒与肿胀，痂皮脱落后可留有暂时性浅黑色素沉着，无继发感染者不会遗留瘢痕。

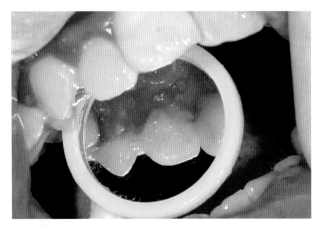

图9-1-12 疱疹性龈口炎
（南方医科大学口腔医院申俊博士提供）

（6）全身症状：除牙龈红肿外，还包括发热、全身不适、烦躁不安、头痛、进食或饮用酸性饮料时疼痛。全身症状常在口腔损害后逐渐消退。

（7）辅助诊断依据：血清HSV-1抗体上升4倍，病变部位的病毒培养呈HSV-1阳性。

3. 诊断要点

（1）充血的口腔黏膜上出现较多成簇分布的水疱或糜烂面。

（2）累及部位牙龈充血、肿胀、易出血。

（3）患儿哭闹、拒食、流涎。

4. 鉴别诊断

（1）疱疹性咽峡炎：由柯萨奇病毒A型感染引起，好发于软腭、悬雍垂及扁桃体等咽喉壁，疼痛明显但不出血。

（2）手-足-口病：由柯萨奇病毒A16型、肠道病毒EV71型等多种病毒引起，于双侧手掌、足底及口腔黏膜散发水疱、丘疹、斑疹或破溃后于患处形成溃疡。

5. 治疗原则及应急处置 该病具有自限性，病程10～14日。

（1）治疗原则：局部治疗以保持洁净、防止感染、促进干燥结痂为主。症状较重者可配合全身用药，包括针对性的抗病毒治疗以及缓解急性症状的治疗，维持体液及营养的摄入。

（2）局部治疗：在餐前将柔和的表面麻醉剂（如达克罗宁或利多卡因）涂抹在溃疡表面以暂时减轻患儿进食疼痛，也可使用苯海拉明覆盖表面。较大年龄的患儿可使用如0.1%氯已定溶液或复方硼酸溶液等局部含漱，每日3次。

（3）全身治疗：应用常规剂量的特异性抗病毒药物并结合口服镇痛药（对乙酰氨基酚或布洛芬）。目前可使用的抗病毒药物包括阿昔洛韦、泛昔洛韦和伐昔洛韦。阿昔洛韦每次给药200mg，5次/天，10天为一个疗程，在婴儿及儿童中使用疗效良好。伐昔洛韦和泛昔洛韦目前尚无儿童应用中的研究报道。此外，可口服维生素B、维生素C、蜂蜜，禁用皮质类固醇类药物。

（4）应急处置：全身症状重、怀疑继发感染的患儿建议去儿科进一步诊察，隔离患儿。

（五）手-足-口病

1. 病因 由柯萨奇病毒A16型、肠道病毒EV71型等病毒引起的急性传染病。患者口咽部分泌物及唾液中的病毒通过空气飞沫传播，或唾液、粪便污染手和用具，接触或饮用被污染的水源也可致病。

2. 临床表现

（1）多见于3岁以下的幼儿群体发病，夏秋季高发。潜伏期为3～4日，常伴有1～2日的持续性低热（低于38.3℃）、困倦、淋巴结肿大，或有上呼吸道感染的症状。病程为5～10日，具有自限性，预后良好。

（2）手掌、足底及口腔黏膜散在水疱、丘疹或斑疹离心性分布，以手、足和口腔黏膜疱疹或破溃后形成溃疡为主要特征（图 9-1-13）。斑疹四周红晕无明显压痛，中央存在小水疱。口腔黏膜出现水疱后易转为溃疡，且口腔病损较皮肤严重，疼痛明显，患儿易出现拒食、烦躁等症状。

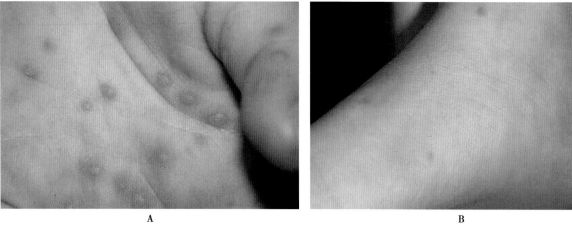

A   B

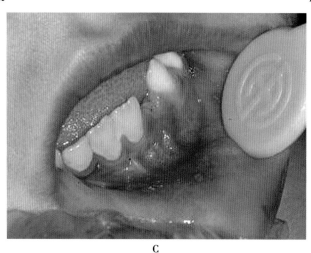

C

图 9-1-13　手-足-口病
A. 手部表现　B. 足部表现　C. 口腔表现
（南方医科大学口腔医院申俊博士提供）

（3）发病初期可采集咽拭子、疱液或粪便分离出病毒，且以疱液中分离病毒诊断最为准确。

3. 诊断要点　以病史及临床表现为主，可辅助实验室检查。

4. 鉴别诊断

（1）水痘：由水痘-带状疱疹病毒引起，多为前后胸、腹背等部位的皮疹。瘙痒性水痘水疱疹会在数日内成批出现。病损一开始为斑疹，然后迅速变为丘疹，之后是特征性水疱，并可继发为脓疱，随后形成结痂丘疹。新水疱常于 4 日内停止。

（2）急性疱疹性龈口炎：由Ⅰ型单纯疱疹病毒引起，常见于牙龈和腭部的口腔病损，可为成簇分布的小水疱或水疱破溃后形成的糜烂面，无手、足病损。

（3）疱疹性咽峡炎：由柯萨奇病毒 A 型引起，口腔病损发生于腭舌弓、扁桃体和软腭，起病急骤，伴高热（38.9～40℃）。病损的分布仅限于口腔后部，少发于口腔前部，牙龈不受损害，病程约 1 周。

5. 治疗原则　以缓解疼痛、支持治疗、抗感染和防治并发症为治疗原则。

6. 应急处置　清洁口腔，对于全身症状重，如出现神情淡漠、呕吐、头痛等症状时需警惕并发症，怀疑有全身扩散性病毒感染或继发性细菌感染的患儿应建议转诊儿科住院治疗。

7. 治疗方案

（1）因缺乏临床试验的获益证据及在年幼儿童中使用的困难性，不建议使用含利多卡因的局部口腔治疗或其他局部治疗来覆盖口腔病损或缓解疼痛。可用 0.1% 氯己定液清洁口腔。

（2）口服维生素 B_1、维生素 B_2、维生素 C。对于肠道病毒，暂无特异性抗病毒治疗。目前尚缺乏对照试验证实阿昔洛韦对手-足-口患者有效。对疼痛和因发热所致的不适可采用布洛芬或对乙酰氨基酚处置。

（3）全身支持，可给予适量冷饮，注意患儿休息和护理。

（六）药物过敏性牙龈炎

该病是药物通过口服、注射、吸入、敷贴或局部涂擦、含漱等不同途径进入过敏体质患儿体内引起的变态反应性疾病。

1. **临床表现**

（1）急性发作，可单发于口腔黏膜，也可伴发皮肤或其他黏膜的病损。

（2）口腔病损多见于大面积不规则充血发红、水疱、糜烂，伴大量渗出，口腔内的糜烂面覆盖黄白色假膜，可伴进食疼痛和困难，局部淋巴结肿大、压痛。

（3）皮肤病损好发于口唇周围、颜面部、四肢下部、手、足及躯干等部位。重型药物过敏反应（即莱氏综合征）者可伴发全身体窍黏膜及内脏受累。

2. **诊断要点**　发病前有用药史，且用药和发病时间存因果关系。停用可疑致敏药物后，病损很快愈合。

3. **治疗原则**　找出致敏原后立刻停用，尽可能减少全身用药。

4. **治疗方案**

（1）全身用药：口服抗组胺药如氯雷他定、西替利嗪等。

（2）局部用药：以对症治疗及预防继发感染为主，可用 0.1% 氯己定液等湿敷及含漱，每日 3 次。

（3）重型患者应转诊治疗。

（七）药物性牙龈肥大

1. **临床表现**

（1）牙龈无痛性且质硬、纤维性过度生长，几乎没有出血倾向。初始肥大发生于牙间区域，可能出现小叶。随后，逐渐进展累及龈缘，并且可能进一步覆盖牙冠，干扰咬合。如果药物诱发的牙龈过度生长发生在牙齿完全萌出之前，则可导致萌出延迟或失败。

（2）易感性可能与遗传有关，其严重程度与牙龈药物浓度及口腔卫生状况有关。

（3）牙龈过度生长与药物剂量无关，但如果联合使用 2 种或更多种此类药物，牙龈过度生长可快速进展。

2. **诊断要点**　依据临床表现及病损可诊断。

3. **治疗原则**　尽量避免联合用药，维持局部清洁卫生。停用药物后重度病例可能需牙龈切除术。

4. **治疗方案**

（1）停用药物后，牙龈过度生长可能部分可逆。

（2）如果不停用药物，牙龈过度生长可能复发。

（3）重度病例需要牙龈切除术，但术后不适明显。牙龈切除适应证包括：①患者无法接受牙龈外观；②妨碍正常的功能；③产生牙周袋并且不能维持其健康状态。

（八）急性牙周炎症

一般认为儿童易患牙龈炎，但很少患牙周炎。儿童牙龈炎是可逆的，虽然牙龈炎症较重，软垢、菌斑很多，但很少发生牙槽骨丧失和附着丧失，对牙周组织破坏较小。但在混合牙列时期，恒切牙萌出，向远中倾斜的牙冠产生间隙，此间隙随侧切牙和尖牙的萌出而关闭。个别家长和医务人员不了解此生理现象，直接在牙齿上套用橡皮圈进行矫治，橡皮圈滑入牙龈内从而留在根尖区。偶见幼儿误啃咬玩具或食品包装袋致异物卡入牙龈，若不及时取出，可引起急性创伤性牙周炎（图 9-1-14）。

1. **临床表现**

（1）病变仅局限于 1～2 颗前牙。

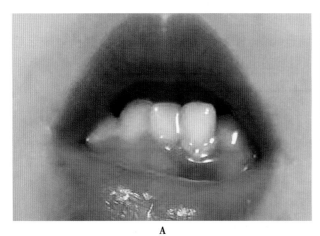
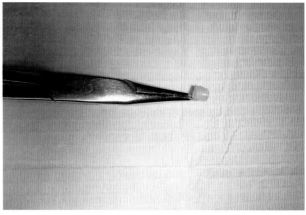

图9-1-14　急性创伤性牙周炎（2岁8个月大患儿）

A. 71急性创伤性牙周炎　B. 71牙周深部取出的异物

（2）牙龈红肿,常伴有凸向根尖方向的弧形线条,为异物切割牙龈所致。

（3）牙周袋深,可伴有溢脓。

（4）患牙松动,甚至伸长。

（5）探诊牙周袋深部有明显异物感。

2. **诊断**　牙周病变仅限于1～2颗前牙,出现牙龈红肿、牙周袋深,可伴有溢脓,患牙松动,甚至伸长于𬌗曲线外。

3. **应急处置**　立即去除牙周袋深部的异物,局部涂抹1%碘酊或2%碘甘油,全身可服用抗生素等消炎药,松动患牙可用超强石英纤维固定2周。其预后与病程长短有关,若发现及时、治疗得当,牙槽骨尚未吸收到根尖尚可保留患牙。发现时牙周破坏已达根尖、牙槽骨吸收明显、松动明显的患牙多数无法保留。

第二节　儿童非牙源性口腔急症

目前儿童口腔科患儿数量急剧增加,儿童非牙源性急症风险增多。在儿童口腔治疗中,医患关系复杂,由医护-患儿-监护人三方面组成,患儿在治疗过程中有时候会因为哭闹、恐惧等不能配合治疗,因而增加了医疗风险。伴有全身系统性疾病、有药物过敏病史的患儿口腔治疗风险较高。为了解决不配合患儿的口腔问题,全麻技术在儿童口腔治疗中大量开展,这又从另一个方面增加了医疗风险。另外,局部麻醉可能会引起嘴唇麻木,易使患儿感到不适,出现咬嘴唇等行为,口腔医师应在术前就告知监护人上述风险。儿童处于身体处于发育期,各项身体机能不完善,对应激环境反应较慢,易造成软硬组织损伤、器械滑落等。

儿童非牙源性口腔急症主要分为全身性疾病在口腔的急症、误咽误吞异物及儿童局麻后并发症的处置及预防三大类。全身性疾病以血液系统疾病、感染、皮肤黏膜病多见,其特点是同时出现口腔及全身其他系统的体征。其中,口腔表现主要为出血、脓肿、溃疡等。例如,儿童重型红斑狼疮发病急,全身情况重,口腔及皮肤均出现病损（图9-2-1）。此类患儿的治疗不应局限于口腔,而应综合考虑全身状况,必要时请相关专科协助共同治疗。误咽、误吞异物根据部位不同可分为咽部、喉部、气管、食管异物等,共同表现为哭闹、拒食、流涎、呕吐,部分可表现为呛咳、咳嗽、痰多、呼吸困难等呼吸道症状,严重时可危及生命（图9-2-2）。对于此类情况,尽早取出异物为基本原则。

一、全身性疾病在口腔的急症

某些全身性疾病常可累及口腔,有些甚至可首先表现为口腔症状。有些症状较紧急,患儿可因此就

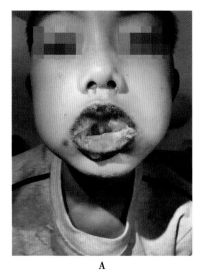
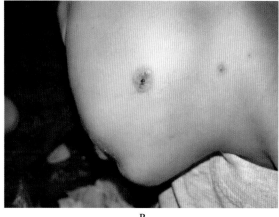

图 9-2-1　儿童重型红斑狼疮(9岁)
A.急性重型红斑狼疮　B.红斑狼疮典型皮损

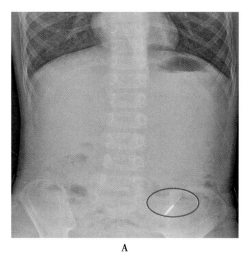
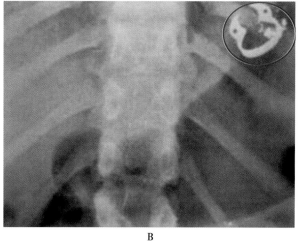

图 9-2-2　儿童医源性误咽、误吸(红圈示)
A.误吞拔髓针(4岁4个月大)　B.误吸橡皮障夹(7岁)

诊。全身性疾病在口腔的表现多种多样,不同的疾病既可表现不一,也可导致同一症状。即便是相同的疾病,也可有着不同的表现。因此,对于全身性疾病在口腔的急症,需要仔细询问病史,完善相关的检查(实验室检查、影像学检查、活检及其他特殊检查等),同时仔细进行鉴别诊断方可正确指导治疗。

(一)血液系统疾病

1. **白血病**　各型白血病均可表现出口腔症状,部分症状较急,尤以急性白血病明显。表现在口腔的急症以牙龈及口腔黏膜出血为主,这种出血多为自发性出血,检查时常可见牙龈上有血凝块。

(1)临床表现:口腔黏膜出血可出现瘀点、瘀斑,有时也可见皮肤出血点。牙龈颜色不均匀,既苍白又紫红。若为龈袋内出血、出脓,则可造成口臭。对于此类疾病,除了出血的急性表现,常常还伴有牙龈增生肿大、牙龈坏死、牙痛、牙松动、淋巴结肿大等其他非急性表现,可据此进行鉴别。相关实验室检查也是重要的鉴别方法。

(2)治疗原则:对白血病患者,在进行口腔治疗时需要特别谨慎,治疗宜选择在白血病的缓解期进行,同时尽可能注意维持患者的口腔卫生,减少疼痛和创伤,从而减少对口腔内部失活坏死组织的刺激。对于此类患者,所有口腔外科治疗措施都应谨慎,必要时需与血液科医师共同会诊,谨慎进行。在接受口腔治疗之后,应密切观察有无感染和出血等并发症。拔牙、口腔组织活检和深部牙周刮治均属禁忌证。

2. **其他出血性疾病** 其他出血倾向的疾病包括血小板减少性紫癜、血友病。在口腔的主要表现为明显的出血倾向,刷牙、咀嚼时唇部、舌部及口腔黏膜咬破或口腔治疗时的器械创伤等可能引发不易止住的出血。口腔颌面部手术如拔牙、牙髓手术等均可能导致严重的出血,造成口腔损伤,延长愈合时间。

对出血性疾病患者进行口腔治疗时应注意:①以保守治疗为主,保守治疗应尽量避免口腔黏膜创伤;②对于必须进行的口腔手术治疗,应在血液科医师的会诊和协助下谨慎进行;③术中尽量减少创伤,麻醉针头也应选择较细的针头。对此类患者应注意加强日常口腔护理,保持良好的口腔卫生。

（二）特异性感染

1. **口腔结核**

（1）临床表现:主要包括口腔黏膜结核性初疮(原发性综合征,临床少见)、口腔黏膜结核性溃疡、口腔寻常狼疮。

（2）诊断:根据口腔浅表溃疡无复发史但长期不愈合的临床特点,结合既往结核病史、结核菌素试验、胸部 X 线检查等可以初步诊断为口腔结核,但确诊仍依赖于活体组织病理学检查。

（3）治疗原则:一经确诊应及时进行抗结核治疗。

2. **口腔念珠菌病** 口腔念珠菌病是由于念珠菌属感染而导致的口腔黏膜疾病(图 9-2-3)。

（1）临床表现:各类慢性皮肤黏膜念珠菌病的首要表现主要是长期反复发作或经久不愈的鹅口疮或口角炎,继而在头面部发生红斑状脱屑皮疹,四肢甲板出现增厚,也可发生脱发及前额区域、鼻部区域的皮角样损害。如不加处置,可逐渐累及喉咽部、消化道及呼吸道,并可并发真菌性脓毒症、感染性心内膜炎、脑膜炎等严重并发症。

（2）治疗原则:及时进行抗真菌治疗是此类疾病治疗的关键。对身体衰弱、免疫抑制或患有免疫缺陷病的患者,常需辅以其他措施增强机体免疫力,综合治疗。

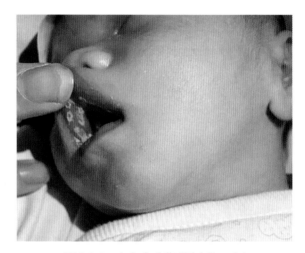

图 9-2-3 白色念珠菌感染(鹅口疮)

3. **口腔梅毒** 儿童口腔梅毒主要有以下几种:梅毒性树胶肿、梅毒性溃疡、梅毒性舌炎、牙发育异常。口腔梅毒损害均为全身性疾病局部累及所致,均应行全身性系统性治疗。晚期梅毒损害导致的畸形或局部组织缺损的修整,必须在正规的驱梅疗程足够后才可以开始进行。

（三）皮肤黏膜病

有些口腔黏膜的疾病常与皮肤病齐发,称为皮肤黏膜病。儿童口腔急诊常见的皮肤黏膜病主要为药物过敏性口炎。药物过敏性口炎是药物通过口服、注射或外用等各种途径进入人体之后,导致过敏体质患者产生的变态反应,从而引起的反应性疾病。

1. **临床表现** 口腔前部是最常累及的部位,如唇、颊、舌前部、上腭等。患者可自觉口腔黏膜灼热、肿胀,继之充血,出现红斑、水疱,水疱多为大疱。水疱破裂后局部出现糜烂,伴有明显疼痛、渗液,可在表面形成灰黄色或灰白色假膜。患者口腔中唾液常增多,混有血液,相应淋巴结亦出现肿大、压痛。炎症消退后,舌背部黏膜可见白色斑块状病变。除了上述口腔表现,此类患者亦可出现其他皮肤病损,常见于口唇周围、四肢下部、手或足,以及躯干等部位,表现为形态各异的多形红斑、丘疹、水疱。疱为表皮内疱。重型药物过敏者常伴有系统症状如发热、咽峡炎、头痛、肌肉或关节痛等。此外,眼睛、鼻腔、阴道、尿道、肛门等处也可出现病损,发生炎症及糜烂等。

2. **治疗原则** 对于药物过敏性口炎,应查清致敏药物,避免再次接触或使用。对可疑致敏物质,亦应停止使用。全身可用抗组胺药物、皮质激素、维生素 C。重症者给予支持治疗。局部可用抗炎、止痛、收敛、防腐、生肌药物。

二、儿童误吞、误咽的处置及预防

由于儿童常将玩物含入口中,当哭闹、嬉笑或跌倒时,异物易坠落进咽喉部。小儿咽喉部保护性反射不完善,食管也相对较狭窄,受刺激时易发生痉挛而导致异物嵌顿。异物若为金属异物或外形较为尖锐的异物,不及时处置常可造成严重的并发症。

1. **临床表现** 儿童咽喉、食管、气管异物的临床表现与成人有所不同,多表现为哭闹、拒食、流涎、呕吐,部分患儿可出现呛咳、咳嗽、呼吸困难等呼吸道症状。此外,婴幼儿不能准确描述病情,如果误吞异物时恰巧无大人监护,多表现为消化道症状就诊于儿内科而延误病情。

2. **诊断** 对于异物史明确的患儿,诊断相对容易。异物史不明确的患儿,诊断起来比较困难,故需要接诊的医师详细询问病史。

3. **治疗原则** 关于儿童误吞、误咽的治疗,基本原则为尽早取出异物,防止并发症的发生。对于咽喉部的异物,可局部喷洒药物浸润麻醉后寻找异物,确定其位置及形态后用有齿镊或血管钳等夹出。舌根、会厌谷、梨状窝处的异物可以在喉镜(间接喉镜或纤维喉镜)下用异物钳取出。喉部异物多在直接喉镜下取出。术前应准备气管镜、气管异物钳以及吸引器,以备手术时异物落入气管使用。如呼吸困难明显,估计难以在喉镜下取出时,应先紧急行气管切开,开放气道,待呼吸困难缓解后再行取出,也可自气管切开处向上取出声门下的较大异物。若气管、支气管异物危及生命,应及早行异物取出术。怀疑食管异物时,应尽早行食管镜检查,及时发现,取出异物。

4. **预防** 对于儿童误吞、误咽,预防是关键。口腔治疗时,尽量使用防误吸吸唾器、橡皮障、隔湿三角板、隔湿开口器、遮挡纱布等防误吞装置(图9-2-4),避免医源性异物进入口咽腔后部。

日常生活中,儿童的监护人应做好防范措施,加强宣传教育,小物件不要放在小儿易发现和拿到的地

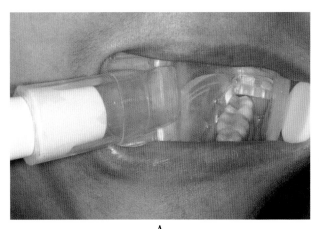

A

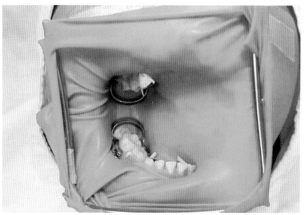

B

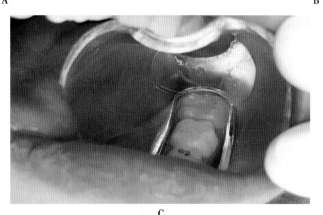

C

图9-2-4 防误吞、误咽装置
A.隔湿盾 B.儿童橡皮障 C.隔湿开口器

方。儿童进食时要避免逗引和责骂,不要让小儿将针、钉、小玩具等含在口内玩耍,进食时不要大声哭笑,不要吃整个的花生米及豆类,儿童的食物中应避免混有鱼刺、碎骨等,以免误吸入呼吸道。如已发现儿童口含食物或玩具玩耍,应婉言劝说,使其吐出,不能用手指强行掏取,以免引起哭闹误入气道。

三、儿童局麻后并发症的处置及预防

（一）局麻药的毒性反应

局麻药的毒性反应在成人中很少见,但儿童体重比成人轻,如用药剂量没有合适的控制,则很容易出现毒性反应。因此,口腔医师应掌握局麻药基于患儿体重的最大剂量,注意麻醉药的用量,并且清楚当麻醉药与镇静剂联合用药时,毒性反应的可能性会增加。由于儿童大多在接受治疗前没有接触过麻醉类药物,要特别注意麻醉药物过敏的问题,注射麻醉药物前要询问家长,了解是否有药物过敏史,必要时做皮肤过敏试验。

（二）软组织咬伤

儿童进行局部麻醉时,容易引起麻醉后咬伤。接受下颌传导麻醉的患儿,在麻醉部位以外的组织如唇、舌、颊等部位会长时间麻痹,患儿可能会不自觉地咬嚼这些部位的组织,造成大面积的咬伤。所以,局麻后应告知患儿及其家长,该区域的软组织会在 1 小时甚至更长时间内失去知觉,需注意避免患儿有意或无意地咬伤软组织。咬伤 24 小时后表现为创伤性溃疡（图 9-2-5）,患儿应在麻醉后观察 24 小时,并用漱口水帮助局部清洁。

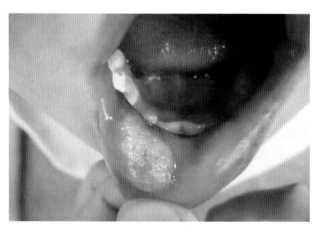

图 9-2-5　局麻后下唇软组织咬伤

（三）其他并发症

儿童局麻后的其他并发症包括暂时性面瘫、暂时性牙关紧闭、暂时性复视或失明等。发生此类并发症时需耐心向患儿家长解释,一般待药物作用消失后可自行恢复正常,不需特殊处置。

第三节　口腔急诊室儿童风险防控及行为管理策略

口腔医师应对患儿进行全口检查,并根据检查结果制订治疗计划,并且向患儿家长介绍病情,解释其推荐的治疗方案。一旦紧急问题解决,口腔医师应该持续为患儿提供全面的口腔健康维护和防治计划。

一、儿童行为分类

当医师治疗儿童时,首要关注的就是儿童的行为。医师需要将儿童的行为分类以帮助选择管理的方法。Wilson 分类法（1933 年）是最早的分类方法之一,它将儿童分为 4 类:正常或大胆型、害羞或胆小型、情绪异常激动型及叛逆型。现在的分类系统往往基于心理调查问卷的原则,最广泛使用的分类系统由 Frankl 等于 1962 年提出,称 Frankl 行为评定量表（表 9-3-1）。该表将观察到的行为从完全积极到完全消极,按照 4 分评分制分为 4 类,其中两个是积极行为,两个是消极行为。

二、口腔急诊儿童不合作行为相关风险

不合作行为是儿童口腔临床的常见现象,尤其在外伤、牙疼等应激状态下,不仅会延长口腔医师对儿童进行口腔治疗的操作时间,还可导致口腔保健服务质量下降和口腔医师工作压力增加。更为严重的情况是儿童不合作行为可能导致治疗过程中的风险。常见的风险有局部组织损伤、血肿、感觉异常,全身不良反应如患儿过度换气、癫痫发作、哮喘发作、误咽、误吞、窒息,最为严重的后果是导致患儿心搏骤停等。

表 9-3-1　Frankl 行为评定量表

评分	行为表现
1 分：完全消极	拒绝诊疗，大声哭闹，害怕，或其他明显的极端消极的迹象
2 分：消极	不愿接受诊疗，不配合，有消极态度的迹象，但是不明显（比如郁闷、回避）
3 分：积极	接受诊疗，有时小心翼翼，愿意配合口腔医师；有时有所保留，但是可以配合听从口腔医师指示
4 分：完全积极	与医师互动良好，对牙科诊疗操作感兴趣，开心并享受诊疗过程

　　儿童不合作行为的原因有很多，多数行为可归因于焦虑的表现。孩子因疼痛、出血、肿胀、外伤等原因来到急诊室，必须治疗这件事足以让家长和孩子都处于相对焦虑的状态。口腔急诊医师应当迅速确定使用什么行为管理技术，并与家长讨论检查结果、治疗方法及行为管理策略，在得到监护人充分理解、信任并签署知情同意书后，可开展包含行为管理在内的综合治疗。例如，当一个 2 岁的孩子因外伤而就诊，上颌前牙折断需要拍 X 线片，当尝试让家长抱住孩子进行拍照但失败之后，迅速且无创的方法是把孩子放进束缚装置中，家长拿着底片进行拍摄，这个操作如果没有束缚就无法完成。目前，对缺乏合作能力、年龄较小的尚不能合作的儿童，因不能与其建立起有效交流，在急诊室实施口腔治疗措施时可能需要辅助一定的行为管理措施，如分散注意力、保护性约束等，甚至需要笑气等药物镇静措施进行行为管理。

三、口腔急诊室儿童的行为管理

（一）口腔急诊室儿童行为管理的定义及其重要性

　　口腔急诊室儿童行为管理在我国儿童口腔领域正得到越来越广泛的关注。美国儿童牙科协会（American Academy of Pediatric Dentistry, AAPD）在其制定的临床指南中将行为管理定义为医务人员与孩子/家长之间持续不断地交流和教育，其目的是减轻孩子就诊前以及就诊过程中的焦虑和恐惧，提高对口腔健康重要性的认知，并熟悉如何保持口腔健康。Wright 在有关口腔行为管理的专著中对行为管理的定义是：医务人员为使治疗能够高质高效地完成而采取的各种方法的总称。这些方法更重要的是使孩子培养良好的积极对待口腔卫生的态度。这两个定义说明行为管理的目的是使治疗安全有效完成的同时，都强调了培养儿童良好口腔卫生观念的重要性。

（二）口腔临床中儿童行为管理的分类

　　口腔临床中儿童行为管理包括非药物行为管理和药物行为管理，是儿童口腔科学的基石之一。当口腔医师检查患儿时，往往会评估患儿的配合诊疗程度，称为儿童的配合能力。大多数医师有意或无意地将儿童的行为分为以下三种：配合的、缺乏配合能力的、有配合潜力的。了解这些不同患儿的行为，对急诊口腔医师进行行为管理和选择治疗计划非常重要。例如：牙科诊室看到的大多数儿童都是配合的，他们很少会不安，甚至可能很热情。对待配合的儿童，可以采取直接的行为塑造或告知 - 演示 - 操作的方式。当他们的行为准则已建立，他们的行为就会处于一定框架内，这能让口腔医师高质高效地工作，并且较少需要药物来完成治疗。对于缺乏配合能力的儿童则需要通过行为管理方式保证口腔治疗的正常进行。

　　1. **药物性行为管理方法**　目前临床上采取的最重要和最有效的方法就是局部麻醉。疼痛控制是儿童行为管理中最重要也是最具挑战的部分。有过早期牙科诊疗痛苦经历的儿童，有可能会将抵触牙科治疗的情绪持续到成年。因此，对口腔急诊医师最核心的挑战是要尽一切努力减轻患儿的疼痛和不适（包括恐惧、焦虑）。必须掌握无痛注射技术、儿童口腔诊疗时常用的局麻注射方式，以及如何用最小的疼痛进行局部麻醉，并达到最佳效果（图 9-3-1）。

　　2. **非药物性行为管理方法**　儿童口腔医师常用的非药物性行为管理方法分为非强制性方法和强制性方法。非强制性方法包括：告知 - 演示 - 操作、行为塑造、正强化、操作性条件反射、示范作用、语音控制、脱敏治疗、视觉想象、幽默的运用、转移注意力和权变转移、父母在场或回避。强制性方法包括手捂口（HOM）和身体限制。非药物性行为管理方法是当今口腔医师较为重要且常用的方法。如果无法管

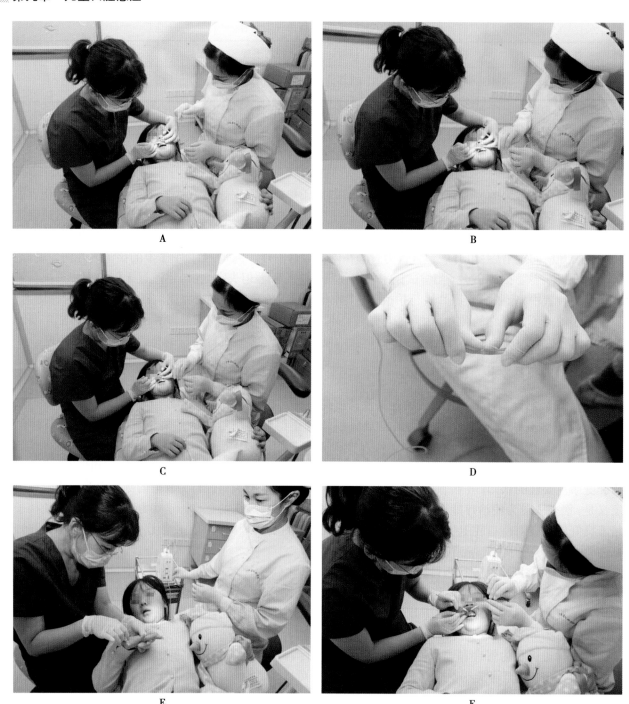

图 9-3-1　儿童无痛局部麻醉术

A. 黏膜充分干燥　B. 涂布表面麻醉药　C. 消毒黏膜　D. 注射头可藏于手心　E. 体外演示注射　F. 实施无痛局麻注射

理孩子的行为,治疗将会非常困难,孩子有可能拒绝任何牙科治疗。在急诊儿童接诊中非药物性行为管理的具体步骤为:了解患儿,就诊前行为纠正,有效沟通,非药物性行为管理临床策略的实施。具体步骤如下。

（1）了解患儿:需要了解的急诊患儿一般都是急诊室的初诊患者。患儿直接来到诊室,急诊接诊的医护团队(包括分诊台护士)可以用 2 种方法问诊:①由父母或看护者使用纸笔完成问卷(表 9-3-2);②直接对父母及儿童问诊,在问诊中提出一系列与症状相关的问题。对于急诊就诊儿童,主要了解口腔问题,探查患儿的行为表现,了解父母的态度,以及评估患儿及家长潜在的依从性,例如提前了解父母不接受体罚可以避免下一步处置中使用不当方法引发的冲突。

表 9-3-2　用于病史记录表的临床相关问题

问题				
您认为孩子的学习能力怎么样?	○学习优异	○正常	○学东西比较缓慢	
孩子之前看病表现如何?	○非常好	○比较好	○不太好	○非常不好
您如何对自己此刻的焦虑(紧张、害怕)进行评估?	○很高	○比较高	○比较低	
您的孩子是否觉得自己的牙齿有问题,比如崩坏、龋齿、牙龈肿?	○是	○否		
您预期孩子在牙椅上的表现如何?	○非常好	○比较好	○不太好	○非常不好

（2）就诊前的行为矫正：行为矫正也称为行为治疗，指用一种有益的方法并遵循学习理论的法则来试图改变人们的行为和情感，目的是针对牙科焦虑这一幼儿期和青春期的孩子普遍存在的问题，有效预防和缓解儿童及家长牙科焦虑情况的发生。就诊前的接触：简单欢迎患者的到来，讲清楚基本的初诊流程，传递口腔健康护理的理念，在孩子听不到的地方与监护人讨论牙齿的问题，尤其是避免当孩子的面提及打针、麻醉、缝合及拔牙等有创操作（例如外伤）。

（3）有效沟通：尽管有许多不同的方法可以进行医患沟通，但大多数非药物行为管理方法主要靠语言交流，因此良好的沟通非常重要。主要的方法有：与孩子建立有效交流，这是取得信任的前提；语音控制，传达的信息明确，确定孩子可以理解；笑容/轻拍孩子的手/友好的眼神等多感官交流；和孩子自信地交流，主动倾听及关注年幼孩子的非语言行为等都有助于促成配合行为。

3. 具体非药物性行为管理方法

（1）告知-演示-操作：第一步，口腔医师用孩子能理解的语言解释将要做什么。第二步，向孩子演示将要用到的工具，展示非工作状态的工具，确保孩子完全理解。第三步，在不断解释和演示的情况下，进行已告知的操作。该方法可避免因未知造成的恐惧。例如，用慢机抛光杯（分给水和无水情况）在孩子手指甲盖上演示给牙"洗澡"，为后续快慢机去腐操作奠定基础（图 9-3-2）。

（2）行为塑造：行为塑造法是一种通过慢性强化正向举动直至达到最终理想行为的方法。在接诊过程中，以此引导孩子循序渐进地做到我们所期望的，这适用于沟通交流充分配合的孩子。行为塑造法包括整个过程中的正强化，贯穿全过程的积极行为、回溯和重复。例如，一开始就提出目标：让我们来看看这颗受伤的牙齿吧。紧接着分步解释：我们用小镜子找找哪颗牙受伤了？你可以帮我一起来找找！（用口镜的同时给孩子一面小镜子）——是这颗出血的小可怜吗？让我们用小面巾给他擦擦吧！你可以拿另一个小棉棒给你的嘴唇也擦擦（用棉签轻触牙龈排查出血位置的同时给孩子一枚棉签）——接下来我们触碰你的所有牙齿看看他们够不够强壮，这是触碰器（一边把探针或镊子放在孩子指甲盖上）——非常好，没想到你可以把嘴张这么大！（对配合行为的赞许），最后快速完成临床检查（图 9-3-3）。

（3）正强化：正强化是一个鼓励好习惯并使其得以重复的有效方法。如果一个响应最终能达成我们

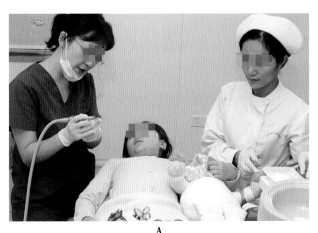

A

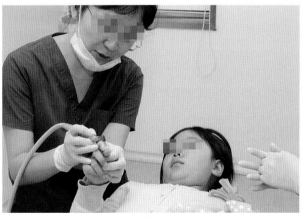

B

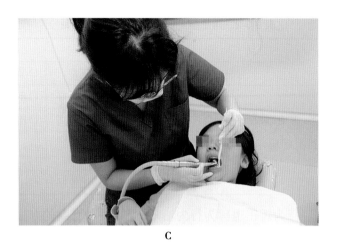

图 9-3-2 告知-演示-操作
A.告知 B.演示 C.操作

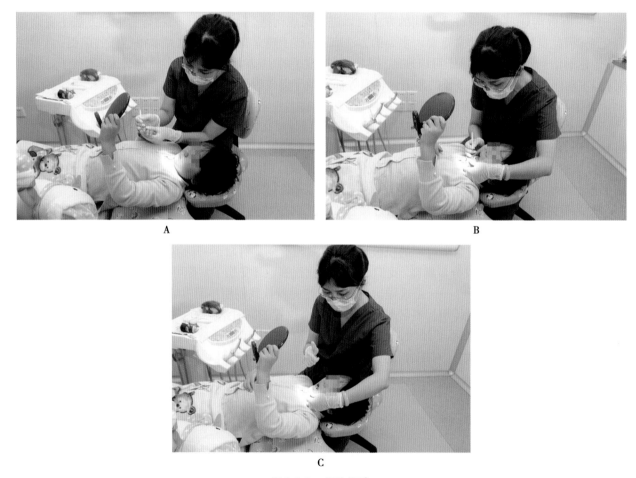

图 9-3-3 行为塑造
A.患儿可见,器械初次接触 B.患儿可见,口内尝试 C.患儿理解并配合,及时鼓励

的目标,这个响应一定是被鼓励或强化的。例如,牙痛就是孩子来就诊的动机,就医是对疼痛的响应,消除疼痛就是目标。一个愉快的就诊过程应达到舒缓牙痛的目标,从而奖励或强化孩子就诊行为。如果急诊医师能给一个害怕打针的孩子说打针是不疼的,就像蚊子叮一下,并进行无痛注射,那么孩子们接受打针的这个行为就会被正强化(图 9-3-4)。可以用微笑及一系列的赞许作为精神层面的强化,也可以用小贴纸、小红花等物质层面的奖赏作为正强化工具。

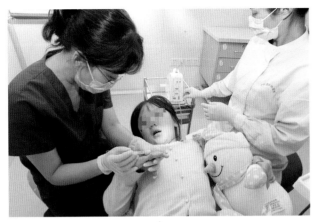
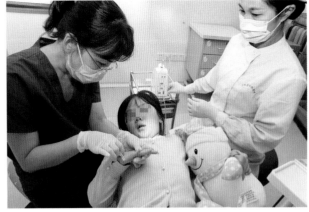
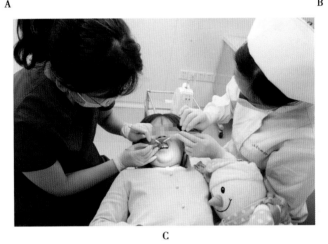

图 9-3-4　正强化
A. 注射器示范(不拔盖)　B. 向孩子解释打针像蚊子叮一下　C. 无痛注射

（4）权变转移与操作性条件反射：权变转移是利用孩子强大的想要逃离的动机去促进更多的配合行为。它通过让孩子抬起手的方法来中止治疗，通过非语言性行为管理方法允许孩子可以控制诊疗过程。操作性条件反射是行为矫正中能有效改变孩子行为的方法，口腔医师必须首先学习，然后练习有效地赞美。它包括语言的强化以及实物奖励的强化。孩子们的行为受到肯定，得到口头上的表扬以及有象征意义的贴纸、红花等（图 9-3-5）。

（5）示范作用：示范作用同时可作为一种管理方法进行使用，在青少年恐针症的问题上尤其有效。可以用视频或真人示范实现，真人示范的优势在于可以回答问题，并可向恐针者解释他们曾经也害怕打针，如果这个示范榜样与患者同性别且年龄相仿，那会更有优势（图 9-3-6）。

（6）语音控制：语音控制既是一种沟通技巧，同时也是一种行为管理的方法。这两者的不同之处很好区分：医患沟通的目标是促进孩子理解，行为管理的目标是促进其更好地配合。当语音控制用于行为管理时，美国儿童牙科协会（2012）的指南进行了简单的阐述：首先，获得患儿的关注和顺从；其次，避免消极回避的行为；最后，建立成人-儿童的角色。我们会使用坚定而短促的指令去获得孩子的注意或让其停止正在做的事情，例如用"stop"或"不要哭了，听我说"来制止孩子的阻断性行为有相同的效果。然后，使用安静平和的语气与孩子进一步沟通。临床中，高年资的医师使用该方法成功率更高。对于年轻的医师，在使用前要提前告知在场的家长，否则可能会引起不必要的医患矛盾。

（7）转移注意力：把孩子的注意力从困难或造成疼痛的诊治过程中转移出来，是儿童口腔科的一种非常有效的方法。许多类型的视听干扰都会被有意无意地使用，例如在牙椅上给 3～9 岁的孩子播放他喜欢的动画片，通常可以马上转移孩子的注意力并使他的阻断性行为停止（图 9-3-7）。如果他们开始有阻断性行为并且不配合医师，那么医师应立即终止播放动画片，直到孩子展示出配合性行为。

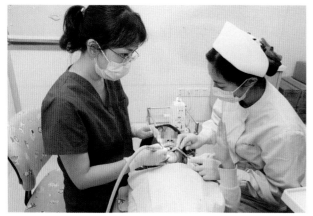
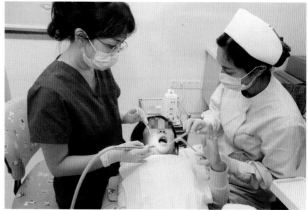

A

B

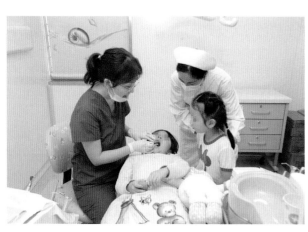

C

图9-3-5　权变转移与操作性条件反射
A.孩子抬起手　B.治疗中止　C.下一次可坚持更久获表扬

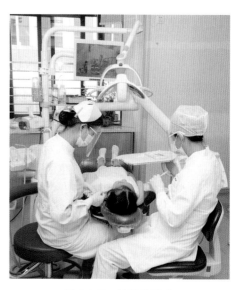

图9-3-6　示范作用

图9-3-7　转移注意力

　　（8）父母在场或回避：只要孩子表现良好，大部分口腔医师还是欢迎家长待在诊室里的。但是，面对一个不配合的、抵抗的孩子时，问题可能就出现了，家长如果表现出害怕、担心、不满或对医师要求孩子听话的方式不接受，变成孩子的保护者，和口腔医师对立起来，那治疗将无法继续。要对孩子安全有效地治疗，必须建立一个合理的三角关系，医师必须把控场面，消除家长的影响以重建合理的孩子-医师-家长关系。如果要求家长离开诊室后孩子能够适应新的角色关系，那么可以把家长叫回来。孩子必须知道家长的角色是被动的，只有医师才能掌控情况，一旦这种关系建立，那么家长就可以留在诊室里。孩子与家长的分离方法会帮助以及允许口腔医师促进与患儿的沟通，最终促进患儿的配合。

（9）束缚治疗（restraint）：口腔科急诊中，为了防止孩子突然移动，经常会用到对患儿的保护性固定或束缚治疗（图 9-3-8）。这是一种限制患者身体移动，以辅助牙科操作并尽可能减少对患者和医师伤害的方法，又称保护性固定，是强制性的行为管理技术。例如，急诊外伤需要拍片的 2 岁孩子，迅速又安全地完成检查必须在束缚下完成。

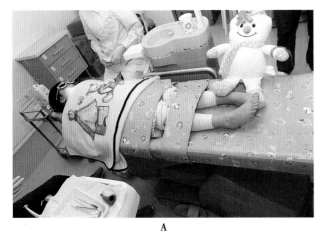
A

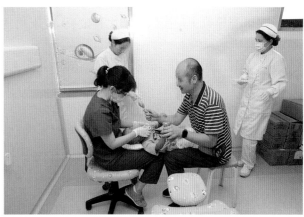
B

C

图 9-3-8　束缚治疗
A.束缚床束缚　B.幼童束缚　C.家长保护性束缚

在给孩子使用束缚治疗时，应当给家长如实介绍这种方法的使用情况，父母接受并签署知情同意书后才可开展。对大一点的孩子，应告诉他我们会用小被子保护你，让你保持温暖而且不摔下牙椅。束缚治疗一定不是对孩子的惩罚，医师不应该在无奈或愤怒的情况下使用束缚治疗，那家长和孩子都将无法接受。

综上所述，儿童口腔治疗计划与决策应注意：①提前预约看牙时间，当天提前到，一方面缓和孩子情绪并与之沟通，另一方面可以有充裕的时间在治疗前与监护人充分沟通患儿病情、治疗方案，如有必要监护人可全程陪同治疗；②门急诊治疗前全面检查，特别是全麻手术的院前检查，掌握患儿全身健康状况及药物过敏史；③治疗前、治疗中注重与患儿的交流，治疗中积极反馈患儿的合理要求，减轻患儿的不适感，不断鼓励患儿，仔细观察患儿状态；④严格全麻手术适应证，术前告知监护人全麻风险，签署术前知情同意书；⑤局麻药物使用必须严格掌握药品适应证，术前应告知监护人麻醉药品存在的风险及术后并发症，小于4岁的儿童不宜使用阿替卡因；⑥注意手术操作细节，长时间操作时最好采取分段操作，术中使用橡皮障等保护措施。

附　儿童束缚治疗知情同意书（口腔急诊科）

1. 束缚下治疗适用于身高110cm以下，体重25kg以下的儿童牙外伤、颌面部软组织撕裂伤、挫裂伤、出血、急性牙槽脓肿、牙髓炎等情况。

2. 束缚下治疗中因患儿的突然动作可能导致牙龈、黏膜等软组织划伤的风险。束缚下治疗患儿哭闹、憋气可能导致头颈面部毛细血管破裂，皮下出现散在瘀血、瘀斑。束缚下治疗患儿哭闹、呕吐可能导致误吞、误吸的风险。

3. 为保证患儿安全，请家长如实告知患儿有无慢性疾病，如哮喘、呼吸道感染期、癫痫、腹部疝气、胃食管反流、血液系统疾病、心脏病、高血压等疾病，上述疾病不适合束缚下治疗。

4. 自闭症儿童不建议使用束缚下治疗的方法。

5. 为安全起见，有些治疗不能在束缚下完成，如预成冠修复、间隙保持器、错𬌗畸形早期矫治。

6. 束缚下治疗会引起患儿不快感，对牙科治疗反应剧烈的患儿不适宜束缚下操作，请家长充分考虑患儿可能的心理反应后再决定，对这类儿童也可选择全身麻醉下治疗或暂缓治疗。

7. 束缚下治疗的患儿在治疗前禁食禁水至少4小时以防因哭闹时发生呕吐导致误吸，甚至危及生命。

8. 束缚治疗时请给患儿穿着宽松衣服，预备干毛巾和更换的衣服。

我已充分了解并知晓儿童束缚下治疗的相关风险和并发症，同意治疗

家长签名：　　　　　医师签名：

日　　期：　　年　　月　　日

（任　飞）

参 考 文 献

1. 葛立宏. 儿童口腔医学, 5版. 北京: 人民卫生出版社 2020.

2. NUNN M E, BRAUNSTEIN N S, KRALL KAYE E A, et al. Healthy eating index is a predictor of early childhood caries. J Dent Res, 2009（4）, 88: 361-366.

3. MURRAY P E, GARCIA-GODOY F, HARGREAVES K M. Regenerative endodontics: a review of current status and a call for action. J Endod, 2007, 33（4）: 377-390.

4. 姬爱平. 口腔急诊常见疾病诊疗手册. 北京: 北京大学医学出版社, 2013.

5. ANDREASEN J O, ANDREASEN F M, et al. Traumatic Dental Injuries. 2nd ed. Copenhagen: Blackwell Munksgaard, 2004.

6. BIMSTEIN E. MATSSON L. Growth and development considerations in the diagnosis of gingivitis and periodontitis in children. Pediatr Den, 1999, 21（3）: 186-191.

7. SHIRLEY R, MACKEY S, MEAGHER P. Necrotising fasciitis: a sequelae of varicella zoster infection. J PlastReconstrAesthet Surg, 2011, 64（1）: 123.

8. THOMASON J M, SEYMOUR R A, ELLIS J S, et al. Determinants of gingival overgrowth severity in organ transplant patients. An examination of the rôle of HLA phenotype. J Clin Periodontol, 1996, 23（7）: 628.

9. 黑须和夫. 现代小儿歯科—基礎と臨床. 東京: 株式会社医歯学出版, 1997.

10. FOREHAND R, LONG N. Strong-willed children: a challenge to parents and pediatric dentists. Pediatr Dent, 1999, 21（7）: 463-468.

11. DEAN J A. 麦克唐纳-埃弗里儿童青少年口腔医学. 10版, 秦满, 译. 北京: 北京大学医学出版社, 2018.

12. WRIGHT G Z, ALPERN, G D. Variables influencing children's cooperative behavior at the first dental visit. ASDC J Dent Child, 1971, 38（2）: 126-131.

13. WRIGHT G Z, ALPERN G D, Leake J L. A cross-validation of the variable affecting children's cooperative behavior. J Can Dent Assoc（Tor）, 1973, 39（4）: 268-273.

14. WRIGHT G Z. Behavior Management in Dentistry for Children. Philadelphia: W.B. Saunders. Co., 1975.

15. Roberts J F, CURZON ME, KOCH G. et al.（2010）. Review：Behavior Management Techniques in Paediatric Dentistry. Eur Arch Paediatr Dent, 2010, 11（4）: 166-74.

16. ALSAREED M. Children's perception of their dentists. Eur J Dent, 2011, 5（2）: 186-90.

17. EYSENCK H J.Experiments in Behavior Therapy. Oxford：Pergamon Press, 1964.

18. Eaton J J. et al（2005）. Atitudes of contemporary parents toward behavior management techniques used in pediatric dentistry. Pediatr Dent, 2005, 27（2）: 107-13.

19. 中华口腔医学会儿童口腔医学专业委员会，王小竞，吴礼安，等. 儿童间隙保持器临床应用专家共识. 中华口腔医学杂志, 2022, 57（8）: 828-835.

20. 邹静，儿童口腔医学临床与基础研究新进展.中国口腔医学继续教育杂志, 2021, 24（3）: 129-137.

21. 李可凡，夏斌.乳牙根管形态研究现状及展望.中国口腔医学继续教育杂志, 2021, 24（3）: 152-157.

第十章 牙外伤的分类与急诊治疗

牙外伤是指牙齿在突然的机械外力撞击下,造成牙体硬组织或牙髓、牙周组织及颌骨不同程度的急性损伤。流行病学调查结果显示,牙外伤现已成为口腔急诊的常见病、多发病之一。瑞典的一项调查研究指出,每年有数百万人口会发生全身性外伤,其中有 5% 的外伤发生在口腔颌面部区域,并且几乎 90% 的患者都伴有牙外伤。英国对学龄阶段儿童的调查显示,每 5 个儿童中就有 1 人发生过牙外伤。美国也对 6～50 岁的人群进行了调查研究,大约每 4 个成年人中就有 1 人有过牙外伤的经历。首都医科大学附属北京口腔医院口腔急诊科 2008—2009 年曾对急诊患者进行了临床研究,在 644 例牙外伤患者中,发现 7～12 岁人群是牙外伤的高发年龄,达到所有牙外伤患者的 22.8%,这项研究与芬兰、瑞典、巴西的牙外伤流行病学研究结果一致。所以,牙外伤的急诊治疗越来越受到世界各国口腔医师的关注和重视。

牙外伤可以单独破坏一种组织,也可以同时损伤多种组织,所以牙外伤具有临床类型复杂、治疗方法选择多样的特点。口腔急诊医师需要掌握口腔医学多学科的治疗理念与手段,不断提高医师对牙外伤的认知水平和临床救治能力。医师应根据牙外伤所累及牙釉质、牙本质、牙髓、牙骨质和牙周软组织的部位和程度,明确分类并给予治疗。牙外伤可分为牙折和牙槽骨骨折(包括冠折、根折、冠根折和牙槽骨骨折)、牙齿脱位性损伤(包括牙震荡、半脱位、脱出性脱位、侧方脱位、嵌入性脱位)、牙齿撕脱性损伤、乳牙外伤等。下面就牙外伤的类型及定义、临床特点、急诊治疗方法、预后和复诊时间分别叙述如下。

第一节 牙折和牙槽骨骨折

一、冠折

牙冠折断称为冠折,根据牙髓是否暴露,分为简单冠折和复杂冠折。简单冠折包括三种类型:牙釉质损伤、牙釉质折断、牙釉质-牙本质折断。复杂冠折是牙釉质-牙本质折断,同时伴有牙髓暴露。因冠折的损伤程度不同,治疗方法和预后也完全不同。恒牙冠折在牙外伤中发生率较高,占各类牙外伤总数的33.1%。乳牙冠折发生率较低,仅占乳牙各类牙外伤总数的2.5%。

(一)简单冠折

冠折只发生在牙釉质,或牙釉质和牙本质同时受损,牙髓未暴露。简单冠折包括牙釉质损伤、牙釉质折断、牙釉质-牙本质折断。

1. **牙釉质损伤** 当牙冠没有实质性的折裂和缺损时,牙釉质内只出现局限性裂纹,定义为牙釉质损伤(enamel infraction),又称为牙釉质裂纹。牙外伤时,牙釉质损伤可与牙冠折断同时存在。

(1)临床检查和辅助检查:牙釉质损伤一般无自觉症状,牙釉质表面的裂纹往往不容易被观察到,可用一束光线照射牙齿,通过光线变化来观察牙釉质的损伤程度(图 10-1-1)。当用牙髓活力电测试时,一般有反应。牙釉质损伤晚期合并牙髓、

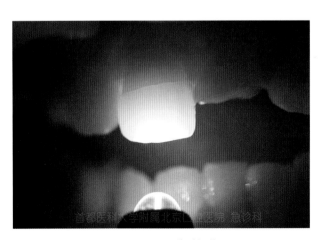

图 10-1-1 牙釉质损伤
(首都医科大学附属北京口腔医院龚怡医师供图)

根尖周病变时,牙髓活力电测试无反应。X线检查不易发现牙釉质裂纹,牙周组织正常。

（2）治疗原则及预后复查:牙釉质损伤一般无须特殊治疗,也可调低患牙咬合,以减少咬合干扰。牙釉质裂纹明显时,用流动树脂或牙釉质粘接剂封闭牙釉质表面,避免色素饮料、食品的染色。要求患者第6～8周、1年复查,监测患牙牙髓状态。

2. **牙釉质折断**　牙冠有实质性折断,其深度局限在牙釉质层,牙本质没有暴露,定义为牙釉质折断（enamel fracture）。

（1）临床检查和辅助检查:冠折局限在牙釉质层,未暴露牙本质（图10-1-2）。一般无自觉症状,探诊可以感觉牙体表面粗糙,有时会刮破唇舌黏膜。温度测试不敏感。牙髓活力电测试有反应。X线片可显示牙冠缺损程度及与牙髓腔的关系、牙根发育阶段及根尖周组织是否正常。

（2）治疗原则及预后复查:牙釉质边缘锐利时,可调磨锐利边角以避免刮伤舌和口唇组织。牙釉质缺损较大时,使用复合树脂充填。牙釉质折裂一般不会出现牙髓坏死。但是,应该要求患者第6～8周、1年复查,监测牙髓状态。

3. **牙釉质-牙本质折断**　牙冠折断深度达到牙本质层,牙体组织缺损近髓腔,但没有暴露牙髓,可定义为牙釉质-牙本质折断（enamel-dentin fracture）。

（1）临床检查和辅助检查:牙冠折断处牙本质暴露,近髓处的牙本质层过薄时呈粉红色,探诊极其敏感（图10-1-3）。温度测试和咀嚼刺激时敏感,牙髓活力电测试可无反应。X线检查可见牙冠缺损接近髓腔。

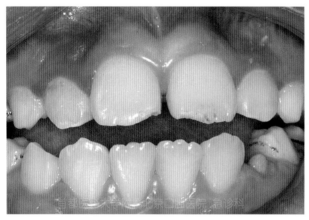

图10-1-2　牙釉质折断
（首都医科大学附属北京口腔医院龚怡医师供图）

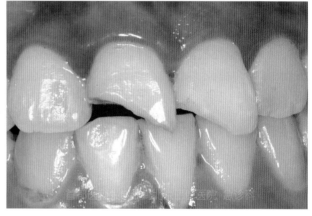

图10-1-3　牙釉质-牙本质折断
（首都医科大学附属北京口腔医院龚怡医师供图）

（2）治疗原则及预后复查:牙釉质-牙本质折断后,因牙本质小管大面积暴露,会成为细菌侵入的通道,牙髓还会受到温度和化学物质的刺激,所以,应及时用药物覆盖,保护暴露的牙本质小管,进行间接盖髓治疗。常用的盖髓材料有氢氧化钙或盖髓剂,也可选择新型光固化树脂盖髓剂和生物牙本质,再用玻璃离子粘固剂临时充填。对于年轻恒牙采用断冠粘接复位,成为牙釉质-牙本质冠折最常选择的治疗方法。此类冠折牙髓坏死的概率很高,要求患者第4周、8周、1年复查,应定期监测牙髓及根尖周状态。

（二）复杂冠折

牙冠折断的缺损达到牙釉质和牙本质,牙髓暴露,可定义为复杂冠折（complicated crown fracture）。

临床检查和辅助检查:因为牙冠折断达到髓腔,临床可见牙髓暴露呈粉红色,有血液渗出,探诊牙髓疼痛明显,冷热刺激极其敏感（图10-1-4）。牙髓活力测试可以不做,能够直观和探诊牙髓活力状态。X线检查可观察年轻恒牙的牙根发育状态、是否有根折或移位、根尖周组织状态。

治疗原则及预后复查:复杂冠折牙髓暴露要根据牙根发育阶段、牙髓暴露后的污染程度、牙髓暴露后延迟就诊的时间等因素决定治疗方案。可选择直接盖髓术、部分活髓切断术、根尖诱导成形术、牙髓血管

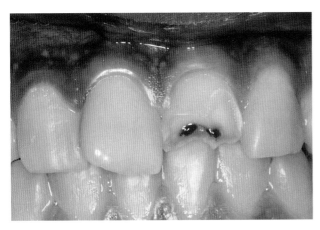

图 10-1-4 复杂冠折
（首都医科大学附属北京口腔医院龚怡医师供图）

再生治疗。如果延迟治疗，细菌感染暴露的牙髓可形成大量肉芽组织。如果不及时治疗，牙髓将坏死，需行牙髓摘除术。

1. 年轻恒牙复杂冠折的治疗 年轻恒牙牙髓组织血运丰富，抵抗力强，应去除感染，尽可能保存活髓。

（1）当冠折露髓孔小于 1mm，就诊时间在 24 小时以内，应在局部麻醉下行直接盖髓治疗，使牙髓表面形成生物屏障，以促进牙根的继续发育。

（2）当冠折露髓孔大于 1mm，就诊时间在 24~72 小时，应在局部麻醉下行部分活髓切断术。氢氧化钙和三氧化物聚合物（mineral trioxide agent, MTA）具有优良的组织相容性、诱导作用、抗菌性、边缘封闭性和低细胞毒性。

（3）当复杂冠折牙髓严重感染时，应清除感染牙髓，控制炎症，用药物诱导牙根继续发育，即根尖诱导成形术，形成根尖硬组织屏障，获得根尖周组织愈合；或进行牙髓血管再生治疗。年轻恒牙应定期监测牙髓的活力及根尖周状况，复查时间一般是在治疗后第 4、8、12 周，6~8 周时行 X 线检查。

2. 恒牙复杂冠折的治疗 对于根尖孔已经形成的恒牙或牙髓增龄性改变的老年人牙齿，行直接盖髓术后效果常不理想，仍需进行牙髓治疗，行根管永久性充填。恒牙复杂冠折牙髓暴露未及时就诊时，造成牙髓污染，应摘除牙髓，行根管治疗术，择期牙冠修复。

3. 牙外伤后，因延迟就诊时间已经造成牙髓坏死变性、牙冠变色、形成陈旧性牙损伤，必须进行根管预备，控制感染后再行根管充填。

二、根折

根折（root fracture）可按折断线的方向分为水平根折、斜行根折和垂直根折三种类型。根折不仅会造成根部的牙本质和牙骨质折断，还会累及根折平面的牙髓和牙周组织。根折在牙外伤中的发生率较低，仅占恒牙外伤的 3.4%，上颌中切牙较易受累。

（一）水平根折

牙根折断发生在牙根水平方向，可定义为水平根折（root fracture of horizontal plane），分为根尖 1/3 根折、根中 1/3 根折和根颈 1/3 根折。

1. 临床检查和辅助检查 患者自觉咬合疼痛、牙齿变长。检查可见牙龈出血，有时出现牙松动或移位、牙冠变长，可根据牙槽骨的松动度来判断根折的程度。X 线检查是诊断牙根折断的主要依据，可以确定根折的损伤程度和类型。

（1）根尖 1/3 根折：牙根折断发生在根尖 1/3。牙齿几乎不松动，也可出现牙齿半脱位的症状，根折的牙齿轻度松动但没有移位，咬合不适或有叩痛，伴有牙龈沟渗血。需拍根尖片或 CBCT 加以确诊。

（2）根中 1/3 根折：牙根折断发生在根中 1/3。牙齿松动、轻度移位，牙冠可以向切端方向脱出，不能咬合，叩诊疼痛，牙龈出血。当患牙有移位时，用手指双合诊法压迫牙槽突的任何一方，可以检查患牙是否存在根折或脱位性损伤。需拍 X 线片加以确诊（图 10-1-5）。

（3）根颈 1/3 根折：牙根折断发生在牙根颈部 1/3。牙齿松动明显，侧方移位，可伴随唇侧牙槽突骨折，咬合关系紊乱，叩诊疼痛，牙龈出血。

2. 治疗原则及预后复查 应减少根折断端的移位，尽快复位根折的

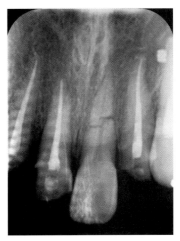

图 10-1-5 根中 1/3 折
（首都医科大学附属北京口腔医院龚怡医师供图）

牙齿,牙弓夹板固定 4 周。如果根折偏于颈部,应该延长固定时间,直至 4 个月。随时监测根折牙的牙髓状态,若牙髓出现坏死症状,应及时采取牙髓治疗。牙根感染严重时,应早期拔除患牙。

(1)根尖 1/3 根折:一般只需调低咬合,进软食 2 周。当患牙出现轻度松动,牙龈沟渗血时,要行牙弓夹板固定术。若出现牙髓炎及根尖周炎症状时,应及时行牙髓治疗术。

(2)根中 1/3 根折:应在局部麻醉下复位患牙,行牙弓夹板固定术,固定患牙 3 个月,调低咬合,定期复查拍 X 线片以检查愈合情况,并长期追踪观察牙髓状态。牙髓若有炎症或出现坏死,行牙髓治疗术。

(3)根颈 1/3 根折:牙明显松动,牙冠断端移位,可伴随牙槽突骨折,咬合关系紊乱,牙龈出血。此时,应拔除折断的牙冠断端,保留牙根进行牙髓治疗后行桩核冠修复。若牙根颈部 1/3 损失过多,可做牙根正畸牵引延长术,再行桩核冠修复。对于年轻恒牙,应做根尖诱导成形术后,行初步牙冠修复,保持间隙,以利于牙根发育。牙根发育完成后,进一步行桩核冠修复。老年人牙槽骨丧失过多,可考虑拔除。

3. **根折愈合方式** 在根折断面,牙髓是否完整决定了不同的愈合方式。国外学者通过动物实验观察到根折愈合方式有以下几种。

(1)钙化性组织愈合:多发生在年轻恒牙。根折后,牙冠部分几乎没有移位,牙髓在根折断面完整,将继续供应冠髓的血液循环,冠髓仍然保持活力,牙髓最外层的成牙本质细胞将形成不规则的牙本质桥,并在 2 周后联结根尖和冠方的根折部分,起到稳定根折断面的作用。在根折断面的修复层内,除了牙本质细胞,还可发现成牙骨质细胞或牙骨质细胞。在根折后的前 3 个月,X 线片并不能清晰显示根折的硬组织联结,也许需要几年的时间才能看到根折断面钙化愈合。

(2)结缔组织性愈合:牙根折断后,牙冠部分移位,两断端间隙较宽,造成牙髓在根折断面破裂或被严重拉伸,但是没有细菌感染,愈合过程依赖于牙周纤维细胞的向内生长,最终导致结缔组织纤维在根折断面中间插入。

(3)结缔组织 - 骨桥愈合:在根折断面,牙周组织纤维及成纤维细胞向间隙内增生、机化,形成牙骨质,即骨桥愈合。骨桥和结缔组织向中间生长,并围绕骨折片两端,根管内有时可见骨组织。X 线检查可见骨桥和牙周间隙包绕在骨折断端两侧,将骨折断端分开。

(4)炎性肉芽组织长入:根折后,牙冠断端移位,冠方牙髓缺乏血运,骨折断面的炎性变化和来源于牙龈沟炎症的感染使得冠端牙髓发生感染坏死,根尖部的牙髓仍保持活力,与牙周纤维一起很快形成肉芽组织,堆积在根折两断端之间,造成根折两端分开、牙冠断端松动,有时根部游离,形成死骨或囊肿。X线片显示根折线非常宽,硬骨板消失,在骨折线之间发现疏松的牙槽骨是其典型特征。

(二)斜行根折

牙根折断发生在牙根的斜行方向,称为斜行根折(root fracture of diagonal plane)。

1. **临床检查和辅助检查** 斜行根折的牙齿松动、明显移位,向冠方脱出,有时还伴有牙槽骨骨折,叩诊疼痛,不能咬合,牙龈出血等。牙髓活力测试通常无反应。X 线检查显示牙根斜行折断,有时可见牙槽突骨折。

2. **治疗原则及预后复查** 斜行根折的牙齿松动和移位明显,应拔除牙冠断端,如果根端不松动,可行正畸牵引,当根移动到合适位置后行桩核冠修复。根端损伤严重者,拔除后行义齿修复或种植修复。斜行根折预后差,多发生根吸收。

(三)垂直根折

牙根折断发生在牙的垂直方向,可定义为垂直根折(root fracture of vertical plane)。

1. **临床检查和辅助检查** 牙根垂直方向折断,牙冠轻度松动。因细菌感染,易造成牙周炎症,牙不能咬合,叩诊疼痛,有时牙龈出血。牙根断片可松动、移位,被牙周纤维附着于牙根断面,用探针可分开牙根纵折断片。

2. **治疗原则** 牙根纵裂达龈下,易引起牙周组织感染,应拔除患牙。也可根据临床检查情况,姑息保留。

三、冠根折

牙冠、牙根同时折断,造成牙釉质、牙本质和牙骨质损伤,称为冠根折(crown-root fracture)。根据牙髓是否暴露,可分为简单冠根折和复杂冠根折。冠根折的病例占恒牙外伤总数的8.1%,乳牙外伤的2.5%。

(一)简单冠根折

简单冠根折是指牙冠牙根同时折断,牙釉质、牙本质和牙骨质损伤,牙髓没有暴露。

1. 临床检查和辅助检查 牙冠、牙根同时折裂达根面,折断线可自唇侧切缘几毫米处延伸至龈缘,斜行至舌、腭侧牙龈沟的下方。折裂断片松动、轻度移位,但仍然附着在牙龈上。没有牙髓暴露,但探诊敏感,温度测试敏感。一般牙髓活力电测试有反应。X线检查可显示牙冠、牙根折裂线的方向。可从不同角度投照看折裂情况。

2. 治疗原则及预后复查 首先应去除松动折裂的牙片,用氢氧化钙间接盖髓、玻璃离子水门汀暂时充填,观察2~4周再行永久充填治疗。监测牙髓状态,要求患者术后第6~8周、1年复查。

(二)复杂冠根折

复杂冠根折是指牙冠、牙根同时折断,牙釉质、牙本质和牙骨质损伤,牙髓暴露。

1. 临床检查和辅助检查 牙冠折断的类型可多种多样,牙冠横向唇面折裂、牙冠粉碎折裂、牙冠横竖折裂、纵行折裂片达牙龈下、切牙唇面不受损,但从切缘垂直纵裂。同时,牙髓暴露呈粉红色,血液溢出,探诊疼痛明显,牙折裂片松动、移位,不能咬合,叩诊疼痛(图10-1-6)。无需牙髓活力电测试,可以直视暴露的牙髓状态。X线检查可拍不同角度的X线片,显示牙根折断部位。CBCT可清晰判断冠根折的走行部位。

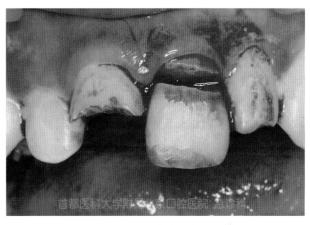

图10-1-6 复杂冠根折
(首都医科大学附属北京口腔医院龚怡医师供图)

2. 治疗原则及预后复查 冠根折损伤严重,预后效果差。出现疼痛和牙冠变色应及时采取牙髓治疗。外科方法治疗复杂冠根折过程较快,远期可有牙根吸收、牙周组织边缘破坏的并发症。

3. 治疗方法

(1)冠根折的应急处置:用牙弓夹板固定松动的牙冠断端,减少疼痛,后期再行进一步治疗。

(2)断冠粘接:若年轻恒牙冠中1/3根折,为使牙根继续发育完成,应尽量保存牙根的活髓组织,实施断冠粘接。若为牙根已经发育完全的恒牙,需要进行牙髓治疗,根管充填后行纤维桩根管内固定,断冠粘接。

(3)牙冠延长术、桩核冠修复:恒牙冠根折达腭侧龈下2mm以上,拔除冠方断端,行牙冠延长术、桩核冠修复。

(4)正畸牵引的方法:复杂冠根折拔除冠方断端,X线检查用于修复的牙根有足够的长度时,牙髓治疗后可行牙根正畸牵引延长术,待牙根再萌出后,可以获得足够的牙根长度,最终取得桩核冠修复。

(5)外科方法:通过外科方法将根尖断端拔出到龈上,以获得足够的牙根长度,最终满足桩核冠修复的要求。

四、牙槽骨骨折

牙槽骨是牙齿的支持组织之一,牙外伤也可以合并牙槽骨骨折(alveolar bone fracture)。牙外伤的不同类型可导致牙槽骨不同程度的损伤,包括牙槽窝碎裂、牙槽窝骨壁骨折、牙槽突骨折和颌骨骨折。牙槽骨损伤占牙外伤总数的4.4%,往往伴随着牙的复杂冠折、侧方脱位、嵌入性脱位,以及成年人的牙撕脱伤,形成复合型损伤。

（一）牙槽窝碎裂

当牙齿发生嵌入性脱位和侧方脱位损伤时,多累及牙槽窝,造成牙槽窝碎裂(图10-1-7)。

1. **临床检查和辅助检查** 外伤造成牙齿向根方移位,嵌入牙槽窝内,致使牙槽窝碎裂,骨折片发生松动、移位,牙龈撕裂,出血、疼痛,同时伴有牙周膜和牙髓损伤。牙的侧方脱位也可造成牙槽窝骨壁骨折。牙槽窝骨折可导致咬合关系紊乱。X线检查不易发现牙槽窝骨折线,全口牙位曲面体层和CBCT可以清晰显示骨折线位置。

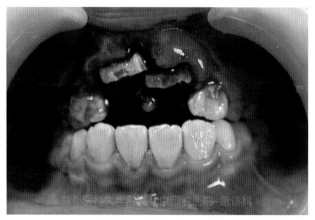

图 10-1-7 牙槽窝碎裂
（首都医科大学附属北京口腔医院龚怡医师供图）

2. **治疗原则及预后复查** 在局部麻醉下手法复位脱位的牙齿(或用拔牙钳拔出嵌入的牙齿),去除碎骨片,复位松动和移位的牙槽窝骨片,恢复牙槽窝骨壁的形态及咬合关系,缝合撕裂的软组织伤,进行牙弓夹板固定。牙弓夹板固定4周,复查、追踪观察牙髓活力。

（二）牙槽窝骨壁骨折

牙槽窝骨壁骨折是指牙槽窝唇侧或舌侧的骨壁折断,多发生在侧方脱位的牙外伤。

1. **临床检查和辅助检查** 牙齿向腭侧移位,造成牙槽窝骨壁折断,发生松动和移位,手指触诊可及骨折位点,牙龈出血红肿,多伴有牙齿侧方脱位,导致咬合关系紊乱。X线检查不易发现牙槽窝骨折线,曲面体层片和CBCT可以清晰显示骨折线位置。

2. **治疗原则及预后复查** 在局部麻醉下复位牙齿及松动移位的牙槽突,恢复牙槽窝的形态和正常的咬合关系,缝合软组织撕裂伤,进行牙弓夹板固定。牙弓夹板固定4周,复查、追踪观察牙髓活力。受累的牙齿易出现牙根吸收。

（三）牙槽突骨折

牙槽突骨折是指牙槽突折断,可累及或不累及牙槽窝,多发生在脱出性脱位、侧方脱位和根折的牙外伤。牙槽突骨折多累及年龄较大的人群,前牙区多见。

1. **临床检查和辅助检查** 牙槽突折断后,牙龈撕裂出血、疼痛,牙槽突断端连同多颗牙齿发生松动或移位(图10-1-8),有些病例可不累及牙槽窝。X线检查易发现牙槽突骨折线,曲面体层片和CBCT可以清晰显示骨折线位置。

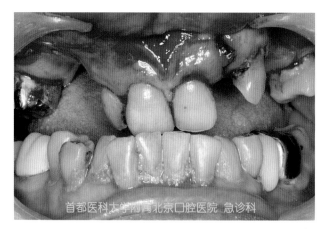

图 10-1-8 牙槽突骨折
（首都医科大学附属北京口腔医院龚怡医师供图）

2. **治疗原则及预后复查** 在局麻下,解脱根尖锁结状态,复位松动移位的牙槽突,恢复正常咬合关系,用牙弓夹板固定。牙弓夹板固定4周,一般预后都比较好。追踪观察牙髓活力及根尖周炎症情况。

（四）颌骨骨折

外力突然作用于颌骨,造成下颌骨基底或上颌骨骨折,常累及牙槽突或牙槽窝。

1. **临床检查和辅助检查** 患者开闭口受限,面部肿胀疼痛。口内检查可见骨块移位,咬合关系紊乱,牙龈撕裂出血,双手触诊可扪及牙槽突的骨折线附近有台阶感、疼痛。骨折线上的牙松动或移位。曲面体层片可以清晰显示骨折线的位置和走行。

2. **治疗原则及预后复查** 行麻醉下切开、骨折复位内固定手术,术后行颌间结扎牵引及牙弓夹板固定,恢复正常咬合关系。在第 2 周、4 周、6～8 周、1 年定期复查。监测患牙的牙髓状态,有症状随时进行根管治疗。

第二节　牙齿脱位性损伤

牙齿脱位性损伤可分为牙震荡、半脱位、脱出性脱位、侧方脱位、嵌入性脱位 5 种类型,下面分别叙述。

一、牙震荡

牙震荡(concussion)是指当牙齿受到直接或间接外力碰撞后,造成单纯的牙周膜轻度损伤,使牙周膜充血或水肿,牙齿咬合时敏感,但没有松动和移位。牙震荡在牙外伤中的发生率为 9.3%。

1. **临床检查和辅助检查**　患者感觉牙齿变长、酸痛,咬合不适,叩痛患牙敏感,没有松动和移位(图 10-2-1)。温度测试正常,牙髓活力电测试有反应。X 线检查患牙根尖周、牙周间隙正常。

2. **治疗原则及预后复查**　嘱患者勿咬硬物,进软食 2 周。避免咬合创伤,可在充分医患沟通的基础上微量调磨对侧牙齿,减轻咬合接触。监测患牙的牙髓状态,在第 4 周、6～8 周、1 年定期复查。若牙髓活力测试无反应,牙冠颜色改变,说明牙髓已经坏死,需行牙髓治疗。

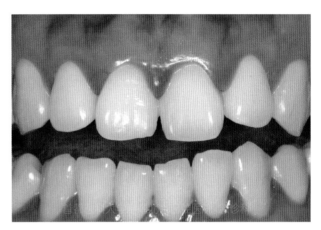

图 10-2-1　牙震荡
(首都医科大学附属北京口腔医院龚怡医师供图)

二、半脱位

半脱位(subluxation)是指牙齿受到外伤后,造成牙周支持组织损伤,包括牙周膜纤维撕裂、水肿或出血,出现异常松动,但是没有移位。半脱位发生率为 20.4%,是脱位性损伤中发生率最高的牙外伤,常与各种类型的牙冠折断同时存在。

1. **临床检查和辅助检查**　患牙松动,但没有移位,叩诊疼痛,患者不能咬合,牙龈沟渗血(图 10-2-2)。由于牙髓暂时处于“休克”状态,初始牙髓活力电测试可无反应,但牙髓活力以后有可能恢复。X 线检查牙齿的位置正常,牙周间隙正常或轻微增宽。

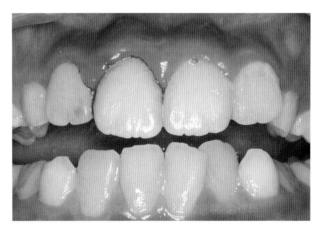

图 10-2-2　半脱位
(首都医科大学附属北京口腔医院龚怡医师供图)

2. **治疗原则及预后复查**　用牙弓夹板固定松动患牙 2 周,混合牙列行全口牙列咬合垫固定。可在充分医患沟通的基础上微量调磨对侧牙齿,减轻咬合接触,并嘱咐患者进软食 2 周。监测患牙的牙髓状态,应在第 2 周、4 周、6～8 周、6 个月、1 年时定期复查。

三、脱出性脱位

脱出性脱位(extrusive luxation)是指牙齿在突然的外力作用下,向切端方向部分脱出,造成牙周膜附着破坏,根尖周神经、血管束断裂,牙髓组织损伤。脱出性脱位在牙外伤中的发生率为 7.6%。

1. **临床检查和辅助检查**　患牙明显伸长、松动,部分脱离牙槽窝向切端移位。患者呈开口状,上下颌牙不能咬合,牙龈出血,可伴有牙槽突骨折,疼痛明显(图10-2-3)。牙髓活力电测试无反应。X线检查显示牙周间隙增宽,根尖部牙槽窝明显空虚,表明牙齿移位,有时可见牙槽突骨折。

2. **治疗原则及预后复查**　在局部麻醉下复位脱出的患牙,恢复正常咬合关系,用牙弓夹板固定患牙2～3周,嘱咐患者进软食2周,减轻患牙负担。要求患者在第2周、4周、6～8周、6个月、1年、5年定期复查,监测外伤牙的牙髓状态,拍X线片检查。若牙髓活力电测试无反应,牙冠颜色改变,叩痛明显,牙龈出现瘘道,说明牙髓已经坏死,应及时行牙髓治疗。牙髓治疗应在拆除牙弓夹板前7～10天进行。应注意:根尖孔未形成的年轻恒牙,牙髓活力有可能恢复。

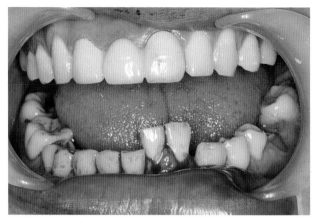

图10-2-3　脱出性脱位
(首都医科大学附属北京口腔医院龚怡医师供图)

四、侧方脱位

牙齿在外力的作用下,偏离其长轴向侧方移位被称为侧方脱位(lateral luxation)。侧方脱位不仅会造成牙周纤维韧带损伤,还可伴有牙槽窝碎裂或骨壁骨折、牙髓组织损伤和咬合关系错乱。侧方脱位在牙外伤中的发生率为3.9%,左侧上颌中切牙易发生侧方脱位。

1. **临床检查和辅助检查**　牙齿向唇侧或腭(舌)侧偏离其长轴明显移位,部分脱出牙槽窝,但无松动,也可与牙槽窝出现锁结状态,叩诊患牙呈现高调金属音。有时发生牙槽窝骨壁骨折,患者咬合错乱、呈开口状,伴有牙龈撕裂和出血(图10-2-4)。牙髓活力电测试无反应,外伤后牙髓感觉消失。X线片显示牙根偏离中心,根尖移向侧牙周间隙消失,移开侧牙周间隙增宽,有时可显示牙槽骨断裂。

2. **治疗原则及预后复查**　在局部麻醉下,用柔和的力量将患牙轻轻推入牙槽窝内,解除患牙唇腭侧的锁结状态,恢复咬合关系,用牙弓夹板固定患牙3～4周,调低患牙咬合,嘱咐患者勿咬硬物。在第2周、4周、6～8周、6个月、1年、5年定

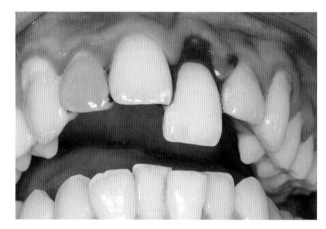

图10-2-4　侧方脱位
(首都医科大学附属北京口腔医院龚怡医师供图)

期复查,复查时拍X线片,同时监测牙髓活力是否正常,观察牙冠颜色。若牙髓活力无反应,牙冠颜色改变,患牙叩痛明显,牙龈出现瘘道,应行牙髓治疗。

五、嵌入性脱位

嵌入性牙脱位(intrusive luxation)又称牙挫入,是指牙齿嵌入牙槽骨中,向牙槽窝深部移位。嵌入性牙脱位不仅破坏牙龈附着,导致牙周膜和牙槽骨挫伤、骨壁骨折或牙槽窝碎裂,还可造成牙髓损伤、牙列严重损伤。嵌入性牙脱位在牙外伤中的发生率为1.4%。

临床检查和辅助检查:牙齿在外力作用下沿长轴挫入牙槽骨中,牙冠变短,比同颌同名牙的切缘低,患牙也可全部嵌入牙槽窝中。患牙不松动,叩痛(-),呈现高调金属音,像骨粘连一样,被锁结在牙槽骨中。嵌入性牙脱位损伤最严重的是牙周支持组织和牙髓组织,可伴随牙周膜损伤、牙龈出血或牙槽窝骨壁骨折,牙髓有可能在2～3周后逐渐坏死。在混合牙列的临床诊断中,要注意鉴别是嵌入性脱位还是

年轻恒牙正在萌出。牙髓活力电测试无反应,但牙根未发育完全的年轻恒牙有可能重新建立牙髓血液循环,恢复反应。X线检查显示患牙向根尖方向移位,牙周韧带间隙部分或全部消失。

治疗原则预后及复查:嵌入性牙脱位应根据牙根发育的不同阶段、患者的年龄、牙嵌入的严重程度、牙槽骨的损伤程度来选择治疗方案。一般有三种治疗方法:自然再萌、正畸牵引和外科手术复位的方法。在嵌入性牙外伤中,最易发生的并发症是牙髓坏死,进一步可以引起牙根吸收、牙槽嵴骨质的丧失,最终将导致牙齿的脱落。所以要定期监测牙髓状态,及时治疗以阻止炎症的继续发展。

1. **自然再萌**　自然再萌(图 10-2-5)是年轻恒牙嵌入性脱位的治疗原则。

(1)自然再萌是牙齿积极的复位过程,对已经受伤的牙周膜不再增加新的损伤,有利于边缘骨组织的理想愈合。年轻恒牙的牙根未发育完全,根尖孔开放,血液循环丰富,血管、神经愈合能力较强,在牙周支持组织损伤不严重的情况下有可能自然再萌。不可强行拉出嵌入的患牙,避免再次损伤牙周组织。在患牙自然再萌的整个过程中,应定期监测牙髓坏死和牙根炎性吸收的迹象,及时给予治疗。自然再萌的时间一般是 6 个月,可能萌出到原来的位置。

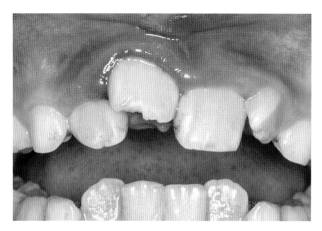

图 10-2-5　自然再萌
(首都医科大学附属北京口腔医院龚怡医师供图)

(2)如果观察 4~5 周,嵌入的牙齿无论从临床检查还是 X 线检查都没有再萌的明显移动迹象,叩诊反应仍呈高调金属音,应该选用正畸牵引的方法使其复位。

(3)如果年轻恒牙嵌入的距离大于 7mm,应考虑用外科或正畸的方法将患牙复位。混合牙列固位困难,应选择全口牙列咬合垫,对复位后的患牙加以保护。

2. **正畸牵引**　正畸牵引是牙根发育完成的恒牙嵌入性脱位的治疗原则。

(1)牙根发育完成的恒牙嵌入后,自然再萌的可能性很小,应该采用正畸牵引的方法将患牙复位。正畸牵引复位最快在 2~3 周出现明显效果,恢复到正常位置,用牙弓夹板固定 4~8 周(图 10-2-6)。

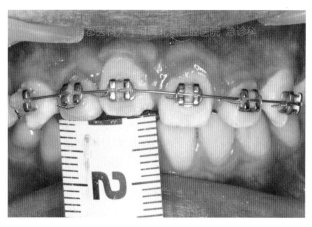

图 10-2-6　正畸牵引
(首都医科大学附属北京口腔医院龚怡医师供图)

(2)如果恒牙嵌入后锁结严重,应在局麻下用拔牙钳轻轻松解嵌入的患牙,造成其轻微脱臼,解除根面与骨壁的机械锁结关系,再开始正畸牵引复位。在正畸牵引期间,易出现牙髓坏死和根外吸收,应定期观察,及时进行牙髓治疗,建议用氢氧化钙糊剂进行临时充填。同时,正畸牵引也可改善边缘骨的愈合。

(3)如果牙根发育完成的恒牙嵌入距离小于 3mm,可以观察是否自然再萌。如果观察 2~4 周没有任何移动,必须采取外科或正畸的方法将其复位,避免骨粘连的发生。

3. **外科复位**　如果恒牙嵌入超过 7mm,应考虑用外科手术的方法将其复位。在局麻下,将嵌入的患牙即刻复位到正常位置,恢复正常咬合关系,用手指压迫移位的唇腭侧骨板使其复位,在牙颈部严密缝合撕裂的牙龈,用牙弓夹板固定 4~8 周。如果牙髓发生坏死,牙髓治疗应该在外科手术后 2~3 周进行,用氢氧化钙糊剂进行临时充填(表 10-2-1)。

表 10-2-1　嵌入性脱位的治疗方法选择

类型	年龄	牙冠嵌入深度	自然再萌	正畸牵引	外科手术
牙根未发育完全	6～11岁	小于7mm	首选方案	—	—
		大于7mm	第一选择	第三选择	第二选择
牙根已发育完全	12～17岁	小于7mm	第一选择	第二选择	—
		大于7mm	—	第二选择	第一选择
	17岁以上	无论嵌入多少	—	第二选择	第一选择

（龚　怡）

第三节　牙齿撕脱性损伤

牙齿撕脱性损伤（avulsion，exarticulation，total luxation）是指在突然的外力作用下，牙齿完全脱出于牙槽窝外，牙槽窝变得空虚。其主要损伤包括牙髓和牙周韧带，常伴有牙槽骨骨折以及唇侧牙龈撕（挫）裂伤，是牙外伤中较为严重的一种。根据撕脱牙的牙根发育程度可分为根尖孔闭合型和根尖孔开放型。

牙齿撕脱性损伤常发生于上颌中切牙，其次是侧切牙及下颌切牙。牙齿撕脱性损伤在牙外伤中的发生率为0.5%～3%，部分文献指出其发生率高达16%。其多发于7～20岁的男性青少年，也有文献指出好发年龄是7～9岁，这与年轻恒牙的牙周韧带松弛、骨组织矿化度比较低有关。牙齿的韧带在受到外力撞击时，容易从牙槽窝内完全脱出而不发生折断，其男女比例为2∶1或3∶1。牙齿撕脱性损伤最常见的病因是摔伤，其次是暴力伤和运动伤，7～15岁患者牙外伤多发于玩耍、体育运动等，而21～25岁牙外伤多由于暴力因素。

1. 临床检查和辅助检查　患牙完全脱出于牙槽窝，患者往往持完全脱出的患牙就诊，口腔内牙槽窝空虚，有血凝块形成，X线片可显示牙槽窝空虚（图10-3-1）。

2. 治疗原则及预后复查　牙齿撕脱性损伤的治疗原则主要是通过尽早将脱落患牙恢复原位，并行妥善的松牙固定以尽可能保留患牙，并在此基础上尽可能保存患牙有活性的牙周膜组织。对于年轻恒牙，应尽可能保存牙髓活力。由于该类损伤患牙的预后会受撕脱牙表面清洁程度、牙根发育状况、体外保存环境和时间等多种因素的影响，因此在治疗前应对患牙进行详细的术前检查、记录和评估。

一、撕脱牙的临床检查

（一）评估患者全身状况及病史采集

治疗牙外伤患者之前，首先要评估患者的基本生命体征和伴发的全身状况，排除因外伤所致的颅脑损伤或其他重要脏器的损伤，确保在诊治的过程中患者生命体征平稳，在全身状况许可的情况下进行治疗。进行病史采集，详细了解患者年龄，以便评估撕脱牙牙根的发育状况。了解患者受伤的原因和地点，以便知晓撕脱牙的污染程度。了解撕脱牙齿在体外保存的时间和储存方式，以便评估撕脱牙的预后。

（二）检查撕脱牙的牙槽骨及牙龈

牙齿撕脱后，患者口内可见牙槽窝空虚或者充满血凝块，通过视诊检查牙龈是否有撕裂、肿胀、有活动性出血，是否有牙槽骨骨折形成的骨突、骨尖。探诊检查牙槽窝内是否有异物，牙槽窝骨壁是否存在骨折。在探诊时要注意避免对牙槽窝内壁过分搔刮，破坏其附着的牙周膜，从而影响患牙的牙周组织愈合。如果患者已将撕脱牙植回牙槽窝内，在没有严重根面污染的情况下应避免将患牙再次取出检查。

（三）检查撕脱牙根部

1. 检查撕脱牙根部发育状况　撕脱牙根部发育阶段是牙齿再植成功和预后效果的重要影响因素。牙根未发育完成的年轻恒牙，根尖孔开放，再植后牙髓有可能获得血液再灌注，牙髓血运重建的可能性较大，保存活髓的概率较高。而牙根发育成熟的撕脱牙，根尖孔直径小于1mm，患牙的牙髓血运重建的可

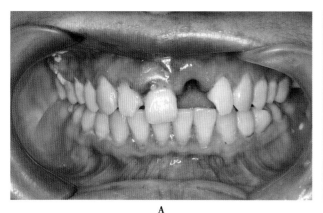
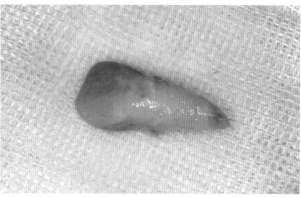

A

B

C

图 10-3-1　左侧上颌中切牙撕脱性损伤的临床表现及 X 线片
A. 左侧上颌中切牙缺失　B. 脱落的左侧上颌中切牙　C. 牙槽窝 X 线影像
（空军军医大学第三附属医院雷容医师供图）

能性较小，应进行预防性牙髓治疗。

2. **检查撕脱牙根面情况**　根面牙周组织的附着水平、颈部牙石的多少也影响撕脱牙再植后愈合的效果。牙槽骨附着丧失至根长 1/2，根面牙石多，则撕脱牙再植后预后差。有研究表明，年轻恒牙有较厚的牙周韧带，对干燥和感染的抵抗力更强，更易保存一定活性的牙周膜细胞，有利于牙周组织愈合，可以减少牙根吸收。

3. **根面污染程度**　根面污染程度也对患牙的愈合有重要影响。根面清洁的撕脱牙，根面上附着的牙周膜组织以及新鲜血液有利于牙周愈合。因此，应避免用锐器搔刮根面或用手触摸牙根部分，以更好地保护牙根表面的组织。根面污染的撕脱牙易造成牙周感染，影响愈合效果，所以，撕脱牙再植前要用生理盐水冲洗干净。

二、撕脱牙的离体时间和储存方法

（一）撕脱牙离体时间

牙齿撕脱后的离体时间直接影响牙齿再植后的预后。牙齿撕脱后，如果由患者自行复位，将撕脱牙立即放回牙槽窝中前来就诊，此时牙周膜组织具有较高的活力，撕脱牙再植后能显著减少牙根吸收的范围，可获得牙周膜性愈合的概率高达 85% 以上，临床效果较好。撕脱牙在体外暴露时间少于 5 分钟进行再植，牙根表面的牙周膜细胞也可以获得良好的愈合。若撕脱牙在体外干燥时间在 30～60 分钟，牙周膜细胞坏死明显增加。一般认为撕脱牙在体外干燥大于 60 分钟以上，牙周膜组织几乎全部坏死。如果撕脱牙一直处于干燥状态，牙周膜组织会因为脱水而严重损伤，再植预后较差，会导致再植牙替代性吸收。因此，撕脱牙离体时间越短，预后越好。将离体后的牙齿储存在接近生理条件的适当介质中，可以保护牙周组织细胞。

（二）撕脱牙的储存方式

撕脱牙的储存方式也直接影响牙齿再植后的预后。储存介质需要含有牙周膜细胞生长所必需的营养物质，与体液相平衡的渗透压，不会引起免疫反应。目前公认的撕脱牙储存方法有以下几种。

1. **Hank's 平衡盐溶液（HBSS）** 目前 HBSS 被认为是脱位牙首选的保存介质，pH 为 7.2，渗透压为 320mOsm/kg，与牙周膜细胞具有良好的生物相容性。在 8～24 小时，保存于 HBSS 内的撕脱牙的牙根表面细胞活性较其他储存液高，在长达 72～96 小时仍可以保存细胞活性。

2. **牛奶** 牛奶 pH 为 6.5～7.2，渗透压为 270mOsm/kg，均适合细胞生存，并且无菌易于获得。牛奶含有上皮生长因子，可以促进 Malassez 剩余上皮增殖与再生，激活牙槽骨吸收，减少再植牙替代性吸收的发生。在 1 小时内，牛奶作为存储介质与 HBSS 的效果相同，优于生理盐水、唾液及自来水。2 小时后，即使牛奶已缺失其生理作用，但是适宜的渗透压仍使其在细胞水平具有同 HBSS 相似的效果。

3. **生理盐水** 能够维持组织内外渗透压平衡，保存细胞的活性，但是缺少细胞代谢所需的营养物质（镁、钙、葡萄糖等）。有研究表明，撕脱牙保存于生理盐水中 45 分钟后约 20% 细胞坏死，4 小时后约 45% 细胞坏死。因此，其主要作为短时间存储介质。

4. **唾液** 易于获得，可用作应急储存撕脱牙。唾液渗透压为 60～70mOsm/kg，低于体液（280mOsm/kg）。撕脱牙长时间储存于唾液中会使牙周膜细胞膨胀、细胞膜破损，所以不适合长时间储存。撕脱牙离体 1 小时后，存储于唾液中牙根表面细胞的坏死率是存储于 HBSS 和牛奶的 2 倍，但仅为干燥储存或自来水储存的 1/3。

5. **自来水** 不要将撕脱牙长时间保存在自来水中，因为自来水的渗透压较体液低，不利于根面牙周膜细胞的生存，导致细胞快速死亡，预后较差。

三、撕脱牙的复位再植术和固定术

（一）撕脱牙的处置

1. **根尖孔闭合型牙齿撕脱伤**

（1）如果撕脱牙已经被置于牙槽窝内保存，则应仔细检查患牙的复位情况，若牙齿表面存在污染，则用生理盐水冲洗牙面。若局部清洁且患牙复位良好，不要再将患牙取出，只需用生理盐水或者氯己定冲洗，清洁损伤局部。再植后 7～10 天，拆除固定装置之前行根管治疗。如果患牙复位不完全，应按照脱出性脱位或侧向脱位患牙的复位方法进行再次复位。

（2）如果患牙存储于 HBSS、牛奶、生理盐水、唾液等环境中和/或干燥时间不超过 60 分钟，应握住牙冠用盐水冲洗牙根表面以及根尖孔区域，并且将患牙浸入生理盐水中去除牙根表面污染和坏死的细胞。再植后 7～10 天，拆除固定装置之前行根管治疗。

（3）患牙干燥保存超过 60 分钟，用无菌盐纱布蘸取生理盐水轻轻擦拭牙根表面，去除坏死牙周组织。也有学者提出再植前对牙根表面进行药物处理（如 2% 氟化钠浸泡 20 分钟，pH 5.5）可以减少替代性骨吸收。在患牙再植前或再植后 7～10 天拆除固定装置之前行根管治疗。

2. **根尖孔开放型牙齿撕脱伤**

（1）如果撕脱牙已经被置于牙槽窝内保存，不要再将患牙取出，只需用生理盐水或氯己定冲洗，清洁损伤局部。复位后定期检测牙髓活力。

（2）如果患牙存储于 HBSS、牛奶、生理盐水、唾液等存储液中和/或干燥环境不超过 60 分钟，应握住牙冠用生理盐水冲洗牙根表面以及根尖孔区域。复位后定期检测牙髓活力。

（3）患牙干燥保存超过 60 分钟，用无菌纱布蘸取生理盐水轻轻擦拭牙根表面，去除坏死牙周组织。有学者提出对牙根表面进行药物处理（如 2% 氟化钠浸泡 20 分钟，pH 5.5）可以减少替代性骨吸收。也有学者提出患牙浸泡于多西环素溶液中（多西环素 10mg 溶于 200mL 生理盐水）5 分钟，可以明显提高牙髓再血管化的概率。

（二）牙槽窝及牙龈软组织的处理

1. 在局麻下用生理盐水冲洗牙槽窝，去除牙槽窝内的血凝块避免其影响检查及脱位牙复位，检查牙槽窝内是否有折裂牙片、骨片或其他异物，操作中切忌搔刮牙槽窝内壁，避免破坏其表面附着的牙周组织，影响撕脱牙的愈合。

2. 如果伴有牙槽窝骨壁骨折，可在复位患牙前用镊子柄轻轻将其复位。

3. 如有牙龈撕裂，在脱位牙复位之后、固定术之前缝合牙龈。

（三）撕脱牙固定术（图10-3-2）

在复位撕脱牙后，建议以点粘接方式预固定拍摄 CBCT 或 X 线片确定撕脱牙和牙槽骨壁复位情况（若伴有唇侧牙槽骨壁骨折，建议最好拍摄 CBCT，确定唇侧牙槽骨壁复位良好），明确牙齿复位方向与深度是否正确，以免出现二次外伤、复位不到位等情况，影响患牙预后。采用弹性固定的方法，患牙体外保

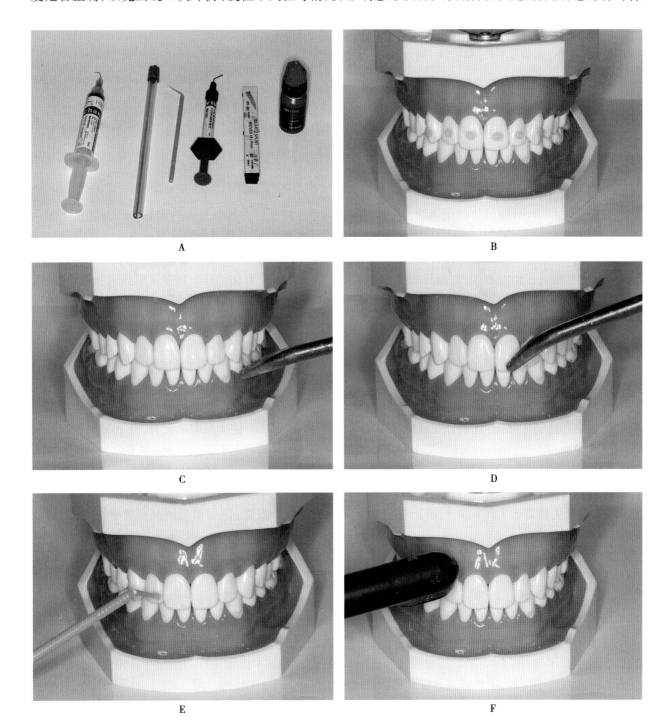

A　　　B

C　　　D

E　　　F

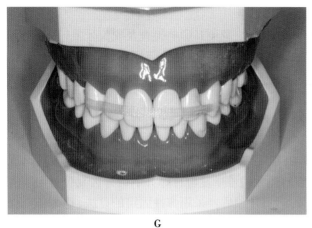
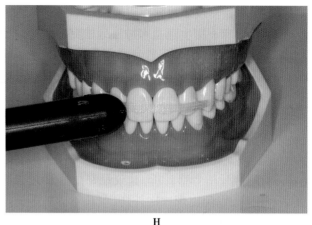

G   H

图 10-3-2 撕脱牙固定术操作流程

A. 准备材料 B. 酸蚀牙面 C. 冲洗 D. 干燥 E. 涂粘接剂 F. 光照 G. 放置流动树脂和纤维带 H. 光照固化

（空军军医大学第三附属医院贾列妮医师供图）

存时间小于 60 分钟的情况下固定 2 周。若伴有牙槽骨骨折和/或患牙体外保存时间大于 60 分钟的情况下，则建议可延长固定时间至 4 周。患牙复位固定后检查患牙咬合关系，磨除咬合干扰和早接触点。

四、撕脱牙再植后的复查及并发症处置

（一）牙髓活力判断及并发症处置

撕脱牙再植后，牙髓活力测试通常没有反应，人类牙髓神经的功能修复大约需要 36 天，之后牙髓活力测试可能出现反应，所以，撕脱牙再植术后必须监测牙髓活力状态并结合影像学检查。尤其是年轻恒牙，每 2 周需要复查一次，以后每半年复查一次，综合评估患牙的牙髓活力状态。一旦发现牙髓坏死或牙根吸收，应立刻进行相应治疗，可选择根尖诱导成形术或牙髓再血管化治疗。根据文献报道和临床观察，牙根发育成熟的撕脱恒牙，再植后牙髓坏死的概率为 100%，延期摘除坏死牙髓会加快炎症性吸收的进程，建议再植后 7~10 天时行牙髓治疗术。若治疗后仍出现进行性牙根吸收，根据患牙情况，必要时行根尖外科治疗，切除病变组织。

1. 年轻恒牙 年轻恒牙若在复查过程中发现牙髓坏死，可以行根尖诱导成形术和牙髓血运再生治疗。

（1）根尖诱导成形术：当年轻恒牙发生牙髓坏死或根尖周病变时，在消除根管内的感染后，通常用药物刺激根尖存活的牙乳头，使其分化成牙本质细胞促进牙本质形成，使牙根继续发育，达到牙根长度及根管壁厚度增加、根尖孔闭合的目的（图 10-3-3）。常用的根尖诱导成形剂有氢氧化钙、氢氧化钙+碘仿等。

1）操作步骤：①局部麻醉下，用橡皮障隔湿，开髓，建立直线通路，去除坏死牙髓，测量工作长度；②对根管进行化学预备，依次用 2.5% 次氯酸钠（10mL）、无菌生理盐水（5mL）、2% 氯己定（10mL）冲洗根管，冲洗时针尖放置于工作长度上方 2~3mm；③用无菌纸捻干根管，诱导形成制剂充满根管内，常规垫底充填。

2）治疗后每隔 3 个月复查。①临床检查：患者有无叩痛、松动，有无瘘管形成；②影像学检查：根尖区有无阴影，牙根长度、根尖孔大小的变化。

（2）牙髓血运再生术：在年轻恒牙牙髓发生感染或坏死的情况下，可选用牙髓血运再生术。这是一种生物性促进组织再生的技术，在有效的根管消毒基础上，用适当的药物诱导内源性牙髓干细胞和牙乳头间充质干细胞分化为成牙本质细胞和成牙骨质细胞，诱导根尖区硬组织沉积，实现根管壁增厚、牙根增长以及根尖孔闭合（图 10-3-4）。与根尖诱导成形术相比，此项技术能使治疗后的患牙获得更接近正常的牙根长度和根管壁厚度，可降低患牙远期根折的风险。

1）操作步骤：①局部麻醉下，用橡皮障隔湿，开髓，建立直线通路，测量工作长度，去除坏死牙髓；

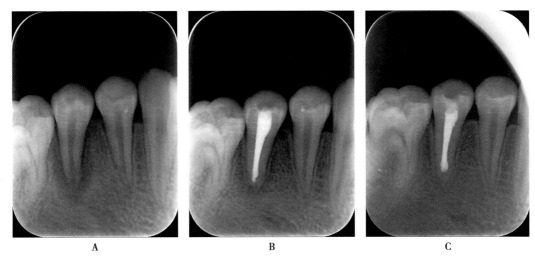

图 10-3-3 根尖诱导成形术
A. 术前根尖周大面积阴影 B. 术后 3 个月后根尖周炎症明显缓解 C. 术后 8 个月牙根闭合,牙周膜腔清晰

(空军军医大学第三附属医院张百泽医师供图)

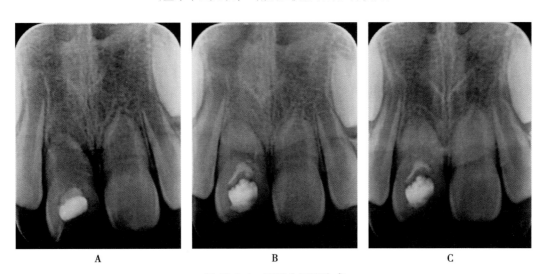

图 10-3-4 牙髓血运再生术
A. 术后即刻根尖呈喇叭口状开放 B. 术后 3 个月牙本质桥形成 C. 术后 6 个月根管闭锁,根尖周正常发育,根尖闭合

(空军军医大学第三附属医院刘艳丽医师供图)

②对根管着重进行化学预备,依次用 2.5% 次氯酸钠(10mL)、无菌生理盐水(5mL)、2% 氯己定(10mL)冲洗根管,冲洗时针尖放置于工作长度上方 2~3mm;③用无菌纸捻干根管,封三联抗生素糊剂到釉质牙本质界水平(甲硝唑、环丙沙星、米诺环素,质量比 1∶1∶1),暂封。

2)2 周后复诊:临床检查:患牙无自觉不适,无叩痛。①局部麻醉下用橡皮障隔湿,去除暂封,依次用 2.5% 次氯酸钠(10mL,冲洗时针尖距工作长度 2~3mm)、无菌生理盐水(5mL)、17% EDTA(10mL)进行化学冲洗,操作中勿向根尖区加压;②用无菌纸捻干根管,使用无菌 K 锉刺破根尖区组织,使血液充满根管至釉牙本质界,大概保持 15 分钟,血凝块形成后,用 MTA 或 iRoot BP 等生物陶瓷类材料覆盖,暂封。

3)治疗后第 3、6、12、24 个月时复查。①临床检查:患者有无叩痛、松动,有无瘘管形成;②影像学检查:根尖区有无阴影,牙根长度、根尖孔大小的变化。

2. 牙根发育完全的恒牙 对于牙根发育完全的恒牙,牙髓坏死的处理方法为牙髓治疗,可以使用常规根管治疗方法、药物和根管充填材料。有研究指出,在牙胶行根管充填之前使用氢氧化钙封药 2 周可以提高牙周愈合率。

（二）牙周膜愈合及牙根吸收

撕脱性损伤患牙的愈合形式包括理想的牙周膜性愈合和病理性的牙根吸收。据文献统计，撕脱牙再植后牙周膜愈合率是 9%～50%，而牙根吸收的发生率为 57%～80%。较高的牙根吸收率是影响撕脱牙再植后留存率最大的问题。

1. **牙根表面吸收**　牙根表面吸收是指牙根表面的牙周膜局限性损伤，在再植后 1 周即可发生。牙根面的牙骨质和/或牙本质内有吸收陷窝出现，牙周膜结构正常，无炎性变化（图 10-3-5）。单纯的表面吸收有自限性，可由新生的牙骨质、牙周膜形成新的再附着予以修复。

2. **牙根炎症性吸收**　如果出现牙髓坏死时，根管内的感染可经牙本质小管到达牙周组织，造成吸收陷窝，激活破骨细胞，造成牙根的炎性吸收（图 10-3-6）。发生炎性吸收时，其治疗方法与其他无牙髓活力的外伤患牙一样。采用机械预备加化学预备的方法彻底去除坏死牙髓和根管内的细菌，配合使用氢氧化钙根管内封药，可达到对牙根炎性吸收的有效控制。

3. **牙根替代性吸收**　替代性吸收一般发生在患牙再植后的 2 周。年轻患牙发生替代性吸收时，牙齿会固定在原来的位置并且影响牙槽骨的继续发育，这将导致患牙与邻牙位置的差异。通常发生替代性吸收的患牙低于咬合平面，邻牙向该间隙倾斜，局部牙槽骨骨量不足，影响后期的修复效果（图 10-3-7）。吸收的速度取决于牙周膜损伤程度、患者的年龄及生长发育水平。根据文献报道，由于替代性吸收导致的患牙牙冠低于邻牙 1～1.5mm 时，从釉质牙骨质界去除牙冠，保留牙根在牙槽骨内等待其被自然吸收，可以有效保留牙槽骨的宽度和高度，利于后期的种植修复。也可对替代性吸收的患牙截除牙冠，待牙根自然吸收后，通过正畸的方法关闭缺牙间隙，然用采用冠修复的方式恢复美观。

对于牙根发育完成和牙槽骨发育稳定的成年患牙，替代性吸收的进行非常缓慢，不需特殊处理，这种患牙常可保留 10～20 年。

【相关研究及进展】随着干细胞技术的不断发展，越来越多的研究将自体牙周膜细胞或牙周膜干细胞应用于牙周组织再生。研究表明，外源性牙周膜干细胞能够明显促进延迟再植或干燥保存的撕脱性损伤患牙的牙周组织愈合，将其与自体富血小板纤维蛋白（platelet-rich fibrin，PRF）复合后，促进牙周组织修复的效果更加理想。尽管干细胞的临床应用还因伦理、免疫等原因无法开展。但是，对于脱位牙来说，促进其牙周愈合的干细胞主要存在于牙根表面的牙周膜和牙槽窝内壁残留的牙周膜中，并且随血液来源的归巢的干细胞可能也是发挥组织愈合的重要的种子细胞来源。事实上，不论是何种来源的干细胞，其分化的命运都受控于细胞所处的体内微环境，生长因子、细胞因子等信号分子形成网络调控的微环境，精细地调控干细胞的增殖和分化。来源于自体血液的 PRF 是一种不添加任何抗凝物质，完全由自体血液离心获得，能缓慢释放多种天然比例生长因子的三维支架生物材料，且因富集血液中的白细胞而发挥一定的抗炎和免疫调节作用。因来源于自体，不可能产生免疫排斥，具有极佳的安全性和生物相容性。临床试验证实，将患者自体血液来源的 PRF 局部应用于脱位时间较长的牙撕脱伤，可促进其牙周愈合，减少各种病理性吸收的发生。该技术操作简单、可行性强，且效果显著，可广泛应用于延迟

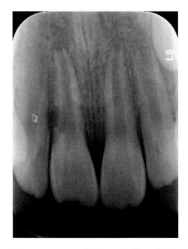

图 10-3-5　牙根表面吸收 X 线片
（空军军医大学第三附属医院王疆医师供图）

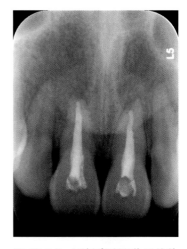

图 10-3-6　牙根炎症吸收 X 线片
（空军军医大学第三附属医院王疆医师供图）

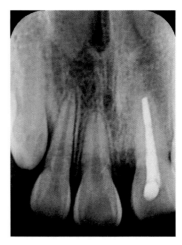

图 10-3-7　牙根替代性吸收 X 线片
（空军军医大学第三附属医院刘艳丽医师供图）

再植脱位牙的临床救治。方法及步骤如下。

1. **第一次就诊**　询问患者牙齿撕脱原因及全身系统性疾病情况,排除患者全身及颅脑问题。采用无菌纱布蘸取生理盐水进行根面擦拭及生理盐水冲洗。再植前 20 分钟将患牙置于 2% 氟化钠中浸泡。操作步骤如下。

（1）检查牙根是否存在肉眼可见的根折线。

（2）快速取患者静脉血 10mL 置于无菌玻璃离心管中进行离心,以 400g 的速度离心 10 分钟。

（3）局部浸润麻醉。

（4）检查牙槽窝,确定是否存在严重的牙槽骨壁骨折。

（5）用钛链进行唇弓制备(若纤维带固定可省略)。

（6）将离心后的全血静置 5 分钟后,制作 PRF 颗粒。

（7）将 PRF 颗粒置于牙槽窝后,再将离体牙轻轻旋转置于其牙槽窝中。

（8）确定位置无误后,常规进行牙面酸蚀、涂布粘接剂,采用流动树脂进行松牙固定。

（9）拍摄 X 线片确定患牙复位成功。

2. **第二次就诊(次日复诊)**　拍摄 CBCT,明确是否伴有牙槽突骨折,明确患牙复位情况。

3. **第三次就诊(2 周后复诊)**

（1）拍摄 X 线片,明确患牙牙周愈合情况及根尖周阴影情况。

（2）患牙行根管治疗。

（3）拆除钛链,牙面抛光,检查患牙松动度、牙周状况等。

4. **第四次就诊(4 周复诊)**

（1）拍摄 X 线片,明确患牙牙周愈合情况及根尖周阴影情况。

（2）检查患牙松动度、牙周状况等。

（3）完善根管治疗。

5. **规律复诊(第 3 个月、6 个月、1 年、2 年复诊)**

（1）拍摄 X 线片及 CBCT,明确患牙牙周愈合情况及牙根吸收情况。

（2）检查患牙松动度、牙周状况等。

若为生长发育期的儿童和青少年,且预后评估有较高的替代性吸收发生的可能,则需适当缩短复诊间期,密切监控牙根吸收情况,防止因牙根快速炎性吸收而导致的牙齿松动脱落,或因牙根快速替代性吸收而导致的根骨粘连和根周牙槽骨发育受阻。

（张　旻）

第四节　乳牙外伤的治疗特点

乳牙外伤是继龋病之后危害儿童口腔健康的第二大疾病,关于乳牙外伤发生率的文献报道差异较大,范围在 4%～33%,跌倒摔伤是最常见的致病原因。乳牙外伤高发年龄段报道也不一,多数发生在 3～4 岁,也有报道多发于 1～3 岁儿童,约占乳牙外伤病例的 1/2,最常累及上颌中切牙,发生原因主要是因为这个年龄阶段的儿童刚刚开始学习走路,而运动和反应能力还处于发育阶段,容易出现意外摔倒或者撞伤,造成乳牙外伤。许多研究表明,有 1/3 的儿童都在 5 岁之前遭受过牙齿外伤。

乳牙外伤的分类及临床表现与恒牙外伤相似,诊断及分类可参照恒牙外伤。但由于乳牙特殊的解剖结构,儿童乳牙列期的特点是牙槽骨较疏松,外伤时根折或冠折较少,更容易造成牙齿移位或脱出。

一、乳牙牙体硬组织损伤

(一)乳牙简单冠折

1. **乳牙牙釉质损伤及牙釉质折断**　牙釉质损伤又称为牙釉质裂纹,是指牙釉质内部结构出现裂纹。牙釉质损伤往往伴随着牙釉质折断,牙釉质折断有实质性的釉质缺损,但缺损止于釉牙本质界(图 10-4-1)。

（1）临床检查：可见乳牙牙釉质裂纹或牙釉质缺损，乳牙牙釉质裂纹的检查方法同恒牙。

（2）X线检查：牙周膜腔无异常。

（3）治疗原则：调磨乳牙牙釉质缺损的锋利边缘，避免划伤口唇软组织。

（4）复查及预后：根据儿童生长发育需求定期复查牙髓及根尖周情况。

2. 乳牙牙釉质-牙本质折断 乳牙冠折累及牙釉质和牙本质，有牙齿的实质性缺损，没有牙髓暴露。

（1）临床检查：乳牙冠折致牙本质暴露，近髓处的牙本质层过薄时呈粉红色，偶有患儿感觉疼痛敏感，温度和咀嚼刺激时敏感（图10-4-2）。

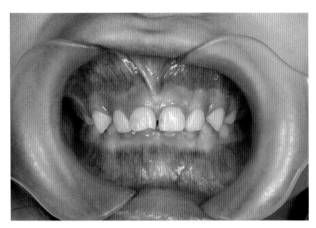

图10-4-1　乳牙牙釉质损伤及牙釉质折断
（南方医科大学口腔医院任飞医师供图）

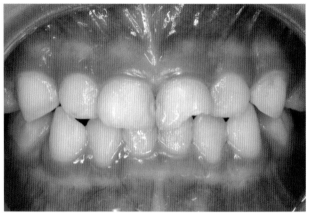

图10-4-2　乳牙牙釉质-牙本质折断
（南方医科大学口腔医院任飞医师供图）

（2）X线检查：牙周膜腔无异常，折断线接近牙髓但未暴露。

（3）治疗原则：可行乳牙盖髓术，用玻璃离子完全封闭牙本质折断面，防止微渗漏。缺损较大时，可行复合树脂修复缺损牙冠。

（4）复查及预后：3～4周后复诊，复查牙髓及根尖周情况。

（二）乳牙复杂冠折

乳牙冠折不仅会累及牙釉质和牙本质，造成牙齿实质性缺损，并且牙髓暴露。

（1）临床检查：乳牙冠折达牙本质，可见牙髓暴露（图10-4-3）。

（2）X线检查：牙冠缺损，髓腔暴露，根尖周组织未见异常。

（3）治疗原则：根据年龄和牙髓情况，选取活髓切断术或者牙髓摘除术。活髓切断术需去除全部冠髓，用氢氧化钙覆盖创面，上层用加强型玻璃离子封闭，最后复合树脂修复。牙髓摘除术后行常规乳牙根管治疗术。

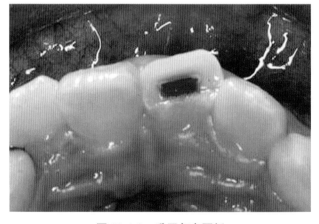

图10-4-3　乳牙复杂冠折

（4）复查及预后：1周后临床检查。6～8周、1年后行临床检查及影像学检查。影像学检查可以发现活髓切断术后未发育完全的乳牙根尖继续发育，露髓处形成硬组织屏障。若治疗失败，乳牙根尖周出现根尖周病变，牙根停止发育。

（三）乳牙冠根折

乳牙发生冠根折会同时累及牙釉质、牙本质、牙根（图10-4-4）。

（1）临床检查：冠部断片松动，仍附着在牙齿上，靠牙龈和牙周纤维来支撑。

（2）X线检查：斜向折裂时，可见折裂线范围与龈缘的关系。

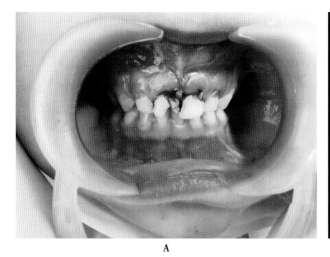
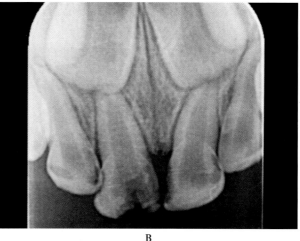

图 10-4-4　乳牙冠根折
A. 右侧上颌乳前牙冠部折裂　B. 右侧上颌乳前牙近中牙根颈部折裂
（空军军医大学第三附属医院杨曙瑛医师供图）

（3）治疗原则：冠根折的乳牙通常选择拔除。如患儿发育已进入替牙期，可不予进一步治疗。如患儿仍处于乳牙列发育阶段，需行义齿型间隙保持器管理缺牙间隙。

（四）乳牙根折

乳牙根折常发生于根中 1/3 和根尖 1/3 处。根中 1/3 折断，冠部断片有一定的松动度，常向冠方或口内方向移位。

（1）临床检查：折断部分牙齿可见移位或松动（图 10-4-5A）。

（2）X 线检查：根中 1/3 或根尖 1/3 处可见折裂线（图 10-4-5B）。

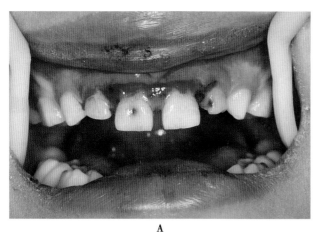
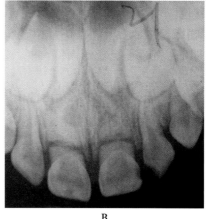

图 10-4-5　乳牙根折
A. 乳牙根折　B. 乳牙根折 X 线片
（首都医科大学附属北京口腔医院龚怡医师供图）

（3）治疗原则：牙冠无明显移位，无需治疗。牙冠松动度不大时，可重新复位并用牙弓夹板固定。牙冠明显移位、松动度较大时，应拔除冠方折断部分，保留断根，待其吸收或排出。

（4）复查及预后：1 周、6～8 周、1 年后行影像学检查。

二、乳牙牙周组织损伤

（一）乳牙牙震荡

患牙受到外伤后，造成牙周支持组织损伤，但未出现牙周纤维充血及断裂。

（1）临床检查：牙齿没有松动或移位，替牙期患牙有生理性动度，牙龈未见明显渗血（图 10-4-6）。

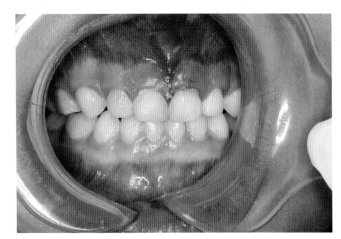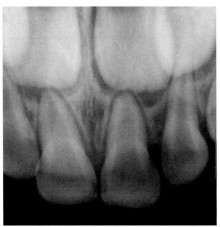

图 10-4-6 乳牙牙震荡
（南方医科大学口腔医院任飞医师供图）

（2）X 线检查：未见明显牙齿移位。

（3）治疗原则：以观察为主，如出现牙齿变色或者根尖周病变，及时行乳牙根管治疗。

（4）复查及预后：1 周、6~8 周后行临床检查。

（二）乳牙半脱位

患牙受到外伤后，造成牙周支持组织损伤，包括牙周膜纤维的破裂、水肿或出血，出现异常松动，但无移位。

（1）临床检查：患牙仍在正常位置，松动但无移位，叩痛，患者不能咬合，伴有龈缘渗血（图 10-4-7）。

（2）X 线检查：牙齿在牙槽窝内的位置正常，牙周间隙一般正常或增宽。

（3）治疗原则：采用全口牙列咬合垫，消除咬合创伤。固定 2~3 周，对患牙加以保护。

（4）复查及预后：1 周、6~8 周后复查，可能会发现牙冠变色，通常无需干预。若出现窦道或严重的牙冠变色，要给予治疗消除炎症。

（三）乳牙脱出性脱位

乳牙在外力作用下，从牙槽窝向切端部分脱出，造成牙周组织破坏。

（1）临床检查：乳牙部分脱出牙槽窝，牙齿伸长，松动度较大，影响咬合（图 10-4-8）。

（2）X 线检查：根尖部牙周膜腔增宽。

（3）治疗原则：治疗取决于乳牙移位程度、松动度、牙根的形成情况和患儿的配合情况综合考虑。牙根未形成的乳牙发生轻度脱出时，可进行复位或者观察其自行调整。牙根已形成的乳牙如

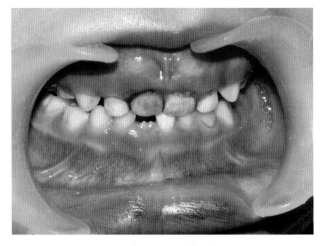

图 10-4-7 乳牙半脱位
（首都医科大学附属北京口腔医院龚怡医师供图）

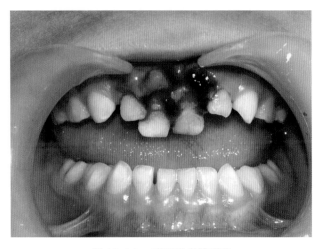

图 10-4-8 乳牙脱出性脱位
（首都医科大学附属北京口腔医院龚怡医师供图）

发生严重脱出或牙根大部分吸收接近替换期,则应考虑拔除。

（4）复查及预后:1周、6～8周、6个月、1年后进行复查,观察是否出现牙齿变色,应及时干预根尖周炎症。

（四）乳牙侧向移位

乳牙受到撞击引起牙齿移位,通常向唇舌侧、腭侧方向扭转,通常牙齿不松动。

（1）临床检查:乳牙部分脱出牙槽窝,偏离长轴向唇腭(舌)侧偏离,可伴有牙槽骨骨折,牙齿不松动(图10-4-9)。

（2）X线检查:根尖偏移侧牙周膜腔消失,另一侧牙周膜腔增宽。同时评估偏移根尖与恒牙胚位置关系。

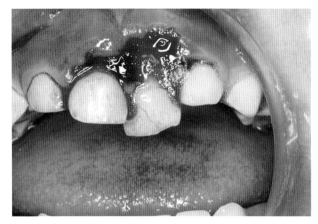

图 10-4-9　乳牙侧向移位
（首都医科大学附属北京口腔医院龚怡医师供图）

（3）治疗原则:检查口腔内如果没有咬合干扰,可不予干预,经由舌部的生理性作用力自行复位,这一过程通常会在3个月内完成。如有轻微咬合干扰,可进行调𬌗。若咬合干扰严重,可在局麻下进行复位、固定。对于严重移位的患牙,尤其是冠方向唇侧移位,为避免继承恒牙胚严重受损,应考虑拔除。

（4）复查及预后:1周、2～3周、6～8周、1年后复查。复位的乳牙一般预后较好。

（五）乳牙嵌入性脱位

乳牙在外力作用下沿长轴向牙槽骨深部移位,嵌入牙槽骨,可造成牙槽骨壁骨折或牙槽窝的碎裂,同时伴有牙周膜和牙髓损伤(图10-4-10)。

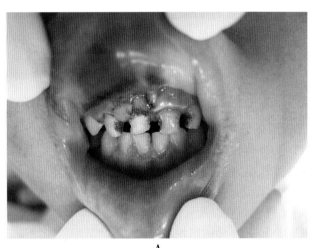

A

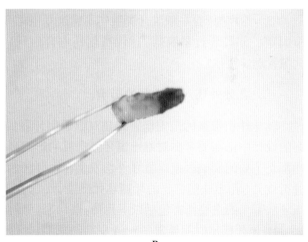

B

图 10-4-10　乳牙嵌入性脱位
A.51嵌入性脱位　B.51拔除
（首都医科大学附属北京口腔医院龚怡医师供图）

1. **临床检查**　要注意检查乳牙嵌入移位的程度和方向。移位程度是由挫入乳牙的切端和相邻两个正常乳牙的切端构成的水平来衡量,以毫米为单位进行记录,以便复查时进行比较。乳牙根尖是否向唇侧或腭(舌)侧移位具有非常重要的意义,如果乳牙冠向唇侧移位,则恒牙胚很可能会受到直接损伤。

（1）乳牙嵌入移位的程度:①轻度,牙冠外露＞50%;②中度,牙冠外露＜50%;③重度,严重或完全嵌入。

（2）乳牙嵌入移位的方向

1）当乳切牙舌侧受力时，牙冠向唇向移位，牙根向腭侧嵌入，移向恒牙胚方向，X线片显示牙齿影像拉长。

2）当乳切牙唇侧受力时，牙冠向腭（舌）向移位，乳牙根远离恒牙胚，X线片显示牙齿影像缩短。

2. 治疗原则　乳牙嵌入性脱位应根据牙齿移位程度、方向决定治疗方案。首先，乳牙嵌入性脱位不应拉出复位，以免二次创伤或通过龈沟和牙周间隙造成感染。轻度嵌入可待其自行萌出。中、重度嵌入很少自行萌出，牙髓可能坏死。若不能自行萌出，说明可能发生根骨固连，会影响恒牙萌出，应考虑拔除。根向腭侧移位的患牙，可导致根尖部触及或侵入恒牙胚，建议治疗时轻轻拔除患牙，以减少对恒牙胚的压力。根向唇侧移位的患牙，距恒牙胚有一定距离，若无根尖病变，一般不影响恒牙胚发育，可定期观察。

3. 复查及预后　乳牙嵌入性脱位的常见并发症有牙冠变色、牙髓坏死、病理性牙根外吸收、根尖周炎、再萌出失败和固连。复查时间一般是1周后行临床检查，3～4周后行临床和影像学检查，6～8周后行临床检查，6个月、1年以上的行临床和影像学检查。

（六）撕脱性损伤

（1）临床检查：乳牙在牙弓中缺失，临床表现与完全性嵌入或根折伴牙冠断片丢失的情况类似（图10-4-11）。在确诊乳牙全脱位前，应考虑还有以下的外伤因素：是否能找到脱位的乳牙？是否有乳牙深度挫入的可能？乳牙是否被患儿误吸？

（2）X线检查：必须进行影像学检查，以证实牙槽窝确实是空虚的，并排除缺失的患牙完全挫入的可能。

（3）治疗原则：一般乳牙撕脱伤不建议复位再植固定。如乳牙过早脱落，建议待创伤愈合后行间隙管理。

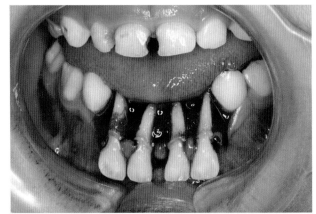

图 10-4-11　乳牙撕脱性损伤合并牙槽突骨折
（首都医科大学附属北京口腔医院龚怡医师供图）

三、乳牙外伤对恒牙胚的影响

乳牙外伤带来的最大伤害就是对继承恒牙胚的损伤，所以任何一种乳牙外伤在治疗前评估、治疗方案的设计中都需要考虑对继承恒牙胚造成的影响以及影响大小。患儿受伤的年龄、乳牙移位的程度及方向都是主要的影响因素。乳牙外伤发生在恒牙胚的早期阶段、乳牙移位伤及恒牙胚或者继承恒牙胚位于骨折线处、乳牙外伤引起的牙髓坏死感染等，都会对继承恒牙胚造成不同程度的伤害。乳牙外伤给继承恒牙胚带来的主要伤害包括以下几种：萌出时间异常、萌出位置异常以及牙齿形态异常。

1. 恒牙萌出时间异常　3～4岁期间，当乳牙因外伤过早脱落，牙龈组织增厚，皮下的结缔组织增厚，恒牙萌出时无法破龈，一般多需要行牙齿导萌术协助恒牙萌出。因此，临近替牙期时，要多次拍片观察。恒牙牙根一旦发育至1/2或2/3，若仍然没有萌出迹象，要及时干预治疗。

2. 恒牙萌出位置异常　恒牙萌出前可能会出现埋伏阻生、倒置等萌出异常。在恒牙萌出后如位置异常，应及早与正畸医师会诊，以免错过最佳干预治疗时机。

3. 恒牙牙齿形态异常　主要分为冠部形态异常和根部形态异常。冠部形态异常包括牙釉质发育不全、白斑或者黄褐斑等。根部形态异常包括牙根弯曲、短根、双重牙根、牙根发育部分或者全部停止。根据牙根形态、治疗后冠根比例制订最佳治疗方案。

除以上情况以外，严重的牙齿外伤可能会导致继承恒牙胚坏死、牙胚停止发育、成瘤样变化等，医师要根据具体情况制订及时、合理的治疗方案。

（刘艳丽）

第五节　前牙外伤的即刻种植修复

一、选择种植治疗的前牙外伤类型

前牙外伤有时会造成牙齿缺失,目前选择种植手段修复牙外伤造成的牙齿缺失或牙外伤治疗失败后的牙齿缺失,逐渐成为一种简单易行且效果稳定的治疗手段。

前牙外伤种植修复的适应证包括:①牙齿撕脱性损伤;②复杂冠根折、有些嵌入性脱位或者伴有牙槽骨骨折的侧方脱位治疗失败导致的牙齿缺失;③牙外伤治疗后牙齿出现进行性根吸收、不可修复的冠根折、预后不良的颈 1/3 根折等需要拔除时,种植治疗也成为首选方案之一。

二、前牙外伤选择种植治疗应考虑的因素

当医师面对前牙外伤的患者时,牙齿缺失是选择种植治疗,还是选择传统方法修复? 是选择自体牙移植,还是选择正畸治疗关闭间隙? 一定要根据患者的多种因素综合考虑,才能制订治疗计划,具体需要考虑的因素如下。

1. 患者牙外伤的类型是否属于选择种植治疗的适应证?

2. 选择种植治疗是否优于其他治疗方法?

3. 因为年轻患者种植治疗存在种植体下沉的风险,患者年龄是否适合选择种植治疗?

4. 选择种植治疗的时机是否合适? 牙外伤拔牙后同时种植,还是拔牙窝愈合后种植?

5. 牙槽骨预期的生长高度是多少? 邻牙牙冠和牙根之间的间隙是多大? 咬合关系及牙槽骨情况是怎样的?

6. 选择哪种治疗方法可以获得长期的美学效果和功能?

7. 对种植治疗失败可能性的预测结果如何?

为了选择更好的治疗方案,需要为患者制取口内研究模型、拍摄口内 X 线片,必要时拍摄 CBCT 帮助确定。

三、不同类型前牙外伤的种植治疗

1. **恒牙撕脱性损伤**　恒牙撕脱性损伤是牙外伤严重的类型之一,牙齿完全脱离牙槽窝。最好的治疗方法是保存患牙,进行牙齿再植手术。但是,牙齿撕脱后的再植效果受多种因素的影响,与撕脱牙的离体时间和储存方式、牙根的发育程度、牙周组织的健康状况密切相关。如果成年人的恒牙发生撕脱伤后,患者将牙齿丢失,或者延期就诊,牙齿撕脱后牙龈已经愈合,应根据牙槽骨愈合情况考虑选择种植治疗。

2. **年轻恒牙撕脱性损伤**　年轻恒牙撕脱性损伤再植术后远期效果不理想,患牙易产生骨粘连。患者往往经历撕脱牙的再植、牙髓治疗、正畸治疗和外科拔牙的漫长过程,最终行植骨和种植修复治疗,达到外伤牙的完美修复。

3. **嵌入性牙脱位**　嵌入性牙脱位治疗方法的选择应根据牙根发育的不同阶段、患者的年龄、牙嵌入的严重程度、牙槽骨的损伤程度来决定。一般选用三种不同的治疗方法:自然再萌、正畸牵引和外科手术的方法。

成年人恒牙发生嵌入性脱位后,远期预后效果不佳,易发生牙髓坏死、牙根吸收、边缘骨丧失。所以,成年人恒牙嵌入性脱位经常选择拔牙、种植修复治疗。

4. **冠根折**　大部分复杂冠根折都不适合修复治疗,可以根据患者的年龄,考虑选择拔牙、种植修复治疗。

5. **根折**　根尖 1/3 根折和根中 1/3 根折可通过牙弓夹板固定来保留患牙,但是一些多发性的根折和颈部 1/3 根折,可考虑选择拔牙、种植修复治疗。

四、牙缺失后种植治疗的生物和外科方面的考虑

（一）患者的期望值

首先,要充分了解患者的治疗需求。通常患者在缺失牙后首先想得到一口漂亮的牙齿,并且希望种植牙能维持尽可能长的时间。其次,考虑治疗费用的问题。因此,医师需要掌握各种不同的种植方案的美观和功能效果,客观评价传统固定修复和种植修复的远期疗效及稳定性。

（二）临床医师的挑战

前牙区牙齿种植修复对医师具有挑战性。系统的术前分析、正确的治疗方案、良好的临床操作,以及种植体的植入位置、种植体大小的选择都对前牙种植修复的美观至关重要。另外,患者的解剖因素、在水平或垂直向是否存在骨异常、骨及软组织是否有缺陷、是否多颗牙缺失,都会对前牙种植的美观效果产生影响。

（三）美观种植区生物学方面的考虑

种植体周围的软组织形态很大程度上是受其周围的骨形态影响的,医师应该充分了解牙槽嵴的解剖形态,包括各个方向软组织和支持骨组织的形态。近些年来,大量研究涉及天然牙的牙槽骨生物学宽度的要求,同样适用于以骨结合为基础的种植体。这些研究显示,种植体周围软组织的厚度为唇面约 3mm、邻面 4.5~5.0mm。软组织的这些数据可以提示牙槽骨的位置。

牙槽骨有两个重要的解剖结构:邻面牙槽骨的高度、唇侧牙槽骨的厚度和高度。不管有无种植体龈乳头,邻面牙槽骨高度均很重要。牙槽嵴顶到接触点的距离超过 5mm,天然牙和种植体周围的龈乳头就不贴合。单颗种植体邻面的龈乳头高度并不取决于其邻面牙槽骨的高度,而是取决于相邻自然牙邻面的牙槽骨高度。

（四）美观区理想的种植体位置

在正确的三维位置植入种植体是获得良好美观效果的关键。种植体位置和修复体之间的关系应参考种植体肩台的位置而定。应从三个方向来审视种植体肩台:颊舌向、近远中、冠根向。从颊舌向观时,种植体肩台唇侧必须有大于 2mm 的牙槽骨,以防止以后由于牙槽骨吸收导致牙龈退缩,过于偏向唇侧存在软组织退缩的风险。另外,完成种植牙上部修复时,也存在修复体与种植体轴向不一致的问题,使得种植体的上部修复体难以完成。种植体的位置是否准确始终是由要修复体的位置来决定,理想的种植体颊舌向的位置如图 10-5-1 所示。

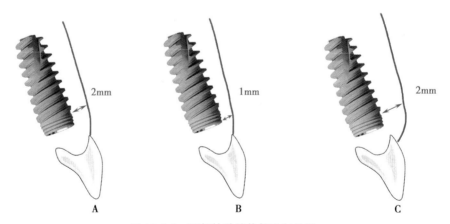

图 10-5-1　理想的种植体颊舌向位置
A. 相对于要修复的牙冠位置,种植体位置不正确　B. 唇侧牙槽骨不足　C. 理想的种植体位置

近远中向植入种植体时,如果种植体太靠近邻牙(距离小于 1.5mm),将导致邻牙邻面牙槽嵴吸收,邻牙邻面牙槽嵴高度降低进而导致龈乳头高度降低。在 2 颗相邻位置的种植体之间,如果距离小于 3mm 也会导致种植体间牙槽骨吸收,从而导致龈乳头高度降低。所以,使用不合适的种植体,特别是过大的种植体会引起美观问题。使用宽基台或宽颈部的种植体,会距邻牙过近或距颊侧牙槽骨过近,也可导致以上并发症。理想的种植体近远中向位置如图 10-5-2 所示。

　　牙齿缺失不仅会引起颊舌向牙槽骨丧失，还会引起冠根向垂直高度降低，牙齿过早缺失或外伤后固连的现象更为明显，从而导致种植体植入后龈缘形态不协调引起的美观问题。冠根方向种植体肩台的位置应为拟制作修复体颊侧龈缘中点根方约 3mm，可以运用可显示拟制作修复体根缘形态的手术模板来完成。植入根向危险区（拟形成龈缘根方 3mm 以上的区域）的种植体可导致唇侧牙槽骨吸收和牙龈退缩。冠方危险区的概念是种植体肩台位于龈上，会导致金属边缘暴露，外形差。理想的种植体冠根向位置如图 10-5-3 所示。

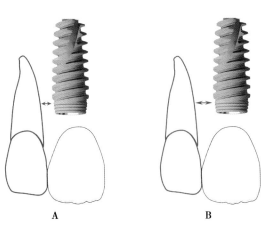

图 10-5-2　理想的种植体近远中向位置
A. 种植体与邻牙距离过小（小于 1.5mm）　B. 种植体与邻牙距离适中（不小于 1.5mm）

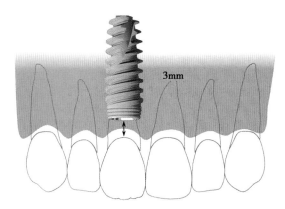

图 10-5-3　理想的种植体冠根向位置

（五）创建和维持正常的牙龈形态

　　牙龈的颜色、质地和位置形成了软组织的外形。

　　1. 牙龈位置和形态　　唇面反复切开种植区的牙龈易形成瘢痕。唇侧龈缘位置主要由种植体植入的位置和深度决定。

　　2. 牙间龈乳头　　种植体周围的环形胶原纤维并不能像天然牙那样由牙龈胶原纤维插入牙骨质以支持牙间龈乳头，因此，牙间龈乳头的形成和维持是种植学很大的挑战。如果接触区到骨嵴顶距离为 3～4mm，龈乳头可 100% 充填间隙，如果此距离为 6mm，则这一概率降为 50%～60%。

（六）术前检查需考虑的修复及外科方面的因素

　　1. 前牙外伤缺失，种植修复方面需考虑的问题

　　（1）检查邻牙：如果邻牙需要修复或有大面积的充填体，可推荐固定桥修复。

　　（2）检查咬合关系和咬合习惯：深覆𬌗和偏侧咀嚼是种植治疗的禁忌证。

　　（3）检查邻牙之间的间隙：最小间隙是 6～7mm。

　　（4）检查尖牙引导：在尖牙区种植，其上部修复应尽量避免尖牙保护𬌗。

　　2. 前牙外伤缺失，种植外科方面需考虑的问题　　外科手术方案完全由牙槽骨的状况决定。垂直向和水平向牙槽骨萎缩是前牙缺失后的常见问题，尤其是缺失较早的牙齿或唇侧骨板破坏的撕脱伤牙齿。术前需通过 X 线片或 CBCT 了解种植区的牙槽骨状况。

　　（1）骨量充足，单颗种植体植入：牙齿还未拔除或拔除不久，骨量充足。根据种植体系统的要求预备种植区域，种植体的理想位置是种植固位体与原天然牙一致。种植体颈部水平对于上部结构的美观效果影响很大。种植体与邻牙之间应有 1.5mm 的距离。种植体植入后，缝合龈瓣。植入种植体后推荐使用 2～4 天的抗菌药。同时，推荐术前术后使用 0.12% 氯己定含漱液。

　　（2）骨缺陷，单颗种植体植入：伴有骨缺陷的上颌前牙区进行种植时，须同时进行植骨术。术区修整平滑后，将种植体小心植入正确的位置，避免放在危险区内。种植体的初期稳定性是形成成功骨结合的前提。

　　如果牙槽骨有局部缺损，一旦有两壁骨袋，需要同时进行引导骨再生术（guided bone regeneration，

GBR），为牙周和种植体周围的骨组织长入提供生物环境。植骨术通常使用自体骨加代谢率低的去蛋白小牛骨粉。在植骨材料上覆盖一层胶原屏障膜，可避免取膜的手术过程。如果使用的是埋伏种植体，在恢复期需要无张力缝合龈瓣。

（盛列平）

参 考 文 献

1. ANDREASEN J O, ANDREASEN F M, Andersson L. Textbook and Color Atlas of Traumatic Injuries to the Teeth. 4th ed. Oxford：Blackwell Publishing Ltd., 2007.

2. PETERSSON E E, ANDERSSON L, SÖRENSEN S. Traumatic oral vs non-oral injuries. Swed Dent J, 1997, 21（1-2）: 55-68.

3. O'BRIEN M. Children's dental health in the United Kingdom 1993. London：Her Majesty's Stationery Office, 1994.

4. KASTE L M, GIFT H C, BHAT M, et al. Prevalence of incisor trauma in persons 6 to 50 years of ages: United States, 1988-1991. J Dent Res 1996, 75: 696-705.

5. GONG Y, XUE L, WANG N, et al. Emergency dental injuries presented at the Beijing Stomatological Hospital in China. Dent Traumatol, 2011, 27（3）: 203-207.

6. 王楠, 龚怡. 急性牙外伤在儿童及青少年中的流行与分布特点. 中华急诊医学杂志, 2010, 19（7）: 757-760.

7. ZHANG X, GONG Y. Characteristics of avulsed permanent teeth treated at Beijing Stomatological Hospital. Dent Traumatol, 2011, 27（5）: 379-384.

8. 龚怡. 牙外伤. 2版. 北京：人民卫生出版社, 2017.

9. ANDREASEN F M, ANDREASEN J O, BAYER T. Prognosis of root-fractured permanent incisors-prediction of healing modalities. Endod Dent Traumatol, 1989, 5（1）: 11-22.

10. ANDREASEN J O, ANDREASEN F M, ANDERSSON L. 牙外伤教科书及彩色图谱. 葛立宏, 龚怡, 译. 4版. 北京：人民卫生出版社, 2012.

11. ZALECKIENE V, PECIULIENE V, BRUKIENE V, et al., Traumatic dental injuries: etiology, prevalence and possible outcomes. Stomatologija, 2014, 16（1）: 7-14.

12. KLING M, CVEK M, MEJARE I. Rate and predictability of pulp revascularization in therapeutically reimplanted permanent incisors. Endod Dent Traumatol, 1986, 2（3）: 83-89.

13. DE SOUSA H A, DE ALENCAR A H, BRUNO K F, et al., Microscopic evaluation of the effect of different storage media on the periodontal ligament of surgically extracted human teeth. Dent Traumatol, 2008, 24（6）: 628-632.

14. IS KHINDA V, KAUR G, S BRAR G, et al. Clinical and Practical Implications of Storage Media used for Tooth Avulsion. Int J Clin Pediatr Dent, 2017, 10（2）: 158-165.

15. POI W R, SONODA C K, MARTINS C M, et al. Storage media for avulsed teeth: a literature review. Braz Dent J, 2013, 24（5）: 437-45.

16. PILEGGI R, DUMSHA T C, NOR J E. Nor.Assessment of post-traumatic PDL cells viability by a novel collagenase assay. Dent Traumatol, 2002, 18（4）: 186-189.

17. KINIRONS M J, BOYD D H, GREGG T A. Inflammatory and replacement resorption in reimplanted permanent incisor teeth: a study of the characteristics of 84 teeth. Endod Dent Traumatol, 1999, 15（6）: 269-272.

18. FILIPPI A, POHL Y, VON ARX T. Decoronation of an ankylosed tooth for preservation of alveolar bone prior to implant placement. Dent Traumatol, 2001, 17（2）: 93-95.

19. WALIA T, CHANDWANI N.. Long-term management of an ankylosed young permanent incisor replanted within 2 h of avulsion: A case report with a 10-year follow-up. J Indian Soc Pedod Prev Dent, 2019, 37（1）: 99-106.

20. FOUAD A F, ABBOTT P V, TSILINGARIDIS G, et al. International Association of Dental Traumatology guidelines for the management of traumatic dental injuries: 2. Avulsion of permanent teeth. Dent Traumatol, 2020, 36（4）: 331-342.

21. BOURGUIGNON C, COHENCA N, LAURIDSEN E, et al. International Association of Dental Traumatology guidelines for the management of traumatic dental injuries: 1. Fractures and luxations. Dent Traumatol, 2020, 36（4）: 314-330.

22. LEVIN L, DAY P F, HICKS L, et al. International Association of Dental Traumatology guidelines for the management of traumatic dental injuries: General introduction[J]. Dent Traumatol, 2020, 36（4）: 309-313.

23. DAY P F, FLORES M T, O'CONNELL A C, et al. International Association of Dental Traumatology guidelines for the management of traumatic dental injuries: 3. Injuries in the primary dentition. Dent Traumatol, 2020, 36（4）: 343-359.

24. DE BRIER N, O D, BORRA V, et al. Storage of an avulsed tooth prior to replantation: A systematic review and meta-analysis. Dent Traumatol, 2020, 36（5）: 453-476.

25. Storgård Jensen S. Timing of implant placement after traumatic dental injury. Dent Traumatol, 2019, 35（6）: 376-379.

26. 中华口腔医学会口腔急诊专业委员会. 恒牙外伤牙固定术技术专家共识. 中华口腔医学杂志, 2022, 57（4）: 326-333.

第十一章　急性口腔功能障碍

第一节　颞下颌关节脱位

颞下颌关节脱位(dislocation of temporomandibular joint)指患者大张口时,髁突与关节窝、关节结节或关节盘之间完全分离,不能自行恢复到正常的位置。脱位多为急性发病,是口腔急诊中的常见病之一,占全身关节脱位的2.5%~3%。颞下颌关节脱位与颌面部外伤、间隙感染、急性牙髓炎、根尖周炎等相比,在口腔急诊患者中发病率较低,占急诊总就诊人数的3%左右。

颞下颌关节脱位按部位可分为单侧脱位和双侧脱位;按髁突脱出的方向、位置可分为前方脱位、后方脱位、上方脱位以及侧方脱位,后三者主要见于外力损伤时;按性质可分急性脱位、复发性脱位和陈旧性脱位,急性脱位占60%左右。口腔急诊以急性前脱位和复发性前脱位较常见,其脱位的方向、位置由受力大小和方向决定。由于颞下颌关节脱位时呈半开口状,不能闭口,言语不清,咀嚼和吞咽困难,患者十分痛苦,急于寻求颞下颌关节复位治疗。

一、颞下颌关节急性前脱位

颞下颌关节急性前脱位(acute anterior dislocation of temporomandibular joint)是在患者大张口运动时或在张口时下颌受到外力打击时造成的,髁突向前滑动位于关节结节前上方,与关节窝、关节结节或关节盘之间完全分离,不能自行恢复到正常的位置,可伴有关节囊明显松弛以及肌运动不协调的现象。

(一)病因

1. **外伤**　外伤是引起颞下颌关节急性前脱位的常见原因。外力突然撞击关节区、下颌骨或颏部,尤其是患者在张口状态下受到外力打击。口腔急诊多见车祸伤引起的颞下颌关节急性前脱位,往往合并颌面部创伤、牙外伤等颌面部多发性创伤。夏季多见醉酒打架或醉酒误撞导致颞下颌关节急性前脱位,冬季多见滑雪与其他人碰撞或不慎摔倒导致颞下颌关节急性前脱位。此外,也有因晕厥性疾病如高血压引起的眩晕、位置性眩晕(耳石症)等,突然摔伤下颌骨或颏部,引起颞下颌关节急性前脱位。

2. **咀嚼肌功能紊乱**　咀嚼肌功能紊乱患者的过大张口行为如打哈欠、大笑、唱歌、咬大块食物、呕吐、摘戴义齿等可引起颞下颌关节急性前脱位。咀嚼肌功能紊乱的患者在临床趋于年轻化,可能与快节奏社会生活相关,经常熬夜、工作生活压力大、焦虑、抑郁等心理因素都是重要诱因。其他疾病如癫痫发作时、帕金森病等的过大张口行为也可导致颞下颌关节急性前脱位。

3. **长时间口腔及咽喉部治疗**　开口过度,或开口器、气管镜、食管镜、直接喉镜等使用不当。

4. **关节解剖结构异常**　如关节结节过高、关节结节前斜面过陡或关节囊松弛是颞下颌关节急性前脱位的解剖因素。

5. **药物引起的肌功能紊乱**　长期服用某些药物如吩噻嗪类药物可导致中枢神经系统对锥体外系的控制失调,锥体外系兴奋作用增强,使其控制的肌力和肌紧张度失控,牵拉下颌骨而导致颞下颌关节急性前脱位。

(二)临床表现

颞下颌关节急性前脱位可为单侧,也可为双侧。

1. **双侧颞下颌关节前脱位**　可见患者下颌运动失常,呈半开口状,不能闭口和大张口,口水外流,言语不清,咀嚼和吞咽困难。下颌前伸,两颊变平,脸形也相应变长。触诊耳屏前空虚,在颧弓下可触到脱位的髁突。口腔检查可见前牙呈开𬌗或反𬌗,仅磨牙区有部分接触。X线片可见髁突脱位于关节结节前上方。

2. 单侧急性前脱位　其症状与双侧类似,只是以上症状显示在患侧,面部及下颌切牙中线偏向健侧,健侧后牙呈反𬌗。

(三)诊断及治疗计划

根据临床表现及病史不难诊断。首先,仔细询问病史,如果有外伤史,则需记录受伤时间、部位、外力的作用方向等;其次,观察患者的精神状态,询问患者受伤后有无恶心、呕吐、一过性意识丧失、复视等可能合并颅脑损伤的情况,观察并记录患者全身状况。

对外伤后仅引起关节急性脱位,未出现明显中枢神经系统表现的患者,进行沟通交流后应尽快完成颞下颌关节复位术,并建议尽快行头颅CT检查,排除颅脑损伤。对外伤后有中枢神经系统表现的颞下颌关节急性前脱位患者,暂缓颞下颌关节复位术,尽快联系综合医院进行转运和救治,在确保患者生命安全之后,再行颞下颌关节复位术。对其他原因引起的急性前脱位患者,在复位术后,应告知这些诱因的危害及其预防措施。

(四)治疗方法

颞下颌关节急性前脱位复位术的难度与脱位时间成正相关,口腔急诊医师应及时给予复位治疗,并限制下颌运动。急诊主要以手法复位为主。

1. 手法复位　分为口内法和口外法两种。术前安慰患者消除紧张情绪,分散其注意力。疼痛比较明显的患者先给予关节部位热敷或局部麻醉。进行升颌肌群麻醉时,选用21号长注射针套上消毒橡皮片,以颧弓下缘与下颌切迹中点为刺入点,与皮肤垂直进针,直抵翼外板,将橡皮片固定于距皮肤1cm处,记录深度,然后将针退至皮下,使针向后、上内偏斜15°,推进至标记的深度,针尖即达颞下窝上壁后内份卵圆孔附近,回抽无血,注射麻药3~4mL。注射5~10分钟后,同侧下唇、口角、舌尖出现麻木、肿胀和灼烧感,提示麻醉有效。准备就绪后让患者取端坐或半坐位等术者操作方便的体位即可。

(1)口内法:口内法最为常用。

1)嘱患者端坐于医师面前,位置相对较低,头部应有依靠,下颌𬌗平面的位置低于术者两臂下垂时肘关节的水平。

2)术者面向患者站立,两手拇指缠以纱布伸入患者口内,将拇指放在下颌磨牙𬌗面,并应尽可能向后,其余手指握住下颌骨体下缘。复位时,拇指压下颌骨向下,其余四指将颏部缓慢上推,当髁突移到关节结节以下时,再将下颌向后推动,此时髁突即可滑入关节窝。有时在复位瞬间能听到清脆的弹响声。在即将复位完成时,术者拇指迅速滑向颊侧口腔前庭以免咬伤。

3)局麻下进行关节复位时,注射局麻药物可能会引起暂时性面神经麻痹。如果脱位时间过长,一般手法复位方法无效时,可酌情配合肌松弛剂或在全麻下复位。

4)口内法的实施对患者和医师均有可能造成损伤,如果医师使用猛力压迫患者牙齿以及周围组织,可能导致牙齿松动。若患者口内有松动牙,严重者可导致牙齿脱落。由于医师主要依靠两手拇指用力,可导致肌肉劳损,而且下颌复位时的咀嚼肌反射性收缩,使上下颌突然闭合,可能会咬伤术者的拇指。因此,医师在复位前应尽可能仔细检查口内余留牙齿的情况,告知患者及陪同人员可能发生牙齿松动或脱落,并告知患者尽量放松,为了避免引起不必要的医疗纠纷,可以在治疗前签署知情同意书。

(2)口外法:

1)患者和术者的体位同口内法。

2)复位时,术者两拇指放在患者两侧突出于颧弓下方的髁突前缘,用力将髁突向下方挤压。此时,患者感觉下颌酸麻,术者同时用两手的示指、中指托住两下颌角,以无名指、小指托住下颌体下缘,各指配合,将下颌角部和下颌体部推向前上方,髁突下降并可向后滑入关节窝而得以复位。

3)如果颞下颌关节脱位时间长,会发生严重咀嚼肌疼挛,关节局部水肿、疼痛,或者患者不能很好配合,急诊时手法复位常较困难。此时,宜先行局部热敷或关节周围和咬肌神经封闭后再用上述方法复位。个别情况脱位长达数日或数周,单纯手法复位方法常常无效,可使用全身麻醉,配合肌松弛剂进行复位。

4）口外法相对于口内法较为省力，口外操作更加简单容易，不会对患者造成过大损伤，但是该方法所用力量偏小，对年轻患者的急性颞下颌关节脱位治疗力量可能不够。

2. 限制下颌运动　复位后，为使因牵拉过度而受损的关节韧带、关节盘诸附着和关节囊得到及时修复，必须在复位后限制下颌运动2～3周，可采用颅颌绷带或颌间橡皮圈牵引等方法限制最大张口度不宜超过1cm。如果脱位发生于功能正常的关节，上述治疗可恢复正常的关节功能。如果发生于关节囊松弛的关节，治疗后仍容易出现复发性关节脱位。

（五）预后复查

为防止或减少颞下颌关节再脱位的发生，建议患者次日进一步诊治。

二、颞下颌关节复发性脱位

颞下颌关节复发性脱位（recurrent dislocation of temporomandibular joint）是指颞下颌关节前脱位反复发作，又称习惯性脱位，常常造成患者言语、进食困难。

（一）病因

1. 急性前脱位治疗不当，如复位后未制动或制动时间不够。

2. 肌张力失常　部分老年人或长期慢性消耗性疾病患者由于体质虚弱、肌肉萎软无力、颞下颌关节的诸韧带较松弛、关节囊宽松、关节窝浅，在肌张力失常如长期翼外肌功能亢进的情况下，使髁突大幅度前后方向滑行运动，致使颞下颌关节在没有明显外部原因的情况下，仅过分大张口就可造成脱位。

3. 咬合紊乱　老年人牙缺失和过度磨损均可导致咬合垂直距离降低、颌位不稳定、咬合关系紊乱，改变髁突的正常解剖位置，以致颞下颌关节脱位。

4. 自主调节能力下降　部分老年人伴脑血管疾病如脑梗死、脑萎缩、老年痴呆等，除全身的肌张力减弱、肢体运动受影响外，咬合与吞咽功能同样受到影响，颞下颌关节运动自主性调节减弱，不自主地过度张口，或在有习惯性脱位的情况下不能自主限制过度开口，这些原因均可导致髁突反复前脱位。

（二）临床表现

复发性脱位可为单侧，亦可为双侧。患者大哭、打哈欠、进食等大张口时，突然感到下颌骨不能自如运动，前牙不能闭合，其临床表现与急性前脱位相同。有时几个月发作一次，严重者仅轻微的下颌运动即可发作，一天可发作数次。由于患者惧怕关节脱位，不敢张口说话，经常用手托着颏部，可伴有不同程度的焦虑症状。关节造影可见关节囊扩大，关节盘附着松弛。

（三）治疗

口腔急诊针对复发性脱位主要以手法复位、同时限制下颌运动为主，方法同急性前脱位。另外，强化口腔健康指导也是预防复发性颞下颌关节脱位的重要环节。通过宣教，使患者认识颞下颌关节脱位的可能诱因，自觉纠正不良咬合习惯，保护好颞下颌关节，提高主动防范意识。中枢性药物的副作用是引起脱位的可能诱因，因此，对药物引起的关节脱位，应仔细询问病史并选择副作用小的替代药物，尤其是有复发性脱位史的长期卧床老年患者。

（四）复查

在制订治疗方案时，要充分考虑脱位的类型、持续时间和发作次数。对于复发性脱位患者建议次日及时复诊进一步治疗。复诊时可根据情况行关节囊内注射50%葡萄糖溶液1.0～1.5mL，注射后限制下颌运动1～2个月，必要时也可多次重复治疗观察病情是否有好转。若治疗无效，可考虑外科手术治疗。

第二节　张口受限

个体开口度存在一定差异，男性平均最大张口度大于女性，下颌骨长者开口度较大。对个体而言，开口度的变化是重要临床指征，开口度减小反映一定程度的功能障碍，开口度增加意味病情好转。张口受限是口腔急诊较常见的颞下颌关节疾患之一，多以开口度减小或牙关紧闭为主诉就诊，可伴发急性颞下颌关节脱位。

开口度指张口时上下颌切牙间的距离加覆𬌗,包括自由开口度和被动开口度。其中,自由开口度包括无痛自由开口度和伴疼痛的自由开口度。正常自然开闭口运动时无疼痛,开口度为40~60mm。测量开口度可用游标卡尺等工具直接测量。通常情况下,上述正常开口度是一个参考范围,患者开口度正常与否还需结合个体的生理发育特点等具体情况综合判断。对于张口受限的患者还需进行被动开口度检查,此时医师将示指置于患者上下颌切牙区施加开口方向的力并观察和记录开口度是否有增大。

（一）病因

影响下颌运动的因素可来源于关节外和关节内。急性张口受限主要有如下病因。

1. **创伤** 创伤是导致颞下颌关节强直、张口受限的主要原因,约占60%以上,如髁突骨折、下颌角部骨折、正中联合骨折、颏孔区骨折等。疼痛和升颌肌群痉挛,也是张口受限或者受限加重的主要原因。口腔副功能运动造成的反复微小创伤也可引起张口受限。

2. **炎症** 口腔颌面部感染、炎症可以导致张口受限。

（1）化脓性关节炎:颞下颌关节的开放性伤口、关节腔内注射污染、关节邻近部位的感染如腮腺炎、下颌升支骨髓炎及邻近皮肤疖肿等的直接扩散及败血症的血源性播散均可导致颞下颌关节感染。

（2）智齿冠周炎:急性炎症沿下颌支外侧或内侧向后扩散可引起咬肌间隙、翼下颌间隙、咽旁间隙感染或扁桃体周围脓肿导致肌肉反射性痉挛,出现不同程度的张口受限,甚至牙关紧闭。

（3）口腔颌面部间隙感染:口腔颌面部的颞间隙、颞下间隙、咬肌间隙、翼下颌间隙等存在间隙感染时,常会累及颞肌、咬肌、翼内肌等升颌肌,引起升颌肌群在炎症因子影响下的功能异常,引发张口受限。另外,由于颞间隙、颞下间隙、咬肌间隙、翼下颌间隙与舌下间隙、咽旁间隙相互交通,当存在口底多间隙感染时,双侧下颌下间隙、舌下间隙以及颏下间隙也会同时受累,大量炎性渗出物聚集可导致局部组织肿胀,也会波及颞下颌关节出现活动不自如,或伴有不同程度的张口受限。

（4）耳部炎症:耳部炎症引起的张口受限在临床上常常容易漏诊,导致病情迁延不愈。另外,口腔急诊可见儿童急性张口受限,主要原因是中耳与颞下颌关节解剖上的毗邻关系,具有相同的胚胎来源和神经支配,儿童时期两者之间的鳞鼓裂未发育成熟,中耳的炎症扩散至同侧关节而引起张口受限。

（5）类风湿性关节炎:累及颞下颌关节的类风湿关节炎可出现颞下颌关节区疼痛、张口受限及关节杂音等症状。

（6）下颌骨骨髓炎:牙源性感染急性期、口腔颌面部损伤或儿童血源性感染等均可引起急性颌骨骨髓炎。若下颌中央性颌骨骨髓炎波及下颌支、髁突及喙突时,翼内肌、咬肌等受到炎症激惹会出现不同程度的张口受限。

3. **咀嚼肌群痉挛** 颞肌、咬肌、翼内肌等闭颌肌群或翼外肌受口腔颌面部间隙感染时炎症因子的影响或因肿瘤、癔症等原因引发肌痉挛导致咀嚼肌群运动失调,可出现不同程度的张口受限。

4. **关节绞锁** 颞下颌关节绞锁是在张闭口时遇到阻碍而不能继续张口或闭口,是关节盘移位或病变引起的。在可复性关节盘移位发展为不可复性关节盘前移位的过程中,可能出现以突发性张口受限为临床表现的突发性严重绞锁。

5. **颞下颌关节区肿瘤** 关节外肿瘤较常见颞下窝、翼腭窝、腮腺深叶的肿瘤,以及上颌窦后壁癌及鼻咽癌等,可因肿物侵占和刺激作用造成不同程度的张口受限。此外,对头颈癌患者靠近咀嚼肌或颞下颌关节的较大肿瘤进行治疗时,最有可能在肿瘤治疗后6个月内出现张口受限,肿瘤的预后倾向及疼痛强度可能对张口度产生影响,目前研究尚不明确。这些疾病在临床上较少见,急诊更为少见。

6. **其他原因**

（1）癔症性牙关紧闭:癔症性牙关紧闭可与全身其他肌痉挛或抽搐症状伴发。

（2）破伤风牙关紧闭:破伤风牙关紧闭是一种以肌肉阵发性痉挛和紧张性收缩为特征的急性特异性感染。

（3）局麻药引起的牙关紧闭:下牙槽神经阻滞麻醉可能会引起牙关紧闭。

（4）医源性因素:对口腔颌面部的间隙感染进行治疗时,如消毒不彻底,污染的麻药或注射器针头可携带致病菌进入翼颌间隙,未经有效抗炎治疗,可进一步发展为翼颌间隙蜂窝组织炎,该间隙深在,感染隐匿,早期主要表现为疼痛和张口受限。

(二)临床表现

张口受限可伴有发音、进食障碍、面部畸形、气道受阻、𬌗关系错乱、口腔颌面部瘢痕挛缩或缺损畸形,甚至烦躁、焦虑等不良情绪。

1. 张口受限　张口受限是患者急诊就诊的最直接原因,可有进行性张口困难或牙关紧闭,可见无征兆的突然发病或慢性病急性发作。不同病因引起的张口受限表现亦不同,是临床上对症治疗的重要依据。

(1)创伤:张口度减小,张口向患侧偏斜伴患侧关节区触痛,也可有关节区肿胀,严重者患侧咬合接触不良。激发试验(嘱患者用力咬在置于对侧上下颌牙列间的棉签上)可使疼痛加剧。

(2)化脓性关节炎:患者关节区红肿、皮温高、局部压痛、触诊有波动感,开口时下颌偏向患侧,开口受限,甚至完全不能张口。此外,化脓性关节炎与中耳炎可相互影响。若化脓性关节炎由中耳炎的细菌感染引起或与其有共同的致病菌,颞下颌关节的炎症可能进一步影响耳部,加重中耳炎的症状。当中耳炎未能得到有效控制时,细菌可能通过血液循环等途径扩散至关节腔内,诱发化脓性关节炎。

(3)智齿冠周炎:急性智齿冠周炎的初期,一般仅表现为局部充血、肿胀、疼痛,病情继续发展时可有局部自发性跳痛或沿耳颞神经分布区的放射痛。炎症侵及咀嚼肌时,可引起肌肉反射性痉挛,出现不同程度的张口受限,甚至牙关紧闭。严重时全身可有不同程度的畏寒、发热、头痛、全身不适、食欲减退。血常规检查白细胞总数稍有增高,中性粒细胞比例上升。

(4)口腔颌面部间隙感染:颊间隙感染伴有相邻多间隙感染,可出现局部肿胀、压痛、咀嚼痛和不同程度的张口受限。颞下间隙的感染位置深而隐蔽,外观表现常不明显,但仔细检查可发现颧弓上、下以及下颌支后方微肿和深压痛,可见不同程度的张口受限。咬肌间隙感染可有以下颌支及下颌角为中心的咬肌区肿胀、变硬、压痛伴明显张口受限。翼下颌间隙感染会出现张口受限、咀嚼食物以及吞咽疼痛。舌下间隙感染向口底后份扩散时,可出现张口受限和呼吸不畅。咽旁间隙感染有吞咽疼痛、进食困难及张口受限。

(5)咀嚼肌群痉挛:多数患者有静止收缩痛和咀嚼肌触痛,用力张大时疼痛,被动牵张可使张口度增大。咀嚼肌运动不协调时,表现为张口时下颌切牙中线明显偏移,扪诊两侧髁突运动先后不一致。此外,若翼内肌单独受累,张口时下颌向对侧偏斜。若翼内肌伴双侧颞肌或咀嚼肌受累,张口度减小但下颌无偏斜。若翼内肌伴单侧颞肌或咀嚼肌受累,张口时下颌向患侧偏斜。

(6)关节绞锁:关节绞锁分为张口绞锁、闭口绞锁和一过性绞锁。张口绞锁表现为张口后有阻碍不能闭口,可由过大张口引起,如打哈欠或过长时间的口腔治疗。闭口绞锁表现为闭口后有阻碍不能再张大。一过性绞锁指张闭口过程中的短暂停顿,通常会有严重的张口受限,往往出现于弹响消失之后,常常是在张口或闭口过程中卡住,晃动下颌或者用手推按关节区方可大张口。关节绞锁的发病时长并无固定的时间范围,它可能因个体差异、诱发因素不同、所处的发病阶段不同等有所变化。

(7)牙关紧闭:癔症性牙关紧闭多发于女青年,有癔症史,有独特的性格特征,发病前常有精神因素。破伤风牙关紧闭有外伤史,呈渐进性张口受限,继之出现牙关紧闭、苦笑面容并可伴有面肌抽搐。局麻药引起的牙关紧闭一般在注射后2~4天张口度减小,至1周时不再继续减小,无张口偏斜、触压痛及放射痛。

(8)颞下颌关节强直:颞下颌关节强直导致的张口受限,其张口困难的程度因关节强直的性质不同。若为关节内强直,如属纤维性强直可有10~25mm的开口度,而骨性强直则完全不能开口或开口度小于15mm。有时儿童骨性强直患者用力张口时,下颌骨仍可有数毫米的动度,但这并非关节的活动,而是下颌体的弹性及颅颌连接处不全骨化的结果。若为关节外强直,常有口腔溃烂史,或放疗史,或颌骨创伤史。其主要特征是软组织缺损畸形及𬌗关系紊乱,患侧口腔龈颊沟变浅或消失,可触及范围不等的索条状瘢痕区,若瘢痕在下颌磨牙区之后的部位,则容易漏诊。此外,也可见损伤或灼伤引起的颌面部瘢痕或缺损畸形。

2. 髁突活动减弱或消失　关节区疼痛、肿胀,触诊可扪及关节窝空虚,髁突活动减弱或者消失。

3. 面下部发育障碍畸形 面下部发育障碍畸形多见于儿童，一般随年龄的增长日益明显，发病年龄愈小，颜面下部发育障碍、畸形愈严重。表现为面容两侧不对称，颏部偏向患侧。患侧下颌体、下颌支短小，相应面部反而丰满，健侧面部反而扁平、狭长，容易误诊健侧为强直侧。双侧强直者可见特殊的小颌畸形面容。除下颌发育障碍外，下颌角前切迹明显凹陷，下颌角显著向下突出。

（三）影像学检查

关节内纤维性强直引起的张口受限的 X 线表现为关节间隙模糊、密度增高，关节表面有不规则破坏。关节内骨性强直引起的张口受限的 X 线表现可见关节间隙消失，髁突和关节窝融合成膨大的骨球状致密团块。对于关节外强直引起的张口受限，CT 需行软组织窗位检查，可见上颌与下颌支之间的间隙变窄，有密度增高的条索样或不规则团块样软组织影像。有时还可见到大小不等的骨化灶。

（四）鉴别诊断

一般而言，可引起张口受限的疾病分为两大类，一类是颞下颌关节内疾病，另一类属全身性疾病累及颞下颌关节和颞下颌关节外疾病。有的患者张口受限的原因可以同时存在关节内及关节外因素。颞下颌关节内疾病或全身性疾病累及颞下颌关节包括不同类型的关节盘移位、滑膜炎、化脓性关节炎、创伤性关节炎、类风湿关节炎等。颞下颌关节外疾病包括炎性肌病、某些药物导致的肌病、智齿冠周炎、颌面部间隙感染、颌骨化脓性骨髓炎、颌骨骨折甚至颌面深部的关节外肿瘤等。需要注意的是，颌面深部的肿瘤不易被查出，有时可能会误诊为颞下颌关节紊乱病，此时若有疏忽，则容易漏诊，甚至进行不恰当的治疗，贻误肿瘤早期治疗的时机。此外，关节内强直时开口度大小还与软骨化骨的进程、强直骨球的大小、儿童下颌体的弹性相关。因此，当患者因张口受限急诊就诊时，医师应进行诊断和鉴别诊断，并给予明确的医嘱。

（五）治疗

张口受限的治疗应在明确致病原因的基础上进行治疗。口腔急诊医师应做到仔细询问患者病史，尽快找到病因，包括出现张口受限的时间，是否第一次发病，是否有外伤史，外力作用的部位及方向，全身健康状况以及重点询问患者外伤后是否有颅脑症状。具体问诊和处置方法同颞下颌关节急性前脱位（本章第一节）。对严重口腔颌面部间隙感染有呼吸困难症状的患者和阻塞性睡眠呼吸暂停综合征的患者，需提高警惕，严密监控呼吸通畅情况，必要时作好气管切开的准备，以避免窒息。急诊检查时，应仔细检查张口受限程度、髁突动度、是否有颞下颌关节开放性损伤、咬合情况、面下部发育情况及是否有口腔颌面部瘢痕挛缩或缺损畸形，有条件的情况下，结合影像学检查综合判断病情。

1. 口腔急诊主要是在保证患者生命体征平稳的前提下，实施对症治疗及固定术。应对患者进行早期抗炎镇痛治疗及心理健康指导，尽快治疗张口受限导致的发音、进食障碍等急症。对于骨折引起的张口受限，治疗的策略是早期骨折复位、颌间牵引，适当制动使关节得到完全休息。后续治疗应以维持咬合关系、建立新的功能平衡为主。骨折急性期不宜进行功能训练，可告知患者 1 周后复诊。急诊治疗后暂时性张口困难可能仍然存在，可指导患者受伤后 48 小时内局部冷敷，48 小时后改为局部热敷，有助于活血化瘀。

2. 关节绞锁所致张口受限理疗和药物治疗通常无明显效果，可行关节灌洗术，避免关节盘长时间紧贴于关节窝表面引起的"吸盘现象"，从而产生负压引起关节组织不可逆性病理改变。

3. 药物治疗是口腔急诊时缓解疼痛的手段之一。如口腔增生物引起的张口受限，应告知患者药物治疗只是缓解急性疼痛及炎症，而无法阻断病理组织的发展进程，后续规范化、序列化的治疗必不可少。口腔急诊医师应注意用药的类型及方式。张口受限治疗最常用的药物包括镇痛剂、非甾体抗炎药、皮质类固醇、肌松剂和局部麻醉剂。

4. 心理健康指导是口腔急诊治疗的重要组成部分。张口受限严重影响患者进食、言语等日常活动，给患者造成一定心理阴影和负担，其产生的负反馈效应又会加重张口受限的程度，及时有效的心理疏导非常关键。急诊治疗时，可尝试转移和分散患者的注意力，使其尽可能地平稳情绪、放松心情，如癔症性牙关紧闭通过积极的语言暗示可有效缓解急症。另外，需向患者及家属解释引起张口受限的可能原因，如局麻药引起的牙关紧闭，急诊治疗仍以观察为主。针对不同原因的张口受限应告知其防范措施，以及进一步规范化治疗的必要性、可能的预后,帮助和指导患者早日恢复正常开口度。

（六）复查

口腔急诊往往因人力、物力、检查及检验条件所限,使得查明病因受到不同程度限制,在尽可能解决患者张口受限所致的言语不清、进食障碍、疼痛等急症时,还应指导患者次日于门诊复查,必要时进行相关实验室检查或尽早请相关学科医师会诊,进一步明确病因,及时有效地对症治疗。

第三节　口颌面部疼痛

疼痛是口颌面部急诊中最常出现的症状之一,也是造成口腔急性功能障碍的重要原因,然而由于疾病不同,疼痛发生的部位、性质、范围不尽相同,疼痛出现的时间和持续时间因其疼痛的诱因也各不一样,对口腔功能的影响也不同。口颌面部的疼痛按照疼痛来源可分为颞下颌关节痛、颌面部肌痛、牙痛、颌面部炎性痛、颌面部神经性疼痛等。

一、颞下颌关节痛

颞下颌关节紊乱病（temporomandibular disorder,TMD）是颞下颌关节区疼痛的重要原因,其主要症状包括咀嚼肌和颞下颌关节疼痛、颞下颌关节弹响或杂音以及下颌运动异常等,可伴有包括头痛在内的多部位疼痛和功能障碍等症状。

（一）病因

1. **心理因素**　情绪焦急、易怒、精神紧张、容易激动、失眠等心理因素在颞下颌关节紊乱病的发生和加重过程中起到重要的作用。现代社会的工作压力、经济问题、文化环境的重新调整适应等生活压力性事件可以提高患者的心理紧张度,增加不安全感及烦躁不安情绪,产生异常的副功能行为方式,进而导致咀嚼肌紧张度增加和颞下颌关节内压力升高,引发疼痛慢性和/或急性疼痛。

2. **急性创伤**　很多颞下颌关节紊乱病患者有局部创伤史,如口腔颌面部、颞下颌关节等组织的急性损伤导致的颞下颌关节挫伤、髁突骨折,日常生活中打哈欠时或口腔治疗中张口过大引起的急性创伤,咀嚼过程中咬硬性物引起的咀嚼创伤,这些都能够引起关节挫伤或劳损、咀嚼肌群功能失调,导致颞下颌关节区域的急性疼痛。

3. **异常咬合**　常见的异常咬合包括咬合干扰、牙齿过度磨损、磨牙缺失过多、不良修复体、颌间距离过低等。咬合关系紊乱可破坏关节内部结构间功能的平衡,导致颞下颌关节紊乱病发生或者加重。

4. **磨牙症**　长期夜磨牙和紧咬牙,尤其是夜间紧咬牙,会使颌骨肌肉功能亢进、紧张,使颞下颌关节局部区域疼痛,患者常常在晨起时感觉颌面部肌紧张或疲乏。

5. **关节绞锁**　由于颞下颌关节盘移位、穿孔变形等原因,导致开闭口运动中出现关节绞锁而无法继续开闭口,当继续用力张口时,由于口颌肌的牵拉、关节盘后区损伤以及关节原发性损伤,会出现关节区域的剧烈疼痛。

6. **全身及其他因素**　系统性疾病如类风湿关节炎、咀嚼硬食、单侧咀嚼习惯、不正确的正畸治疗、职业性劳损及不良姿势、环境刺激如头面部突然受到寒冷刺激、医源性因素等,也可以导致颞下颌关节疼痛。

（二）临床表现

1. **关节区及关节周围肌群疼痛**　常常表现为关节区及关节周围肌群疼痛,休息时疼痛缓解,行使功能时疼痛增加,出现局部肌肉压痛甚至急性肌肉痉挛,下颌运动速度和运动范围明显减小甚至不能完全张口。

2. **关节器质性破坏或肌痉挛疼痛**　当颞下颌关节疾病迁延不愈,出现关节器质性破坏时,会出现颞下颌关节疼痛,急性发作时常表现为下颌运动受限、急性错𬌗,休息时疼痛,行使功能时疼痛增加,受累肌肉触诊硬且有压痛,一般还会有明显的肌肉紧缩感。

（三）治疗原则及愈后复查

对于颞下颌关节痛的急性发作,首要的是对症治疗,缓解疼痛后,待症状稳定后再进行相应后续治疗。急症对症治疗主要有物理治疗和药物治疗。

1. 物理治疗

（1）电物理治疗（如超声波治疗、超短波治疗、激光治疗等）：可减轻炎症，促进肌肉放松，有效提高张口度和侧方运动范围。

（2）热疗：用热毛巾湿敷疼痛区域，持续10～15分钟，注意避免烫伤。

（3）冷疗：冷疗已被证明是一种简单但有效的止痛方法，该法可以使痉挛的肌肉放松，从而减轻相关疼痛，常用的是氯乙烷喷雾剂。

2. 药物治疗　是缓解颞下颌关节疼痛常用和有效的方法，但药物通常不能完全治愈疾病，药物治疗结合正确的理疗和对因治疗能够很好地解决许多疼痛问题。最常用的药物包括镇痛剂、非甾体抗炎药、皮质类固醇、抗焦虑药、肌松剂、抗抑郁药和局部麻醉剂。镇痛剂、皮质类固醇和抗焦虑药适用于急性颞下颌关节疼痛。非甾体抗炎药、肌松剂和局部麻醉剂对急性和慢性颞下颌关节疼痛都适用。三环类抗抑郁药主要用于慢性颞下颌关节疼痛。对于中重度急性疼痛时可选用阿片类麻醉剂，但处方上要注明标准剂量并要求短期内使用，强效成瘾药物（如吗啡）禁止使用。应急缓解急性疼痛和下颌运动受限症状，可采用关节内局部注射氢化可的松等抗炎药物的方法，对年龄较大的患者单次关节内注射是最有效的，但对年龄小于25岁的患者可能疗效不佳。

3. 颞下颌关节痛的后续治疗　主要包括咬合治疗、𬌗板治疗、精神心理支持、健康宣教等。

颞下颌关节紊乱病的发展一般有三个阶段：功能紊乱、结构紊乱以及关节器质性破坏阶段，分别提示疾病的早、中、后期。早期的功能紊乱有自限和自愈性，治疗后可痊愈。中期的结构紊乱经过适当的治疗可恢复至病变早期甚至痊愈。病变后期出现关节器质性破坏无法痊愈，可以减少疼痛及恢复正常功能，不影响患者的日常生活。

二、颌面部肌痛

在最新的颞下颌关节紊乱病诊断标准（diagnostic criteria for temporomandibular disorders, DC/TMD）的诊断原则中，颌面部咀嚼肌疼痛是疼痛性疾病的重要分类之一，这类患者主观症状明显，可能影响言语、咀嚼等下颌功能性运动，甚至伴有睡眠障碍、焦虑、抑郁等心理问题，严重影响患者的生活质量。

保护性肌僵直的表现为肌无力，静止时无肌疼痛，但运动时会出现肌疼痛，所以患者会有保护性地限制张口度，通过缓慢开口可以达到正常的开口范围。如果继续发展，则会出现局限性的口颌肌痛，张口不能达到正常范围，被动张口才可以达到正常范围。口颌肌筋膜痛的主要表现为局部口颌肌疼痛，运动时加重，最典型的表现是有扳机点，有些患者还伴有头痛以及下颌运动的速度和范围减小。口颌肌痉挛发病较急，表现为肌紧张、肌疼痛，运动时加重，触诊检查肌肉僵硬有触痛，受累肌的运动明显受限。

对于急性口颌肌疼痛的治疗主要包括去除病因、药物治疗和肌肉封闭疗法。对于可以明确病因的口颌肌疼痛，及时去除伤害性刺激，症状会逐渐减轻。药物治疗是一种有效的对症治疗方法，但是同时要跟患者解释清楚，药物治疗通常不能治愈或者解决疾病的根本问题。非甾体抗炎药对绝大多数口颌肌疼痛疗效甚佳。肌松剂可以用来阻止肌肉过度活动。肌肉封闭疗法是在口颌肌局部注射麻醉药，尤其是疼痛局限时，可立即起到止痛效果，同时能阻断通过中枢神经系统的反射，对于肌筋膜扳机点的治疗效果很好。

三、其他原因导致的疼痛

在口腔急诊病症中，急性牙髓炎、急性根尖周炎、急性龈乳头炎、急性牙周脓肿、干槽症都可以引起急性牙齿疼痛，并导致口颌面疼痛。急性上颌窦炎、急性腮腺炎、口腔颌面部间隙感染等可导致炎性疼痛急性发作。三叉神经痛、舌咽神经痛也是导致口颌面疼痛急性发作的常见神经性疼痛病症。其他可引发急性疼痛的还包括颌面部软硬组织损伤、心源性牙痛等。

（张　旻）

参 考 文 献

1. YAP A U, MARPAUNG C, RAHMADINI E D. Self-reported symptoms of temporomandibular disorders：Relationship to psychological wellbeing, psychological distress, and oral health-related quality of life.The Int J Prosthodont, 2022, 35（1）: 45-52.

2. BOSCATO N, NASCIMENTO G G, LEITE F R M, et al. Role of occlusal factors on probable bruxism and orofacial pain：Data from the 1982 Pelotas birth cohort study. J Dent, 2021, 113: 103788.

3. Kapos F P, Exposto F G, Oyarzo J F, et al. Temporomandibular disorders：a review of current concepts in aetiology, diagnosis and management. Oral surgery, 2020, 13（4）: 321-334.

4. VAN DER GEER S J, VAN RIJN P V, ROODENBURG J L N, et al. Prognostic factors associated with a restricted mouth opening（trismus）in patients with head and neck cancer：Systematic review.Head Neck, 2020, 42（9）: 2696-2721.

5. GÜVEN, O.Nearthrosis in true long-standing temporomandibular joint dislocation；a report on pathogenesis and clinical features with review of literature. J cranio maxill surg, 2019, 47（6）: 945-950.

6. OKESON J P. Management of Temporomandibular Disorders and Occlusion.USA: Mosby Inc, 2019.

7. Slade G D, Ohrbach R, Greenspan J D, et al. Painful temporomandibular disorder：decade from discovery from OPPERA study.J Dent Res, 2016, 95（10）: 1084-1092.

8. Harper D E, Schrepf A, Clauw D J. Pain mechanisms and centralized pain in temporomandibular disorders. J Dent Res, 2016, 95（10）: 1102-1108.

9. DURHAM J, NEWTON-JOHN T R, ZAKRZEWSKA J M. Temporomandibular disorders.BMJ, 2015, 350: h1154.

10. Dawson P E.功能殆学 从颞下颌关节到微笑设计.张豪, 陈俊, 译. 沈阳：辽宁科学技术出版社, 2015.

11. SCHIFFMAN E, OHRBACH R, TRUELOVE E, et al. Diagnostic Criteria for Temporomandibular Disorders（DC/TMD）for Clinical and Research Applications：recommendations of the International RDC/TMD Consortium Network and Orofacial Pain Special Interest Group. J oral facial pain H, 2014, 28（1）: 6-27.

12. 张志愿. 口腔颌面外科学, 8 版. 北京：人民卫生出版社, 2020.

13. 王美青. 殆学.4 版. 北京：人民卫生出版社, 2020.

14. 张震康, 俞光岩, 徐韬. 实用口腔科学.4 版. 北京：人民卫生出版社, 2016.

15. 邱蔚六, 韩德民, 张志愿. 口腔颌面颈部创伤. 武汉：湖北科学技术出版社, 2016.

16. 姬爱平. 口腔急诊常见疾病诊疗手册. 北京：北京大学医学出版社, 2013.

17. 易新竹. 殆学.3 版. 北京：人民卫生出版社, 2012.

18. 刘俊杰, 张卫东. 颞下颌关节疾病诊疗手册. 北京：人民军医出版社, 2010.

19. 邱蔚六. 口腔颌面外科学.6 版. 北京：人民军医出版社, 2008.

20. 马绪臣. 颞下颌关节病的基础与临床.2 版. 北京：人民卫生出版社, 2004.

第十二章　口腔局部麻醉及并发症的救治

第一节　口腔局部麻醉的常见药物及分类

一、局部麻醉药的发展简史

19世纪以前，人类没有发明麻醉剂，外科手术残忍恐怖不可想象。1846年10月16日，美国口腔医师莫顿（William Thomas Green Morton）在麻省总医院第一次公开演示乙醚（Ether）作为麻醉剂成功为患者进行颈部手术获得成功，标志着有痛手术时代的结束。莫顿被人们尊称为"麻醉剂之父"。

1855年，德国化学家弗里德里希（G. Friedrich）在古柯叶中提取麻药成分，命名为Erythroxylon。1859年，奥地利化学家纽曼（Albert Neiman）在此基础上提炼出更高纯度的物质，命名为可卡因（Cocaine）。1880年，有"现代外科学之父"之称的霍尔斯特德（William Steward Halsted）将可卡因制成局部麻醉剂。由于其具有成瘾性等毒副作用，可卡因的使用逐渐受到限制。

1904年，德国人从可卡因化学分子结构上得到启发，人工合成了普鲁卡因（Procaine），不仅可达到局部麻醉的效果，同时克服了成瘾性，且毒性较低。因为普鲁卡因属酯类麻药，在注射之前需做皮肤过敏试验。

1943年，Lofgren和Lundguist合成了利多卡因（Lidocaine），由于利多卡因属酰胺类局麻药，极少出现过敏反应，立刻成为口腔局麻药物的中流砥柱。随着科学技术的进步，各种新型局麻药不断出现，如临床常用的甲哌卡因（Mepivacaine）于1956年被发现，阿替卡因（Articaine）则是1972年被合成。

二、口腔局部麻醉药的作用机制

局部麻醉（local anesthesia）是通过局部麻醉药物暂时性地阻断身体某一区域的神经传导，从而产生局部感觉缺失或运动障碍。感觉神经阻滞时会出现局部痛觉和感觉的抑制或消失。运动神经被阻滞时，肌肉运动完全松弛或减弱，关键的是这种运动和感觉抑制是可逆的。

局麻药物的共同作用机制公认的是局麻药阻断神经细胞膜上的电压门控性 Na^+ 通道，阻滞传导，产生局麻作用。局麻药的作用具有频率和电压依赖性。简单地说就是稳定细胞膜，降低细胞膜对 Na^+ 的通透性，阻断 Na^+ 通道，阻滞神经细胞动作电位产生，抑制神经传导。神经细胞处于静息状态时，其通道处于关闭状态。在神经细胞接受外界刺激时，细胞膜的微孔开放，对 Na^+ 的通透性增加，致使 Na^+ 内流。刺激达到一定程度时，产生动作电位，动作电位沿神经纤维传导，产生神经冲动。局部麻醉药可以和钠通道的某些位点形成可逆性结合，影响 Na^+ 内流，阻断神经冲动传导，从而实现局部麻醉作用。

局部麻醉药致使的感觉消失顺序依次为锐痛、钝痛、温觉、触觉、深部感觉。临床上应用局部麻醉药时，达到使痛觉消失的程度即可，不能让患者所有的感觉消失而造成不适。局部麻醉药的作用是可逆的。随着药物从给药部位扩散与代谢，药效逐渐消失，神经功能恢复正常。感觉恢复的顺序与消失的顺序刚好相反。

三、口腔局部麻醉药的分类与构效关系

常用的口腔局部麻醉药在化学结构上主要由三部分组成，即芳香族环、氨基及连接二者的中间链。连接二者的中间链可分为酯链或酰胺链。根据中间链的结构，可将常用局麻药分为两类：第一类为酯类，

结构中具有—COO—基团，属于这一类的药物有普鲁卡因、丁卡因等；第二类为酰胺类，结构中具有—CONH—基团，属于这一类的药物有利多卡因、阿替卡因及甲哌卡因等。局麻药物的化学结构概括为三部分，即亲脂芳香基团部分、中间链和亲水氨基（图 12-1-1）。

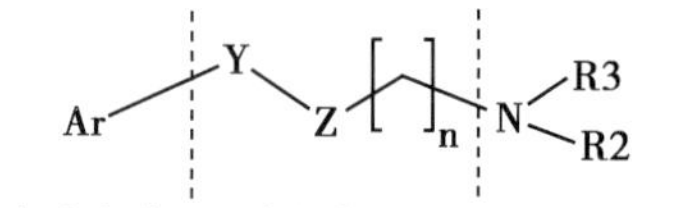

图 12-1-1 局麻药物的化学分子结构模式图

亲脂部分可分为芳烃及芳杂环，但以苯环的作用较强，这部分保证药物分子具有相当的脂溶性。亲水性氨基部分通常为叔胺结构（因其刺激性较轻），既可保证药物分子具有一定水溶性以利转运，也提供了与 Na^+ 通道受点部位结合的结构基础。局部麻醉药的亲脂性部分和亲水性部分必须保持适当的平衡。中间链与局部麻醉药作用的持效时间有关，并决定了药物的稳定性。为了保持药物在局部的较高浓度，维持一定的作用时间，脂溶性不能太大，否则易透过血管壁，随血液流至全身，使局部浓度降低而达不到应有的效果。但为了便于制剂在一定范围体液内扩散，又要有一定的水溶性。

口腔常用的局麻药利多卡因亲脂性相对较好，容易结合神经干表面脂性神经膜，所以多用于阻滞麻醉，而阿替卡因或甲哌卡因的亲水性较好，在血运丰富的口腔颌面部容易扩散渗透，发挥麻醉功效。

四、口腔局部麻醉药的构成

临床上使用的口腔局麻药注射液的成分除了发挥神经阻滞作用外，通常还包含一些其他成分（表12-1-1）。局麻药制剂的主要溶液是等渗氯化钠溶液，有些品规添加一定比例的血管收缩剂，如肾上腺素（Adrenaline）。为了防止肾上腺素氧化变性，局麻药物中通常会加入少量抗氧化剂亚硫酸氢钠。为防止局麻药物被污染并提高局麻药的储存时间，对羟基苯甲酸甲酯常作为细菌生长的抑菌剂。卡局式包装的局麻药含有极微量乳胶成分。局麻药在发挥局部麻醉作用的同时，也可能致使严重不良反应，值得我们高度重视。

局麻药物中的血管收缩剂可以延长麻醉疗效时间，减少麻药用量，降低毒性反应，减少创口出血，使得手术视野更清晰。目前国内常用的含肾上腺素的口腔局麻药主要包括阿替卡因或甲哌卡因两种，肾上腺素浓度均为1:100 000，国外也有将盐酸苯肾上腺素等血管收缩药加入局麻药中。虽然血管收缩药有诸多优点，但其本身可以引起心悸、头痛、恐惧、紧张、震颤等生理反应，如果用量过大或者误入血管，血液内浓度上升过快过大，可以致使血压上升伴发脑血管意外，心脏过度兴奋引起心律失常，甚至出现室颤等严重后果。因此，临床上选择含肾上腺素的局麻药要考虑患者身体状况、手术时间与性质等情况，严格限定肾上腺素的浓度，并控制总注射剂量。美国心脏协会建议正常人一次注射肾上腺素的最大剂量为0.2mg，有心脏疾病的患者一次剂量不应超过0.04mg，也就是说，一次注射 10 支以内的阿替卡因或甲哌卡因，心脏病患者一次注射 2 支以内的阿替卡因或甲哌卡因，从抗利尿激素的角度是不超量的。当我们对口腔急诊患者的病史不十分清楚时，时间又紧迫，从患者安全角度出发，一般推荐不含肾上腺素的麻药作为首选。

表 12-1-1 口腔局麻药的成分、功能及过敏可能

成分	功能	过敏可能
局麻药物	传导阻滞	酯类常见，酰胺类罕见
血管收缩剂	延长麻醉时间，减少麻药毒性	肾上腺素无过敏可能
亚硫酸氢钠	血管收缩药的抗氧化剂	过敏报道频率不断升高
对羟基苯甲酸甲酯	抑制细菌生长，延长储存时间	有可能
乳胶	密封与活塞作用	有可能
氯化钠	等渗溶液	无
无菌水	稀释液	无

五、常见口腔局部麻醉药的特点

口腔常见局麻药的主要生物特性包括起效时间、持续时间、神经毒性、血管作用、过敏反应、安全剂量等。每一种局麻药都有其独特性。

1. **普鲁卡因**　起效时间约 3 分钟，持续时间 30～45 分钟。成人安全剂量为 100mg，神经毒性小。由于其穿透和扩散能力较差，一般不推荐用于表面麻醉。普鲁卡因有扩血管作用，麻醉持续时间较短，常需与血管收缩药联合使用。普鲁卡因属酯类局麻药，偶见过敏反应，使用前需先进行皮肤过敏试验（0.25%溶液 0.1mL 皮内注射），且其代谢产物对氨基苯甲酸（PABA）能减弱磺胺类药的抗菌效力。目前临床使用越来越少。

2. **利多卡因**　起效时间为 3 分钟，麻醉持续时间 90～120 分钟，安全剂量为 80mg，在临床上较少有过敏反应的报道。利多卡因麻醉效果好，无须做皮肤过敏试验。因为其自身有微扩血管作用，常与血管收缩药联合使用。目前国内无口腔专用包装，而且没有加肾上腺素的成品，临床配药容易致使二次污染及肾上腺素的浓度不准确，使用时要特别小心。利多卡因还具有抗室性心律失常的作用，是心律失常者首选。因利多卡因以肝脏内代谢为主，严重肝病患者慎用。利多卡因的局麻效果与持续时间均较普鲁卡因强，但毒性也较大。小儿常用量随个体而异，一次给药最高建议总量不得超过 4.5mg/kg，常用 0.25%～0.5% 溶液，特殊情况才用 1.0% 溶液。也有些利多卡因外用剂可以选用，如软膏剂（5% 浓度）或冻胶剂（2% 浓度）常用于表面麻醉。

3. **甲哌卡因**　起效时间一般为 2 分钟，麻醉持续时间达 120 分钟。因甲哌卡因的扩血管作用极其轻微，故一般不用加入血管收缩剂就能维持较长的麻醉时间。该药心血管不良反应少，适用于高血压和无法使用血管收缩剂患者。甲哌卡因肾上腺素注射液是一种口腔临床专用麻药，规格每支 1.8mL，主要成分是 2% 盐酸甲哌卡因和 1：100 000 肾上腺素，每支肾上腺素含量是 0.018mg。甲哌卡因的过敏反应十分罕见，是一种相对安全的局麻药，目前临床上有 3% 甲哌卡因不含肾上腺素和 2% 甲哌卡因含肾上腺素两种剂型，临床可以根据需要进行选择。甲哌卡因作为局麻药作用相对温和，常用于老年人和儿童，但最新版甲哌卡因说明书注明 4 岁以下儿童禁用。

4. **阿替卡因**　2000 年被美国食品药品管理局（FDA）批准使用，是一种新型的酰胺类局麻药，在 4 分钟内即可起效，持续时间约 2.4 小时，组织渗透性极强，适用于浸润麻醉，其神经毒性较利多卡因低，少见过敏反应。该药自身具有微扩血管作用，加入适量肾上腺素可减缓药物进入全身循环，维持局麻药活性组织浓度。常用包装每支 1.7mL，含肾上腺素比例为 1：100 000，包含 68mg 盐酸阿替卡因与 0.017mg 酒石酸肾上腺素。阿替卡因具有用量少、效力高、麻醉时间适宜等优点。目前国内阿替卡因局含有肾上腺素，对于有高血压、甲亢、青光眼以及头颈部放疗术后患者要谨慎使用。

5. **丁卡因（Tetracaine）**　其结构只是在普鲁卡因苯环上加了一个丁基，是一种常用的酯类长效局麻药。对黏膜穿透力强，超过普鲁卡因 100 倍，麻醉效力强，但毒性也大，其毒性为普鲁卡因的 10～20 倍。目前在口腔仅作为表面麻醉剂使用，有报道对失活不全的根髓进行髓内麻醉效果良好。

6. **罗哌卡因（Ropivacaine）**　是一种新型酰胺类局麻药，起效时间 4 分钟，其显著优点是麻醉持续时间长，可达 9～11 小时。高浓度时对血管和中枢神经系统毒性小。低浓度时对感觉和运动阻滞分离较好，可有效止痛并最小程度影响运动阻滞，罗哌卡因在术后镇痛方面也有良好的应用前景。

7. **羟乙卡因（Oxethazaine）**　是一种新研发的强效口腔局麻药，麻醉效力比利多卡因高 200 倍，且毒性作用并不强。同时，该药具有血管收缩作用，无须添加血管收缩剂，适用于肾上腺素敏感患者。鉴于羟乙卡因的特殊功能，未来口腔临床的应用前景广阔。

六、特殊患者口腔局部麻醉药的选择

（一）儿童

4 岁以下儿童推荐首选 0.25%～0.5% 不含肾上腺素利多卡因，必要情况下可以提高利多卡因的浓度到 1%，而阿替卡因须谨慎使用。4 岁以上儿童还可以选择 3% 不含肾上腺素甲哌卡因或 2% 含肾上腺素

甲哌卡因。儿童尽量不选含肾上腺素的口腔局麻药，避免软组织溃疡或组织坏死，同时儿童患者口腔治疗经常涉及血运重建、活髓切断、脱牙再植等治疗，含肾上腺素局麻药可能减少局部血运，影响治疗效果。儿童局麻药安全剂量（mg）一般为：体重（kg）×1.33。

（二）孕妇及哺乳期妇女

按照美国 FDA 妊娠用药分级，药物分为 A、B、C、D、X 等 5 类（表 12-1-2），利多卡因和丙胺卡因属 B 类妊娠药，动物生殖实验未显示对胎仔有危害，但尚缺乏临床对照观察资料，目前临床上推荐首选利多卡因。阿替卡因和甲哌卡因为 C 类妊娠药，动物研究证实对胎儿有副反应，药物仅在权衡对胎儿的利大于弊时给予，建议谨慎使用。孕妇一般不用或慎用血管收缩剂，防止引起流产或早产。

表 12-1-2　美国 FDA 关于妊娠用药的分类

类别	用药
A 类	妊娠 3 个月用药，经临床对照观察未发现药物对胎儿有损害，如甲状腺球蛋白等
B 类	动物生殖实验未显示对胎仔有危害，但尚缺乏临床对照观察资料，或者动物实验中观察到对胎仔有损害，但尚未在孕早期临床试验中得到证实，如青霉素、磺胺类药、丙磺舒等
C 类	在动物研究中证实对胎儿有副反应（致畸或使胚胎致死或其他），但在人类的研究中无对照组或在人类和动物研究中无可以利用的资料。药物仅在权衡对胎儿的利大于弊时给予，如氯霉素、异丙肾上腺素
D 类	对人类胎儿的危险有肯定的证据，但尽管有害，对孕妇需肯定其有利，方予应用（如对生命垂危或疾病严重而无法应用较安全的药物或药物无效），如四环素类、苯妥英钠、氯磺丙脲等
X 类	动物或人的研究中已证实可使胎儿异常，或基于人类的经验知其对胎儿有危险，对人或动物均有害，该药禁用于已妊娠或将妊娠的妇女，如己烯雌酚、沙利度胺、利巴韦林等

口腔局麻药微量分泌于乳汁，一般不影响哺乳。阿替卡因说明书明确表示，局麻治疗结束后可以继续哺乳。虽然不同局麻药的代谢过程不尽相同，迄今尚未见到局麻哺乳引起严重不良反应的报道，但为了慎重起见，建议当天不哺乳，第 2 天更安全。

（三）心脑血管疾病患者

严重心肌梗死或脑血管意外患者 6 个月内尽量避免使用局麻药，以避开急性期可能诱发的严重不良反应。心脑血管疾病患者不用或慎重使用血管收缩剂，肾上腺素不超过 0.04mg，左旋异肾上腺素不超过 0.2mg。高血压患者血压超过 160/100mmHg（1mmHg=0.133kPa）时需在心电监护下使用局麻药，超过 180/110mmHg 时需先控制血压再进行麻醉。心脏起搏器和支架本身对局麻药和肾上腺素无特殊选择性。伴有室性心律失常患者选用利多卡因，可促进心肌细胞内 K^+ 外流，降低心肌自律性，具有抗心律失常作用。

（四）心律失常患者

利多卡因自 1963 年开始用于治疗心律失常，是目前防治急性心肌梗死及各种心脏病并发快速室性心律失常的药物，也是急性心肌梗死的室性早搏、室性心动过速及室性震颤的首选药。对于心律失常的患者，利多卡因也是口腔局麻首选药。

（五）凝血障碍患者

凝血障碍或正在使用抗凝药物的患者，其自身对局麻药并无特殊选择性，建议选用细针（30g）进行注射，以减少创伤和药物剂量。口腔医师无权擅自决定让患者停用抗凝药物，也不主张停用。一般建议局麻前检查患者凝血国际标准化比值（INR），只要保证 INR 为 2.0～2.5，局麻注射及后续牙科治疗就相对安全。临床上凝血四项检查报告内就有 INR 结果。

（六）肝功能不全患者

酰胺类局麻药大多通过肝脏代谢，酯类局麻药主要由血浆胆碱酯酶代谢。肝功能受损时主要影响酰胺类局麻药代谢，可选择酯类局麻药如普鲁卡因或氯普鲁卡因。阿替卡因作为一种特殊的酰胺类局麻药，90%～95% 被血浆胆碱酯酶代谢，只有极少量由肝脏代谢，因此肝功能不全时阿替卡因也是不错的选择,但应尽量减少其用量。

（七）肾功能障碍患者

肾脏是局麻药的主要排泄器官,对于肾衰或肾功能减退患者,尤其是肾透析患者,口腔医师应与肾内科医师仔细评估,选择合适的治疗时机,尽量减少局麻药与血管收缩剂的用量,防止代谢产物蓄积。

（八）抑郁症患者

抑郁症（depression）又称抑郁障碍,以显著而持久的心境低落为主要临床特征,是心境障碍的主要类型。患者常服用单胺氧化酶抑制剂（MAOI）和三环类抗抑郁药（TCA）,甲哌卡因与二者作用均可产生不良反应,加重患者抑郁症状,因此抑郁症患者禁用斯康杜尼。

（九）癫痫患者

癫痫（epilepsy）即俗称的"羊角风"或"羊癫风",是大脑神经元突发性异常放电,致使短暂的大脑功能障碍的一种慢性疾病。目前,我国癫痫患者已经超过1 000万。有癫痫病史的患者建议在心电监护下使用局麻药。阿替卡因可能诱发癫痫,禁止应用于癫痫患者。

（十）运动员

运动员使用阿替卡因时需注意,其药物活性成分可使尿检兴奋剂检查呈阳性。同时,对于运动员一般禁止使用血管收缩剂,不含肾上腺素的甲哌卡因是运动员局麻的首选药物。

（十一）牙外伤患者

牙外伤或牙脱位患者的治疗中,为了保证牙髓活性,便于牙髓血运重建,进行牙复位固定、活髓切断或盖髓术时,应避免使用含有血管收缩剂的局麻药,且尽量不使用牙周膜注射或浸润麻醉。

（十二）放疗患者

这类患者本身对局麻药的选择没有特殊性,但其口腔局部血运较差,建议不要使用含有血管收缩剂的局麻药,以免引起组织坏死。

（十三）糖尿病患者

肾上腺素是胰岛素的拮抗剂,可以降低胰岛素的降血糖作用,对于血糖控制不佳或大量使用胰岛素的糖尿病患者,建议慎用或避免使用含肾上腺素的局麻药。

（十四）甲状腺功能亢进症患者

甲状腺功能亢进症患者对口腔局麻药本身并无特别的选择性。甲状腺素分泌增加会使交感神经兴奋性增强,出现心率加快、血压增高、出汗等表现。肾上腺素通常会加重上述症状,因此建议不用或慎用含肾上腺素的局麻药。

（十五）牙种植患者

牙种植越来越普遍,一般采用局部浸润麻醉,由于下颌磨牙区骨密质较厚,建议优先选择浸润效力强的阿替卡因,其他牙位对局麻药并无特殊选择。随着CBCT的广泛使用,术前安全距离测量十分明确,下颌磨牙种植也可选择阻滞麻醉,不应一味强调保护下牙槽神经而放弃选择阻滞麻醉。

（十六）双膦酸盐药物使用者

双膦酸盐（bisphosphonate,BP）是用于各类骨疾患及钙代谢性疾病的一类新药物。能特异地与骨质中的羟基磷灰石结合,抑制破骨细胞活性,从而抑制骨质吸收。用于治疗骨质疏松症、畸形性骨炎、恶性肿瘤骨转移引起的高钙血症和骨痛症等。颌骨是双膦酸盐药物使用者最容易累积的区域,可使骨松质钙化变成骨密质,颌骨缺乏血供,容易骨折和感染,此类患者禁止使用含肾上腺素的口腔局麻药。

第二节 口腔局部麻醉方式及进展

一、口腔局部麻醉方式

（一）冷冻麻醉

应用药物使局部组织迅速散热,皮肤黏膜温度骤然降低,以至局部感觉,首先是痛觉消失,从而达到局部暂时性麻醉的效果,称为冷冻麻醉(frozen anesthesia)。

目前临床上常用的药物是氯乙烷。冷冻麻醉方法简便,持续时间3~5分钟,麻醉表浅,适用于黏膜下和皮下浅表脓肿的切开以及松动乳牙的拔除。氯乙烷对组织特别是黏膜刺激大,使用时应在麻醉区域周围的皮肤、黏膜涂布凡士林加以保护。

（二）表面麻醉

将渗透作用强的局麻药涂布于局部皮肤或黏膜上,使其透过皮肤或黏膜阻滞浅表神经末梢,达到无痛的状态,称为表面麻醉(superficial anesthesia)。

本法适合阻滞或浸润注射之前在皮肤或黏膜表面形成浅层麻醉通道,便于进针无痛。表面麻醉也是黏膜下脓肿切开或拔除松动的乳牙或恒牙时的首选。临床经常使用的表面麻醉剂是2%利多卡因和0.25%~0.5%丁卡因。此外,也可用1%盐酸达克罗宁(dyclonine)或6%~20%对氨基苯甲酸乙酯行表面麻醉,但作用均不及丁卡因效果明显。有文献报道,表面麻醉涂抹的时间不低于20秒,患者感受才有显著性差异。

（三）浸润麻醉

将局麻药注入治疗区域的皮下、黏膜及深部组织,以麻醉感觉神经末梢使之失去感觉和传导刺激的能力,此方法称为浸润麻醉(infiltration anesthesia)。

在牙及牙槽外科手术中,一般多在上颌牙槽突或下颌前牙区的牙槽突应用浸润麻醉,因为这些部位的牙槽骨骨质比较菲薄,并且疏松多孔,局麻药液容易渗透入众多小孔,进入颌骨,麻醉牙神经丛。口腔浸润麻醉主要有两种形式:①骨膜下浸润麻醉,是将麻醉药注射到颌骨的骨膜与颌骨之间;②黏膜下浸润麻醉,是将麻醉药注射到黏膜下组织,而并不要求到达骨膜下。骨膜下注射容易使骨膜从骨面撕裂分离,产生疼痛不适。一般建议局麻药物注射到骨膜上黏膜下。有研究显示,骨膜对局麻药物的扩散没有明显影响,骨膜上注射并不影响局麻效果。

（四）牙周膜注射法

牙周膜注射法(periodontal membrane injection)又称牙周韧带内注射法,是一种特殊的浸润注射,是用短而较细的注射针头自牙的近中和远中侧刺入牙周膜,深约0.5cm,分别注入局部麻醉药0.2mL即可。此法损伤小,适用于血友病和有出血倾向的患者,并可避免发生由其他麻醉方法而产生的深部血肿及严重出血。当黏膜下浸润或阻滞麻醉效果不理想时,加用牙周膜注射,常可取得满意效果。牙周膜注射法最大的缺点是患者感到剧烈疼痛感,随着无痛注射技术的普及,该方法有望被更广泛使用。

（五）阻滞麻醉

将局部麻醉药注射于神经干或主要神经分支周围,以阻断神经末梢的传入刺激,使该神经分布区域产生麻醉效果,这种方法称为阻滞麻醉(block anesthesia)。此法能麻醉比较广泛的区域,可以避免多次注射带来的疼痛。而且,使用药物剂量少,麻醉效果完全,麻醉作用深,维持时间长。

口腔阻滞神经注射主要针对三叉神经分支,医师应该熟练掌握其走向及分布,明确注射点的标志和有关解剖结构关系,在注射麻药前必须回抽,确认无血回流才能继续注射。阻滞注射的针头进入组织相对较深,应该严格无菌操作,避免局部感染。

下牙槽神经阻滞麻醉(block anesthesia of inferior alveolar nerve)是口腔颌面部手术最常用的方法之一。自从1884年美国人William首次报道至今,其注射方法随着时间推移也不断丰富。由于下颌孔的变异,可能导致传统的下牙槽神经阻滞麻醉的方法不能达到满意的麻醉效果,推测原因是下颌孔开口位置上移,下牙槽神经过早并入下颌骨内,这时需要将注射点向上移位才可达到预期的麻醉效果。1973年澳大利亚口腔医师提出高位注射(Gow-Gates)法,1997年又提出中位注射(Vazirani-Akinosi)法,当采用传统下牙槽神经注射效果不佳时,可以将注射点向上抬高0.5cm。

（六）牙髓腔内注射

牙髓腔内注射(intraluminal injection)是将局麻药通过暴露的髓孔或开放的髓孔注入髓腔内,可以让牙髓完全麻醉,患者舒适地接受相关牙髓治疗。临床上偶尔也将此法作为局部浸润或阻滞麻醉镇痛不全时的补充方法,也可用于临床牙髓失活不全或存在残髓炎时。注射前可用含局麻药的小棉球湿敷,注射时由浅到深,缓慢轻柔推送局麻药,压力过大一方面会产生疼痛,另一方面可能将髓内炎性物质推出根尖。

（七）骨内注射法

骨内局部麻醉(intraosseous local anesthesia)是将麻醉药物通过牙齿根部附近注入骨松质内,而周围软组织一般不会受到影响。术者使用穿孔仪穿通附着龈、骨膜和牙槽骨,以此来建立一个小的通道。之后,将注射针插入预备好的孔中,使麻醉溶剂渗入骨松质。注射针的注入速度是可控制的,从而让患者的不适度降低。尽管骨内引导性局部麻醉已在口腔临床上使用了百余年,但其过强的侵入性使得它在过去的临床实践中未能得到广泛应用。1975 年,Lilienthal 发明了一项利用电机驱动的穿孔仪穿通颊侧牙龈和骨质的技术。骨内麻醉技术具有操作方便,麻醉迅速、有效等优点。骨内麻醉设备针对牙髓炎、种植牙、拔牙等手术,可在 3 分钟内成功麻醉。这项技术可以认为是现代骨内麻醉技术。作为一种新方法,与传统麻醉技术相比,在减轻患者疼痛、提高麻醉效率方面展现了其优势。骨内局部麻醉也有不足之处,骨内麻醉设备在钻孔时会使局部组织过热,麻药浸润软组织时也可能会引起局部疼痛、肿胀和感染。骨内麻醉最常见的并发症是注射血管收缩剂后引起的心动过速。这些值得在临床实践中重点关注。

二、口腔局部麻醉进展

计算机控制局部麻醉(computer controlled local anesthesia)是通过计算机控制的压力反馈系统调节局麻药注射系统,凭借一种电动的带有预设程序的局麻输注设备完成麻醉,其主要优点是可以精确控制局部注射压力和注射速度,减少患者疼痛体验和局部组织反应。同时,其伴有预设回抽程序,可避免针头误入血管的可能性。并且,注射针头采用握笔式,增加了注射的灵活性和可控性,针头可以旋转前进,保障注射靶点的准确性。

该系统的主要特性:①传统的麻醉注射方式是用手推针筒进药,往往由于力道不平均,造成患者疼痛及肿胀感。计算机控制局部麻醉注射系统传输的麻醉剂流速低于患者的疼痛阈值,患者感觉更加舒适。②传统口腔局麻注射医师的活动空间小,操作困难。医师受内因和外因诸多影响,不能完成在注射中给药,即使给药也不可能完全控制流速与流量。局麻仪的自动给药系统完全克服了此难题。在针刺入表皮后即慢速均匀给药,让针一直处于麻醉通道中,这种情况下患者在治疗全过程中没有丝毫疼痛感。③持笔式设计,进针时旋转,改变斜切面位置,使针尖精确到达目标位置,轻巧旋转并降低针尖阻力,在进针过程中将病患不适降至最低,且针头前方持续喷射的麻醉药剂有如表面麻醉的功效,可减少因针头穿刺组织时造成的撕裂疼痛,能降低对组织的二次伤害。④均匀给药,吸收率高。在设计时,依据人体吸收与排泄原理,将给药的流速与流量比值控制在人体最佳吸收范围值内,实现了以最少的麻药剂量完成最好的麻醉效果。⑤手柄与传统注射器比较,外观不存在威胁性,从而消除了患者对注射器产生的焦虑心理。

第三节　口腔局部麻醉镇痛不全的原因与对策

口腔局麻失败或镇痛不全严重影响患者接受正常的诊疗活动,严重疼痛可致使治疗中断,甚至诱发椅旁急症如高血压、晕厥、中风等。口腔局麻失败或镇痛不全的原因较为复杂,镇痛不全主要发生在下颌后磨牙区,其次为上下颌尖牙,主要包括解剖因素、炎性因素、药物因素、技术因素及患者精神因素。

一、解剖因素

（一）下颌孔位置变异

下颌孔通常位于下颌骨下颌支内面中央稍偏后上方,呈漏斗形,其口朝向后上方。其前方有锐薄小骨片,称之为下颌小舌。其后上方有下颌神经沟,下牙槽神经、血管均由此沟进入下颌孔。上方有由喙突往下后及髁突往前下汇合成的下颌隆突。下方有一向前的沟,称下颌舌骨沟,下颌孔向前通向下颌管。

男性下颌孔约相当于下颌磨牙的猞平面,女性及儿童位置偏低些。然而,下颌孔的位置也不是一成不变的,有研究发现约7%的患者下颌孔位置发生偏移,甚至极少患者出现下颌孔和下颌管为双孔管,这些下颌孔的变异可能造成经典的下牙槽神经注射局麻镇痛不全。然而,下牙槽神经从经卵圆孔出颅到达髁突颈部附近位置较为固定,且不受下颌孔位置变化影响,此时选用高位注射法可以有效解决由于下颌孔变异导致的局麻镇痛不全。这种注射建议选用30g的细长注射针,确保回抽无血再行注射。

（二）下颌骨外斜线致密骨密质

从颏结节经颏孔的下沿向后上与下颌支前缘相连的骨嵴,称外斜线或外斜嵴。有些患者外斜线处骨密质较厚且致密,尤其是局部伴有慢性炎症刺激更明显,后磨牙附近浸润注射有时致密骨密质不利于局麻药扩散,影响其疗效。此时应首选下牙槽阻滞麻醉。

（三）多神经分布异常

上下颌神经支配牙的分布,偶见缺乏明显的分布区域,有时又存在同一区域并非单一神经分布情况。显微解剖发现,有时上下牙槽神经某一支缺如由邻近其他神经替代,如颊长神经有时可替代上牙槽后神经的牙龈支。上牙槽后神经麻醉时上颌后磨牙仍有疼痛感觉。颈皮神经的上行分支可能经下颌骨内面进入骨内,颊长神经有时会被上牙槽后神经替代,所以临床偶见下牙槽神经麻醉时,下颌前磨牙出现镇痛不全。另外,有研究发现下牙槽神经或其发出的分支与经下颌磨牙后下角区与来自颞肌神经的分支有吻合。此时局部浸润麻醉可作为阻滞麻醉的有效补充。

（四）尖牙根较长

上下颌尖牙根管长度平均26.5mm,比邻近的侧切牙(22mm)和前磨牙(20.6mm)长将近4~5mm。前庭沟浸润麻醉时,尖牙区注射建议针尖向根方延伸4~5mm,保证局麻药能有效渗透至尖牙根尖部位。

二、炎症因素

炎性情况下口腔局部麻醉容易出现镇痛不全已经成为口腔医师的共识。其主要原因包括:①炎症时局部神经髓鞘和轴突发生退行性改变,影响神经膜电解质交换进而影响局麻效果;②炎症状态时局部组织可产生一些炎症介质,这些中间产物可能是蛋白分解产物,可以沿着神经纤维传播,既能作用于神经末梢引起神经变性妨碍局麻,又能作用于局麻药物,降低麻醉效能;③炎症状态容易产生脓性分泌物,偏酸性,pH接近1.0,然而大多数局麻药偏碱性或接近中性,容易产生中和反应,影响局麻作用;④牙周局部炎症常常伴有一些瘘管或窦道,局麻药物容易发生渗漏,局部组织不能达到有效浓度;⑤炎症的典型症状就是红肿热痛,其中肿胀就是组织大量充血水肿,等量的局麻药在同一组织区域被稀释,实际浓度不能达到麻醉效果;⑥最为重要的是炎症时局部组织血流速度加快,注射到组织内的麻药被血流快速冲刷掉,严重影响局麻效果。

对于牙周的炎症,为了阻止炎症扩散,在牙根周围骨组织会有钙盐沉积,反复炎症刺激,最终形成致密性骨炎,形成一道屏障阻碍局麻药物发挥作用。炎症时建议适当增加局麻药物注射量,尽量选择阻滞麻醉,避免局部浸润麻醉。

三、药物因素

不同局麻药有不同的作用特点。阿替卡因作为口腔局麻在组织中的渗透力强,且浓度为4%,是口腔局麻药中最高的,其浸润效果超强,能有效发挥局麻效果,尽管高浓度也带来一些副作用。甲哌卡因的组织渗透效果也很好,但为了更安全,作用更温和,浓度仅为2%或3%,上颌及下颌前牙区浸润注射均能达到良好效果,而对于下颌磨牙区偶有局麻效果欠佳,建议选择阻滞麻醉。利多卡因一般浸润效果不佳,它对一些粗大的神经干具有亲和性,建议尽量用于阻滞麻醉。丁卡因容易穿透黏膜,常用于表面麻醉,但毒性大,一般不用于阻滞麻醉或浸润麻醉。

局麻药物存放有严格规定,即25℃以下避光保存。同时,局麻药有特定有效期,否则一定会影响局麻效果。如果连续多个患者出现镇痛不全,或不同医师均反映局麻失败,应该从药物自身寻找原因,可以尝试不同种类或不同批次、产地的局麻药品。

四、技术因素

局麻注射者应该熟练掌握口腔颌面部神经解剖与分布,掌握各种注射方法要点,尤其是解剖标志,对可能存在的神经变异应有所了解。同时,注射者需经专门培训,掌握正确的注射方法与技巧。每一种局麻药的注射点都有一个推荐剂量。口腔局麻药物推荐的注射速率是 1mL/min,该注射速率既是患者安全的保障,又能让患者的体验更舒适。目前还可以借助一些工具提高局麻技术准确性。例如,计算机控制局部麻醉注射系统可以设定注射速率、注射量、确保回抽等程序,让局麻注射更精准。

五、精神因素

疼痛原本就是一种复杂的生理过程,它包含痛的感知和机体对疼痛的反应,伴有强烈的主观感情色彩和经验属性。疼痛的阈值因人而异,差异较大,很难界定。影响疼痛阈值的因素除生理因素外,心理因素起决定性作用。患者精神紧张或情绪低落时,疼痛阈值会降低,出现痛觉过敏现象,这些患者对温度或触压等感受反应为疼痛,实质是机体本能的保护性反应。据统计有近 30% 的人群患有牙科恐惧症,发生率女性多于男性,而心理恐惧与局麻拔牙镇痛不全有直接关系。牙科治疗情绪性晕厥患者常有家庭史,对于这类患者术前需要充分沟通,转移患者注意力,让局部肌肉放松,有利于缓解局麻镇痛不全的发生。

第四节　口腔局部麻醉的局部并发症及应急处置

一、注射区疼痛

注射针头对皮肤黏膜的刺激、注射压力过大、局麻药物的化学刺激、局麻药物的温度刺激等均可致使注射区疼痛(injection area pain)。注射针头的粗细程度是引起注射疼痛的重要原因,注射针头有倒钩或弯钝可能会损伤局部组织和神经。表面麻醉、细针慢速,避免同一区域反复注射能有效减少注射疼痛。注射时压力过大引起局部组织撕裂是产生疼痛最主要的原因,精确控制注射压力是改善注射疼痛的重要手段。新型无痛注射仪借助计算机控制下的压力反馈感受系统调节注射速率与压力,为消除注射疼痛提供可能,越来越受到医患双方的关注与喜爱。高频振动和冰敷是美国家庭主妇巴克特斯带 4 岁的儿子去见儿科医师接受注射时迸发的灵感,进而开发了简单、便携、安全和有效的镇痛产品,称之为 BUZZY,它通过冰敷与高频震动结合的方法,分散患者注意力,阻断注射部位和大脑的痛觉神经传导路线,降低痛觉神经敏感度,从而大大缓解注射部位的痛感,是一种应用比较广泛的非药物镇痛方法。如果发生注射区疼痛,24 小时内给予冰敷,24 小时后给予热敷理疗,必要时给予消炎镇痛药。

二、血肿

血肿(hematoma)一般是由于注射针头刺破局部血管所致,常发生于上牙槽后神经及眶下神经阻滞麻醉,偶见于颏神经和腭大神经阻滞麻醉。如果局部组织疏松,血管丰富,如刺破翼静脉丛可出现组织内大量出血,血肿较大,在黏膜下或皮下形成紫红色(或褐色)瘀斑。如若局部组织致密,如上腭部黏膜的血肿较局限。血肿形成数日后,局部颜色可以变浅呈黄绿色,随后缓慢吸收消失。注射时应避免反复穿刺,可以减少刺破血管的概率,注射前仔细检查避免针尖有倒钩,可减少组织损伤。对于有出血倾向的患者,尤其要慎重,必要时请血液科医师会诊。局部血肿可以继发感染,并发张口受限。出现血肿时建议局部冰敷 24 小时,保持局部清洁卫生,避免服用抗凝药物,严重时需使用抗生素预防感染。24 小时以后局部热敷或理疗,可以促进血肿吸收消退。

三、张口受限

张口受限(limitation of mouth opening)或牙关紧闭(trismus)较为少见,可发生于下牙槽神经阻滞麻醉术后,主要原因在于注射时发生针尖偏移,局麻药被注射进入翼内肌或咬肌,致使肌肉丧失收缩和舒张能力,停滞于收缩状态从而出现牙关紧闭。此外,注射针头刺破颞下窝内的血管形成血肿,局麻药对骨骼、肌肉的毒性作用,注射针对咀嚼肌的直接机械损伤,注射针头污染致使关节周围深部感染也可造成牙关紧闭。局麻引起的牙关紧闭大多为暂时性的,随着麻药的代谢一般可自行恢复。血肿和感染引起的牙关紧闭一般于血肿消退炎症控制后渐渐康复。局麻致使肌肉麻痹引起的张口受限,可给予局部热敷伴以张口训练。咀嚼肌损伤引起的牙关紧闭,建议口服镇痛药物。感染引起的张口受限往往是发生在局麻后数天,症状渐渐加重且伴有疼痛,可以适当应用抗生素。

四、注射针折断

注射针折断(broken needles)在口腔局麻注射中少见,临床上容易发生的部位是下牙槽神经和上牙槽后神经,这两个神经在麻醉时往往进针较深,针入组织后若患者骤然改变体位,或是术者操作不规范使注射针过度弯曲,或是注射时患者躁动不安,或是注射针质量差、弹性较差等均容易致注射针折断。预防针折:①术前仔细检查注射针的质量;②注射时选择合适长度的注射针,至少保证针头注射时1cm在组织外,切莫将注射针全部没入组织;③注射时不可随意改变注射方向,不可过度弯曲注射针,遇到阻力时不要使用暴力。万一发生针折,应让患者保持张口位,不要有下颌运动和吞咽动作,如有部分针体可见,立刻用持针器夹住慢慢后退取出。若针已经没入组织需要X线片定位再行手术取出,切勿盲目探查,以避免断针在软组织内移位,增加取出难度。

五、暂时性面瘫

暂时性面瘫(temporary facial paralysis)在局麻注射中较为少见,主要原因为下牙槽阻滞麻醉注射时注射过深,注射角度发生偏移,注射针越过下颌切迹进入腮腺包膜,局麻药进入腮腺麻醉面神经致使面瘫。麻醉致使的面瘫也可见于咀嚼肌阻滞注射过浅。上述两种情况均属于暂时性面瘫,随着局麻药物的代谢,运动神经功能可逐渐恢复。发生局麻面瘫需对患者进行安抚,不需要进行特殊处理。

六、感染

注射部位消毒不严格、注射针头被污染、注射针穿过炎性病灶均有可能将细菌带入深部组织,引起相邻组织感染(infection),如翼下颌间隙感染、颌下颌间隙感染、咽旁间隙感染等。注射引起的深部感染一般出现于注射后1～5天,表现为红、肿、热、痛反应,严重时可导致间隙感染,并发败血症等。

七、神经损伤

口腔局麻注射时注射针头刺入较粗的神经束、针尖有倒钩、注射后回抽都可能致使口腔局部神经损伤(nerve injury)。临床表现为注射时局部剧烈疼痛和电击样反应,麻药作用消退后注射区神经仍有疼痛、麻木或感觉异常。一般来说这种神经损伤是可逆的、暂时的,大多数可以自行恢复,不需要特殊治疗,偶见损伤严重者恢复较慢,极端情况下造成永久性损伤而不能完全恢复。因此,对于出现药物代谢期过后局部麻木症状仍不能消失的情况,应该积极处理,包括局部理疗,激素、维生素、抗生素治疗等。预防措施主要是掌握口腔颌面部神经的分布和走向,选择细针,术前仔细检查注射针头形态有无异常,避免使用变性的局麻药物。

八、暂时性复视或失明

暂时性复视或失明可见于下牙槽神经阻滞麻醉注射后,由于注射针刺入下牙槽动脉未回抽,注入下牙槽动脉的局麻药可以经脑膜中动脉、眼球动脉等逆行入眶,致使眼肌、视神经麻痹而引起暂时性复视或失明。晚期糖尿病患者接受口腔局麻时,尤其是使用含肾上腺素的局麻药时,可能出现复视或失明,术前应告知患者可能的风险。有个别患者由于精神因素导致局麻后出现复视或失明。口腔局麻回抽无血再推注是预防暂时性复视或失明的关键。局麻药物注射前询问患者是否患有严重糖尿病史尤为重要。局麻注射药物作用消失后眼球运动和视力即可恢复,一般不需要特殊处理,但往往由于患者反应较大,引起恐惧不安,须耐心做好心理安抚工作。

九、局部组织坏死

局部组织坏死(local tissue necrosis)是由于局麻注射速度过快或注射量过大,局部黏膜致密,局麻药不易扩散,局部组织压力过大,导致口腔注射点附近溃疡形成,溃疡周边黏膜组织苍白、坏死。含有肾上腺素的局麻药可致局部血管收缩,造成局部血运障碍,使用时更要谨慎,尤其是儿童和老人。如果发生局部组织坏死,建议患者不吃有刺激性的食物,进流质或半流质饮食,以减少对创口的刺激,必要时使用消炎镇痛药,减轻局部不适。使用无痛注射仪可以减少局部压力刺激,避免致组织坏死。

十、无意识自伤

口腔局部麻醉后,在麻醉没有消退或未完全消退时,局部感觉缺失,患者在进食甚至说话时可能咬伤感觉障碍的舌、唇或颊黏膜等组织。局麻过后,还伴有温度感知障碍,吃过冷或过热的食物时也容易引起局部冻伤和烫伤。

一般建议 2 小时后进流质或半流质饮食,且咀嚼尽量轻柔、缓慢,避免过冷、过热的食物。对于已经发生无意识自伤的患者,建议保持口腔卫生,预防伤口感染,缓解局部症状。

目前已经发明一种局麻反转药甲磺酸酚妥拉明注射液,通过拮抗血管收缩发挥扩张血管的作用。它是首个适用于软组织(唇和舌)局麻的反转药品,可以让局麻恢复时间减少一半,加速恢复正常感觉和功能,有效预防局麻导致的自伤。

十一、局限性贫血样反应

有些局麻药物自身就可收缩血管,若添加有血管收缩作用的肾上腺素,就会进一步导致局部小动脉收缩,小动脉灌溉区域供血减少,局麻相关区域皮肤颜色会在注射后急速出现苍白,但范围控制在受累血管供血范围内,周边其他部位皮肤黏膜颜色正常。此时患者基本生命体征正常,全身并无其他不适。一般不到半小时局部症状就会自动消失,遇到此症状时应及时告知患者病因与转归,安抚患者紧张情绪。

十二、局麻后黏膜病变

口腔局部麻醉后,在注射点附近区域,2~3 天后偶尔会出现多个疱疹样小溃疡,多见于腭部,触痛明显,影响进食和说话。注射含肾上腺素的麻药时,尤其要注意不要压力过大或注射量过多。这类疱疹样小溃疡往往可以自行愈合,对症处理主要是局部止痛及促进组织愈合,避免食用过热和粗糙的食物。

十三、局部麻醉后暂时性失声

下牙槽神经局麻注射后失声十分罕见,但国内外文献也有报道。局麻后影响发声可能的原因是少许麻药渗出累及声带,也可能是迷走神经麻痹致使喉返神经传导阻滞,一般是暂时性的,随着局麻药代谢失效后,患者可以渐渐恢复语言能力。此外,也可能是精神因素致使癔症性失声,多见于年轻女性,主要表现为讲话不能发声,但咳嗽、哭笑声音正常,呼吸不受影响,发声能力可能骤然恢复。癔症性失声是由于大脑皮层受到过度刺激产生超限抑制所致,心理因素致使肾上腺素分泌增强,血管收缩,局部供血不足,致使声带痉挛失声。心理疏导最为有效。虽然局麻后失声是暂时性的,但对患者情绪影响较大,临床上要加强医患交流,消除患者的紧张恐惧心理。

十四、误吞、误吸

口腔局部麻醉后,可能导致患者口咽部感觉迟钝,影响咽反射,会增加口腔诊疗过程中误吞、误吸的风险。建议口腔治疗过程中,尽量避免双侧下牙槽阻滞同时局部麻醉,也要避免注射麻药时渗漏到口腔内,并被患者吞咽,致使患者口咽部麻痹,增加误吞、误吸的风险。

第五节　口腔局部麻醉的全身并发症及应急处置

一、晕厥

晕厥（syncope）是指一过性全脑血液低灌注致使的短暂意识丧失,特点为发生迅速、一过性、自限性并能够完全恢复。晕厥是临床上的常见症状,机制较为复杂,临床上致使晕厥的病因很多,一般可因恐惧、饥饿、疲劳、疼痛、体位改变及全身健康不佳等因素所致。

口腔诊室容易伴发晕厥,口腔局部麻醉时的刺激也是一种主要因素,临床上需要高度重视。往往患者在局麻药注射时或注射后有不适感觉,随后可能出现头昏、恶心、口唇发白、全身出汗、四肢冰冷等症状,少数患者还可出现呼吸困难、意识模糊或短暂的意识丧失。检查绝大部分病例呈缓脉、心音强、正常或稍弱,血压正常或稍下降。上述症状一般在 3～5 分钟可自行恢复,少数患者可持续数分钟至数十分钟不等。

防治方法主要是完善术前筛查与知情同意,消除患者紧张恐惧心理,避免空腹时注射,谨慎使用含有肾上腺素的口腔局麻药。一旦出现晕厥,应将患者座椅放平,解开衣领保持呼吸道通畅,轻者给予温热开水即可逐渐恢复,重者按压或针刺人中,也可给予芳香氨乙醇或氨水刺激呼吸。若血糖检查确认是低血糖所致的晕厥可予以糖水口服或小块饼干咀嚼,必要时 10% 葡萄糖静脉滴注。

晕厥不同于昏迷,昏迷多源于危重病伤的结果,其意识丧失时间比晕厥长,恢复起来比较困难且时间较长。晕厥也不同于眩晕,眩晕多无意识障碍,患者感觉周围景物发生旋转。

二、癫痫

口腔局部麻醉也可能诱发癫痫发作,尤其是有些局麻药和癫痫发作有直接关系,阿替卡因的使用说明书明确了对未控制的癫痫患者禁用。详细询问病史是预防癫痫诱发的重要手段。一旦癫痫发作,首先应将患者置于安全处,解开衣扣,保持呼吸道通畅,预防二次损伤。若患者处在张口状态下,就在上下颌牙齿间垫以软物,以防舌咬伤,切勿强力撬开。抽搐时轻按四肢以防误伤及脱臼,抽搐停止后让患者头转向一侧,以利口腔分泌物流出,防止吸入肺内致窒息或肺炎。抽搐停止后患者意识未恢复前应加强监护,以防自伤、误伤、伤人、毁物等。成人地西泮首次剂量 10～20mg,按 1～5mg/min 缓慢静脉注射。同时,及时寻求神经内科医师帮助。

三、中毒

中毒（methysis）是指化学物质进入人体后,与人体组织发生反应,引起人体发生暂时或持久性损害。局麻中毒是指由于单位时间内进入血液循环内的局麻药总量超过机体代谢分解速度,血液内局麻药浓度超过可以耐受的剂量,引发机体不良反应。

口腔诊室发生局麻药中毒的主要原因是注射时没有抽回血,注射针头进入血管,且注射速度过快（正常情况下要求 1mL/min）,或者一次注射麻药量过大。局麻中毒的主要毒性表现为神经毒性和心脏毒性两方面。神经毒性反应是由于阻滞大脑皮层抑制通路,引起中枢神经系统兴奋,神经元释放兴奋性氨基酸增多,N-甲基 D-天冬氨酸（NMDA）受体过度兴奋,致使神经元内 Ca^{2+} 超载,一氧化氮（NO）生成增加,通过 NMDA-Ca^{2+}-NO 神经通路致使惊厥发作。心脏毒性可能与心肌细胞线粒体膜内肉毒碱脂酰转移酶的作用有关,正常情况下,该酶将长链脂肪酸产生的脂酰辅酶 A 转移到线粒体膜内,然后氧化生成 ATP,从而为心肌正常代谢提供主要能量。局麻药物对该酶的抑制会致使心肌对脂肪乳酸的氧化利用受阻,心肌细胞最终由于 ATP 的耗尽而致使功能衰竭。

口腔局麻中毒早期的典型症状之一是口周麻木。全身中毒反应一般有两种表现,兴奋型和抑制型。如果患者处于中毒早期或者中毒比较轻,可能出现兴奋表现,比如烦躁不安、好动、语言比较多、震颤、恶心、呕吐、气急、多汗、血压上升,严重时全身抽搐、缺氧、发绀等。随着药品继续吸收,患者可能迅速出现其他表现而使上述症状不明显，如脉搏细弱、血压下降、神志不清、呼吸抑制和心跳停止，最终危及患者生命。

为预防中毒反应，术者需充分掌握每种口腔局麻药的毒性及最大用量，坚持回抽无血再缓慢注射给药。口腔颌面部血运丰富，药物吸收快，常常使用含肾上腺素的局麻药减缓局麻药的吸收速度。患者身体状态也会影响麻药的耐受性，老年人、儿童、体质较弱的患者及有心脏病、糖尿病、贫血等的患者对麻药的耐受力较弱，应当适当控制用量。

一旦发现患者局麻中毒反应，应立刻停止麻药注射和临床其他治疗。中毒轻微的患者让其平卧，松开颈部衣领，保持呼吸道畅通，局麻药在体内代谢分解后症状可自行缓解。病情严重者需给氧、补液、抗惊厥，维持患者生命体征的稳定。偶尔出现的惊厥是全身骨骼肌的不随意收缩造成的，呈强直或阵挛性的抽搐。能够对抗和缓解中枢神经系统病理性的过度兴奋状态的药物有很多，包括巴比妥类、苯二氮䓬类，还有镁盐制剂比如硫酸镁注射液。可以静脉滴注地西泮 $0.1\sim0.2mg/kg$ 或 2.5% 硫喷妥钠 $3\sim5mL$。必要时需采用脂肪乳来逆转局麻药物中毒，脂肪乳剂疗法是临床上治疗局麻中毒的有效补充，一般采用 20% 脂肪乳 100mL 静脉推注，2 分钟完成。

四、过敏反应

过敏反应（allergic reaction）是指已产生免疫的机体在再次接受相同抗原刺激时所发生的组织损伤或功能紊乱的反应。其发作迅速、反应强烈、消退较快，一般不会破坏组织细胞或引起组织严重损伤，有明显的个体差异和遗传倾向。过敏反应可以发生在局麻药物注射后，虽并不多见，但严重者可引起喉头水肿伴发窒息致使死亡，临床上必须高度重视。

过敏反应可以是即刻反应，也可是延迟反应。即刻反应指注射少量局麻药后患者立刻发生精神紧张、皮肤荨麻疹、气道水肿、支气管痉挛，表现为呼吸困难、血压下降，严重者可出现抽搐、意识丧失、发绀、心律失常、休克、呼吸心搏骤停而死亡等。延迟反应常见的是血管性水肿，偶见荨麻疹、药疹、哮喘和过敏性紫癜。80%～90% 的过敏发生在局麻注射后 30 分钟内，其中 50% 发生在注射后 5 分钟，仅有 10%～20% 的迟发型变态反应在 30 分钟以后发生。一般要求患者注射麻药后 30 分钟内不要离开诊室，密切观察患者的反应。

预防原则：口腔局麻前必须详细询问患者过敏史，酯类麻药（如普鲁卡因）注射前需做皮试。对于酯类药物过敏或过敏体质的患者，应选用酰胺类局麻药并建议使用前按照说明书要求做好过敏试验。过敏试验是指对于高度怀疑有可能发生过敏反应的患者，可以先行缓慢注射 5%～10% 的剂量试验是否存在过敏反应。

过敏反应发生后应立刻停止一切诊疗活动，使患者处于平卧头低脚高位，保持呼吸道畅通，给予高流量吸氧，开放静脉通道，密切观察血压、心率、呼吸等生命体征变化。对于轻症过敏反应可以给予脱敏药物如异丙嗪、钙剂、糖皮质激素肌内注射。对于严重过敏反应，甚至出现过敏性休克的患者应立刻注射肾上腺素，伴有抽搐或惊厥时，应迅速静脉注射地西泮 10～20mg，或分次静脉滴注 2.5% 硫喷妥钠 $3\sim5mL$，直至惊厥停止。极端情况下，患者出现心跳呼吸消失，应该立刻启动心肺复苏预案进行抢救。

第六节　口腔治疗过程舒适化镇静镇痛技术

在口腔诊疗过程中应用舒适化镇静镇痛技术的目的不只是通过各种镇静或麻醉药物完成牙病治疗，更重要的是对患者进行行为管理和心理疗法，缓解或消除患者的紧张、恐惧情绪，促使不能配合的患者配合治疗，并逐渐减少镇静或麻醉药物的使用。但值得注意的是，舒适化镇静镇痛技术只是配合局部麻醉使用，不能替代局部麻醉。

一、口服药物镇静技术

口服药物镇静是通过口服镇静药物产生轻度的意识抑制，同时维持呼吸道通畅和足够的分钟通气量,使患者能够对物理刺激及语言指令做出相应的正确反应。

口服药物镇静技术适用于精神紧张、轻度焦虑的患者。不愿配合的儿童患者,尤其对于做过全麻几个月后复诊时发现又出现新的龋齿的儿童患者较为适用。对于存在全身系统性疾病、儿童或气道有问题的患者,或存在严重慢性阻塞性肺疾病、慢性支气管炎、哮喘等引起的低氧血症患者都要在镇静过程中给予持续吸氧。此外,在 6 个月内心脏病发作(除做过血管成形术或心脏搭桥手术)或左心室射血分数小于50%都要给予吸氧。

口服药物镇静技术可获得轻度或中度的镇静效果,起到缓解恐惧情绪的作用,而无止痛作用。口服镇静药物可使用苯二氮䓬类药物如咪达唑仑 0.25～0.75mg/kg,最大剂量不超过 15mg。如在怀孕期间需要镇静时,首选酒石酸唑吡坦,但不建议在母亲哺乳时使用。对于老年患者的口服镇静药物要认真谨慎,特别是年龄大于 65 岁的患者对于药物的清除能力下降,作用时间延长,需要适当调整剂量来保证安全。例如,老年人体内唑吡坦的半衰期增加16%～32%。

镇静过程中应能根据患者就诊时的具体情况选择合适的药物及个体化药物剂量,并全程进行生命体征的监测。治疗结束后,患者应在牙椅上(监测设备仍需连接完好)密切观察 5～10 分钟。当患者清醒、认知功能正常和生命体征平稳后,嘱患者张口检查有无残留物及呼吸道梗阻现象。

二、肌内注射药物镇静技术

肌内注射药物镇静技术适用于时间较短的手术、轻度焦虑不安的患者。此方法在治疗过程中具有易吸收,起效快,无明显疼痛、眩晕等不良反应,对局部组织刺激性小的特点,对麻醉和手术具有很好的镇静和记忆遗忘效果,且手术过程中大多患者能安静,呼之可应答,在 2 小时内的手术大多不需要另加辅助镇静药物。

肌内注射药物镇静技术可使用苯二氮䓬类药物如咪达唑仑 0.15～0.3mg/kg,其可作用于 γ-氨基丁酸,阻止 γ-氨基丁酸与其受体结合而产生明显的镇静和遗忘作用,具有作用迅速、副作用少、排泄快、无蓄积作用、无残留效应、安全线宽等特点,又能配合麻醉和手术体位。咪达唑仑在肌内注射 10～15min 后起作用,30～45 分钟达到峰值,镇静效果维持 60～90 分钟。但咪达唑仑肌内注射用药个体差异较大,用药过程中应注意老年人和年轻人的区别,以及和其他药物联合用药的配伍剂量,且随着剂量的增大,患者呼吸抑制的可能性也增大,所以在镇静过程中应密切监测呼吸频率、心率、血压和血氧饱和度,治疗结束后应留观半小时以上。

三、笑气-氧气混合镇静技术

笑气-氧气混合镇静技术适用于成人及 6 岁以上的儿童。笑气(N_2O)无色无味,对呼吸道无刺激,对心、肺、肝、肾等机体重要脏器均无功能损害,在体内不经任何生物转化或降解,绝大部分原药仅经过呼吸系统随呼气排出体外,极少量由皮肤蒸发,无蓄积作用。先进的 N_2O-O_2 气体混合供气装置可设定最低的混合浓度比例,并有应急情况下快速给氧装置,在适当控制 N_2O 浓度、混合气体流量的情况下进行相关操作。所以 N_2O 吸入镇痛技术是目前口腔治疗中相对最安全、最易于被患者接受、应用最广泛的镇痛方式,是目前口腔门诊镇痛策略的首选方式。

将 N_2O 和 O_2 经专用的设备混合,由鼻罩吸入达到镇静作用。患者全程保持清醒的状态,可有效缓解患者的紧张情绪。其操作简单,镇静深度易调节,安全,对儿童、青少年和成人均有较好的镇静效果。治疗前应详细向成年患者或儿童家长解释笑气的工作原理,严格把握适应证,排除禁忌证。禁忌证如下:①强迫性人格;②幽闭恐惧症者;③儿童行为问题,如有严重破坏倾向的;④人格障碍;⑤上呼吸道感染或有其他呼吸系统疾病;⑥怀孕前 3 个月;⑦腔隙性疾病,如肺大疱、肠梗阻、中耳炎等。

治疗起始阶段 N_2O 浓度给予最低标准15%,观察及询问患者的反应及感受,每隔 2 分钟左右逐渐增加 N_2O 浓度,不同患者的反应各不相同,所需给予 N_2O 的浓度也不尽相同。部分患者自觉有欣快感、周围人员的声音逐渐朦胧或类似于醉酒的头晕感等,临床上观察患者眼神逐渐迷离,语速渐缓、语调渐低,全身松弛。治疗结束后,嘱患者吸入纯氧 5 分钟左右,待完全恢复后再离开。

四、静脉镇静技术

静脉镇静技术适用于极度恐惧的患者、不愿使用笑气的患者或需要复杂治疗的成年患者。精神紧张、血压升高的患者使用该技术可使治疗过程舒适度更高。与使用笑气相比，其镇静程度更容易加深，尤其是对于种植和复杂牙拔除的患者非常适合，但对于合并严重系统性疾病的儿童、肥胖、对丙泊酚过敏或存在呼吸道疾患的患者不宜使用。

常用的静脉镇静药物有丙泊酚、咪达唑仑，具有起效快、半衰期短、作用确切等优点。分次给药，1mg/次，间隔 3～5 分钟，直至理想的镇静程度，镇静不足时可追加 1mg/次，最大剂量不超过 15mg，镇静过度可给予氟马西尼拮抗。在使用丙泊酚的同时，可以适当配伍咪达唑仑或右美托咪定，可在维持适当镇静深度的同时有效减少丙泊酚用量，降低呼吸循环抑制作用。当然，右美托咪定可能致使术后恢复时间延长。

镇静剂量的咪达唑仑对呼吸具有轻微的抑制作用，一般小剂量不产生或只有轻微的抑制作用，不影响口腔治疗，只有大剂量才产生明显的呼吸抑制。在治疗过程中推荐使用橡皮障保证气道安全，需密切观察血氧变化及患者的呼吸情况，一旦发现血氧降低或呼吸频率改变则停止治疗和泵药，调整体位，吸净口腔内的液体，保持呼吸道通畅，同时吸氧，保证血氧在 95% 以上，2～3 分钟后呼吸即可恢复正常，继续治疗时酌情降低泵速。治疗结束后需留院观察半小时以上。

（余东升）

参 考 文 献

1. 张志愿.口腔颌面外科学.7 版.北京：人民卫生出版社，2012.
2. 邱蔚六.口腔颌面外科理论与实践.北京：人民卫生出版社，1998.
3. 朱也森.现代口腔外科学麻醉.济南：山东科学技术出版社，2001.
4. 艾尔·里德，约翰·纳斯特，梅利莎·德拉姆.口腔局部麻醉精要针对牙髓治疗和修复治疗.徐礼鲜，译.沈阳：辽宁科学技术出版社，2018.
5. SCHMOECKEL J, MUSTAFA ALI M, WOLTERS P, et al. Pain perception during injection of local anesthesia in pedodontics. Quintessence Int, 2021, 52(8): 706-712.
6. MALAND S F. Handbook of local anesthesia. 4th ed. St. Louis: Mosby Year Book, 2007.
7. MALAND S F. Sedation: a guide to patient management. 4th ed. St. Louis: Mosby INe, 2003.
8. BASSETT K B, DI MARCO A C, NAUGHTON D K. Local anesthesia for dental professionals. New Jersey: Pearson Education INe, 2010.
9. 余东升.口腔局麻药物的选择.中国实用口腔科学杂志，2016，9(11): 661-665.
10. 陈鹏莉，朱姝，陈旭.儿童口腔局部麻醉控制疼痛研究进展.中国实用口腔科学杂志，2021，13(10): 629-633.
11. 杨腾宇，苏乃川，潘剑等.骨内麻醉技术在牙科治疗中的研究进展.国际口腔医学杂志，2014，41(5): 559-563.
12. 侯劲松，唐海阔.现代口腔局部麻醉技术的新观念和新方法.中国实用口腔科学杂志，2010，3(10): 584-589.
13. 卢博一，刘冰，徐浩，等.口服药物镇静的实际操作及注意事项.实用口腔医学杂志，2015，(1): 141-144.
14. 孙建良，李瑛，徐建红，等.麻醉前肌肉注射不同剂量力月西的镇静及遗忘效应观察.临床医学，2008，28(7): 69-70.
15. 中华医学会.口腔治疗中笑气/氧气吸入镇静技术应用操作指南(试行).中华口腔医学杂志，2010，45(11): 645-647.
16. 万阔，景泉，赵继志.静脉泵入咪达唑仑清醒镇静技术控制牙科恐惧症的临床效果评价.华西口腔医学杂志，2007，(4): 365-367.
17. 金晶，沈旭慧，王励飞，等.Buzzy®缓解儿童静脉穿刺疼痛的研究进展.全科护理，2020，18(14): 1701-1703.
18. 阳文燕，崔怡然，马于岚，等.1990—2019 年中国儿童及青少年癫痫疾病负担趋势研究.中国卫生统计，2024，41(2): 274-280.

第十三章 特殊人群口腔急诊的诊疗特点

第一节 老年人的口腔急诊诊疗

一、老年人口腔组织生理性变化

（一）牙体组织的增龄变化

牙齿在根尖孔形成以后，牙齿的发育即宣告完成。随着年龄的增长，牙体组织包括牙齿的整体形态和颜色均会发生明显的增龄变化。牙齿各面均因生理性的磨耗或病理性的磨损发生形态上的改变（图13-1-1）。牙釉质表面结构如釉面横纹逐渐丧失，矿化程度升高，透明度、脆性、硬度、密度相应增加。牙本质随着年龄的增长发生成分改变和增厚，使老年人的牙齿对光的折射率发生变化，出现牙齿颜色变黄、色泽更深，并且失去其正常的半透明度。

在牙髓的增龄变化中，细胞数量变化最为明显，细胞成分逐渐减少，而纤维数量相对增多。牙髓基质最多出现的退变是矿物质的沉积钙化，在牙髓严重衰老后，这种沉积甚至可完全阻断牙髓的血供，使牙髓反应时间延长，疼痛强度减弱。随着年龄的增长，髓腔出现大量继发性牙本质、修复性牙本质的沉积，导致髓室及根管体积明显缩小，甚至消失，加上老年牙髓钙化（图13-1-2）、髓石形成，老年牙髓病及根尖周病的治疗难度增大。

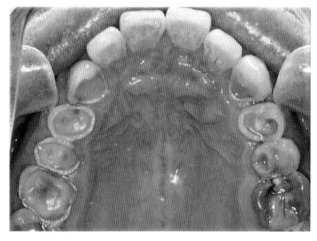

图 13-1-1　牙齿磨耗

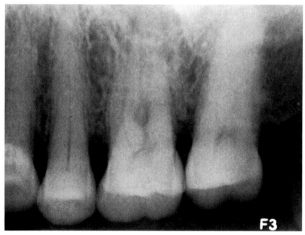

图 13-1-2　左侧上颌磨牙牙髓钙化

（二）牙周组织的增龄变化

牙龈退缩（图13-1-3）在老年人中十分普遍。龈乳头及龈边缘退缩，可导致牙间隙增大及牙根显露，引起食物嵌塞。随着年龄的增长，牙龈质地变得致密、粗糙，结合上皮在牙颈部的位置常向根方移动，即附着丧失，是牙周炎的重要诊断标准。

牙周膜厚度的改变是重要的增龄变化。通常牙周膜的厚度为0.15~0.38mm，随着年龄的增长，口腔咀嚼功能下降，导致牙周膜的功能性刺激减弱，故老年人牙周膜常常变薄。

牙槽骨和身体其他组织一样，随着年龄的增长而发生相应的退化。在影像学上常可见老年人骨密度下降、骨密质变薄、骨松质稀疏、牙槽嵴高度降低（图13-1-4）。牙齿长期磨耗、牙龈萎缩、牙槽嵴高度减

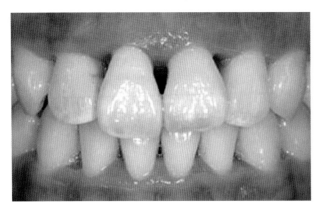

图 13-1-3　牙龈退缩

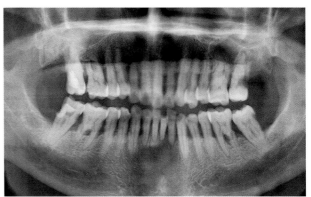

图 13-1-4　牙槽嵴高度降低

少，几者共同影响着牙和牙周组织之间的稳定性。

（三）口腔黏膜组织的增龄变化

口腔黏膜上皮层的厚度随年龄的增长而逐渐变薄，细胞密度减小且层次减少。固有层和黏膜下层中的细胞体积缩小、数目减少。另外，老年人舌乳头中的味蕾萎缩，数量减少，导致味觉灵敏度降低，对各种味觉特别是咸味和苦味的感觉功能明显减退。唾液分泌减少，出现口干、黏膜烧灼感、口腔自洁作用低下等，影响食物团的吞咽。弹性降低、菲薄而萎缩的黏膜对刺激的抵抗力差，对义齿的负重和摩擦的抵抗力也降低。

全身因素如营养不良、代谢性疾病、感染性疾病和某些肿瘤等常在口腔黏膜有明显表征。某些局部刺激因素如放射线照射对口腔黏膜也有明显影响，常导致唇炎，表现为嘴唇干燥，呈羊皮纸样外观，红唇和相邻皮肤的界限变得模糊甚至消失，出现上皮过度角化和难愈性溃疡。

（四）口腔颌面部肌肉和颞下颌关节的增龄变化

随着年龄的增长，口腔颌面部肌肉细胞水分减少，肌纤维逐渐萎缩，伸展性、弹性、兴奋性和传导性皆减弱。由于肌肉和韧带萎缩，耗氧量减少，肌力减退，易咀嚼疲劳，加之老年人脊髓和大脑功能衰退，故肌肉动作反应迟钝，咀嚼力下降，咀嚼功能降低。

颞下颌关节也会随着年龄的增长发生退行性改变，最明显的是关节盘和髁突。老年人颞下颌关节的关节盘双板区中间层的血管间隙宽于年轻人的血管间隙，弹性纤维更细，数量更少。随着老化发生，关节盘内成纤维细胞及间质细胞量普遍减少，关节盘变薄，胶原纤维出现玻璃样变，中带及后带软骨细胞数目增多，细胞体积增大。髁突骨小梁逐渐增粗，骨髓腔变小，骨密质增厚，骨细胞趋于硬化。

二、老年人口腔常见急症疾病

人体进入老年之后，其主要特征为进行性退化的衰老过程，在这个过程中，不仅发生了一系列增龄改变，更因为身体各个系统器官的功能下降，机体抵抗疾病的能力减弱，各种疾病的发病率升高。

（一）老年人口腔常见疾病特点

随着年龄的增长，全身组织器官功能走向衰退，机体的耐受力降低，患病后病程长、病情重，治疗相对复杂。患口腔疾病的初期没有明显的症状和体征而不易察觉，症状出现后又有多样化的特点。同一种口腔疾病在不同的老年人身上也存在很大的个体差异。另外，老年口腔疾病患者往往还同时患有多种系统性疾病如高血压、冠心病、糖尿病等，这些全身性疾病往往对口腔疾病有着不同程度的影响。

老年人的生理变化使其形成独特的患病特点。感觉迟钝是老年人共有的特点之一，老年人由于视觉、听觉器官生理功能的衰退，视力下降，听力衰退，这就决定了老年人的感觉迟钝，接受外部世界的信息比中青年少得多。反应迟缓也是老年人的特点，由于反应能力下降，老年人反应时间长，动作灵活性降低且不稳定，协调性差。

（二）老年人口腔常见急诊疾病

1. **逆行性牙髓炎**　逆行性牙髓炎是由牙周炎引起的牙髓组织感染（图 13-1-5）。人到中年后期，牙周组织均会出现不同程度的萎缩，有的则发展成为不同程度的牙周疾病，进入老年期后牙周病患病率会进一步升高。逆行性牙髓炎的感染来源于患牙牙周炎产生的深牙周袋，袋内细菌及毒素通过根尖孔或侧支根管、副根管逆行进入牙髓，引起根部牙髓慢性炎症，也可由局限性慢性牙髓炎急性发作导致。

这种由根尖方向引起的逆行性牙髓炎对牙髓血运影响极大，临床上通常是由急症表现出来，除了表现出牙髓炎症状外，还出现牙齿松动、移位、牙周袋溢脓、患牙咬合痛等。

2. **急性根尖周脓肿**　急性根尖周脓肿是由根管内的感染通过根尖孔作用于根尖周组织导致的急性炎症病变（图 13-1-6）。老年人机体抵抗力下降，此时发生于根尖周组织的炎症往往以急性的形式表现出来，易发展成根尖周脓肿。临床表现为患牙周围组织肿痛，脓肿位置靠近根尖部，中心位于龈颊沟附近。患者通常有长期牙体缺损史、牙痛史或牙髓治疗史。

3. **急性牙周脓肿**　急性牙周脓肿是位于牙周袋壁或深部牙周组织中的局限性化脓性炎症，可引起牙周胶原纤维和骨质的破坏（图 13-1-6）。

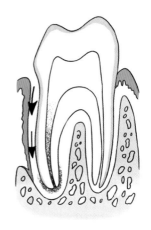

图 13-1-5　逆行性牙髓炎

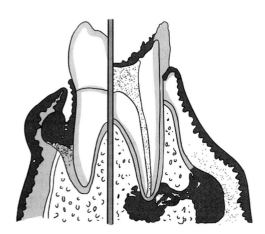

图 13-1-6　急性牙周脓肿（左）及急性根尖周脓肿（右）

老年人往往伴有高血压、糖尿病等慢性疾病，高血压可引起长期血液循环障碍、血流淤滞，使牙周组织营养不良、代谢产物堆积，导致牙周病患病率增加。糖尿病患者由于蛋白质、脂肪代谢紊乱，使牙周组织抵抗力降低，对炎症的易感性增强，是牙周病发生发展的重要相关因素。患牙周炎的老年人，牙周袋壁或者深部牙周结缔组织极易发生局限性化脓性炎症，引发急性牙周脓肿，严重者甚至破坏牙槽骨。

牙周脓肿一般为急性过程，可自行破溃排脓和消退，但若不积极治疗，或反复急性发作，可成为慢性牙周脓肿。脓肿早期牙龈红肿，表面光亮，组织张力较大，疼痛较剧烈，可有搏动性疼痛，患牙有浮起感，叩痛，松动明显。脓肿后期脓液局限，脓肿表面较软，扪诊可有波动感，疼痛稍减轻，此时脓肿可自行消退。

4. **出血**　老年人牙龈出血有可能是牙龈炎症导致，比如慢性龈炎、牙周炎、龈乳头炎和坏死性龈口炎等，也可能由于全身因素导致，最常见的是血液系统疾病，如急慢性白血病、再生障碍性贫血、血小板减少性紫癜、血友病及各种凝血物质缺乏的血液病，也常见于牙龈、牙槽的良恶性肿瘤、肝硬化、慢性肾炎、营养性疾病等。老年人拔牙后出血常见于伴有糖尿病或长期服用抗凝药物的老年人，临床检查可见拔牙窝处少量溢血、溢血伴溢脓或自发出血不止。

5. **三叉神经痛**　临床表现为突然发作的电击样或针刺样剧痛，发作时的疼痛感与急性牙髓炎的疼痛类似，应注意鉴别。详见第三章相关内容。

6. **颞下颌关节脱位**　患者表现为开口状，前牙开𬌗，下颌中线偏向健侧，后牙早接触。双侧脱位患者言语不清，唾液外流，面下 1/3 变长。检查可见双侧髁突突出于关节结节前下方，喙突突出于颧骨之下。关节区与咀嚼肌疼痛，特别在复位时明显。详见第十一章相关内容。

7. 颌面部外伤、骨折及缺牙 在口腔急诊中，经常可见老年人由于跌倒导致颌面部外伤而就诊。老年人随着年龄增长，动作迟缓行动不便，再加上骨质疏松，经常会比年轻人更易遭遇外伤，而且外伤程度更严重，经常导致牙齿缺失、颌面部软组织挫伤，严重者可导致骨折。详见第五章相关内容。

三、老年人的口腔急诊诊疗原则

常规疾病管理是针对单一疾病的人群，但老年人往往伴有全身性疾病，比如高血压、糖尿病、心脑血管疾病、阿尔茨海默病等疾病。老年患者的需求包括生理、心理、功能、环境和社会等诸多方面。所以，老年病的管理也不同于常规的疾病管理，老年患者的急诊也不同于普通患者的急诊，诊疗过程中需要多考虑全身因素以及多学科会诊的重要性。口腔急诊诊疗应遵循以下原则。

1. 详细检查 一般老年人的自觉症状较轻，不容易发觉自己的疾病，而且疼痛反应也很轻微，也有些老年人为了达到治疗口腔疾病的目的而隐瞒自己的系统性疾病史。因此，对于老年患者的口腔检查与诊断要仔细认真，对患有严重系统性疾病的患者，必要时可以请专科会诊，协助治疗。另外，向老年人的陪伴者了解老人的一切健康情况也是必要的。

2. 选择适宜方案 由于老年人口腔器官、组织及细胞老化，其解剖形态和功能也发生退行性改变，常常同时患有多种口腔疾病和全身性疾病。因此，对于老年人进行口腔治疗时特别要注意综合考虑，在对其全身状态、并发症、精神心理状态、生活环境以及经济条件仔细全面评估的基础上，选择最适宜个体的口腔治疗方案，以取得最佳疗效。

3. 遵循尽量简单的治疗原则 老年人不能长时间张口，有些患者颈部发硬，治疗时不能仰头，隔湿、根管治疗、牙周手术均有困难，所以诊疗方法选择的原则是采用简单方法，尽量缩短疗程，取得最佳疗效。对老年人一般不宜进行复杂拔牙，或实施难度较大、操作时间较长的治疗。

4. 注重心理辅导与关爱 应制订政策优先诊治老年口腔疾病患者，尽量减少老年人候诊时间。对于老年人在诊疗过程中时产生的不安情绪，应及时给予安慰，使其有安全感而愿全力合作。治疗时尽可能做到无痛和轻柔快捷地操作，尽可能避免医源性创伤。另外，老年人的性格有以自己为主的主观独断特性。因此，在决定拔牙、补牙、镶牙以及拟订治疗计划时，均应与患者商量，在治疗过程中需注意掌握老年人的性格和心理特点，对老年患者进行心理辅导，通过良好的态度和技术使其信赖，加强互相理解和合作。治疗后的详细医嘱、及时回访和人文关怀对提高治疗效果，使老年人获得优良满意的治疗具有重要作用。

5. 开展良好的协作 急诊科的口腔医护人员应经过老年病专业理论知识的专门培训，了解老年患者的疾病、智能、精神和肢体功能状况，有能力对患急性口腔疾病的老年病患者进行全面的精神和体能评估，并与综合医院急诊科医师、老年病医师以及其他专科医师保持良好的协作关系，当患者需要由其他专科诊治时，制订周密的转院计划和出院安排，以确保患者医疗护理的连续性。

第二节 妊娠期妇女的口腔急诊诊疗

一、妊娠期妇女的生理特点

（一）妊娠期妇女生理变化的三个阶段

1. 早期（妊娠 1～3 个月） 孕妇主要表现为消化功能的改变，如消化液分泌量减少、食欲减退。这一阶段胚胎的发育也较缓慢，3 月胚龄时骨骼和牙齿开始钙化，五官四肢出现雏形，心脏开始微跳。

2. 中期（妊娠 4～6 个月） 孕妇体内基础代谢增强，子宫、乳房、胎盘迅速增长。5 月胎龄时脑开始形成，胎儿的骨骼、牙齿、五官四肢也在迅速发育。

3. 后期（妊娠 7～9 个月） 此阶段胎儿生长发育非常快。8 月胎龄以后骨骼牙齿的生长发育突然加速，20 颗乳牙均已形成，第一对恒牙钙化。此阶段的胎儿需要将大量营养贮存于肝脏中，供出生后 6 个月使用。如果此阶段的营养跟不上，孕妇会出现身体耗竭。

（二）妊娠期妇女全身生理变化

为了适应胎儿生长发育的需要，并为分娩、哺乳做好准备，妇女在怀孕后，其生殖系统及全身各个器官都发生相应的变化。

1. **激素变化**　妊娠期在多种激素的影响下，母体的合成代谢增强，基础代谢率升高。基础代谢率于中期逐渐升高，到晚期可升高 15%～20%。

2. **血容量改变**　从妊娠第 6 周开始血容量逐渐增加，至妊娠 32～34 周达到高峰，可出现生理性贫血。在妊娠末期可出现血浆白蛋白与球蛋白的比值倒置。

3. **消化系统变化**　孕早期孕妇常有恶心、呕吐等妊娠反应。由于胃肠道平滑肌张力降低，胃酸分泌减少，肠蠕动减弱，常出现胃肠胀气和便秘。

4. **肾脏变化**　由于孕妇及胎儿代谢产物增多，故肾脏负担增加。肾血浆流量和肾小球滤过率在孕早期增加，在整个孕期维持高水平。肾小球滤过率比非孕期增加 50%，肾血浆流量增加 35%。由于肾小管对葡萄糖再吸收能力相应不足，故孕妇饭后可出现糖尿。

5. **脑垂体变化**　妊娠期脑垂体前叶增大 1～2 倍，性腺激素分泌减少，垂体泌乳素增多，促进乳腺发育，为产后泌乳做准备。

6. **体重变化**　孕期孕妇体重逐渐增加，至妊娠末期可增长 10～12kg。妊娠前 3 个月体重增长较慢，在此期间子宫及乳房增大，血容量增加。孕中期体重增长迅速，母体开始贮存脂肪及部分蛋白质。孕晚期主要是盆腔及下肢间质液增多。孕妇体重增加缓慢，延缓了胎儿的生长发育，早产儿发生率较高。在孕期孕妇体重增长过度易出现巨大儿，增加难产的危险性易诱发妊娠并发症。

（三）妊娠期妇女口腔生理变化

妊娠期妇女由于饮食习惯的改变及全身激素水平的变化，口腔环境发生变化，相关口腔疾病的易患性增加。

大量研究证实，孕期全身激素水平的变化将影响牙周微生态。孕期激素大部分通过牙龈和黏膜的血流影响口腔环境，少部分通过唾液腺进入口腔，直接或间接地影响口腔中唾液的微生态系统。例如，在牙龈菌斑指数不变的情况下，龈下菌斑的成分会发生改变，以产黑色素类杆菌、中间普氏菌为代表的厌氧菌比例升高。中间普氏菌能富集雌激素和孕酮，替代维生素 K，成为微生物的生长因子。

妊娠期妇女牙龈及口腔黏膜中的孕酮可以增加牙龈血管的通透性，导致龈沟液流量增多，通过促进血管增殖，加速牙龈的增生性反应。与此同时，孕酮会通过降低微血管的血流速率，有利于炎症细胞聚集，放大局部的炎症反应。孕酮能激发前列腺素 E2 产生，增加多形核白细胞的趋化性，导致其在龈沟液中富集，加剧炎症反应。孕酮也可降低牙龈成纤维细胞白细胞介素的产生，下调纤溶酶原抑制物，减少组织蛋白溶解。同时，降低细胞免疫和体液免疫，降低牙龈中 CD3、CD4 和 B 淋巴细胞的表达，以及外周血细胞中 CD4 细胞的表达和 CD4/CD8 细胞的比例。由此可见，激素可以影响牙周局部免疫系统，增加牙龈炎症的易患性。

以上孕期激素对牙周微生态的影响常常导致孕期妇女出现牙龈红肿、易出血等症状。激素水平能直接或间接地影响牙龈角质细胞和成纤维细胞的增殖分化，改变上皮细胞抵抗细菌侵入的屏障作用。激素可以影响牙龈细胞外基质成分——糖胺聚糖和胶原的分泌，从而影响牙周组织的支持作用。

除了牙周致病微生物群的改变，唾液中致龋性微生物的成分也受到影响。研究发现，孕晚期和哺乳期孕妇唾液中变异链球菌、乳杆菌、酵母菌的含量均升高。孕期唾液流速不变，而唾液的成分发生改变。其中，pH、缓冲指数和钙磷含量在孕晚期下降，分娩后恢复到正常水平。孕期妇女饮食习惯的改变直接影响口腔唾液微环境。由于机体生理的巨大改变和代谢需求的急剧升高，妊娠期妇女的进餐次数明显增加，且有喜爱酸甜食物的偏好，为口腔致龋性微生物提供了充足的营养，提高了妊娠期龋病的风险。

二、妊娠期妇女的口腔急诊常见疾病

（一）妊娠期龈炎

妊娠期龈炎是发生在妊娠期妇女牙龈组织的炎症性疾病，与细菌感染和孕激素水平的变化有关。常始于孕后第 2 个月,在孕中期(3～6 个月)最为严重,可持续至第 8 个月,之后炎症呈消退趋势,最易受累的区域为前牙区。孕期由于雌激素、黄体酮的增加,使牙龈对软垢、菌斑及牙石更为敏感,导致牙龈血管通透性增加,渗出液增多,牙龈上皮屏障作用下降,从而使原有慢性的牙龈炎症加重以及出现特征性改变。

临床检查可见牙龈呈深红或黑红色,探诊易出血,龈缘增厚,牙间乳头肿胀增生,龈沟液增加,形成假性牙周袋(图 13-2-1)。组织学上,妊娠性龈炎与非妊娠性龈炎无明显差异,表现为非特异性的血管性、增生性炎症反应,伴随着大量的炎症细胞浸润。病情取决于局部治疗是否彻底和激素水平的变化,保持良好的口腔卫生能阻止或明显减少妊娠期龈炎的发生。

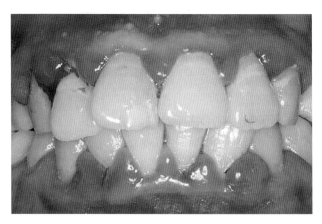

图 13-2-1　妊娠期龈炎

(二)妊娠期牙周炎

导致妊娠期牙周炎高发的危险因素较多,除了一般常见的危险因素,较集中的因素包括孕期激素水平改变、孕期饮食和口腔卫生习惯。单纯孕期激素水平改变可能仅导致牙龈炎症的指标升高,但是全身性疾病或已有的牙周炎会导致或加剧孕期牙周炎的发生,如孕期糖尿病患者的牙周炎症发病率显著高于孕期非糖尿病患者。

妊娠期牙周炎(图 13-2-2)主要表现为牙槽骨吸收和牙齿松动移位。妊娠期间,即使孕妇不表现出牙周炎症状,仍可能出现牙齿松动,其原因可能在于孕酮和雌激素水平上升影响了牙周组织(如牙周膜和牙槽骨)。这种情况下,牙齿松动一般为暂时性的,分娩后随着机体激素水平的恢复会逐渐缓解。

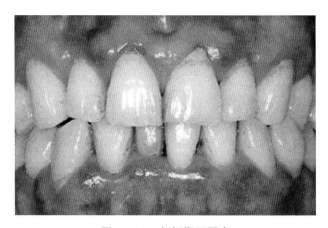

图 13-2-2　妊娠期牙周炎

(三)妊娠性龈瘤

由于妊娠期孕酮水平升高,牙龈对局部刺激的反应增强而产生炎症增生性反应。局部菌斑、创伤刺激或激素水平波动是主要促进因素。

妊娠性龈瘤(图 13-2-3)为无痛的外生型肿物,呈红斑样或者光滑的小叶状,生长迅速,易出血,但直径通常不大于 2cm,主要存在于牙龈,也可出现在舌头、唇、颊腭侧黏膜。妊娠性龈瘤可出现在孕期的任意阶段,最常出现于第一次孕期的孕前期(1～3 个月)或孕中期(3～6 个月),分娩后自行消退。无症状的患者建议观察为主,若出现龈瘤破裂出血、感染、干扰咀嚼或者分娩后不消退,则考虑手术切除,但切除后不排除复发的可能。

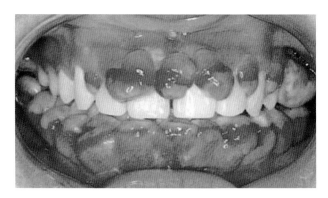

图 13-2-3　妊娠性龈瘤

(四)猛性龋

猛性龋是急性龋的一种,病变进展迅速,在短期内同时累及多数牙齿、多个牙面,表现为牙齿变黑、片状脱落,仅留有残根。

妊娠是特殊的生理时期,母体处于特殊的生理变化中,其代谢与内分泌均发生改变,多种因素可造成其口腔环境不洁,进而促进龋病的发生发展。妊娠期进餐次数和餐间零食次数增多,并可能出现偏好甜酸食物等习惯,这些可导致口腔内产酸菌数量增多,菌斑内产酸量大,加剧龋病的进展,并增加发生新的龋齿的风险,甚至导致猛性龋的发生。

一些孕妇在妊娠初期多会出现恶心、呕吐的症状,少数者甚至可能发生严重、频繁的呕吐,使口腔形成酸性环境,导致龋病病原微生物生长以及牙齿的酸蚀、脱矿,从而加重龋病的进展。唾液中整体的钙和磷酸盐浓度在怀孕期间会减少。去矿化增加(唾液的低 pH 和缓冲能力下降)和再矿化潜力降低(钙和磷酸盐浓度的降低),以及孕晚期变异链球菌水平增加,可加重龋病发生的风险。

在激素作用的影响下,口腔软组织敏感度升高而容易发生炎症,增大了孕产期妇女保持口腔清洁的难度。部分孕妇可能会因局部组织敏感或日常生活不规律而放松甚至中断刷牙,加之口腔疾病知识的缺乏和对妊娠期间存在流产可能的担忧,不愿进行口腔治疗,使龋齿不能及时治疗,导致处于活跃期的龋坏引发牙髓感染,进而发展为不可复性牙髓炎,牙髓炎可扩散到根尖孔外,导致根尖周炎发生,甚至进一步扩散引起牙槽脓肿,严重影响妊娠期妇女的身心健康。因此,应该大力普及孕妇口腔保健知识,教育育龄期女性在怀孕前后注意保持口腔清洁,早晚刷牙,呕吐和进食后漱口。如果发生妊娠期龋病,可在怀孕4~6个月前往专业口腔医院接受治疗,这无论对孕妇自己还是对胎儿健康都有好处。

(五)智齿冠周炎

智齿冠周炎在妊娠期的发病率较高,给孕妇带来不少痛苦,易造成孕妇贫血和营养不良。第三磨牙部分或全部为龈瓣覆盖,龈瓣与牙齿之间形成较深的盲袋,食物及细菌极易嵌塞于盲袋内,当全身抵抗能力下降时,或者孕期存在激素变化,口腔卫生状况不佳,尤其是孕后期,胎儿生长发育快,易造成孕妇贫血,营养相对不良,更容易引起智齿冠周炎。建议妇女在妊娠前进行口腔检查,了解第三磨牙的萌出情况,尽早拔除符合拔除适应证的阻生第三磨牙。原则上孕期不建议拔除阻生第三磨牙。特殊情况下,怀孕第4~6个月可以在严密的监护下拔除阻生第三磨牙。

三、妊娠期妇女的口腔急诊诊疗原则

妊娠期口腔疾病的发生不仅关系到母体的全身健康,也会对胎儿的正常发育及儿童的口腔健康产生影响。鉴于妊娠期的特殊性,口腔诊疗需要注意一些事项。

(一)治疗时机的选择

一般最佳治疗时机是孕中期(4~6个月),但需估计病变进展速度以决定治疗的最佳时机。孕中期(4~6个月)是相对稳定的时段,治疗风险相对较低,妊娠期龈炎、牙周炎患者可进行牙周基础治疗,清除积聚的牙石和菌斑。对无症状的妊娠性龈瘤患者建议以观察为主,若出现破裂出血、干扰咀嚼或者分娩后不消退,则考虑手术切除。妊娠期龋病治疗时应避免因剧烈牙痛诱发流产和早产。第三磨牙冠周炎建议在妊娠期采用冠周冲洗,必要时辅助抗菌药物控制感染,待妊娠结束后择期拔除,特殊情况下可在孕中期(4~6个月)在严密监护下进行拔除。若急性症状发生在孕早期(1~3个月)或孕晚期(7个月至分娩),建议结合孕妇的全身情况,及时采取急性症状的处置方案,例如脓肿切开等。

(二)临床操作

口腔医师在为妊娠期妇女进行诊疗时,应动作轻柔,尽量缩短就诊时间,妊娠期后3个月应警惕仰卧位低血压综合征的发生。该综合征通常表现为孕晚期孕妇取仰卧位时,出现头晕、恶心、呕吐、胸闷、面色苍白、出冷汗、心跳加快及不同程度的血压下降,甚至意识丧失,但当转为侧卧位后上述症状即减轻或消失。关于仰卧位低血压综合征的发生率,各家报道不一,低者为1%~2%,高者达30%。一般认为主要与孕妇体位有关,孕晚期子宫增大,取仰卧位时增大的妊娠子宫可压迫下腔静脉,使下腔及盆腔内静脉回流受影响,回心血量减少,右心房压下降、心输出量随之减少,从而引起血压下降,出现休克等一系列表现,严重者可危及母亲和胎儿的生命。预防和治疗的方法是使患者转向一侧以重建静脉回流。因此,妊娠后半期口腔治疗时应避免后仰卧位,尽可能地缩短治疗时间,当患者倚靠在牙椅上时,应在患者右侧髋关节下放一个软垫。

(三)口腔影像学检查注意事项

X 线检查是口腔诊疗中常见的辅助诊断措施。妊娠期应尽量避免接受辐射,少应用 X 线检查。然而,美国牙科协会明确了口腔诊断性的 X 线检查在孕期是安全的,单次全口 X 线照射子宫接收的射线剂量小于 1mrem,而孕 9 个月的妇女接收到的来自日常生活的射线剂量就有 75mrem。口腔科放射检查时加上含有铅的防护衣保护,可以将子宫接收的放射剂量降到最低。但是尽管如此,筛查性的放射性检查还是建议在分娩后进行。

（四）药物应用及禁忌证

孕妇服用的药物或化学物质对胎儿的影响一直为学者所关注。在口腔诊疗过程中,无论是口腔科的常规治疗还是急症处置,通常都需要局部麻醉剂、抗生素及镇痛药物,在少数情况下也可用到 N_2O 或其他麻醉药物。口腔诊疗过程中的用药应遵循下述原则。

1. 根据妊娠时期用药　孕早期尽量不用药,孕中晚期避免使用影响牙齿发育的药物。

2. 根据药物对胎儿的影响程度用药　药物对胎儿的影响程度不同,优选胎盘屏障通过率低的药物,能单独用药时避免联合用药,最好不用复合制剂,以免增加不良反应。

3. 选择临床证据充分的药物　因新药临床应用时间短,缺乏对胎儿安全性的可靠依据,诊疗过程中应尽量选择分级相对安全、临床证据充分的药物。

4. 根据妊娠期药物动力学变化特点用药　尽量小剂量、短疗程用药,必要时进行血药浓度监测。

5. 根据孕妇病情用药　如孕妇病情的确需要使用对胎儿有影响的药物,应充分权衡利弊,根据病情随时调整用量,及时停药。如妊娠期误服致畸或可能致畸的药物后,应根据妊娠时间、用药量等综合考虑是否终止妊娠。

6. 局麻药的使用相对安全　目前口腔科使用的局麻药物的剂量和浓度对人体相对安全。正常情况下,单独使用利多卡因以及联用肾上腺素未报道有副作用。但是,口腔医师在使用含血管收缩剂的药液时必须小心,应回抽无血并缓慢注射。意外地把肾上腺素注射入静脉会减少子宫血液流量,因此临床上如需要局部麻醉时应尽可能不使用肾上腺素。国外临床上有时对口腔科患者施于吸入性 N_2O 或其他麻醉剂。N_2O 无呼吸抑制作用,且 O_2 随其吸入会自动补充,短时间应用是安全的。但慢性长期接触 N_2O 的风险令人关注,已有报道这是自然流产的因素之一。大多数研究认为现代全身麻醉和镇静剂对孕妇是安全的(孕妇局麻用药详见第十二章)。

7. 抗生素需谨慎使用　青霉素、红霉素是治疗口腔感染最常用的抗生素。青霉素除了过敏反应和假膜性结肠炎外,未见其他严重的不良反应。红霉素对大多数牙源性感染比青霉素作用弱,且有潜在的肝细胞毒性。链霉素会损害胎儿的听力应避免使用,其他的氨基酰类抗生素如需要可以选用。孕妇在孕中后 3 个月服用四环素可导致孩子乳牙发育异常。甲硝唑对啮齿类动物有致癌作用,对某些细菌有致突变作用,因此不主张在孕早期应用。

常用抗生素使用建议如下。

（1）孕期可以使用的抗生素

1）青霉素类:毒性小,最安全的孕妇抗感染药物。

2）头孢菌素类:可通过胎盘,但目前无此类药致畸的报道,孕期可用。

3）大环内酯类:如罗红霉素、阿奇霉素等,不易通过胎盘,可作为青霉素过敏者的替代药品和衣原体、支原体感染用药。

4）林可霉素类:可通过胎盘进入乳汁,无对胚胎不良影响的记录,相对安全。

（2）孕期禁止使用的抗生素

1）四环素类:容易通过胎盘并进入乳汁,为致畸药。

2）氯霉素类:可通过胎盘并进入乳汁,对骨髓有抑制作用,孕期和哺乳期禁用。

3）喹诺酮类:如莫西沙星、诺氟沙星、环丙沙星等,易通过胎盘有致畸作用,孕期禁用。

4）氨基糖苷类:包括庆大霉素、妥布霉素等,易通过胎盘,对孕妇及胎儿有一定危害,孕妇禁用或慎用。

5）磺胺类:易通过胎盘,动物实验有致畸作用,但人类无报道,孕期慎用,分娩前禁用。

6）硝基咪唑类:我国的药物说明书要求禁用。

（3）孕期口腔局部用药

1）碘制剂：如碘甘油，发生新生儿甲状腺肿、克丁病。

2）米诺环素：四环素类药，应避免使用。

3）酚类、醛类封药、失活剂：安全性不明确，建议不用。

（五）备孕期妇女注意事项

1. 孕前定期进行口腔卫生检查　对备孕期妇女应当定期进行孕期口腔卫生保健知识的宣讲和心理卫生的健康教育，在怀孕前 6 个月进行 1 次全面的口腔检查，保证口腔健康，尽早修复缺失牙，恢复咀嚼功能，促进营养吸收，全面促进口腔健康，预防孕期口腔疾病的发生，有利于孕妇健康及胎儿的生长发育。

2. 系统性治疗原有口腔疾病　在怀孕前系统性地治疗原有的牙龈炎和牙周炎，降低孕期激素水平改变诱发妊娠期龈炎或牙周炎的可能性。尽可能治疗口腔内的龋齿，若龋齿数量较多，应分批分区治疗。因智齿冠周炎易在孕期发生，应及时助萌或拔除符合相关适应证的第三磨牙。

3. 建立健康的饮食习惯　改变饮食习惯和不良的口腔卫生习惯，吃健康食品，如含有蛋白质和维生素的新鲜水果和蔬菜，还有谷物和乳制品。应限制糖的摄入量，减少在正餐之间的零食，糖分应该随餐摄入，降低患龋风险。从口腔科的角度来看，孕妇在妊娠的第 3 个月应该摄取足够的营养，因为胎儿的乳牙牙釉质会在这个阶段发育成熟。督促孕产妇建立良好的生活习惯，戒除吸烟、酗酒等不良嗜好，降低胎儿致畸、致愚的风险。

第三节　残疾人群的口腔急诊诊疗

残疾人群口腔疾病的患病率高，与正常人相比，其口腔治疗需要花费更多的时间，治疗程序也更为复杂。虽然残疾人群口腔医疗或护理的需求很大，残疾人群的口腔问题仍然没有引起广泛注意和重视。

据调查，我国残疾人口腔健康状况不尽如人意。针对盲、聋哑儿童患龋情况及口腔卫生状况的调查显示，乳牙患龋率高达 66.33%，充填率为 0；恒牙患龋率高达 67.35%，充填率为 5.48%。因此，全社会应给予盲、聋哑儿童口腔健康更多的关注。残疾老人口腔健康问题集中体现在残疾老人缺牙状况严重，例如，在福利院这类残疾老人相对集中的地方，龋齿未补和缺牙未修复是最突出问题（图 13-3-1）。残疾老人在缺牙修复过程中存在语言交流不畅、医患配合困难和义齿不能正确使用等问题。

一个国家残疾人群的口腔健康状况能明显地反映出其经济发展和社会文明程度。随着我国科学的进步、医疗水平的提高、社会文明的发展，残障人群的口腔医疗保健将会受到越来越多的关注。

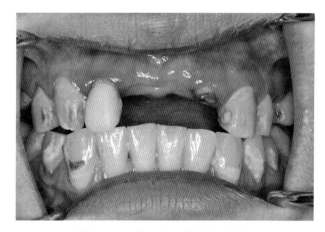

图 13-3-1　全口多牙患龋伴牙缺失

一、残疾人群口腔疾病的特点

《中华人民共和国残疾人保障法》对残疾人的定义为：残疾人是指在心理、生理、人体结构上，某种组织、功能丧失或者不正常，全部或者部分丧失以正常方式从事某种活动能力的人。残疾人包括视力残疾、听力残疾、言语残疾、肢体残疾、智力残疾、精神残疾、多重残疾和其他残疾的人。

成年残疾人的形成大致分为两种。一种是出身时或生长发育期发生的残疾，如智力低下、脑瘫、癫痫和自闭症。一种是后天残疾，通常是因疾病、创伤导致，如脊髓和颅脑损伤，慢性疾病包括癌症、糖尿病、关节炎、获得性免疫缺陷综合征（艾滋病）、退行性神经系统疾病或精神疾病等，其中，风湿病、关节炎、脊椎病、心脏或呼吸系统疾病是 15~64 岁人群功能限制最常见的原因。残疾人的生活现状与社会较为隔离,很少得到社会的关注,社会资源利用率较低,随着年龄的增加疾病更加严重。

就口腔疾病的病因而言,残疾人和健全人一样,有着许多相同的基本因素。残疾人由于伤残的类别和生活环境的影响,在某些因素的作用上比健全人更明显。因此,尽管目前没有明确的统计数据说明残疾人的口腔疾病发病率高于健全人,但可以肯定残疾人不利的内外环境使其更易罹患口腔疾病。而且有些口腔疾患本身就是残疾的标志或病因,比如先天性唇腭裂、面横裂及某些口腔综合征等。正常人群中常见的龋病、牙髓炎、根尖周炎、牙龈炎、牙周病、牙外伤、牙列不齐等,在残疾人群中的发病率也极高。

残疾人群口腔疾病的特点主要表现在以下几个方面。

1. 多种口腔疾病同时存在 部分残疾患者的自我表达能力受限,致使病情不能及时被发现,甚至延误了治疗时机。例如,在对脑瘫、偏瘫失语的患者或者高位截瘫患者治疗时常发现口内同时存在龋病、根尖周病以及牙周病等。

2. 口腔疾病治疗难度大 口腔疾病不危及生命,残疾人的监护人对口腔疾病的治疗不够重视,残障人口腔疾病治疗比较困难,尤其是精神残疾患者和智力残疾患者,他们不能与口腔医务人员合作而使治疗过程更加复杂化。另外,残疾人口腔疾病治疗也需要一些特殊的设备和仪器。

3. 口腔疾病接受治疗人数少 一般医疗机构很少专注残疾人口腔医疗,口腔治疗的程序也较为复杂,医师接诊残疾患者也较普通患者需要花费更多的时间。

因此,对残疾患者的口腔检查及治疗要比对健全人更耐心、更仔细,需要全面细致、有计划、有针对性地进行。

二、残疾人群的口腔急诊诊疗

残疾患者口腔疾病的治疗有其相应的特点,要遵循以下原则。

1. 明确主诉 治疗前应与监护人做好充分沟通,监护人通力配合,解决患者的主诉问题。

2. 严格掌握适应证和禁忌证 残疾人口腔疾患治疗的适应证和禁忌证比健全人更严格,一定要严格掌握。

3. 明确原则 治疗过程中以简单、快捷、有效为原则,注重结果,先易后难,不必求全。

4. 缩短时间 应用四手操作技术,缩短治疗时间,尽量缩短患者等待时间并尽量减少患者到医院复诊往返的次数。

5. 牙痛处置 常见的牙痛症状有龋病、急性牙髓炎、急性牙周炎、急性智齿冠周炎和牙齿重度磨损。针对病因的治疗是根本方法,但对于残疾人,牙痛往往是最迫切需要解决的问题,应及采取措施,先暂时缓解疼痛。常用的临时紧急止痛法:用小棉球蘸丁香油、樟脑酚等放置于龋洞内,或口服布洛芬等镇痛药。但最佳的治疗应该是暂时或临时止住牙痛之后,再做相关检查,查明原因,对症治疗。

6. 特殊体位与防护 除聋哑和精神残疾者外,多数残疾患者在治疗时行走不便,甚至有些高位截瘫患者只能卧床或在轮椅上完成治疗。因此,就诊时要主动给予协助,必要时搀扶甚至要将他们抬抱到牙椅上。有些必须坐在轮椅上进行治疗的患者,要为他们选好位置,方便患者漱口及医护人员取换器械。注意调整照明的角度。在调整患者的椅位时,应与患者沟通,尽量满足残疾患者的需要。

7. 特殊保护措施 对于配合度低的患者如精神残疾或智力残疾患者,常需要家人的协助。必要时采取固定措施、镇静剂、笑气麻醉甚至全身麻醉的方法来完成治疗。

8. 防止意外事故 有些残疾患者在智力、反应程度、与医师的配合程度上均不如健全人,在治疗过程中可能出现诸如根管锉或扩大针等治疗器械误吞、误咽,龋洞制备中的钻头飞针、拔牙手术时的滑挺和牙误吸,以及术后牙槽窝出血感染等情况。在治疗时要有可靠的防范措施,防止器械损伤患者以及其他意外事故的发生。

9. 心理辅助治疗 许多疾病的治疗与患者的心理状态有着密切的关系,对残疾人尤其如此。在就诊过程中,医护人员的亲近、理解和安慰有时可大大减轻病痛带给残疾患者的痛苦,从而获得较好的医疗配合。

10. 术中护理 良好的护理至关重要,熟练的技术、与医师的配合与协调、合理的四手操作是快速完成治疗的基础。温柔的语言、轻柔的动作是安抚患者、稳定情绪、减少恐惧与配合治疗的良药。

11. **术后护理与口腔宣教**　交流与沟通是关键，要根据患者的接受程度和心理承受能力及态度，在手术前与手术后均应反复强调治疗后的注意事项，如有必要应该以书面形式加以告知。要对患者家属进行口腔宣教，使患者家属清楚大多数术后护理是在家由家属完成的，要让患者或家属知道可能出现的并发症和处置方法，要明确什么情况要到医院找医师复诊处置，下次遇到类似情况该怎么处置。医务人员高超的技术、细心的治疗可以减少并发症的发生。同时，也要让患者和家属明白，良好的医患配合也能降低并发症的发生。

特殊人群的口腔治疗是特殊的医疗实践领域，除了要治疗他们的口腔问题，还要关注他们的生理、心理问题，这对一个口腔医师来说十分重要且需要经验。在特殊人群的口腔急诊治疗过程中，耐心和同情心显得比技术更为重要，因为你面对的是不同种类疾病的残疾人群，他们从心理上认为有被边缘化的感觉。当面对这个群体时我们要正确地评估患者状况，尽可能给他们提供所需要的服务，即便不能立即给予解决，也应该明确如何解决这些问题，需要创造哪些条件来解决。

三、残疾人群的口腔诊疗行为管理

（一）刷牙

1. **牙刷选用**　残疾人选择牙刷时，应根据自己的残疾状况、口腔健康情况、牙齿的排列情况等选择大小、形状和刷毛软硬适度的牙刷。对于牙齿有较多残缺的残疾人，可以使用大刷头的牙刷，刷牙效果更好。对于有牙周病的残疾人，可以选用刷毛较细的牙刷，细的刷毛容易进入牙齿与牙龈结合部位的牙周袋内，能够有效除去牙垢。对于握拿困难的残疾人，可以选用改良牙刷，其刷柄制成球形或安装橡胶把手等，使之握持容易，也可以选用电动牙刷，其具有口腔清洁能力强、效率高和操作简单方便的特点。

2. **牙膏选用**　牙膏所含的成分不同，残疾人应根据口腔健康状况和个人需要选择适合自己的牙膏。如龋易感的残疾人一般应选用含氟的牙膏，患有牙周病的残疾人一般应选用有抑制牙周致病菌作用的牙膏。对于残疾儿童在3岁以前可以不使用含氟牙膏，3岁以上应尽量使用含氟牙膏，但要在家长监督下每次使用黄豆粒大小即可。使用时应注意不要吞咽，否则可能会引起一定的不良反应。对于有智力残疾或精神残疾的儿童尤其要小心。

3. **刷牙方法**　生活基本能自理的残疾人使用常规牙刷的刷牙方法：先将有刷毛的一侧放在欲刷洗牙齿的唇颊和腭侧面上，刷毛与牙齿长轴平行，刷毛的尖端向着牙龈，紧贴牙龈和牙面，然后扭转牙刷约45°，顺着牙缝向咬合面方向用拂刷动作刷去污物。对于重症残疾人的日常口腔保健可以使用水冲装置和杀菌漱口水辅助清洁，可去除滞留在口腔内的食物碎屑，帮助进行口腔清洁。

（二）口腔溃疡

目前，对于口腔溃疡发病的原因不明。残疾人如果出现口腔溃疡可以在监护人协助下使用口腔溃疡贴贴于患处或用漱口水含漱。如果上述方法1周后效果不佳或反复出现，应及时就诊。对于长期服用药物的精神残疾或有其他全身性疾病的残疾人口腔溃疡可能为并发症，以上方法可能会掩盖其他病情，故应慎用，最好及时查明病因，进行全面治疗。

（三）日常保健注意事项与方法

定期到口腔诊所进行口腔检查、洁治、局部用氟、口腔健康教育与及时治疗是残疾人口腔保健的另一个重要方面。残疾人应至少每半年到一年检查一次，发现问题一定要及时处置。应建立良好的口腔卫生习惯，注意口腔卫生，避免损伤口腔黏膜，避免局部刺激。时刻保持口腔卫生清洁，掌握正确的刷牙方法，做到饭后漱口、早晚刷牙、定期更换牙刷，使用牙线彻底清除牙缝中的食物残渣，对口腔健康也具有重要作用。

1. **正确咀嚼**　正确的咀嚼方法是两侧交替使用牙齿，如某些残疾人（尤其是儿童）经常使用单侧牙齿咀嚼，则不用的一侧牙齿缺少生理性刺激，易发生组织废用性萎缩，而常咀嚼的一侧牙齿负荷过重，易造成牙髓炎，且易引起面容不端正，影响美观。这种不良习惯应及时纠正。

2. **盐水漱口**　每次饭后用淡盐水漱口，冲刷牙齿及舌两侧，可部分清除牙垢，提高口轮匝肌和口腔黏膜的生理功能,增强牙齿的抗酸防腐能力。但是残疾人最好能定期洁牙以防止牙垢、牙石对牙龈组织的损害。

3. 按摩牙龈　用洗净的拇指和示指顺着一定的方向按摩牙龈,每次10分钟,可促进牙龈、牙槽和牙髓的血液循环,防止牙床过早萎缩,对老年残疾人预防牙龈萎缩尤其有效。

（四）饮食保健

对于口腔清洁困难的残疾人应限制糖和甜食的量,只在一日三餐时食用,其他时间补充的膳食时要采取一定的口腔清洁措施。避免食用辛辣刺激性食物,适当食用蔬菜、水果可以有效减少口腔溃疡、口臭的发病概率。

第四节　其他人群的口腔急诊诊疗

一、应用心脏起搏器患者的口腔急诊诊疗

中老年口腔疾病患者同时伴有心血管疾病甚为常见,严重的缓慢型心律失常可由多种原因引起,冠心病、风湿性心脏病、心肌病等心脏本身的病变是其常见原因。少数患者病因不明,可能为心脏的特殊传导系统特发性退行性变所致。这些患者口腔治疗过程中,由于情绪紧张等原因会导致危险性增加。严重的缓慢型心律失常往往会因为麻醉或手术而加重传导障碍,诱发心搏骤停,被认为口腔手术治疗的绝对禁忌证。

心脏起搏器是替代或补充正常肌力和控制心脏收缩的生理电子系统。它通过周期性发放的电脉冲刺激心脏,引起心搏,常用于窦房传导阻滞、窦性心动过缓或某些心房、心室出现异位节律以及部分心动过速等心脏疾病。心脏起搏治疗可防止和缓解缓慢型心律失常所致的各种临床症状,如晕厥、头晕、全身乏力等,在一定程度上改善心输出量而保证重要脏器灌注,并保持心脏有节奏地跳动。

近年来,随着介入医学的发展,心脏起搏器在临床上广泛应用,保证伴有缓慢型心律失常患者口腔治疗安全也成为一个讨论热点。对于缓慢型心律失常安装起搏器的患者进行口腔急诊治疗需要注意以下几点。

1. 做好患者术前评估　包括心脏病史和心电图等检查,评估起搏器的程控参数、起搏以及感知阈值和电极阻抗等数据,判断患者对起搏器的依赖程度。

2. 事先预计治疗时间和难度　因为过长的治疗时间和手术创伤会引起患者的心理紧张及其他生理变化,影响起搏器的功能。

3. 降低患者手术风险　治疗时全程心电监护,术中密切观察心电动态变化和了解患者的不良自觉症状,对心率加快的病例及时进行分析和合理判断。如果条件允许,建议安排有足够经验的心内科医师全程监护,以防发生意外。

4. 治疗中多做解释工作　减轻患者的恐惧感和紧张程度。

5. 提高镇痛效果　建议使用含1∶100 000肾上腺素的局麻药,可以有效提高镇痛效果,由于浓度低,且为局部用药,故对缓慢型心律失常患者的血压和心率影响小。

6. 医师操作尽量轻巧快速　采取以镇静为主的对症处置,减少不良刺激和创伤,使治疗顺利进行。

7. 术中意外情况处置　如果术中发生意外情况,如手术时间过长、创伤过大等,术后需重新检测起搏器的功能,排除是否发生模式重置、电极阈值和阻抗变化。

8. 明确治疗时间　此类患者应尽量在上午进行治疗,因为下午疼痛阈值升高,耐受差。

二、器官移植术后患者的口腔急诊诊疗

器官移植是现代医学治疗的重要手段之一,临床常见的移植器官有肾、肝、心、胰腺、肺、小肠、角膜等。目前临床上器官移植手术已广泛开展,挽救了很多患者的生命。器官移植后患者身体机能发生改变,尤其是长期使用免疫抑制剂,部分患者可能发生牙体组织、牙周黏膜损害,严重者影响日常生活。同

时,口腔相关疾病同样会影响器官移植后移植物的成活率,影响患者的生存质量。

器官移植术后使用免疫抑制剂等药物会使口腔环境发生一系列变化:环孢素 A 可诱发牙龈增生;长期使用免疫抑制剂致使患者免疫力下降,出现口腔感染,加重龋病,甚至发生牙髓牙周联合病变或猛性龋;器官移植患者牙龈增生、牙髓牙周联合病变、龋病等口腔病变患病率明显高于正常人群。

因此,器官移植患者在术前应该常规进行口腔检查,积极治疗牙周疾病和龋病,术后应加强口腔卫生保健,定期进行口腔情况随访,对新出现的病变予以及时治疗。发生口腔感染时,口服阿奇霉素,每次5~7 日,既可控制口腔感染,又可缓解部分的牙龈增生。对于牙龈增生,应加强护理,尽量避免牙龈损伤。对于牙龈增生严重,保守治疗不佳的患者,则应进行牙龈切除或牙龈成形术治疗。

患者在器官移植前对口腔疾病的预防性治疗可大力消除来自口腔感染的来源,进一步避免移植术后短期和长期的口腔感染。同时,术后的口腔护理也非常关键。如果在移植前没有接受适当的口腔疾病治疗,则在移植后需要紧急去除移植前未被根除的感染源。移植后早期发生感染虽然罕见,但一旦发生将可能导致灾难性结果。

移植后患者稳定期的口腔治疗和一般指导如下。

1. 咨询患者的主治医师。

2. 半年一次定期口腔检查和口腔保健宣教。

3. 选择性实时使用漱口水。

4. 健全的牙科护理,包括牙体及牙周黏膜疾病的治疗,菌斑的控制。配戴可摘局部义齿的患者在其黏膜健康的前提下可以继续配戴,但要保持义齿的清洁。若配戴矫治器的患者,需每日清洁矫治器等。

5. 避免使用非甾体抗炎药物。

6. 有创治疗前请相关专家会诊。

7. 仔细筛查头颈部癌。

8. 加强口腔护理,每天至少餐后 3 分钟刷牙,每次刷牙 3 分钟。

(郭　斌)

参 考 文 献

1. AZAMI-AGHDASH S, POURNAGHI-AZAR F, MOOSAVI A, et al .Oral Health and Related Quality of Life in Older People: A Systematic Review and Meta-Analysis. Iranian Journal of Public Health, 2021, 50(4): 689-700.

2. MADUNIC D, GAVIC L, KOVACIC I, et al.Dentists' Opinions in Providing Oral Healthcare to Elderly People: A Questionnaire-Based Online Cross-Sectional Survey. International Journal of Environmental Research and Public Health, 2021, 18(6), 3257.

3. EVERAARS B, JERKOVIĆ-ĆOSIĆ K, BLEIJENBERG N, et al . Exploring Associations Between Oral Health and Frailty in Community-Dwelling Older People. The Journal of Frailty & Aging, 2021, 10(1): 56-62.

4. GIL-MONTOYA JA, LEON-RIOS X, RIVERO T, et al. Factors associated with oral health-related quality of life during pregnancy: a prospective observational study. Quality of Life Research, 2021, 30(12): 3475-3484.

5. BOGGESS K A. Maternal oral health in pregnancy. Obstetrics & gynecology, 2018, 111(4): 976-986.

6. SILK H, DOUGLASS A B, DOUGLASS J M, et al. Oral health during pregnancy. American family physician, 2018, 77(8): 1139-1144.

7. KANDAN P M, MENAGA V, KUMAR R R. Oral health in pregnancy (guidelines to gynaecologists, general physicians & oral health care providers). JPMA-Journal of the Pakistan Medical Association, 2019, 61(10): 1009-1014.

8. FORATORI-JUNIOR G A, MISSIO A L T, ORENHA E S, et al. Systemic Condition, Periodontal Status, and Quality of Life in Obese Women During Pregnancy and After Delivery. International Dental Journal, 2021, 71(5): 420-428.

9. KOISTINEN S, STÅHLNACKE K, OLAI L, et al. Older people's experiences of oral health and assisted daily oral care in short-term facilities, BMC Geriatrics, 2021, 21(1): 388.

10. SERAPHIM A P, CHIBA F Y, PEREIRA R F, et al. Relationship among periodontal disease, insulin resistance, salivary cortisol, and stress levels during pregnancy. Brazilian dental journal, 2016, 27(2): 123-127.

11. GOLD J, TOMAR S L. Interdisciplinary Community-Based Oral Health Program for Women and Children at WIC. Maternal and child health journal, 2018, 22(11): 1617-1623.

12. WAGLE M, D'ANTONIO F, REIERTH E, et al. Dental caries and preterm birth: a systematic review and meta-analysis. BMJ open, 2018, 8(3): e018556.

13. FORATORI-JUNIOR G A, DA SILVA B M, DA SILVA PINTO A C, et al. Systemic and periodontal conditions of overweight/obese patients during pregnancy and after delivery: a prospective cohort. Clinical oral investigations, 2020, 24(1): 157-165.

14. NITSCHKE I, HAHNEL S. Dental care for older people: opportunities and challenges. Bundesgesundheitsblatt Gesundheitsforschung Gesundheitsschutz, 2021, 64(7)802-811.

15. GAJENDRA S, KUMAR J V. Oral health and pregnancy: a review. New York State Dental Journal, 2019, 70(1): 40.

16. HENRY F, QUATRESOOZ P, VALVERDE-LOPEZ J C, et al. Blood vessel changes during pregnancy. American journal of clinical dermatology, 2017, 7(1): 65-69.

17. 徐林灵, 张良方. 老年人口腔健康与衰弱的相关性研究进展. 中华老年口腔医学杂志, 2022, 35(03): 41-44.

18. 刘程程, 丁一. 妊娠期常见口腔感染性疾病的临床诊疗和管理策略. 国际口腔医学杂志, 2021, 48(06): 621-628.

19. 郑黎薇, 邹静. 孕期口腔疾病管理. 华西口腔医学杂志, 2017, 35(2): 113-118.

20. 陈永进, 赵寅华. 我国口腔急诊医学现状与发展. 中国实用口腔科杂志, 2016, 9(7): 385-389.

21. 王津惠, 张伟. 老年人口腔急症治疗的风险评估及预防措施. 中华老年口腔医学杂志, 2015, 13(4): 209-211.

第十三章 特殊人群口腔急诊的诊疗特点

第十四章　常见口腔临床伴发的急性全身性病症

随着口腔医学的发展和对口腔急诊医学认识的深入,越来越多的学者达成共识,即口腔急诊疾病不仅包含某一类口腔疾病的急性发作,而且涵盖了口腔诊疗过程中突发/伴发的全身系统性疾病,称之为口腔临床伴发急症。

口腔临床伴发急症(medical emergencies in dentistry)是指患者在接受口腔疾病诊治过程中突发的与口腔诊疗直接相关的紧急情况或意外事故,以及因其他不良刺激或意外原因产生异常的机体反应引发的急性全身性病症,需要紧急救治,如不及时正确处置就可能危及生命。口腔临床伴发急症主要包括:①口腔疾病相关诊疗导致或诱发的晕厥、脑血管意外、癫痫发作、过敏反应、过度换气、低血糖、哮喘、心绞痛、急性心梗、恶性心律失常,甚至猝死等;②口腔疾病诊疗过程中出现的意外状况,如器械掉入消化道或呼吸道,以及器械造成的组织损伤如血管、口腔黏膜损伤等。这些医疗风险的处置涉及临床医学特别是急诊医学的基本知识和基本急救技能,如急危重症患者的判断和应急处置,休克患者的抢救,除颤仪、肾上腺素等急救设备和急救药物的使用。但是,目前我国口腔医学生的培养仍然侧重于口腔医学相关知识的传授,临床医学知识特别是急诊医学内容仅仅作为医学基础课程学习内容,毕业医师没有经过系统的临床急救知识和技能培训,使得口腔医师在面对超出口腔医学知识和口腔专科医师专业范畴的口腔临床伴发急症时,缺乏理论指导和处置技能,导致诊断不准确,处置不及时、不恰当,有时甚至危及患者生命。口腔临床治疗中发生的伴发急症已经成为产生医疗纠纷的重要原因,给口腔临床工作和口腔医护人员带来巨大的挑战。

口腔临床伴发急症情况多样,可能涉及全身的一个或多个系统。为了更清晰、更有条理地认识口腔临床伴发急症,按照两种分类方法将这类疾病进行分类。

(一)按照人体系统分类法分类

1. 呼吸系统(呼吸梗阻、呼吸窘迫、气道梗阻、过度换气、哮喘)。
2. 神经系统(血管减压性晕厥、癫痫)。
3. 内分泌系统[糖尿病(高血糖/低血糖)、甲状腺功能异常]。
4. 循环系统(急性肾上腺皮质功能不全症、体位性低血压、心绞痛、高血压危象、出血性休克、急性心肌梗死、突发心搏骤停)。
5. 免疫系统(过敏性休克、哮喘)。

(二)心血管类和非心血管类

人体系统性疾病很多来源于心血管病变,而且心血管系统的急症往往是致命的病症,因此,口腔临床伴发急症也可分为心血管类和非心血管类。

1. **心血管类**　包括心绞痛、高血压危象、出血性休克、急性心肌梗死、突发心搏骤停、脑缺血、脑梗死、急性心力衰竭等。

2. **非心血管类**　包括呼吸梗阻、呼吸窘迫、气道梗阻、过度换气、哮喘、过度换气、癫痫、糖尿病(高血糖/低血糖)、甲状腺功能异常、过敏性休克、哮喘、体位性低血压、血管减压性晕厥、急性肾上腺皮质功能不全症等。

第一节　口腔临床伴发急症发生的风险因素

口腔临床诊疗过程中,除了存在口腔专业方面的检查、治疗风险,还面临患者年龄、机体状况、心理状况以及社会因素等多方面影响带来的风险。例如,随着医学的发展和人们生活质量的提高,无论是儿童还是老年人、身体健康的人群还是有全身系统性疾病的患者,重视口腔疾病治疗的人群越来越多,使得口腔医师所处的诊疗环境越来越复杂,口腔治疗中的每个环节包括不断发展的新技术、越来越多的药物应用、治疗环境的应激反应、全身系统性疾病的突然发作等都增加了口腔临床风险。

一、口腔诊疗中的特殊人群

老年人、孕妇、儿童及残疾患者等都属于社会中的特殊人群,他们在身体、言语、行为、应激反应等多方面与正常成年人不一样,医疗活动中的风险显著高于一般人群,是口腔临床伴发急症的高危人群。因此,在口腔诊疗的全过程中必须给予这些特殊人群以特别关注。

随着医学和社会的不断发展,人类寿命不断延长,老龄人群越来越多,其中,很多患有全身系统性疾病。据调查,糖尿病患者和心血管疾病患者的平均寿命与30年前相比显著延长。虽然医学的发展让老年人过上了几近正常的生活,但是,机体的衰老、伴随的各种慢性病,使老年人仅仅是被药物控制下的"健康",许多疾病属于被控制而不是治愈,这也意味着口腔医师在进行口腔诊疗时面对的是有潜在风险的患者。在接受口腔治疗的过程中,对治疗的恐惧和担心更容易使老人精神过度紧张,引发机体强烈反应,如老年人的心血管系统可能就不能满足身体对氧气和营养的需求,出现心律失常、心绞痛等急性心血管并发症的出现。因此,有学者将这些老年人群描述成"行走的患者"。

妊娠期妇女体内的激素水平发生会很大的变化,导致其生理和心理状况不同于正常人,机体免疫力下降,口腔健康状况不良,容易出现口腔疾病,孕妇的特殊性又使治疗手段和药物的应用面临风险。另外,孕妇在妊娠期易出现体位性低血压,当治疗中出现体位改变时,患者会出现晕厥的症状。尤其是在孕晚期的时候,由于患者仰卧位时子宫挤压下腔静脉,减少了下肢静脉回流,超过3~7分钟易发生晕厥症状,甚至意识丧失。

儿童及残疾患者也属于特殊人群,他们的自主行为很难控制,在口腔治疗过程中经常会出现突然的动作。而口腔治疗是一类精细操作,医师在操作过程中往往专注于治疗对象,很少关注患者自身的反应,极易发生口腔治疗中误吞、误吸和意外伤害的风险。因此,在口腔治疗中建议常规采取橡皮障等保护措施,一旦发生误吞、误吸要及时处置,防止异物落入气管、支气管以及食管,危及患者生命。

二、口腔诊疗中的应激反应

大多数口腔临床伴发的突发事件与疼痛、恐惧、焦虑等有关,因为这些因素加上充满压迫感的医疗环境和氛围可导致患者产生过度应激反应,诱发患者出现晕厥、哮喘、癫痫、过度换气、血压异常等。在口腔诊疗中,控制好患者的焦虑情绪和疼痛,可以避免或减少大多数的突发事件。

三、口腔临床用药的风险

口腔治疗中的常用药物包括如镇痛药、镇静药、抗感染药等,这些药物除了发挥自身的药理作用,还会带来副作用,如果使用不当,甚至可能引发并发症。

若药物用药量过大、局麻药物进入血管等都可能导致毒性反应。另外,医师若不清楚药物之间的相互作用和用药禁忌,会造成用药错误,产生严重后果。据国外报道,60岁以上的老年患者长时间定期服用一种或多种药物的占41%,比如降压药、溶栓药等,口腔医师要特别考虑这些药物可能与口腔治疗用药发生复杂的反应,以及给口腔临床治疗带来的风险。一般来说,口腔医师在用药方面缺少经验,应该主动积极咨询其他专业的医师。

四、精神心理的亚健康状态

随着我国社会发展带来的高度紧张、快节奏的工作与生活,存在精神心理亚健康的人数逐年递增,使发生口腔临床伴发急症的风险增加。由于患者自身心理健康状态不佳,对于牙科治疗心存恐惧,尤其是儿童时期有不良的牙科就医经历,以及经历过非正规牙科治疗操作引起的疼痛,或者听闻他人不良的牙科治疗经历,都可以引发过度应激反应,甚至导致牙科恐惧症。

这类患者一旦进入口腔诊室甚至在步入诊室之前就会产生巨大的心理压力,特别容易使自身患有的系统性疾病病情加重或者恶化,诱发口腔伴发急症。另外,无论男性或女性,他们非常排斥任何口腔治疗以外的干预措施,例如治疗中非常在意医师的言语或动作,轻微的疼痛不适都会让患者心理过度紧张,导致大口呼吸,甚至引发过度换气,导致晕厥甚至意识丧失。

五、诊疗时间过长

近年来,随着新技术的不断涌现和在口腔临床的迅速推广,口腔临床治疗模式也发生了巨大变化,一方面不断规范并且减少了临床就诊次数,另一方面也增加了单次诊疗时间,例如,口腔疾病的牙髓治疗已经从以前的干髓治疗变成规范化的根管治疗,超声波在口腔治疗中的广泛应用,术中3次拍片的要求,广泛开展的一次性根管治疗。以上因素无疑增加了单次诊疗时间,加重了患者心理负担和不适感觉,特别是对于患有全身性疾病的患者来说,这种压力很有可能导致不可预见的急症发生。而对于医师说,诊疗时间越长,体力消耗越大,精神压力越大,有时也成为诱发口腔治疗中伴发急症的重要因素。

六、治疗中的突发事件

口腔临床工作中常常会发生一些难以预料的突发事情,包括局部和全身性事件。局部事件常见有器械或修复体的口腔内意外脱落、异物误吸误咽、旋转的牙钻损伤牙齿或口腔牙周黏膜、刀片划伤软组织、药物灼烧组织等。全身性突发事件主要包括与治疗直接相关或者间接诱发的全身不良反应或急症,甚至危及患者生命。有学者就全身性突发事件是否与心理压力和心血管相关,将其进行了分类(表14-1-1)。

表 14-1-1　威胁生命的突发事件分类

类型	非心血管性	心血管性
压力相关	血管减压性晕厥、过度换气、癫痫发作、急性肾上腺皮质功能不全症、甲状腺危象、哮喘	心绞痛、急性心肌梗死、急性心力衰竭、脑缺血和脑梗死、突发心搏骤停
非压力相关	体位性低血压、毒性反应、低血糖、高血糖、过敏反应	急性心肌梗死、突发心搏骤停

七、全身性疾病

伴有全身性疾病的患者在口腔临床治疗中发生风险的可能性更大,比如在拔牙时,口腔中最常见的甲型链球菌可通过伤口入血,一般情况下,其可被人体免疫系统清除,若患者有心脏瓣膜病,则易导致细菌堆积,引起心内膜炎。一些心源性胸痛患者主诉为左侧下颌后牙区自发痛、放射痛,常容易误诊为牙痛,若未能及时发现,严重者可发生急性心肌梗死,危及生命。所以,口腔医师在解决患者口腔局部问题时,首先要详细询问患者的全身性疾病史、过敏史、用药史以及患者的口腔病症与全身性疾病的关系,对患者进行全身健康评估,进行正确的综合诊断,并针对患者各项基础疾病制订适应个人的口腔治疗计划。

与口腔治疗相关的全身性疾病包括以下几种。

1. **心血管疾病**　是口腔最常见的就诊人群,在治疗期间,局麻药品的使用可导致患者血压升高,治疗的疼痛不适感容易引发患者心理紧张、恐惧,导致血压升高,严重者可发生高血压危象、心绞痛等疾病。

2. **糖尿病**　糖尿病是常见的内分泌疾病,其基本病理生理为绝对或相对胰岛素分泌不足和胰高血糖素活性增强所引起的代谢紊乱,包括糖、蛋白质、脂肪、水及电解质等,严重时常导致酸碱平衡失常。临床上早期无症状,至症状期才有多食、多饮、多尿、烦渴、善饥、消瘦或肥胖、疲乏无力等,久病者常伴发心脑血管、肾、眼及神经等病变。严重病例或应激时可发生酮症酸中毒、高渗昏迷、乳酸性酸中毒而威胁生命,常易并发化脓性感染、尿路感染、肺结核等。牙周炎已成为糖尿病的并发症之一,二者可能相互促进、相互制约。

糖尿病患者进行口腔治疗存在一定风险,对其疾病控制有潜在的威胁。例如,口腔治疗导致的应激反应可以增加患者体内胰岛素的需求,易引发高血糖症。口腔治疗时间的要求也可改变患者现阶段饮食规律,引发糖尿病。使用布比卡因等长效局部麻醉药推迟了患者接下来的进食时间,增加了低血糖症的发生风险。除此之外,由于患者血糖高,易出现术中出血量增加、术后感染、伤口愈合缓慢,甚至低血糖引发意识丧失等临床风险。

3. 呼吸阻塞性疾病　这些患者由于长期处于口呼吸状态,对于突然出现的异物不能立即做出应激反应,容易出现异物滑落,对患者生命造成威胁。由于长期口呼吸,患者不能张口时间过长,无法长时间配合治疗,若治疗时忽视这一问题,容易导致患者缺氧。

4. 残疾　患者因自身自理能力较差,无法进行正常的医患沟通或者可能合并身体其他疾病,增加了医疗风险。一些患者对应激环境反应迟钝,在口腔治疗中遇到突发情况时无法做出本能反应,因此会出现误吞、误吸的情况。这类患者不能长时间配合口腔治疗,增加了医师的心理负担,在治疗中可能出现不必要的医疗伤害。

5. 其他全身性疾病。

第二节　口腔临床常见伴发急症的风险评估与防范

认识并重视口腔临床伴发急症、系统的风险评估、做好防范措施是减少或避免临床风险的关键。有学者认为,正确完善的风险评估和针对性的防范措施可以防止 90% 的临床治疗风险。因此,口腔医师在治疗患者之前,首先要观察患者的神态、行为、了解患者的全身性疾病史,对患者进行完善的身体健康评估,进行良好的医患沟通,从而提高口腔治疗中的安全性和口腔治疗的效果,降低医疗风险。

一、风险评估

(一)评估患者全身健康状况,确定医疗风险

在临床医学中评估患者的全身健康状况,通常采用美国麻醉医师协会(ASA)的分级方法,将患者的全身情况分为 5 级。Ⅰ级:正常、健康、没有全身性疾病的患者,对麻醉和手术的耐受良好,能够承受与牙科治疗相关的各种压力。Ⅱ级:患者有轻度的全身性疾病,糖尿病、轻度高血压患者,60 岁以上的健康患者,对一般麻醉和手术可以耐受,风险较小。Ⅲ级:患者有严重的全身性疾病,重要器官功能受损,但仍在代偿范围内。患者行动受限,但未丧失工作能力,施行手术和麻醉有一定的顾虑和风险。Ⅳ级:患者有严重的全身性疾病,重要器官病变严重,功能代偿不全,经常面临生命安全的威胁,如心绞痛、脑血管意外、重度高血压、严重心力衰竭的患者,施行麻醉和手术的风险很大,应禁止口腔治疗或紧急缓解疼痛。Ⅴ级:患者病情危重,濒临死亡,如肾病晚期、肝病晚期、癌症晚期,禁止口腔治疗,禁止局部麻醉。

口腔医师在临床工作中可以按照此类方法将患者进行分类,Ⅰ级、Ⅱ级患者可以进行正常的口腔治疗,并做好风险防控。Ⅲ级患者的治疗风险增加,考虑在临床医师指导下进行部分口腔治疗或延缓口腔治疗,等待患者身体状况恢复再行口腔治疗。Ⅳ级～Ⅴ级患者应禁止口腔治疗,如必须行口腔急症治疗,必须有临床医师在场,并有完善的转会诊制度支持。

(二)评估患者心理健康状况对口腔治疗的影响

口腔医师在实施诊疗活动时评估患者的心理健康状况非常重要。因为如果患者存在心理健康问题,会误导医师的诊断及治疗方案的选择。因此,口腔治疗前需对患者进行客观的心理评估。

中国心理卫生协会原副理事长郭念锋教授早在 1986 年就提出了对于心理健康的程度可以从"心理活动强度、心理活动耐受力、周期节律性、意识水平、暗示性、康复能力、心理自控力、自信心、社会交往、环境适应能力"十个方面进行心理评估,这十个评估指标在心理学界得到广泛认可并被作为评估标准沿用至今。口腔医师也可以参考上述指标评估患者的心理健康状态,从以下三个方面加强医患交流,指导患者建立健康心理,降低口腔治疗中的风险,提高治疗效果。

1. 坚强的内心　个人内心素质良好,可以在困难和挑战面前保持冷静和乐观的态度,能够承受压力,不受外界环境变化的影响。而对于内心不够坚强的人来说,更容易因为医师某些话语或者对自己的评价

引起情绪波动,不愿自己主动选择和害怕承担后果。由于过度的情绪波动引起身体的应激反应,从而导致在口腔治疗过程中出现晕厥等其他机体反应,给治疗带来难度,甚至不得不暂时停止口腔治疗。

2. 良好的精神状态　精神状态不仅可以体现出我们的心境如何,同时还体现出我们的身心是否处于健康状态。对于大多数上班族来说,白天是工作效率最高、精神状态最饱满的时候,到了晚上就会呈现出困倦的精神状态。精神状态每天都遵循着稳定而有节奏的循环往复,这也是我们常说的生物钟。生物钟不仅调节我们的作息时间,同时也调节全身各器官的正常运作。生物钟紊乱有可能会引发慢性疲劳综合征的出现,不仅影响生理健康,同时还容易引起抑郁、焦虑等影响心理健康。在进行口腔治疗时,往往由于不良情绪引发治疗中出现晕厥的情况,甚至会出现意识丧失的情况。

3. 完善的交流能力　有些患者在医患交流过程中情绪高涨,不知疲倦地交谈,这可能是一种躁狂状态。相反,有的患者社会交往动机下降,不愿意回答医师询问,或者总是处于沉默状态,这可能是患者正处于抑郁的状态。因此,医师在医患交流过程中需要学会捕捉这些有关患者心理状态的信息,在医患交流过程中使患者清楚地认识到医师需要患者清晰、准确地表达自己的观点和想法,也需要患者能够倾听和接纳医师的建议。这样,在医患双方的需求和目的中寻找彼此的共同点或平衡点,维持良好的医患关系。同时,使患者全身心放松,提高自身的痛阈值,不引发机体的不良应激反应。

（三）对患者疼痛忍耐程度的评估

疼痛是多种疾病的共有症状,是口腔治疗中的常见机体反应。那么疼痛的概念是什么?如何控制疼痛?这些问题都是口腔医师需要掌握的。所谓疼痛,是人的一种主观感觉,因人而异,疼痛的感觉其实是通过神经末梢的痛觉感受器产生的。当这个感受器受到刺激后,会通过脊髓将信号传输到大脑,人就会产生痛感。目前医学常用的疼痛评估分为主观评估法和客观评估法。患者的主诉是评估疼痛的标准方法,主观评估适用于慢性疼痛以及急性疼痛,客观评估仅适用于急性疼痛。目前很多医院都是采用多种评估方法来综合评估。关于疼痛的分级,目前临床上多沿用主诉疼痛分级法(verbal rating scale, VRS),让患者根据自身感受说出疼痛严重程度。这种方法患者容易理解,但不够精确。主要评估标准如下。

0级:无疼痛。

Ⅰ级(轻度):有疼痛但可忍受,生活正常,睡眠无干扰。

Ⅱ级(中度):疼痛明显,不能忍受,要求服用镇痛药物,睡眠受干扰。

Ⅲ级(重度):疼痛剧烈,不能忍受,需用镇痛药物,睡眠受严重干扰可伴自主神经紊乱或被动体位。

评估患者的疼痛程度还可以采用疼痛测量尺评估法(measurement ruler scale),即用一把带有 0～10 刻度的标尺对患者的疼痛程度进行测量,这把标尺又被称为疼痛测量尺。医师要先向患者解释清楚,0 的一端表示无痛,另一端 10 是剧痛,中间部分代表不同程度的疼痛。患者需要做的就是根据自身感觉移动游标,医师就能在游尺上看到具体的数字。

如果口腔疾病引起患者疼痛,患者就会出现吃不下、睡不香,对消化系统造成危害,就医时就会出现精神状态不佳,无法抵抗口腔治疗过程中出现的应激反应,甚至引发患者全身系统性疾病的发生。另外,疼痛可以对神经系统造成危害,让疼痛扩大,也可以引起内分泌紊乱,引起血压升高、血糖变化。除此之外,疼痛可以分为急性疼痛和慢性顽固性疼痛,急性疼痛提醒我们正在受伤害。慢性顽固性疼痛除了带来非常大的伤害,对生存质量也会造成严重危害,生活质量会严重下降。在口腔临床中,医师不仅要缓解口腔疾病带来的疼痛不适感,同时还要避免口腔治疗带来的疼痛反应,在口腔诊疗活动贯穿无痛治疗理念,避免疼痛引发的急症风险。

二、风险防范

口腔临床伴发急症频发给医患在治疗过程中都带来一定的医疗压力,因此,通过口腔治疗前、治疗中、治疗后的各种风险评估,制订有针对性的防范措施,可以降低伴发急症的发生率,提高口腔治疗的安全性,尤其是对于患有全身性疾病等特殊人群的风险评估和防范,可以减少医患矛盾和医疗纠纷。

患者在接受口腔临床诊治过程中的伴发急症重在预防。建议医师掌握和牢记相关适应证和禁忌证,口腔医疗基本单元(科室或诊所)制订适合自身机构硬件和人员条件的针对性应急处置预案,并保证医师随手可及。医师在治疗口腔疾病前，应仔细询问患者的既往史，进行必要的物理检查和实验室检查，获取患者口腔治疗过程中可能发生意外和全身急症的预警信息，通过系统的综合评估，有针对性地做好患者的救治预案。

（一）晕厥

晕厥是由于各种原因所致一过性脑缺血、缺氧，造成短暂的脑细胞功能紊乱或缺失，导致大脑抑制状态，进而出现突然、短暂、自限性的意识丧失、身体失控。其特点是起病急剧，随后迅速自发地完全恢复，通常不超过 20 秒。晕厥可分为反射性晕厥、脑源性晕厥、心源性晕厥等类型。其中，反射性晕厥是口腔治疗过程中最常见的情况，包括：①血管减压性晕厥：一种单纯性晕厥，在临床上非常常见，主要常见于拔牙或其他外科操作过程，是一种良性自限性疾病，常由于紧张、恐惧、疼痛刺激通过神经反射产生迷走神经兴奋导致广泛的外周小血管扩张、心率减慢、血压下降、脑血流量下降至临界值以下引起，其特征通常为血压下降和心率减慢；②体位性低血压：是患者直立体位时自主神经系统紊乱，周围血管张力不能随体位改变而变化从而导致脑血供不足，引起晕厥，老年人多见。患者直立位时收缩压下降 30mmHg 以上，或者舒张压下降 10mmHg 以上。

晕厥是口腔临床常见的伴发急症，因此，在治疗前应仔细询问有无晕厥、糖尿病、神经系统和心血管系统疾病史，以及用药史如降压药、镇静剂、安眠药、抗抑郁药、麻醉药等药物使用情况。提供良好的治疗环境，避免环境拥挤、通风不良、燥热以及避免空腹治疗和衣领口过紧等是预防晕厥的有效措施。

患者在牙椅上的体位因素可能是导致晕厥发生的主要原因之一，患者站着或者端坐在椅位上增加了晕厥发生的风险，需调整椅位成仰卧位或半仰卧位。理想的体位可以阻止血压突然下降。另外，血管减压性晕厥与心理因素也有很大关系。治疗前要对每位接受口腔治疗的患者的紧张程度进行评估，进行良好的医患沟通，消除患者紧张。如患者过度紧张，建议调整或取消口腔治疗时间或方案。孕妇治疗时应避免长时间仰卧位，避免仰卧位时胎儿压迫腹部血管，影响血液回流，导致脑供血不足。老年人治疗过程中监测血压、脉搏、呼吸，可无痛治疗，使用橡皮障。对于有体位性低血压病史的患者，长时间口腔治疗后要缓慢将椅位立起，提醒患者不要迅速站起，应当缓慢站立。医师在治疗结束时应站在椅位前直到患者可以在站立时没有任何晕厥。患者有虚弱或头晕时，医师应搀扶患者，防止患者晕倒或者受伤做好晕厥应对措施。

（二）高血压

高血压（hypertension）是目前临床常见、重要的心血管疾病之一，也是心脑血管病主要的危险因素，可伴有心、脑、肾等器官功能或器质性损害。高血压的病因尚未完全清楚，但学者们一直认为其为多因素致病，与遗传因素、精神和神经作用、肾素-血管紧张素-醛固酮系统平衡失调等密切相关。口腔临床治疗中，在一些诱因的作用下（情绪激动、运动、过度劳累、紧张），患者血压急剧升高，甚至引发高血压危象，给口腔治疗带来急症风险。

高血压按危险因素、靶器官损伤及并存临床情况的合并作用，可以分为低危、中危、高危、很高危。低危：高血压 1 级、无其他危险因素者。中危：高血压 2 级或 1～2 级同时有 1～2 个危险因素者。高危：高血压 1～2 级同时有 3 种或更多危险因素，或兼患糖尿病或靶器官损伤者，或高血压 3 级而无其他危险因素者。很高危：高血压 3 级同时有 1 种以上危险因素或靶器官损害，或高血压 1～3 级并有临床相关疾病者。高血压危险分级对口腔治疗的分析评估具有重要参考意义。

对于高血压患者，其风险防范需要注意以下几点：①采取预约治疗方式，治疗前进行充分的医患沟通，并为患者提供舒适安静的环境；②口腔治疗时要进行血压监测，尤其是中老年患者，要在治疗前、治疗中、治疗后进行血压测量，收缩压控制在 150～160mmHg 以下可以正常开展治疗；③治疗前高血压药物的使用对于治疗安全非常重要，但是作为口腔医师必须了解药物的副作用，对于血压变化较大的患者暂缓口腔治疗，等待血压稳定后再进行口腔治疗；④对于有高血压病史的患者，在治疗过程中做到无痛治疗，避免不必要的刺激，避免引发患者疼痛感受，以防不良感受引发患者心血管系统改变，从而引起患者血压升高，甚至出现高血压危象；⑤高血压患者的口腔用药一定要慎之又慎，口腔医师要熟悉并谨记药物的不良反应，避免药物引起患者血压增高，引发急症风险；⑥不管患者是否本身有脑血管疾病还是突发脑血管疾病,持续高血压是脑血管意外的主要危险因素,高血压患者收缩压180～209mmHg、舒张压110～119mmHg,不适合行外科手术治疗。

(三)过敏

在口腔疾病就诊患者中,有很多过敏体质的患者。过敏体质是指在先天遗传基础上形成的一种特异体质,在外在因子的作用下,生理机能和自我调适力低下,反应性增强,其敏感倾向表现为对不同过敏原的亲和性和反应性呈现个体体质的差异性和家族聚集的倾向性。过敏体质与过敏性疾病之间有着非常密切的关系。过敏体质人群外在表现与常人无异,因此很难识别。

在口腔就诊的患者中,很多口腔药物(放射性碘显影剂、β-内酰胺类抗生素、酯类局麻药如普鲁卡因)、医疗器械或物品(手套、橡皮障等)、治疗粉尘都可以引起患者过敏,主要的过敏原包括吸入式过敏(粉尘)、接触式过敏原(辐射、金属、过冷或过热的空气、塑料等)。患者一旦出现过敏性反应,会引发以下疾病。

1. **哮喘**　表现为初起咳嗽、皮肤泛红疹并有轻微发热,经过敏物质激化后,支气管内积满黏液,气管管径缩小,导致呼吸困难,常在夜间发作。

2. **过敏性皮炎**　好发于膝部、肘部、四肢、全身等,常表现为对称性发作,皮肤瘙痒,起红色斑疹、湿疹、荨麻疹,常反复发作。

3. **过敏性鼻炎**　表现为流清涕、打喷嚏、鼻塞、眼周痒、上腭痒等,天气变冷时病情加重。

4. **过敏性休克**　过敏性休克是外界某些抗原物质进入已致敏的机体后,通过免疫机制在短时间内触发的一种严重的全身性过敏性反应,多突然发生且严重程度剧烈,若不及时抢救就会危及患者生命。昆虫刺伤及服用某些药品(特别是含青霉素的药品)是最常引发过敏性休克的原因,某些食物(如花生、贝类、蛋和牛奶)也会引起严重过敏反应。

在这些过敏性疾病中,最易引起口腔急症的是过敏性哮喘,患者一旦出现呼吸困难,就会危害患者生命。因此,在口腔治疗前一定要了解患者的身体状况,是否属过敏性体质。如患者有任何过敏史,都要提高警惕,避免接触过敏原。一旦发现过敏症状,及时终止口腔治疗。使用药物前要询问药物过敏史,熟知药物性质及药理机制,防止药物引起过敏性休克。特别需要强调的是,无论有无发生过敏反应的征兆,均需做好过敏抢救预案,准备好过敏性休克抢救所需的药物和器械。

(四)心绞痛

心绞痛是在冠状动脉狭窄的基础上,由于心肌负荷的增加而引起心肌急剧的、暂时的缺血与缺氧的临床综合征,主要病因是劳累、情绪激动、饱餐、寒冷刺激、急性循环衰竭。在口腔治疗中,由于患者心理压力增大,刺激肾上腺素分泌增多,从而增加心肌耗氧量,冠状动脉供血相对不足,加重心肌缺血,导致心脏供血不足以满足大脑需求。口腔治疗中发生心绞痛主要的临床风险是死亡,必须高度重视。

心绞痛可发生在冠状动脉狭窄患者,也可能发生在高血压型心脏病或无明显症状型心脏病患者。因此,治疗前要详细询问病史,高度重视隐匿性心脏病史的焦虑患者或者身体状况较差的患者。近期有过心绞痛发作或者不稳定型心绞痛病史的患者不适合行口腔治疗。对于已知的心绞痛患者提倡选择鼻导管或鼻罩辅助供氧,鼻导管的氧流量为3～5L/min,鼻罩管氧流量为5～7L/min,以尽量减少心肌缺血的发生。

心理压力是诱发心绞痛的主要原因,因此,治疗前要进行全身评估,了解有无诱发因素,如劳累、情绪激动、饱餐、寒冷刺激、急性循环衰竭。消除治疗中的压力是最基本的预防措施,应尽可能减小患者压力,满足心肌的氧需求。特别是中老年患者,在口腔治疗中尽量做到无痛、微创、短时间,减少应激反应对患者造成的压力,以免增加心肌的氧需求。

良好的疼痛控制是预防心绞痛的有效措施,可以在治疗前给予适当的局部麻醉。但是,用药前要注意患者是否有潜在的心血管病风险,若存在风险建议使用不含血管收缩剂的麻药。

(五)误吸、误咽、气道异物梗阻

误吸、误咽是口腔治疗操作中常见的并发症,涉及根管治疗器械、种植体零件、钻针、义齿、修复体,甚至是牙齿残根、棉条、纱布、口镜和冲洗针头等(图14-2-1),易发生于机体反射性障碍或者机体反射迟

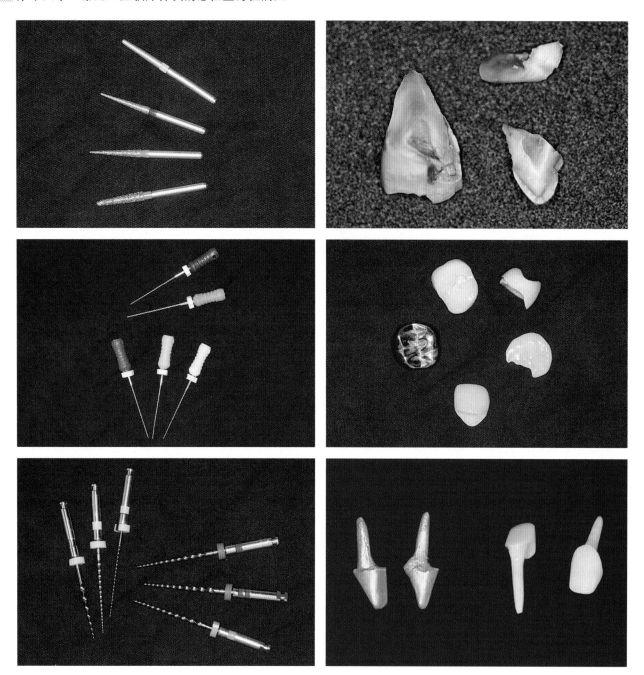

图 14-2-1　易误吸、误咽的口腔器械和物品

缓的患者,例如智力残疾患者、生理性反射迟缓的老年患者等。据文献报道,2.2% 误吸器械和 18% 误咽器械为根管治疗器械,在根管治疗操作中误吸发生率为 0.001/10 万,误咽发生率达 0.12/10 万。

　　牙科操作中发生误吸、误咽后,87% 异物进入消化道(图 14-2-2),13% 则进入呼吸道。这有可能造成胃肠道损伤、呼吸困难等,甚至引发死亡。误咽可能导致外科并发症,如胃肠道穿孔、器械穿透到邻近器官、器官出血和堵塞等。穿孔是常见的外科并发症,出血、堵塞和穿透较为少见。误吸患者可能出现阻塞性肺炎、肺脓肿、支气管扩张等并发症,其他较为少见的并发症包括气道堵塞导致血氧不足,穿孔导致致命感染(如纵隔炎)或出血甚至窒息死亡等。异物进入呼吸道造成呼吸道梗阻在短时间内导致呼吸困难甚至停止,危及生命。

　　发生误吸、误咽的原因包括医师自身的原因和患者的因素。

　　1. 医师自身的原因　①经验不足:年轻医师的临床经验不足,对口腔器械误咽的可能性及造成的严重后果没有足够的认识,思想上麻痹大意,缺乏警惕性;②过度劳累与注意力不集中:即使是临床经验丰

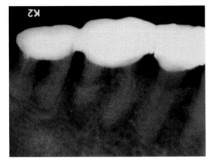
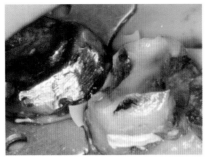
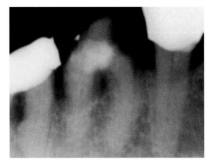
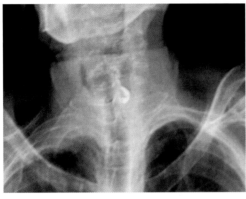
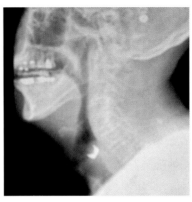

图 14-2-2　金属冠误吸入消化道
（空军军医大学第三附属医院张亚茹医师供图）

富的高年资医师，口内操作时间长导致对细小器械的手感和掌控力下降，如果操作时注意力不集中，或者心绪不宁，也会在疏忽间铸成大错；③不注重安全操作：医师手套尺寸过大或过小都会使医师的触觉灵敏度下降，从而影响对口腔细小器械的掌控。口腔内的唾液往往会使细小物件变得湿滑，如果不及时擦干就容易脱落。口内冲洗器在吸取液体后，没有将针头旋紧或者没有检查针头是否被堵塞，使得在推注时针头滑脱或被大压力挤脱。安装手机车针时车针没有完全就位，在口内高速旋转时，车针就有可能脱位、甩出，造成飞针事故。

2. 患者的因素　①年龄及身体状况：脑出血、脑血栓等后遗症的患者，精神性痴呆、喉返神经麻痹、甲状腺术后吞咽失调、咽部对刺激反应迟钝者，治疗操作中引起误咽的可能性更大；②呕吐反射敏感的患者也是误咽的高发人群，应该引起高度重视；③合作程度：治疗过程中不配合、哭闹的幼儿及老年人更容易发生。

另外，治疗过程中牙椅位置不合适也会增加误吸、误咽发生的概率。例如，上颌后牙进行诊疗时由于视野问题，患者常常需要保持后仰体位，但如果体位过于后仰，滑脱的异物则更容易直接进入咽喉部而被误咽。下颌磨牙的发生误咽的概率更高，可能是下颌后牙治疗时，由于操作空间有限，操作困难，手指和口腔专用的细小操作器械手柄容易被唾液湿润而导致器械滑脱。

因此，口腔医师尤其是年轻医师，一定要保持高度的安全警觉性，预判可能发生的风险因素，在临床操作前和过程中应注意各项细节的处理，做到以下几点。

（1）评估患者：全面了解患者的既往全身性疾病史以及口腔疾病史，以便评估患者发生误吸、误咽后的危险。对于暂时不能配合口腔操作的患者，改约时间治疗，最好预约在上午治疗。

（2）术前宣教：治疗前要进行宣教，保证患者积极参与并配合治疗。叮嘱患者如果治疗中有任何不适，应该举手示意而不是扭动头和身体。

（3）做好安全准备：定期检查手机、钻针、口镜和各种器械并确保其能够正常使用，如有损坏、老化情况立即更换，并确保不再用于临床。

（4）做好术前准备：佩戴合适的手套防止打滑或影响触觉反馈。避免因手套过大降低手指的敏感度，发生器械从手中滑脱的情况。安装好涡轮车针或其他棘轮插件（包括快慢速手机、镍钛备根手机、种植手机等）时，均须向外轻拉以确认就位完全，然后避开患者，体外试转 20 秒，观察是否夹紧、旋转是否正常，以防发生飞针事故。确认针头等完全固定就位,避免针头在注射过程中因压力增大导致针头脱落口中,针管内液体喷溅。

（5）术中注意安全操作:保持手套干燥,以免在口内操作时因为患者唾液分泌影响手指与器械的摩擦力,发生拿不稳器械的现象。另外,可采取辅助隔离口腔的措施,例如在口腔治疗过程中使用橡皮障、安全绳、纱网屏障、牙科安全镜等保护措施。

各类专科操作的注意事项如下。

（1）口腔内科治疗:最好是在橡皮障保护下进行,可以有效防止异物进入口腔。如果没有使用橡皮障的条件,那么在进行根管治疗时,手用根管器械最好用导链如牙线等牵拉并固定于手指上。治疗过程中要注意保持手指和器械干燥,随时擦干。

（2）修复操作:在口内试戴的修复体、治疗用小器械要保持干燥,避免湿滑脱手。不良修复体拆除中,脱冠器使用时要注意掌握力度,不要用力过猛,要注意用手指保护拆除的修复体,防止其脱出基牙而落入口底。用牙线感受试戴修复体邻面接触区松紧度时,护士要用手指帮助固定修复体,以防修复体被牙线带出而松脱。

（3）种植操作:种植用的扳手、螺丝刀、指示杆等小器械使用前最好拴上线,操作时可用小指和无名指夹住安全线或由护士在口外牵住安全线。组装器械在使用前要确认组装到位,各部件均已旋紧,必要时可用镊子夹持远端的器械部件以防滑脱。

（4）拔牙操作:使用牙挺时,不要使用暴力,注意控制力度,稳步挺松牙根,再用镊子夹出。用镊子取出时也易滑落,最好是用牙挺挺松后,用拔牙钳钳持稳妥后取出。

（六）癫痫

癫痫(epilepsy)是大脑神经元异常放电所致的短暂性脑功能障碍,是一种反复发作的慢性临床综合征。癫痫发病机制十分复杂,迄今尚未完全阐明,90% 难以查清病因,仅 10% 能查到明确的病因,包括先天性发育障碍、家族遗传性脑病、产伤、后天性颅脑外伤、脑炎、脑膜炎、脑寄生虫病、脑血管病、脑瘤等。由于异常放电神经元所涉及的部位不同,可表现为发作性运动、感觉、植物神经、意识及精神异常。据国内流行病学调查,其发病率约为1‰,患病率约为5‰。

癫痫患者的口腔治疗重在评估病情,以预防为主。对于有癫痫病史患者的治疗,最根本是防止或减少急性发作,主要通过服用抗癫痫药物来缓解。在口腔诊疗前,首先要询问患者有无癫痫病史,抓住癫痫病史患者的重点信息,主要包括发作的频率、时间(白天还是夜晚)、每次发作的持续时间,最近一次发作的时间、引起发作的环境、发作的症状(意识是否清楚)。低血糖、酒精、局麻药物过量、高度焦虑均会引发癫痫发作,要根据患者的发作病史选择恰当的口腔治疗方案并提前预防癫痫的发生。

口腔治疗前对癫痫患者进行仔细的可行性评估,术中提供舒适放松的口腔治疗环境,可以避免或者减少患者因为对治疗的恐惧而引发癫痫发作。

1. 低度风险患者　包括部分性癫痫发作、癫痫小发作。常规进行口腔治疗,应注意医疗安全,密切注意患者状态,治疗时使用橡皮障或开口器,防止误吞、误吸。

2. 中度风险患者　包括复杂部分性癫痫、癫痫大发作(药物控制效果好,近 3 个月未发作)。治疗前进行良好的医患沟通,询问患者是否空腹,防止低血糖。严密观察患者,一旦发现即刻停止口腔治疗。控制局麻药物用量、禁用肾上腺素,注意无痛操作。操作过程中使用橡皮障或者开口器,防止误吞、误吸的发生。

3. 高度风险患者　包括癫痫大发作(药物控制差,发作频率高,1 个月至少 1 次)。治疗前请神经科医师会诊,严密监护,谨慎操作。采取橡皮障或者开口器等保护措施。

4. 极高风险患者　包括癫痫大发作(药物控制差,发作频率高,1 周至少 1 次)、癫痫持续状态。建议推迟口腔治疗,转诊综合医院神经科进行癫痫治疗,癫痫病情稳定后再行口腔治疗。

5. 选择合适的镇静方式

（1）可适当使用笑气吸入式镇静麻醉缓解患者的压力,成年及儿童患者均适用此方法,并且推荐为安全有效的首选方法。

（2）口服镇静药物：苯二氮䓬类药物（地西泮、奥沙西泮等）、巴比妥类（常用于大发作或持续状态）。

（3）对于较为严重的恐惧患者，也可考虑深度镇静麻醉，比如静脉注射麻醉，但应严格监测患者的血氧饱和度，以免发生缺氧导致癫痫发作。

（七）哮喘

哮喘是一种慢性气道疾病，以气道出现慢性炎症反应为主要特征，表现为反复发作的喘息、气急、胸闷或咳嗽等症状，与遗传性的过敏体质和环境因素密切相关。哮喘主要分为外源性哮喘和内源性哮喘两种类型，但是不管是哪一类型的哮喘，其共同特点是都具有气道敏感性，临床表现为典型三联症：咳嗽、呼吸困难、哮鸣，如不及时治疗可导致患者治疗时出现呼吸窘迫，甚至呼吸衰竭，威胁生命。

因此，对于有哮喘病史的患者在口腔治疗前首先要了解患者哮喘病史类型，是否处于发作间歇期。如有必要，治疗前给予沙丁胺醇喷剂预防哮喘发生。根据患者的严重程度制订口腔治疗方案，特别注意由于害怕口腔治疗导致情绪紧张而引发的哮喘急性发作，这类患者可以使用镇静疗法，如需使用药物镇静需请专科医师会诊。另外，治疗中做好防护工作，避免治疗产生的粉尘刺激气道，引发哮喘。

（八）糖尿病

对于糖尿病患者，诊疗前要做好风险评估。一般而言，如果糖尿病患者血糖控制良好且无并发症，口腔治疗与非糖尿病患者相似。如果血糖控制不佳，有并发症，应该术前咨询专科医师，并且在术前、术中、术后做好血糖监控和出凝血时间等血象监测。

治疗过程中风险防范的主要措施包括：①治疗时间预约至次日稍晚时间段；②治疗前服用糖尿病治疗药物；③血糖过低时给予必要的饮食或药物干预，以防低血糖引发意识丧失，避免治疗中出现低血糖；④有效的局部麻醉可以降低患者压力，避免身体的应激反应；⑤治疗前、治疗中和治疗后合理使用抗生素；⑥牙周病推荐非手术清创和四环素治疗，尽量避免手术；⑦糖尿病患者术后伤口愈合缓慢，术后给予患者必要的营养支持或者药物促进伤口愈合；⑧血糖高于 8.9mmol/L 者，暂缓拔牙；⑨肾上腺素是胰岛素的拮抗剂，可以减弱胰岛素的降血糖作用，对于血糖控制不佳或大量使用胰岛素的糖尿病患者，建议慎用或避免使用含肾上腺素的局麻药。

（九）口呼吸

口呼吸是夜间睡眠张口呼吸的简称，上呼吸道阻塞包括鼻窦炎、鼻息肉、鼻甲肥大、腺样体肥大、扁桃体肥大等是造成口呼吸的主要原因。

长期口呼吸除了影响青少年牙列、口腔颌面部发育，还可能导致口腔黏膜炎症。口腔治疗时由于口腔内的治疗器械等导致口呼吸患者不能正常呼吸，患者不能长时间配合治疗，可能导致治疗意外发生。另外，由于患者长期口呼吸方式，口腔黏膜感觉异常，使得治疗中对应激环境反应迟钝或者无法做出本能反应，治疗中异物容易落入患者呼吸道及消化道。

口呼吸患者往往有自卑心理，医务人员不可歧视患者，对患者要有足够的耐心，减少患者对治疗中产生的噪声和疼痛的恐惧感。在术中实施四手操作，做好各种术中防护，以防误吞、误吸的发生。由于患者对疼痛极度敏感，并且会加剧其恐惧感，造成心理防线崩溃，在治疗过程中一定要进行微创治疗，严格实施无痛、无交叉感染、无近远期碍害的三无理念。

第三节　口腔治疗中突发全身性急症的临床表现及应急处置

一、口腔治疗中突发全身性急症的应急处置原则

（一）明确椅旁急救目标

口腔临床伴发急症的椅旁急救目标：挽救患者生命、稳定病情、减轻痛苦、减少伤残，促进康复。建议口腔医疗机构成立急救小组，建立口腔临床椅旁伴发急症救治制度，有专人负责，配备包括自动体外除颤器（automated external defibrillator，AED）在内的急救设备、器械及药物。围绕目标的救治原则包括：早期发现，准确诊断，及时现场救治，维持基本生命体征，保持呼吸道通畅，预防并发症，尽快寻求专业救援。

（二）早期发现，准确诊断

为及早发现患者在口腔诊疗过程中发生的伴发急症，及时采取有效救治措施，建议口腔医护人员熟知常见口腔临床伴发急症的诱发因素和临床表现。年老体弱者以及患有高血压、冠心病、哮喘等系统性疾病的患者避免候诊时间过长、治疗时间过长、镇痛效果不佳等可能导致系统性疾病急性发作的诱因。医师在治疗过程中随时注意观察患者的面部表情和全身状态，一旦发生急症，根据患者的现场症状并结合病史，及时给予准确诊断，尽早采取有效的急救措施。针对高危患者，必要时在生命体征监护（心电监护、血压、脉搏、氧饱和度）下进行口腔疾病的诊治，以便及时发现患者的异常情况。

（三）及时现场救治

患者出现心搏骤停或过敏性休克等急危重症时，口腔医护人员要争分夺秒及时展开有效救治，为患者提供基础生命支持（BLS），最大程度提高患者的生存率。对于心搏骤停患者，医师首先要评估现场环境安全情况，继而快速准确地评估患者意识状态及生命体征，随即开始徒手心肺复苏术（CPR）。如果具备 AED 可同时准备心律失常的评估，必要时给予及时除颤。早期建立抢救用药的静脉通路，避免因血管收缩导致的静脉穿刺困难。同时，现场救治时注意使患者脱离过敏原、锐器等危险环境。

当患者突发椅旁急症时，现场第一目击者在急救小组和基本急救设施到达之前，首先要评估患者的意识、呼吸、颈动脉搏动等生命体征。如果患者出现心搏骤停，医师需及时开展必要的现场急救，包括实施持续徒手 CPR、建立静脉通道、应用复苏药物、心电监护、人工呼吸等，在急救团队到来前或护送患者到达综合医院急诊科之前争取时间，避免大脑等重要器官的不可逆损伤。

（四）保持呼吸道通畅，预防并发症

时刻保持患者呼吸道通畅十分重要。迅速取出口内的异物如棉球、纱布、义齿、锉、针等物品，避免急救过程中患者误吸、误咽造成进一步的气道阻塞或气道、食道划伤等。如有异物不慎脱落至气管或食管，在不明确异物梗阻的位置和附近血管情况时，建议不主动活动颈部，以免加速异物脱落甚至造成周围黏膜或血管的二次损伤。保证患者的自主呼吸，有口腔分泌物时可就地取材，使用吸引器将口腔分泌物吸引干净，避免呛咳、误吸甚至呼吸骤停。检查气道，观察有无上呼吸道梗阻、高调喘鸣音、发绀或无效呼吸。如气道通畅，仅有气道异物，可行海姆立克急救法或负压吸引。如出现呼吸道梗阻情况，立即吸氧、气管插管、环甲膜穿刺甚至气管切开。同时，拨打急救电话，为预防长时间缺氧出现呼吸、心搏骤停做积极处置的准备。

（五）尽快寻求专业救援

鉴于口腔医护人员的急救知识储备和实践经验相对不足，建议医疗机构（科室或诊所）与距离最近的、具备高级急救能力的医疗机构（如本院的急诊科或综合医院的急诊科）建立快速联动反应机制，捋顺突发急症后的急救、转运和接收流程。在积极进行急救的同时，尽快寻求专业救援或及时将生命体征平稳的患者转诊至具备高级急救能力的科室或医疗机构。需要强调的是，如果患者的心跳、呼吸已经停止，就地开展 CPR，禁止搬运，直到专业救援人员到达现场。

二、晕厥的临床表现及应急处置

在口腔治疗中常见的是血管减压性晕厥和体位性低血压。

（一）临床表现

患者突然感到头昏、恍惚、视物模糊或两眼发黑、四肢无力，这就是晕厥先兆。随之意识丧失，摔倒在地，数秒钟至数分钟内即恢复如常，可起立行走，有的患者半小时以内可有全身乏力感。许多情况下，患者较快软倒而不是摔倒，没有意识丧失，或是反复发生有了经验，及时蹲下，则症状很快消失。晕厥时心率减慢或增快，血压下降，面色苍白，可出冷汗。晕厥基本上都是站位或坐位发生，如于卧位发生应注意是否患有心脑血管病如心律失常、短暂性脑缺血发作或癫痫。

血管减压性晕厥常由脑血流量下降至临界值以下引起，是口腔临床上常见的急症，主要见于拔牙或其他外科操作过程，是一种良性自限性疾病，是由于紧张恐惧疼痛刺激通过神经反射产生迷走神经兴奋导致广泛的外周小血管扩张、心率减慢、血压下降、脑血流量下降至临界值以下引起，其特征通常为血压下降和心率减慢。

体位性低血压是患者直立体位时发生自主神经系统功能紊乱,周围血管张力不能随体位改变而变化从而导致脑血供不足,导致短暂意识丧失。患者直立位时的收缩压可下降30mmHg以上,或者舒张压下降10mmHg以上。老年人多见。

（二）应急处置

意识丧失的患者最常见且最危险的是舌体松弛后坠导致咽腔阻塞,其存活的关键是保持呼吸道通畅。无论何种原因引起的晕厥,要立即将患者置于平卧位,取头低脚高位,松开腰带,保暖,可从下肢开始做向心性按摩,促使血液流向脑部。同时,可按压患者合谷穴或人中穴,通过疼痛刺激使患者清醒。

疼痛、医疗操作、情绪刺激或晕血等导致患者发生的血管减压性晕厥,发作时往往伴有一过性低血压和/或心动过缓。如果患者出现心动过缓(心室率<50次/min),及时完善椅旁心电图,并观察是否持续心动过缓,是否因持续心动过缓引起低氧血症、神智改变、休克、缺血性胸部不适、心力衰竭等表现,如未出现上述症状,继续监护和观察。如果发生上述症状,可给予阿托品静脉注射,首剂0.5mg,每3~5分钟重复,总剂量3mg。如阿托品无效,可给予肾上腺素静脉注射2~10μg/min,并立即联系心内科会诊考虑经静脉起搏。

如考虑患者有系统性或器质性疾病,应在进行现场处置后针对病因进一步治疗,咳嗽晕厥的予以止咳治疗,血糖过低可给予口服或静脉推注50%葡萄糖注射液20~40mL。血容量低的患者则需快速补足血容量,如果患者出现血压下降,需要评估血压下降的原因以及是否伴有休克、心肌梗死、肺栓塞,甚至内脏破裂、主动脉夹层、宫外孕等因素,立即启动休克的液体复苏,联系急诊绿色通道,进一步专科评估诊治。严重的晕厥可出现呼吸循环停止,此时立即按照心搏骤停救治预案处置。

晕厥患者清醒后不要急于起床,以避免引起再次晕厥,连接心电监护仪密切监视患者生命体征变化。患者意识恢复后尽早寻求专业治疗,及时请相关科室会诊或转送综合医院进一步诊察,处置原发疾病。

三、过敏反应的临床表现及应急处置

外界某些抗原物质进入已致敏的机体后,已产生免疫的机体在再次接受相同抗原刺激时所发生的组织损伤或功能紊乱的反应称过敏反应,依据反应强度的不同分为轻度过敏反应、中度过敏反应和重度过敏反应。

（一）轻度过敏反应的临床表现及应急处置

在口腔临床接受检查或治疗时打喷嚏、流鼻涕、声音嘶哑等现象,同时皮肤出现荨麻疹或神经血管性水肿,伴血压轻度下降,患者意识、神志清楚,可以回答医师提出的问题。

发现患者出现上述症状,应立即停用可能引发反应的药物、手套、注射等,同时使用抗过敏药物,出现哮喘可用茶碱类药物。建议口服组胺受体拮抗剂异丙嗪,嘱患者前往综合医院急诊科就诊。迟发型变态反应需留诊观察数小时。

（二）中度过敏反应的临床表现及应急处置

患者除了出现轻度过敏反应的临床表现,还有气急、胸痛症状,以及脉速、心律失常,出现明显的血压下降。

处置原则为对症处置,包括立即停用引发反应的药物,使用组胺受体拮抗剂,建议给予异丙嗪25mg肌内注射,静脉注射地塞米松5~10mg。血压下降时静脉滴注肾上腺素50~100ug。支气管痉挛时用舒灵喉片0.5mg或异丙嗪0.3mL加于生理盐水2.5mL和匀后喷雾吸入,也可用氨茶碱。帮助患者尽快转院治疗。

（三）重度过敏反应的临床表现及应急处置

重度过敏反应的表现为过敏性休克。本病大都突然发生,约半数以上的患者在接受病因抗原(如青霉素G注射等)5分钟内发生症状,仅10%患者症状起于半小时以后,极少数患者在连续用药的过程中出现。过敏性休克有两大特点:其一是休克表现,出汗、面色苍白、脉速而弱、四肢湿冷、发绀、烦躁不安、意识不清或完全丧失,血压迅速下降乃至测不出,脉搏消失,最终导致心跳停止;其二是在休克出现之前或同时伴有一些过敏相关的症状如喉水肿、荨麻疹等。

一旦发现受试者发生过敏性休克,医师应立即停止使用引起过敏的药物,就地抢救,并呼救其他医护人员帮忙,共同协作争取救治时间。

1. 基本处置　使患者平卧,足高头低,解开衣带,保温并保持安静,立即肌内注射肾上腺素0.3～0.5mg,小儿酌减。若无效可每5～10分钟重复给药,直至脱离危险期。极严重者以肾上腺素0.1mg加0.9%氯化钠注射液10mL稀释后缓慢静脉注射,观察心率和心律变化。早期应用糖皮质激素,给予静脉推注地塞米松10mg、氢化可的松100mg静脉滴注作为维持治疗。

2. 气道管理　保持气道畅通,立即给予氧气吸入(氧流速4～6L/min),改善缺氧症状。呼吸抑制时应给予人工呼吸,喉水肿影响呼吸时,应立即准备气管插管,如患者血氧饱和度低于90%,建议考虑气管插管或气管切开。

3. 迅速建立2条静脉通路　一条静脉通路给予平衡盐溶液500mL快速静脉滴注[1～2mL/(kg·min)]纠正低血容量,另一条通路根据病情继续给予糖皮质激素维持治疗。同时,应用抗组胺药如异丙嗪25～50mg肌内注射,或苯海拉明40mg肌内注射或静脉注射。当采取以上措施后患者血压仍低于90/60mmHg,建议选用多巴胺或去甲肾上腺素进行升压,如给予多巴胺20～40mg静脉注射或肌内注射。抗过敏可将200～400mg氢化可的松琥珀酸钠加入5%～10%葡萄糖溶液500mL静脉滴注(激素地位下降)。

4. CPR　如患者出现室颤或心搏骤停,按照心搏骤停救治预案施救。

建议尽早寻求专业治疗,在专业急救人员到达后,尽快与其交接好抢救工作,由专业人员给予高级生命支持的抢救。

四、癫痫的临床表现及应急处置

通过病史询问和临床表现可以明确癫痫的诊断。

(一)临床表现

癫痫按照不同分类,其临床表现不同。

1. 部分性癫痫发作　无意识改变,自体抽搐数秒,感觉异常。

2. 癫痫大发作　发作前有征兆(焦虑或压抑),前期患者失去意识、全身阵挛、眼球上翻、癫痫式喊叫。发作时身体强直、全身阵挛并伴有沉重打鼾样呼吸、口吐白沫,持续2～3分钟。发作后呼吸逐渐恢复正常,患者逐渐清醒,进入深睡眠或昏迷。

3. 癫痫小发作　多发于儿童,患者突然静止、目光呆滞、轻微的面部阵挛,持续5～30秒,突然恢复。

4. 复杂部分性癫痫　意识模糊、伴有健忘、口中异味、咂嘴、四肢扭动,1分钟左右逐渐恢复正常。

5. 癫痫持续状态　持续超过5分钟,或者在上一次发作恢复时再次发作,可持续几天,致死率高。

(二)应急处置

如果口腔治疗过程中患者癫痫发作,治疗原则是维护呼吸道通畅,防止癫痫发作给患者带来的次发性伤害,针对患者的具体病情采取相应处置方法。

1. 让患者仰卧或侧卧,头偏向一侧。

2. 解除束缚衣物,不要在患者抽搐期间强制性按压患者四肢,强行约束患者,过分用力可造成骨折和肌肉拉伤,增加患者的痛苦。

3. 及时取出假牙,不要向患者口中塞任何东西,不要灌药,防止窒息。

4. 吸痰,必要时行气管切开。

5. 给予地西泮5～10mg静脉注射,速度不超过1mg/min,如果效果不佳可以在半小时后再次给药。

在快速处置的同时应积极取得神经内科医师的帮助和指导,癫痫发作一般在5分钟之内都可以自行缓解,如果连续发作或频繁发作时应迅速把患者送往综合医院。

五、心绞痛的临床表现及应急处置

心绞痛是口腔临床伴发急症中的危急病症,一般具有比较典型的临床表现,需要立即采取正确的处置措施。

（一）临床表现

阵发性心前区、胸骨后不适疼痛或突然剧痛，有压榨感或闷胀感，常向左肩、左上肢内侧和颈咽部放射，或有肩背部持续性钝痛。疼痛持续3～5分钟，一般不超过20分钟，常可自行缓解，可数日一次，也可一日数次，休息或用硝酸酯类制剂后消失。需要注意的是，无明显阳性体征的左侧牙痛可能是不典型的心绞痛，即心源性牙痛。凡是心绞痛患者均要考虑心肌梗死的可能。心肌梗死的常见症状为持续性心前区痛、胸闷，症状严重且持续不能缓解，常伴有心悸、面色苍白、恶心、呕吐、出冷汗、濒死感等症状，迫使患者停止活动。

（二）应急处置

心绞痛的治疗原则是改善冠状动脉缺血、降低心肌耗氧量。

1. **安静、休息**　口腔治疗中，多数患者都是在劳累或是情绪激动的状态下发生的，因此一旦发病，要在第一时间安抚患者的情绪，尽量减少患者压力，使其平静下来，从而降低心肌耗氧量，部分患者停止活动后症状即可消失。

2. **体位**　不要随意搬动患者，而是让其就近平躺，或者是半卧状态，以其感到疼痛最轻的体位为宜。

3. **气道管理**　解开患者的衣领扣子、领带和腰带，保持呼吸道畅通，给予辅助供氧。

4. **药物**　立即让患者舌下含服一片硝酸甘油，只要是心绞痛而不是心肌梗死，一般2分钟左右就能够减轻疼痛，约半小时后作用消失。此外，也可选用二硝酸异山梨酯舌下含服，2～5分钟见效。一般来讲，硝酸甘油起效较快，多为临床推荐用药。但是，硝酸甘油对外周毛细血管的扩张作用强于速效救心丸，对于伴有低血压的心绞痛患者不推荐使用。应用上述药物的同时，可考虑用镇静药。经以上治疗疼痛不能缓解或本次发作较平时重且持续时间长者，应考虑到是否有急性心肌梗死的可能，及时到医院检查治疗。

5. **寻求专业支持**　迅速拨打急救电话，说清楚地址以及患者的病情，以便救护人员能够尽快携带正确的急救设施赶到现场。在等待救护车到来的过程中，应时刻关注患者的生命体征，如果发现有心搏骤停、呼吸停止，应立即实施人工呼吸和心脏按压。

六、心肌梗死的临床表现及应急处置

心肌梗死是一种临床综合征，由冠状动脉供应区心肌缺血造成心肌细胞死亡和坏死所引起。冠心病患者随着血栓的不断形成，冠状动脉血流量下降，造成心肌缺血，或者精神压力增加使心肌在没有足够供氧量的情况下，心脏超负荷工作，都可以诱发急性心肌梗死。

（一）临床表现

以剧烈的延时性胸骨下疼痛为特征，出现胸部压迫、紧缩感、重压感。胸骨下、上腹部疼痛并向下颌骨放射。疼痛比心绞痛更加剧烈，持续时间更长，一般持续30分钟以上，伴有恶心、呕吐、出汗、呼吸困难、全身虚弱、脉搏不规则。可引起并发症如休克、心力衰竭、心搏骤停。

（二）应急处置

在高危患者中预防急性心肌梗死看起来是不可能的，但是口腔医师可以通过严格的病史询问，结合有针对性地通过缓压治疗，减少过度心脏负荷带来的有害效应。例如，完善的疼痛控制如笑气吸入镇静法是提高治疗有心脏危险患者安全性的一个关键因素。口腔治疗时间不能超过患者的承受能力，如患者表现出不舒服，例如呼吸困难、出汗、焦虑感增加，就要立即停止治疗，调整治疗方案。严格把握高危人群的口腔治疗时机，有心肌梗死病史的患者在心肌梗死6个月内避免口腔治疗，急性口腔疾患首选药物治疗，如必须选择手术治疗需选择微创治疗。

若发生以上情况，首先应停止口腔操作，立即启动急救预案，通知急救小组到位。同时，使患者保持安静，并根据患者情况调整椅位。一般来讲，在发生急性心肌梗死4小时内，发生室颤或猝死的危险最大，建议原地平卧，安静休息，避免随意搬动，因为变换体位或者搬动患者，可能会造成心肌耗氧加重，进一步增加心绞痛症状。另外，如患者突发室颤，需要立即进行电除颤，平卧位也有利于第一时间开展抢救。如怀疑患者心肌梗死,同时出现严重的心衰症状、端坐呼吸,建议患者半卧位,但是应加强严密观察,警惕梗死后心搏骤停或室颤发生。尽可能给予氧气支持(用鼻管或鼻罩以 4～6L/min 的流速给氧)。尽早尽快送综合医院救治,并且在入院前坚持 MONA(M:吗啡、O:氧气、N:硝酸甘油、A:阿司匹林)。

治疗原则:增加心肌供氧量,用溶栓药物恢复冠状动脉血流量。用 β-肾上腺素受体阻滞剂降低心肌收缩力从而降低心肌需氧量。通过硝酸甘油、吗啡等增加心肌可利用的代谢底物。通过抗炎药物和全氟化合物减轻炎症和中毒性损伤,保护已损伤的心肌细胞。使用抗凝血药物阻止冠状动脉再次阻塞。

七、异物气道梗阻的临床表现及应急处置

出现误吸、误咽要及时通过辅助检查确定异物位置,评判风险程度,及时取出异物或观察异物排出途径。特别是一旦发生各种异物造成口、鼻、咽、喉、气管甚至支气管阻塞,可导致通气功能障碍,危及生命,必须快速判断,立即抢救。

(一)异物气道梗阻的临床表现

1. 由于异物吸入气管时,患者感到极度不适,常常不由自主地以一手呈 V 字状紧贴于颈前喉部(图 14-3-1),表情痛苦。

2. 患者可以有咳嗽、喘气或咳嗽微弱无力,呼吸困难,患者张口吸气时,可以听到异物冲击性的高啼声,皮肤、甲床、口腔黏膜、面色青紫、发绀。

3. 较大的异物堵住喉部、气管处,患者面色灰暗青紫,不能说话、不能咳嗽、不能呼吸,失去知觉,窒息,很快陷入呼吸停止。

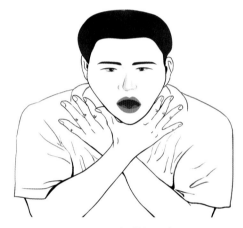

图 14-3-1　气道梗阻表现

(二)异物气道梗阻的应急处置

排出异物、恢复呼吸道通畅是基本治疗原则,具体方法如下。

1. **咳嗽**　如呼吸道部分阻塞而气体交换良好时,医护人员不要进行任何处理,指导患者向牙椅扶手处弯腰并低头,并尽量鼓励患者咳嗽。

2. **可见异物时**　当助手在场时,将患者置于仰卧位或头低位,用管钳或吸引器取出异物,禁止舌牵引和手指盲探。

3. **上腹部冲击法(Heimlich 法,海姆立克法)**　在患者不能说话、咳嗽或呼吸道部分堵塞而气体交换欠佳时实施。患者弯腰,头部前倾,施救者站在患者背后,双手环抱患者腰部。一只手握空心拳,将拇指侧顶住患者腹部正中线肚脐上方两横指处、剑突下方。另一只手掌紧按在握拳之手上,用力在患者腹部向内向上挤压,每秒一次,做 5～6 次,每次推压动作要明显分开(图 14-3-2)。

4. **仰卧位腹部冲击法**　如患者意识不清,取仰卧位。施救者跪于患者大腿一侧,以手掌根抵住患者腹部正中线脐部上方、剑突下,另一只手放在此手上,迅速向下并向胸廓方向猛压,行 4～6 次腹部冲击。

对昏迷(卧位)的气道异物阻塞患者,立即实施 CPR,吸氧,如有条件可行环甲膜穿刺或气管切开,注意在通气时检查口腔内有无异物,如有则小心移除。

八、高血压危象的临床表现及应急处置

高血压危象(hypertension crisis)包括高血压急症(hypertensive urgency)以及亚急症(hypertensive urgency)。高血压急症是指原发性或继发性高血压患者疾病发展过程中,在一些诱因的作用下血压突然和显著升高,病情急剧恶化,同时伴有进行性心、脑、肾、视网膜等重要的靶器官功能不全的表现。收缩压或舒张压急剧升高,无靶器官急性损伤者定义为高血压亚急症。需要强调的是,靶器官损害而非血压水平是区别高血压急症与高血压亚急症的关键。患者血压的高低并不完全代表患者的危重程度,是否出现靶器官损害及哪个靶器官受累不仅是高血压急症诊断的重点,也直接决定治疗方案的选择,以及患者

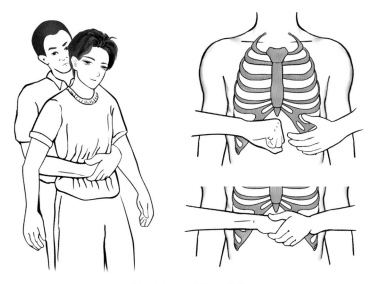

图 14-3-2　海姆立克法

的预后。在判断是否属于高血压急症时,还需要注重其较基础血压升高的幅度,血压的变化比血压的绝对值更重要。高血压危象的诱发因素主要包括情绪激动、过度劳累、运动、紧张等。

（一）临床表现

1. **血压急剧升高**　血压升高,超过 180/120mmHg 或原来正常的血压急剧升高,轻度高血压短期内血压上升达到 160/100mmHg。

2. **眼底视网膜病变**　视网膜渗出、出血,视盘水肿。

3. **神经系统表现**　头痛、嗜睡、抽搐、昏迷、视力模糊、烦躁不安、意识障碍等。

4. **胃肠道**　恶心、呕吐。

（二）应急处置

1. **一般措施**　患者取半卧位,头部抬高(约30°),保持呼吸道通畅,给予低流量持续吸氧。

2. **药物**　硝酸甘油舌下含服 0.5～1.0mg,可在 3～5 分钟起效,使舒张压降低 10～20mmHg,收缩压降低 10～30mmHg。为稳定患者情绪,可使用镇静药(地西泮)。

3. **静脉给药**　迅速建立静脉通路,给予具有速效和短时血管扩张作用的硝普钠静脉滴注[0.5～10μg/(kg·min)]。降压的幅度掌握在近期血压升高值的 2/3 左右,也有人认为第一步将收缩压降低 25% 左右。

（1）降压治疗的第一目标:高血压急症降压治疗的第一目标是在 30～60 分钟将血压降低到一个安全水平。由于患者基础血压水平各异、合并的靶器官损害不一,这一安全水平必须根据患者的具体情况决定,建议第 1～2 小时使平均动脉血压迅速下降但不超过 25%。一般掌握在近期血压升高值的 2/3 左右。在紧急降压治疗时,需要充分认识到血压自身调节的关键性。如果通过治疗血压急骤降低,缩小血管床的自身调节空间,可导致组织灌注不足和/或梗死。

（2）降压治疗的第二目标:在达到第一目标后,应放慢降压速度,加用口服降压药,逐步减慢静脉给药的速度,逐渐将血压降低到第二目标。建议在后续的 2～6 小时将血压降至 160/100～110mmHg,根据患者的具体病情适当调整。

（3）降压治疗的第三目标:若第二目标的血压水平可耐受且临床情况稳定,在以后 24～48 小时逐步降低血压达到正常水平。

明确患者没有生命危险和急性脏器衰竭,则可经上述初步处理使血压降低、病情稳定后再决定是否送往综合医院,如有明确的急性脏器衰竭甚至生命危险应立即开始救治并尽快送往综合医院。

九、心搏骤停的临床表现及应急处置

心搏骤停是指各种原因引起的心脏突然停止跳动,有效泵血功能消失,引起全身严重缺氧、缺血,临床表现为扪不到大动脉搏动和心音消失，继之意识丧失，呼吸停止，瞳孔散大，若不及时抢救可引起患者死亡。一般认为，心脏停搏 5～10 秒可出现眩晕或晕厥，超过 15 秒可出现晕厥和抽搐，超过 20 秒可出现昏迷。若心搏停止超过 5 分钟常可造成大脑严重损伤或死亡，即使复跳也往往会遗留不同程度的后遗症。心搏骤停发生的原因很多，主要可以分为心源性和非心源性两大类。心源性原因包括冠心病、心肌病变、主动脉疾病。非心源性原因包括突然的意外事故、严重颅脑创伤、药物过敏、电击、雷击、溺水、急性中毒。

（一）临床表现

心搏骤停造成的心脏性猝死具有上午发生率高的节律变化，患者上午体力和精神活动增加、心肌缺血、心室纤颤及血栓形成等是上午易发生心脏性猝死的可能原因。猝死发生前患者可无任何症状，甚至可无明确的器质性心脏病史。约半数以上的猝死患者在 2 周内常有胸痛、心悸、恐惧、渐重的疲乏无力等先兆症状。

心脏丧失有效收缩 4～15 秒即出现临床体征，其主要临床表现有：突然意识不清或抽搐，呼吸迅速变浅、变慢或停止（早期可出现叹息样呼吸），大动脉搏动消失或触摸不到颈动脉、股动脉搏动，心音消失。双侧瞳孔散大，面色可由正常迅速呈现发绀。神经反射消失，可伴有短暂抽搐和大小便失禁，伴有口眼歪斜，随即全身松软。有些患者在睡眠中安静死去。心电图表现为室颤、严重心动过缓或呈等电位线（心脏停搏）。

非正常呼吸是心搏骤停的一种标志，大约 40% 的患者在心搏骤停后快速发生，表现为呼吸困难、深大，伴杂音或喘息。

（二）应急处置

心搏骤停是极为凶险的口腔临床伴发急症，心搏骤停发生后 4 分钟为抢救的最佳时机。因此，争取救治时间是抢救成功的关键。整个复苏抢救过程大致可以分为 3 个阶段：一是基本的生命支持；二是进一步的支持生命活动，争取恢复心跳；三是复苏后处理。无论何种原因引起的心搏骤停，其处理原则大致相同，首要任务是尽快建立有效循环，保持呼吸道通畅，提高心输出量，给予有效的生命支持。

当医师判定患者意识丧失后，应立即呼叫其他医护人员，启动紧急应急预案，按照美国心脏学会（AHA）2020 年最新版心肺复苏指南，立即对患者实施 CPR。将患者平移至硬质平面或地面，首先评估患者有无意识、呼吸以及颈动脉搏动情况，拨打急救电话。检查脉搏 10 秒，有脉搏每 5～6 分钟给予 1 次人工通气，每 2 分钟检查 1 次脉搏；无脉搏立刻胸外按压和人工呼吸（按压/通气比为成人 30∶2，儿童比 15∶2），按压频率 100～120 次/分，幅度 5～6cm，放松胸廓恢复正常，持续不中断按压。当 AED 到达现场，评估有无发生室颤，如发生室颤立即电除颤 1 次，继续 5 组 CPR 后再判断，无指证，继续 CPR，每 5 组后检查一次心律，直至患者出现反应或启动高级生命支持。支援团队到位后建议在统一指挥下分别进行呼吸管理、心电管理和静脉通路建立。呼吸管理包括气道管理和氧合评估，尽早建立人工气道，可给予简易呼吸器辅助呼吸或机械通气，护理配合快速建立静脉通道并记录抢救过程。一旦静脉通道开放，立即给予肾上腺素 1mg 静脉推注（每次静脉给药后，建议再推注 20mL 0.9% 氯化钠注射液以保证药物能够到达心脏）。以后间隔 3～5 分钟多次重复使用，每次 1mg。CPR 2 分钟后再次评估，如再次发生室颤则需再次除颤，如此循环操作。

团队各成员保持快速、有序的操作，直至患者抢救初步成功，即自主循环恢复（restoration of spontaneous circulation，ROSC），抢救过程要持续到专业急救医师到位接手患者继续治疗。

心肺复苏救治后，要及时、准确、有效地判定救治效果，如果患者瞳孔逐渐由大变小，发绀变为红润，可触及颈动脉波动，患者有眼球活动、睫毛反射和瞳孔对光反射等一系列反应，表示 CPR 抢救成功。医师要迅速整理患者衣物，给予吸氧，连接氧气枕或者呼吸转运机，调整患者为头偏位体位，整理用物，后送患者至综合医院，完成抢救记录，医护确认签字。一旦发现患者抢救没有达到成功标志，要继续为患者除颤，继续心肺复苏，直到急救到达，高级生命支持救治展开，配合后送患者至综合医院，完成抢救记录，医护确认签字。

（陈永进）

参 考 文 献

1. 胡开进.口腔急症处理.北京:人民卫生出版社,2016.

2. 申岱.口腔急诊医学.北京:人民卫生出版社,2008.

3. 姬爱平.口腔急诊常见疾病诊疗手册.北京:北京大学医学出版社,2013.

4. Clark M. Emergency Dentistry Handbook: Providing Dental Care in Disaster Areas, Combat Zones, and Other Austere Environments.Boulder: Paladin Press, 2011.

5. 陈永进,赵寅华.我国口腔急诊医学现状与发展.中国实用口腔科杂志,2016,9(7):385-389.

6. 邱昱,李媛媛,李天国,等.四川省口腔医生急救知识水平及影响因素调查.华西口腔医学杂志,2018,36(2):199-203.

7. ZIDEMAN D A, SINGLETARY E M, BORRA V, et al. European resuscitation council guidelines 2021: first aid. Resuscitation,2021,161:270-290.

8. 何庆,黄煜. 2020 AHA心肺复苏指南解读(一)——概述.心血管病学进展,2020,41(11):1111-1115.

9. 何庆,黄煜. 2020 AHA心肺复苏指南解读(二)——成人基础和高级生命支持(上).心血管病学进展,2020,41(12):1333-1337.

10. 黄煜,何庆. 2020 AHA心肺复苏指南解读(三)——成人基础和高级生命支持(中).心血管病学进展,2020,41(12):1338-1344.

11. 黄煜,何庆. 2020 AHA心肺复苏指南解读(四)——成人基础和高级生命支持(下).心血管病学进展,2020,41(12):1345-1352.

12. 黄煜,何庆. 2020 AHA心肺复苏指南解读(六)——复苏教育科学和救治系统.心血管病学进展,2021,42(2):188-192.

13. 中华心血管病杂志编辑委员会,中国生物医学工程学会心律分会,中国老年学和老年医学学会心血管病专业委员会,等.晕厥诊断与治疗中国专家共识(2018).中华心血管病杂志,2019,47(2):96-107.

14. UNGER T, BORGHI C, CHARCHAR F, et al. 2020 international society of hypertension global hypertension practice guidelines. Hypertension,2020,75(6):1334-1357.

15. 姚成增.心血管内科常见病诊疗手册.北京:人民卫生出版社,2018.

16. 骆明涛,伍聪,陶传元,等.《高血压性脑出血中国多学科诊治指南》急救诊治解读.中国急救医学,2021,41(3):185-190.

17. 中华医学会心血管病学分会,中华心血管病杂志编辑委员会.慢性稳定性心绞痛诊断与治疗指南.中华心血管病杂志,2007,35(3):195-206.

18. 邢斌.支气管哮喘急性发作评估及处理中国专家共识.中华内科杂志,2018,57(1):4-14.

19. 中华医学会呼吸病学分会哮喘学组. 支气管哮喘防治指南(2020年版).中华结核和呼吸杂志,2020,43(12):1023-1048.

20. 李晓桐,翟所迪,王强,等.《严重过敏反应急救指南》推荐意见.药物不良反应杂志,2019,21(2):85-91.

21. 李明华.过敏性休克的诊断和紧急处置.中国临床医生,2009,27(8):5-6.

22. NOLAN J P, MACONOCHIE I, SOAR J, et al. Executive summary 2020 international consensus on cardiopulmonary resuscitation and emergency cardiovascular care science with treatment recommendations. Resuscitation,2020,156:A1-A22.

23. 何亚荣,郑玥,周法庭,等.2020年美国心脏协会心肺复苏和心血管急救指南解读——成人基础/高级生命支持.华西医学,2020,35(11):1311-1323.

24. 陈永进,王迎捷.系统性疾病对口腔诊疗的影响与风险防范.中华口腔医学杂志,2022,57(5):23-30.

25. 中华口腔医学会口腔急诊专业委员会.口腔诊疗过程中伴发急性全身性病症的规范化椅旁急救专家共识.中华口腔医学杂志,2022,57(5):1-15.

第十五章　口腔急诊规范化建设

在口腔专科医院、口腔诊所等口腔医疗机构的诊疗活动中，随时会面对突发的口腔急诊和伴发的全身系统性急症，特别是口腔专科医院急诊科不仅承担了口腔颌面部外伤、牙外伤、牙急症的夜间处理工作，而且担负了口腔椅旁急症的基本救治工作，其业务范围已经扩大到了临床医学的基本知识和技能，开启了口腔临床医学和临床急诊医学的交叉领域。但是，由于目前口腔急诊医学尚未被承认是口腔临床医学的二级学科，并且在我国口腔医学教育体系中，口腔医学的专业教育内容远远大于急诊医学教学内容，甚至一些院校的口腔医学专业本科生教育不设置急诊医学的课程，即使进行过相关内容的学习和培训，其比重也是少之又少，使得口腔急诊医学的建设相对于急诊医学的迅猛发展处于滞后状态，表现为口腔急诊医学的发展地域差异较大，口腔急诊知识的普及化、规范化程度较低，多数口腔医师的椅旁急救能力不足。口腔急诊建设的滞后使得应对突发医疗紧急事件以及现代创伤的生命救治成为口腔医疗机构的薄弱环节。

2011年，国家卫生部发布《三级口腔医院评审标准》，明确要求口腔医院独立设置口腔急诊科，承担本医院口腔急危重症和疑难疾病的诊疗。在国家政策的鼓励下，以院校为首的一些口腔医院在近几年先后成立了专业的口腔急诊医疗团队，逐步配备了急救器材、药品，建立了口腔急诊制度及急救流程。2016年4月，中华口腔医学会正式成立了口腔急诊专业委员会，极大地促进了口腔急诊医学的发展，引领我国口腔急诊建设步入规范化建设与管理的发展新阶段。

第一节　口腔急诊条件建设

一、口腔急诊设施与设备建设

（一）急诊诊室与抢救室

1. 急诊科整体设置　口腔急诊科的建设规划需自成一区，应单独设置出入口，便于急救车辆停靠，同时满足担架车、轮椅车的停放。非急诊时间与门诊区的通道可封闭管理。急诊、急救应分区设置。急诊室与门诊部、住院部、手术部、医技科室应有便捷的联系，应有方便患者的急救通道。

用房设置应能够满足接诊、分诊、转诊、诊疗、急救、急诊医技、留观、污洗、杂物贮藏、更衣、值班、卫生间等需要，同时应能安装口腔综合治疗台及相关设备，如自用正负压系统设备，满足口腔急症诊疗、清创缝合等需要。留观室按病房要求设置。

2. 诊室　诊室应设有导医台，主要负责导医、挂号、分诊、咨询、预约和病历管理等。急诊室面积不应小于30m²，门的净宽不应小于1.40米，诊室铺设地胶，设牙椅2～4台，每台牙椅均为半开放隔断区间，每台牙椅隔断区间净使用面积不少于9m²，建筑面积不小于25m²。每个隔断区间配备洗手池1个、固定边台（边台内要预留出废物桶放置位置）、移动边柜1个、电脑1台、根管测量仪1台。除牙椅隔断外，公共大诊室还应设置护士工作区，包括清洁区和污染区，净使用面积不少于6m²。急诊诊室应设置数字化牙科X线片室，有条件的医院可配备全口曲面体层机和数字化CBCT机。以上诊室的设置应符合感控要求及环保、消防标准。

3. 抢救室　应设在靠近急诊科近门处，直通门厅，有条件时宜直通急救车停车位，单间面积不小于50m²，光线充足。入口应通畅，设有无障碍通道，方便轮椅、平车出入，并设有医务人员通道和轮椅、平车专用停靠处。室内应合理布局,有利于缩短急诊检查和抢救半径。设氧气、吸引等医疗气体系统终端。室内应明亮通风,就诊流程便捷通畅,建筑格局和设施应符合医院感染管理的要求。

4. **区域划分** 在满足功能分区的同时,结合最新的医疗形势,应充分考虑大范围的传染病流行,可划分为三区、两通道、两缓冲的区域。三区即清洁区、半污染区、污染区。两通道即医务人员通道和患者通道,并应在不同分区间设置缓冲区。清洁区包括医务人员的值班室、更衣室、行政办公区域、餐饮区等。半污染区包括医务人员办公室、护士站、候诊区、储物间、母婴室。污染区包括诊室、影像学检查室、抢救室。

(二)急救设备及器材

1. **设备** 口腔急救设备与临床急诊抢救设备类似,抢救室应配备多功能抢救床、无影灯、遮帘布、环形输液架、器械柜、抢救药品柜(车)等。硬件设施应配备集成负压吸引装置、中心供氧设备、空气消毒机等。专业抢救设备应包括心电监护仪、除颤仪、转运呼吸机、微量泵等。抢救室应配备无线通信设备和UPS电源系统。为方便患者转运,还应配备铲式担架或移动式担架床、移动呼吸机及监护设备等。以上设备应定期检查,保证所有设备24小时随时正常使用。

2. **器材** 口腔急诊科常备急救器材与综合医院的急诊科类似,主要包括各种外科手术包、气管切开包及其辅助器材、气管插管器材、辅助呼吸器材、开口器、𬌗垫及常规的注射器、纱布等耗材。建议有条件的口腔医院急诊科应配备如下数量的器材(表15-1-1)。

表 15-1-1 口腔急诊科常备急救器材及其数量

物品	数量	物品	数量	物品	数量	物品	数量
胶布	1	5mL注射器	4	输液器5.5号	2	贴膜	4
弯盘	1	10mL注射器	2	输液器7号	2	肝素帽	4
碘伏	1	20mL注射器	2	砂轮	1	听诊器	1
止血带	1	剪刀	1	棉签	2	叩诊锤	1
手电筒	1	备用电池	2	血压计	1	弯盘	1
气管切开包	1	无菌手套	4	手术刀柄	2	气管插管导丝	2
开口器	1	舌钳	1	手术刀片	2	口咽导管(大)	1
一次性𬌗垫	2	压舌板	1	气管插管(大)	1	口咽导管(中)	1
吸氧面罩	1	呼吸球囊	1	气管插管(中)	1	口咽导管(小)	1
吸氧管		吸痰管	2	气管插管(小)	1		
清创缝合包	2	麻醉喉镜	1	留置针	4		

口腔诊所或口腔门诊部由于受到场地、运营成本限制,难以配备大型急救设备。综合医院口腔科依托于综合医院,能更快得到急诊医学专业医师的会诊和救治。上述医疗机构在口腔临床伴发急症发生时,医护人员主要是对患者进行生命体征监测和BLS,为高级生命救援争取时间。BLS需要配备的器械和设备包括:简易呼吸球囊、口咽通气管、环甲膜穿刺针、基本吸氧设备、听诊器、血压计和AED,以及常规的注射器、输液器、纱布等耗材。

口腔专科医院等机构除配备用于BLS的器械和设备外,建议配备高级生命支持(advanced life support, ACLS)所需的气管插管器材、气管切开包、心电监护仪、专业吸氧设备和配置较齐全的抢救药品柜(车)等。为方便患者转运,尽可能配备铲式担架或移动式担架床、转运呼吸机等,便于特殊情况下供专业救援团队抢救时备用。为保证抢救效率,氧气输送系统、应急药箱和AED需存放在一起,并且放于便于拿到的位置。

3. **急救药品(急诊科常备药品)** 虽然国外部分文献中曾提出口腔医师需掌握血管活性药、抗心律失常药、血管扩张药、利尿药、脱水药等急救药物的使用,但由于口腔医师属于非专业临床急救人员,缺乏使用专业急救药物的系统性培训,对临床的急诊用药不熟悉,临床医学专家建议口腔医师尽快寻求专业帮助,慎重使用上述药品。从口腔从业人员的实际能力和口腔临床伴发急症的椅旁急救需要出发,建议口腔医师了解临床急救药物在救治椅旁伴发急症时的适应证、用法用量以及禁忌证。

口腔医院急诊科应配备相应的急救药品,主要包括血管活性药(如盐酸肾上腺素、多巴胺、去甲肾上腺素)、抗心律失常药(胺碘酮或利多卡因)、强心药(去乙酰毛花苷)、血管扩张药(硝酸甘油)、呼吸兴奋药(尼可刹米)、利尿药(呋塞米)、脱水药(甘露醇)、镇静药(地西泮)、解毒药(阿托品)、激素类药物(地塞米松)、抗组胺药(盐酸异丙嗪或苯海拉明)和平衡液(主要是水剂,如碳酸氢钠、5% 葡萄糖注射液、0.9% 氯化钠注射液、乳酸钠林格注射液等)。

以上药物除了在急救方面的应用,在其他临床疾病的治疗也有广泛应用。作为口腔医师,不必将以上各个药物的用法全面掌握,但是一定要明确上述药物在急救中的使用时机、剂量、用法等。具体药理作用、包装规格、适用范围、剂量用法、使用禁忌等参见附录。

二、口腔急诊制度建设

(一)急诊工作制度

急诊工作制度是急诊工作顺利开展的保障,因此,各级医院门急诊都需要建立规范的急诊制度,包括首诊负责制度、口腔急诊分诊制度、口腔急诊会诊制度、口腔急诊值班一线医师职责、口腔急诊值班二线医师职责、口腔急诊急重症病例抢救制度。根据门急诊需要,本章节梳理了普遍适用的口腔急诊规章制度。

(二)急诊工作流程

口腔医疗机构的规模和技术水平差异较大,各有其特点。口腔专科医院对颜面部外伤、骨折、牙外伤、牙体、牙髓、牙周等口腔科急症方面具有较大的设备和技术优势,但是对于急救知识和技能非常欠缺,医师在不熟悉抢救技术和流程的前提下,很难提供有效的急救措施并快速转院。综合性医院的口腔科可以处理一般的牙体、牙髓、牙周急症,复杂的口腔专业疾病的处置水平无法与口腔专科医院相比,但是,综合性医院的口腔科可以依托所在医院,很便捷的获得医院急诊会诊和技术支持。而基层口腔诊所的无论是口腔专业急症,还是全身突发急症的诊疗均无法与上述两种口腔医疗机构相比。因此,对急危重症患者的临床救治,上述三类口腔医疗机构的处理流程具有明显的差异。

(三)口腔门急诊应急预案

在口腔诊疗活动中,一旦出现急危重症的情况,需要按照既定流程启动门急诊应急预案。首先要评估受试者全身体征,检查患者有无意识、有无恶心呕吐、视物是否模糊、瞳孔大小与对等度、是否有一过性意识丧失。如果患者基本生命体征消失,需要立即行徒手复苏术,配合护士每 2 分钟重复评估一次。意识淡漠患者要有防窒息措施。当基本生命体征存在时,观察患者口唇颜色与呼吸是否困难,询问是否有心前区疼痛或后背放射痛,配合护士每 5 分钟评估血压与脉搏。患者一旦出现呕吐或者口内出血患者,一律头侧位防误吸。如遇到需止血应立即暂时压迫伤口或压迫支配动脉止血。在抢救过程中应将受试者平放,松解衣领,保持呼吸通畅,必要时给予吸氧,但是有些患者在处理过程中要尽量避免搬动,以免造成病情恶化,例如高血压危象、脑出血、心肌梗死等疾病处理。

作为口腔医师在急救中的主要任务是维持患者生命体征,给予患者 BLS,包括测量并记录心跳、脉搏、呼吸、血压,监测生命体征,为病情变化提供依据。当专家组成员或急救专业人士到来时,由其指导进行 ACLS,包括高级气道建立(气管切开、气管插管等,由专家组成员执行)、心电监护、除颤、建立静脉通路等,判断抢救效果,决定进一步治疗方案。初步抢救成功,患者初步恢复后,接诊医师陪同患者后送或转院。由于口腔专科医院、综合医院口腔科、口腔诊所的口腔急救设施与器材配备的不同,所以不同口腔医疗机构的急诊急救流程有所不同。

三、口腔急诊人才建设

(一)急救小组组成及职能

当诊室工作人员接受了识别和处理紧急情况的培训后,每个人作为训练有素的急救团队一员,都能独立并尽可能维系垂危的生命。尽管通过单人的抢救就可能处理大多数紧急事件,但是和几个训练有素的人一起合作通常更具效力,因为大多数口腔诊所不止拥有一名工作人员,在工作时间就有可能组成一个急救团队。

建立急救团队、明确急救时的指挥者是救治成功的关键之一。同时,要重视培养团队的集体配合意识、尽责意识,所有成员明确知晓急救时的个人分工和角色,包括启动应急预案、寻求其他团队成员的帮助、必要时呼叫救护车、提供相关的医疗信息给高级/专业医护人员、指导医护人员给患者吸氧、用药、操作 AED、患者的护理等。具体的急救工作单元为一个 2~3 人的急救团队,团队中的每个人都有明确的分工,一般由医师领导这个团队并指挥其他成员的行动。1 号成员负责根据情况给予 BLS,守护在患者身旁,呼叫诊室其他工作人员。2 号成员负责急救药箱、氧气、AED,并保证每天检查相关设备是否处于随时待用状态。3 号成员负责辅助进行 BLS、监测生命体征、准备急救药物、做好抢救记录、拨打 120 并进行接应。

（二）急救人员技能规范化培训

口腔医学的专业特殊性和局限性使从业人员逐渐淡忘了曾经学习过的急救医学知识和技能,使得口腔医师虽然在处理口腔专科急症方面都具有足够的能力,但面对全身性急危重症的急救处置能力不足,甚至延误了急救的最佳时机。这种现状在我国具有普遍性,不但给我们口腔医师队伍整体形象的树立带来不利影响,甚至影响了口腔医学的健康发展。因此,在口腔医学领域全面开展常见急症处理的培训势在必行。

从整体来看,所有口腔医疗机构必须制订适合自身实际情况的急救相关培训制度和流程。该流程要具备可行性,机构负责人必须高度重视急救培训的重要性并以身垂范。定期开展急救相关的继续教育课程的学习与培训,培训对象应包括全体医师、护士、接诊人员、检验人员等,培训要围绕提高口腔医务人员对常见口腔临床伴发症迅速明确诊断和及时高效对症处理的能力来开展。购买急救教学模拟人等相关设备,定期进行演练,维持急救团队的高效性。

1. **培训内容和要求**　包括:①口腔临床常见伴发急症的病种,如晕厥、过度换气、高血压急症、心绞痛、急性心肌梗死、哮喘、过敏反应、气道异物梗阻、癫痫发作、心搏骤停等的病因、临床判定及救治方法;②需要掌握的基本急救技术,如心电监护术、清创缝合术、止血包扎术、气管插管术、人工呼吸、海姆立克法、CPR、后送转运等;③常用的椅旁急救器械设备和药物的正确使用方法。

2. **基层口腔门诊或诊所的培训特点**　基层门诊医务人员较少,场地有限,受运营成本限制,也不可能配备大型急救设备和专业教学模拟人。建议以医疗负责人带领全体门诊从业人员(包括医师、护士、技师、前台接诊人员、物业保洁等)进行培训。可购置简易模拟人,用于心肺复苏术培训。培训内容包括熟练掌握患者生命体征的判断、呼救的具体方法和内容、清创缝合术、止血包扎术、单(双)人徒手 CPR、海姆立克法、吸痰术、吸氧术等基本操作技能,肾上腺素注射液、利多卡因注射液等 BLS 药物的合理应用。建议掌握环甲膜穿刺术等紧急救治技术,以及简易呼吸球囊、AED、心电监护仪等 BLS 器械设备的正确使用、转运流程等。

3. **综合医院口腔科的培训特点**　综合医院口腔科依托于综合医院,尤其是急诊科的技术支持,会更快得到急诊科专业医师的会诊和救治。因此,培训内容和方式与基层口腔门诊相似。但是,要在院级层面建立与急诊科、检验科、影像科等科室的绿色通道就诊流程,保证门诊突发急症时患者得到快速救治。

4. **口腔专科医院的培训特点**　口腔专科医院患者数量较多,就诊人数比基层口腔门诊多,加之基层门诊会建议具有潜在风险的患者前往口腔专科医院就诊,这极大地增加了口腔专科医院发生急症的风险。口腔专科医院没有综合医院急诊科的技术支持,给患者急症救治带来技术难度和转诊风险。但是,口腔专科医院医护人员较多,有自己的急诊科和抢救室及相应的急救设备、药品和器材,所以急救培训内容和形式对比基层口腔诊所和综合医院口腔科更为复杂和多样。

首先,口腔专科医院的全体医护人员应定期进行基本急救技能的培训和演练,熟练掌握患者生命体征的判断、呼救的具体方法和内容、心肺复苏技术、AED 的使用、患者的转运流程等。其次,医院急诊科应购置临床科室培训用的全功能模拟人并成立急救小组。全体人员在上述培训基础上开展 ACLS 培训,熟悉呼吸机的基本使用方法、气管插管技术、心电监护技术等。口腔专科医院急救医护人员除掌握上述技能外,建议组建开展团队 ACLS 的相关培训,即常见心律失常心电图判读、心电监护技术、气管插管技术、CPR 以及 ACLS 的器械设备和药物使用等、吸氧吸痰技术、CPR 以及 ACLS 的器械设备和药物使用、患者转运技术等。以小组为单位定期训练，每名组员应熟练掌握全部技术并随时可以进行角色任务转换。再次，应定期进行无事先通知的急救拉练，明确转运的流程。

5. **急救团队的培训**　建议定期进行口腔临床伴发急症救治的急救演练，增强应对突发情况的信心和能力。

（1）培训频率：建议每年 2～3 次，每次不少于 2 小时。

（2）培训形式：理论授课与实际操作相结合，并以实际操作为重点。

（3）培训考核：根据考评标准对所有医护人员培训后的急救技术进行评估，纳入医务人员的综合考评范围。

第二节　口腔临床规范化椅旁急救的组织与实施

一、口腔临床规范化椅旁救治的任务与人员分工

（一）分工

建议专科口腔医疗机构明确口腔临床椅旁伴发急症的椅旁急救小组组成和人员职责，一般至少由 4 人组成，每个人都有明确的分工。同时，配备必要的急救设备，包括心电监护仪（具备除颤功能）、喉镜、气管导管、简易呼吸球囊和面罩、血糖仪、急救药品等。如条件有限，也建议配备 AED。建议救治小组任务分工如下。

医师一：正在对该患者进行治疗的医师或急症发生时第一个到达患者身边的医师。医师一对患者的基本生命体征进行快速评估，尽快开展 BLS，使患者脱离引起发病的危险因素，调整患者体位，保持呼吸道通畅，对心搏骤停的患者立即实施 CPR。

护士一：离医师一最近的护士。通知急救小组，启动应急预案，监测患者生命体征，遵医嘱配合医师建立静脉通道，协助进行现场抢救工作。

医师二：离抢救现场最近的医师。在听到医师一的呼救信号后，医师二要尽快赶到现场并配合医师一进行 BLS。

护士二：随后赶到抢救现场的护士。护士二全程记录测量结果、抢救过程及医嘱，必要时及时通知家属或者患者单位。

一旦出现口腔临床伴发急症，口腔医护人员在抢救中的主要任务是按照既定流程启动应急预案，给予患者 BLS，等待急救专业人员到达后评估患者生命体征，将生命体征平稳但是有病情进一步反复或加重隐患的患者转运至就近的综合医院急诊科进行后续的 ACLS。

（二）主要任务

当患者意识清醒时，立即询问患者的基本情况和相关病史（尤其是否有头晕、头痛、心慌、胸闷、心前区疼痛或后背放射痛等症状），测量血压、脉搏、血氧饱和度等生命体征。

当患者意识淡漠或意识模糊时，首先评估患者全身状况，检查患者有无意识、有无恶心呕吐、视物是否模糊、瞳孔大小与瞳孔对光反射，观察患者口唇颜色、呼吸是否困难。迅速联系急救人员前来帮助。

对意识淡漠的患者采取如下措施：①将患者仰卧平放，保持头侧位以防止误吸，松解衣领，取出可摘义齿或者口内其他异物，保持呼吸通畅；②如有口腔或颌面部出血时，立即压迫伤口或压迫相应部位的支配动脉止血；③必要时给予面罩或鼻导管吸氧。

如果患者基本生命体征（意识、呼吸、颈动脉搏动）消失，医护人员应立即行心肺复苏，胸外按压频率为 100～120 次/min，成人按压深度为 5～6cm。仰头抬颏法开放气道，口对口人工呼吸，按压/通气比为 30：2，每 5 个循环评估 1 次患者的基本生命体征，直至急救人员到达。

急救团队要针对常见的口腔临床伴发急症进行经常性演练，确保每位医师、护士都知道在急救流程启动后各自的角色定位与分工，熟悉急救设备和药物的存放位置和使用方法，以保证整个抢救流程能够

紧张有序地进行。

基层口腔医疗机构或者诊所发生口腔临床伴发急症时建议遵循椅旁急救原则,按照医护分工展开急救。

二、椅旁急救后的进一步救治、转诊与绿色通道

专家组成员或急救专业人员到达抢救现场后,由专业急救人员接替展开进一步救治,实施 ACLS,如建立高级气道(气管插管、环甲膜穿刺或气管切开等)、心电监护、除颤,使用抢救药物通过静脉通道等途径调整血压、血容量,纠正电解质紊乱,改善呼吸,抗过敏,并判断抢救效果,决定是否转诊。首诊医师向急救专业人员介绍患者病情的发展情况及抢救过程。

当患者意识恢复,生命体征平稳后,将患者调整为复苏体位(图 15-2-1),即一只手将患者对侧的手拉至救护员一侧,固定在地面上;另一只手把住患者对侧的膝关节,拉向救护员侧,着地固定,以保证膝、髋、肘、肩同时成 90°,伸直的手手心朝上,弯曲的手手心朝下,保证脊柱轴向弯曲(翻转时患者的头部枕在上臂上)。

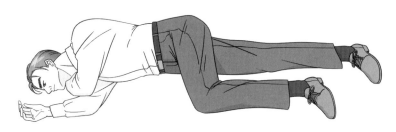

图 15-2-1　椅旁急救的复苏体位示意图

继续给予患者吸氧、保暖,在确认患者无危险后,由家属陪同患者离开。参加抢救的医护人员整理并保管好抢救病历资料,抢救团队负责人签字。

如患者意识恢复,生命体征基本平稳,抢救初步成功,建议由首诊医护人员、患者家属或陪伴者等陪同患者,或由专业急救人员将患者转运到邻近的专业急救机构进一步救治或进行病因排查。转运过程中保留原有的静脉通道,如有必要建议继续进行心电监护并使用转运呼吸机等维持患者生命体征。

如患者意识或心跳持续未恢复,CPR 抢救时间不得少于 30 分钟。如果邻近有专业急救机构,可拨打急救电话,由急救人员转诊至急救中心,由急诊科医师进一步诊治,注意转运过程中持续进行 CPR,人工维持心、脑等重要脏器的血液灌注。

任何口腔医疗机构在制订急救预案时,必须明确转诊实施进一步救治的具体专业急救机构名称,并与之建立绿色通道,以方便对患者实施进一步救治。在转诊时,建议提前与相应医疗机构取得联系,请其做好紧急收治准备。当患者到达时,直接送入抢救室,随行的口腔医护人员做好病情交接工作,避免因前期情况不明等延误进一步抢救时机。同时,要及时与家属等人沟通患者危急情况,告知病情。

第三节　口腔急诊的应急管理和感染控制

口腔位于消化系统始端,邻近循环和呼吸等系统。另外,唾液、血液和呼吸道分泌物等体液中可携带乙型肝炎病毒、丙型肝炎病毒、人类免疫缺陷病毒、单纯疱疹病毒等多种微生物和病原体。因此,口腔医务工作者应具备较高的防范意识,严格遵照口腔医疗机构医院感染控制的基本要求,防止出现院内感染和交叉感染。

口腔急诊不仅 24 小时 365 天为患者提供门急诊医疗服务,同时,还需要对突发事件、120 转运来的患者提供紧急救治的帮助。所以,口腔急诊作为口腔临床医学的第一线,肩负着守卫人们口腔健康的重任,必须制订完善的应对紧急突发事件的预案,确保极端情况下医护人员和患者的安全,尽量维持口腔急诊工作的运转。

本节提出针对口腔急诊工作的应急管理和感染控制相关建议,为今后在应对传染性疾病流行甚至暴

发时的口腔急诊工作提供借鉴和参考。

一、诊疗准备

（一）工作部署

在接到上级卫生管理部门的命令或指示后，医院管理人员和口腔急诊科相关负责人应立即启动口腔急诊应急管理预案和工作部署，及时向一线医护人员传达命令或指示，开展防控知识、相关制度、流程及预案等的全员培训，包括医务人员（含实习医师、规培医师、研究生、进修生）、行政后勤人员、安保人员、保洁人员等，重点加强急诊预检人员和口腔急诊医务人员的培训。熟练掌握并严格执行各级防护的要求与内容，合理安排上岗人员的排班，避免过度劳累。上岗人员每日到岗前均需上报个人健康情况，一旦发现有发热、乏力等症状，必须第一时间向所在科室的负责人进行报告，及时按规定采取必要措施并加强疫情应激下的人文关怀。

医院可开通电话和网络等公共通讯平台，为患者提供线上咨询与预约服务，减少就诊人数并合理安排就诊患者，使患者分时段错峰就医。同时，协调好后勤部门的工作，为口腔急诊提供必要的防护物资支持。

（二）环境管控

1. 明确分区　按功能将口腔急诊工作区域划分为清洁区、潜在污染区以及污染区等不同区域，并张贴醒目标识和进行分隔。各区清洁用具不可混用，切忌把污染区物品放至潜在污染区。非独立诊区的牙椅不建议同时使用，并准备通风较好、消毒便利的单间治疗室，用以进行高速涡轮机和超声波设备等涉及产生飞沫和气溶胶的临床操作。

2. 环境消毒　当条件允许时，涉及产生飞沫和气溶胶的口腔急诊临床操作应该在负压诊室或者单独负压治疗区域进行。

室外气温、风力适宜时，口腔急诊室可采取自然通风。如自然通风不佳，宜安装机械通风设施如新风系统，不建议使用中央空调。如需开启中央空调，应咨询相关专业管理人员，避免风向由污染区吹往清洁区。一旦发现传染病患者，宜停止使用中央空调通风系统。

对于口腔急诊室的空气消毒，从便捷性、技术性等方面考虑，紫外线灯消毒相对占优势，可常规使用。紫外线灯强度需达到 1.5W/m³，消毒时间≥30 分钟。开启紫外线灯前应关闭门窗，保证室内清洁干燥。疫情期间，可视情形配合喷洒消毒剂，消毒剂喷雾可根据病原体特点选择。喷洒消毒剂和启动紫外线灯时均应清空诊室人员，并在完成后充分通风。

3. 设备管理　口腔急诊室牙椅的高频接触部位采取薄膜屏障保护，并一用一换。电脑工作台等表面、物品应尽可能简单。对不易消毒和难清洁的物品如键盘等宜做好表面覆盖。

4. 制订就诊和口腔急会诊流程　合理顺畅的就诊流程能够快速地引导患者分流，避免患者聚集。医院患者入口和出口应分开，并设置单向通道。口腔急诊候诊区应保持良好通风，严格控制候诊区域内人员数量，分散就座，保持 1 米以上距离，必要时露天候诊。应严格执行预检分诊制度，对候诊人员量取体温并进行流行病学接触史调查，发现体温高于正常后，陪同患者（综合性医院）或建议患者（专科医院或门诊部）前往发热门诊排查。如果患者无发热，但有流行病学接触史，也应前往发热门诊进行排查。

疫情期间对于高度疑似或无法排除传染性疾病合并口腔颌面部严重外伤、情况危急的患者，应就地隔离。口腔急诊人员按三级防护标准对患者进行应急诊疗。生命体征平稳后转至定点医院隔离病房。生命体征不支持转运时，尽快安排本院或就近有条件的医院在最高级别防护下治疗。

对于定点医院确诊患有传染性疾病的患者，因口腔问题（如口腔大出血）急需口腔急诊人员会诊的，口腔急诊人员需自备相应专业器械，在专人监督下穿戴三级以上防护进行急救操作。术后，口腔急会诊人员需隔离 14 天。

（三）患者入院筛查管理

落实来院人员的健康监测和排查制度，评估急诊来院人员情况，做到早发现、早报告、早隔离、早诊断。严格执行预检分诊制度，医院设置三级预检分诊。一级预检分诊为医院入口，此处设红外线监测所有来院人员体温,填写流行病学调查承诺书,并询问是否存在疫区或重点关注地区旅行史、呼吸道感染患者接触史等流行病学史。二级预检分诊为急诊预检台,护士复测患者和陪护人员体温,再次询问流行病学史,并记录患者体温、心率、呼吸、血压等生命体征。三级预检分诊为口腔科预检台,应再次复测体温,并进一步排查患者近2周出行轨迹和筛查社区疫情等流行病学史情况。

(四)医务人员防护

医务人员在诊疗过程中,个人防护按标准预防要求,每次接触患者前后应严格遵循两前三后手卫生原则(两前:接触患者前、进行无菌操作前;三后:接触患者后、体液暴露后、接触患者周围环境后)。应正确佩戴医用外科或医用防护口罩,戴口罩前和摘口罩后应当进行洗手或手卫生消毒。进出发热门诊和留观病房,严格按照要求正确穿脱防护用品。当个人防护用品被血液、体液、分泌物等污染或破损时,应及时更换。一次性个人防护用品应一次性使用。

所有医务人员、行政后勤人员、安保人员、保洁人员等工作时需戴医用外科口罩。预检分诊应穿工作服、防渗隔离衣,戴帽子、医用外科口罩(或医用防护口罩)、乳胶手套、护目镜或面罩。口腔急诊医护人员诊疗时应穿工作服、防渗隔离衣、鞋套,戴帽子、医用防护口罩、乳胶手套、护目镜或面罩,可能受到患者血液、体液、分泌物等喷溅诊疗,必要时应改穿连体防护服。

二、诊疗过程

在呼吸道传染病疫情期,口腔急诊的操作应当以安全、快速、有效为第一原则。以注重防护,避免院内感染和疫情扩散为前提,对可能严重影响健康或可能危及生命的症状以应急处理为主,切实做到严密防控、救急解危。

(一)病史询问

就诊时患者单独进入诊室。如有老人、儿童或其他行动不便的患者可允许一位家属陪同。其他人员不得同时进入诊室。问诊时医患双方均需佩戴口罩,并保持1米以上距离。除需了解患者口腔急症相关病史外,还需再次确认患者近期有无发热、乏力及咽痛等类似感冒症状和相关流行病学史。

对于伴有发热的患者,需鉴别是由于口腔相关疾病引起的发热,还是因为身体其他疾病引起的发热。如判断口腔问题与发热无关,应建议患者去发热门诊处理。口腔急症伴体温升高,可通过流行病学史、病因、临床检查、血液分析和胸部CT等方法与呼吸道疾病引起的发热进行鉴别诊断(表15-3-1)。

表 15-3-1　可能伴有发热的口腔疾病

细菌性感染	病毒性感染	非感染性疾病
冠周炎	原发性疱疹	重型复发性阿弗他溃疡
急性根尖周炎	带状疱疹	疱疹样型复发性阿弗他溃疡
间隙感染	手-足-口病	过敏性口炎
化脓性颌骨骨髓炎	流行性腮腺炎	多形红斑
化脓性腮腺炎		口腔颌面部淋巴瘤
球菌性口炎		
唇痈		
口腔结核		

在了解患者口腔急症基本情况后,如疾病有自愈可能或者病情允许择期治疗,可安抚患者并建议其延期就诊。

(二)口腔检查

检查前为患者提供一次性胸巾和防护眼镜。医护人员做好个人防护后,患者摘下口罩。0.5%过氧化氢或1%聚维酮碘(povidone-iodine, PVP-I)含漱2~3分钟,指导患者使用一次性水杯的杯口密封口唇周围,轻轻吐出含漱液后,立即用强力吸引器吸走。

检查时,让患者放松精神,磨牙后区检查应动作轻柔,避免刺激咽部导致患者呛咳及恶心呕吐。尽量避免使用三用枪,防止飞沫、气溶胶等产生。如需干燥牙面可用干棉球擦拭代替喷枪吹气。

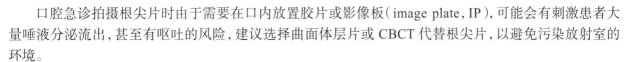

口腔急诊拍摄根尖片时由于需要在口内放置胶片或影像板（image plate，IP），可能会有刺激患者大量唾液分泌流出，甚至有呕吐的风险，建议选择曲面体层片或 CBCT 代替根尖片，以避免污染放射室的环境。

（三）判断急症处置的必要性

疫情期间，口腔急诊医师需准确判别可择期治疗的病症，安抚患者情绪，讲解可缓解症状的方法，叮嘱患者疫情过后及时就诊。当患者的急症呈进展性或症状非操作不能缓解，应告知患者治疗中潜在的感染风险，在患者充分理解并签署知情同意书后进行医治，如预计有喷溅操作时，应安排独立诊室操作。

（四）常见口腔急症的处置原则和建议

对于各类口腔急症问题，应根据疾病的轻重缓急、诊疗操作的防护要求和对患者的全身情况安全评估后，酌情治疗。对于必需的操作宜简要处置，尽量减少患者在医疗机构的停留时间。

1. **牙痛** 急性牙髓炎或急性根尖周炎均可引起剧烈牙痛。减轻患者疼痛的有效治疗手段是引流炎性渗出物，缓解局部高压。对于龋坏或缺损较大的患牙，用 75% 酒精棉球术区消毒，局麻下用挖匙刮除食物残渣及腐化牙本质，尝试用探针在龋洞或缺损最深处穿髓，见有红色血液渗出或白色脓液渗出，说明穿髓成功，观察渗出 1~2 分钟，待渗出不明显后在窝洞内置入丁香油棉球，髓腔开放。如是牙隐裂或充填后的急性牙髓炎，必须使用高速涡轮手机开髓时，术前用 75% 酒精消毒术区，尽量使用橡皮障。有条件者可在牙科显微镜下开髓，显微镜能避免操作者和患者口腔近距离接触，术后注意对显微镜进行有效消毒。如是急性根尖周炎，开髓后需用 10~15# 手用锉疏通根管至根尖孔以建立根尖引流通路。术后给予口服甲硝唑片及头孢类抗生素联合应用，必要时给予非甾体抗炎药缓解疼痛。

2. **口腔出血** 口腔出血按出血原因分为 2 类：口腔疾病本身、全身系统性疾病。口腔止血操作可在详细询问患者的现病史、既往史和用药史等情况后进行。止血中充分吸唾，用纱布清除口腔内的血凝块，寻找出血点，尽量避免冲洗。发现出血点后，可选择压迫止血、过氧化氢棉球压迫、碘仿纱条填塞或缝合止血。然后，建议患者行血常规和凝血功能检查。待检验结果出来后，如结果正常且口腔内出血停止，可嘱患者保持口腔卫生，择期进一步治疗。如果检查结果异常，则提示患者有血液系统性疾病，建议患者转血液科就诊。

3. **牙外伤** 发生牙震荡、半脱位，建议患者观察，短期避免咬硬物并注意保持口腔卫生。患牙移位或影响咬合时需在局麻下复位并给予弹性固定。操作时动作宜轻柔，去除酸蚀剂和涂布粘接剂后可用干棉球擦拭牙面代替使用三用枪，以最大程度减少患者血液及唾液溅出。

牙釉质缺损建议择期治疗。简单冠折急诊可行玻璃离子间接盖髓，建议择期树脂修复。若冠折露髓，可视牙髓活力及根尖发育状况决定行直接盖髓、活髓切断或牙髓摘除术（如穿髓孔较大，可从穿髓处直接用拔髓针进行拔髓）。尽量避免喷溅操作。如患牙无法保留，建议在局麻后拔除松动折裂片，遗留残根待疫情结束后门诊拔除。

4. **口腔感染** 牙龈、黏膜等浅表组织脓肿，触及明显波动感，可在局麻下通过探针刺破牙周袋，形成牙周袋引流。如果脓肿距离龈沟位置较远，可行脓肿切开术，冲洗脓腔时动作要缓慢轻柔，最后置碘仿纱条引流，术后给予患者口服抗生素。口腔颌面部间隙感染可静脉注射抗生素治疗 3~5 天，若症状不缓解或进行性加重则应及时切开引流。对影响患者呼吸、危及患者生命的口底多间隙感染，应在影像学检查确定脓肿部位后，行脓肿切开引流，并视患者全身情况选择留院观察或者收入院治疗。

5. **口腔颌面部创伤** 软组织挫伤、擦伤，可做好皮肤黏膜表面清洁、消毒并建议患者观察。软组织挫裂伤可行清创缝合术，清创时冲洗伤口动作轻柔，避免喷溅。对口腔颌面部骨折未危及生命者，可在紧急处置后延期手术。如病情危及患者生命，应紧急入院治疗，但是要注意做好患者以及陪护人员的健康监测。

6. **颞下颌关节脱位** 可先尝试口外法复位，操作时患者无须摘下口罩。如口外法复位失败，医师可戴双层手套并用纱布保护好双手拇指进行口内复位。复位成功后可用颅颌绷带或者颏兜限制患者下颌运动 2 周。

三、诊疗结束

（一）终末消毒

当口腔急诊医护人员诊疗结束后，后勤人员应加大消毒力度，可依次使用化学消毒剂和清水刷洗痰盆、水槽，减少水路管道生物膜的形成，再使用专用清洗消毒剂或清水依次对强、弱吸引器进行负压抽水冲洗，以清洁滤网。同时，对地面、墙壁、桌椅等物体表面喷洒 1 000mg/L 的含氯消毒液或用一次性过氧化氢消毒湿巾擦拭。

口腔急诊医护人员结束诊疗后应再次进行洗手和卫生手消毒，并对随身物品如眼镜等进行消毒，将工作服置于通风处。如工作服已污染，则应内面朝外浸泡消毒剂后清洗，或联系专职人员处理。

（二）医疗废弃物处置

口腔急诊医疗废弃物应做好分类，一次性医疗用品宜里面朝外，放入黄色医疗废物袋或锐器盒，达到 3/4 后不得再投放，紧实严密封口。收集医疗废物过程应防渗漏、防遗撒。袋中装有疑似感染性废物时，可采用双层垃圾袋。

疫情期因不能完全明确患者是否为无症状感染者，故口腔急诊治疗中产生的垃圾可全部归入医疗垃圾，并标明日期、垃圾类别等。医疗垃圾袋表面、暂存地面和转运工具应采用 1 000mg/L 的含氯消毒液喷洒消毒或用过氧化氢消毒湿巾擦拭消毒。如果外表面被感染性废物污染，需增加一层包装袋，最后由医院统一在 24 小时内转运。

（三）心理疏导

受流行病或者爆发的疫情影响，医护人员心理上必然会产生紧张情绪。口腔急诊医护人员需近距离接触患者口腔，造成一线医护人员的心理压力更大。因此，医院应切实关心在岗口腔急诊医护人员，妥当安排口腔急诊值班事务，控制频率不过分紧凑，给予足够的休息时间，并鼓励适度放松减压，树立积极、理性心态，增强信心和免疫力。必要时可寻求精神科的协助，帮助一线口腔急诊医护人员调节情绪。对出现心理症状的医护人员，应及时调整工作岗位。

疫情发生后，人们的生活、工作和学习等受到了影响，患者面对严峻的形势，心理同样会受到冲击，在医疗资源紧张和口腔病症急性发作时，可激发出焦躁、压抑、侥幸等情绪。口腔急诊医护人员应增强沟通技巧，耐心接诊，减缓患者心理压力。对口腔急性病患者应言语安慰，并在有效消毒和防护下治疗。对口腔亚急性患者酌情医治。对口腔慢性病患者宜劝导择期就医。如果患者出现抵触反应，可从患者角度说明发生院内感染的可能和风险。如患者仍不理解，执意要求得到非急诊常规治疗，可由行政后勤人员和安保人员等进一步解释和教育，制止冲突的发生。

呼吸道传染病流行或者暴发时，必定会对口腔医疗工作造成巨大的压力和挑战。口腔急诊科室应未雨绸缪，制订应急预案和感染控制流程，在突发疫情的紧急情况下，能够安全有效维持口腔急诊工作，实现医护与患者双向防护，确保不因口腔急诊工作导致疫情蔓延和扩散。

（陈永进　朱亚琴）

参 考 文 献

1. 龚怡.牙外伤.2版.北京:人民卫生出版社,2017.
2. 国家卫生健康委员会. WS/T 311-2023 医院隔离技术标准.（2023-09-05）[2024-08-26]. http://www.nhc.gov.cn/fzs/s7852d/202309/bc21f0332bc94d4995f58dc0d8c2073a.shtml
3. 赵蕊妮,吴补领,王旭红,等.口腔专科医院急诊科建设与护理管理.中国实用口腔科杂志,2022,55(1):118-123.

第十六章 急诊工作制度、流程及急救预案

第一节 急诊工作制度

一、首诊负责制度

1. 首诊负责是指第一位接诊医师(首诊医师)要对所接诊患者,特别是对急、危、重症患者的检查、诊断、治疗、转科和转院等工作负责到底。

2. 首诊医务人员必须以高度的责任心和认真负责的态度,争分夺秒,积极有效地对急诊患者进行相应的急救处置。

3. 对短时不能转收的急诊患者应就地抢救或在急诊室留观。

4. 对于诊断明确需住院治疗的患者,如因本院条件所限,确需转院者,在病情允许的情况下,按转院制度执行。

5. 如遇急、危、重症患者需抢救时,首诊医师首先抢救并及时报请上级医师、科主任主持抢救工作,不得以任何理由拖延或拒绝抢救。

6. 如遇急诊患者不能及时办理医疗手续时,应先行抢救治疗,再补办诊治过程的各种手续,不能借故推诿抢救治疗。

7. 在急诊抢救过程中,所有医务人员必须共同配合,互相协调,保证抢救工作的顺利进行,不得以任何借口延误抢救。

8. 急诊工作人员必须坚守工作岗位,严格执行各项医疗制度,对有章不循、玩忽职守、不负责任、推诿患者所造成的医疗纠纷、差错事故,应追究责任、严肃处理。

二、口腔急诊分检制度

1. 检诊护士须通知值班医师尽快接诊,值班医师及时判断病情危重程度并正确分诊。

2. 患者办理挂号登记手续(急、危、重症患者应先抢救后补办手续)。

3. 认真接待和处置患者,医师按病情轻重缓急决定治疗顺序及是否立即抢救,对急、危、重症患者进行相应急救处置。

4. 如遇到需进入绿色通道的患者及批量患者时,应立即通知二线医师、科室急救小组、科主任及医院急救小组等上级组织抢救工作,及时报告,呼叫有关人员增援,并做好相应记录。

5. 对不符合急诊条件的患者要妥善处理,并做好解释工作。

6. 做好各项登记工作及相关记录,对患者姓名、性别、年龄、工作单位、接诊时间等资料记录明确、妥善留存,无家属的患者应及时与家人或其单位取得联系。

7. 对突发事件,应立即执行呈报制度并记录。

三、口腔急诊会诊制度

1. 如遇需处置的急、危、重症患者,首诊医务人员不得推诿,应争分夺秒采取最基本的抢救措施,然后告知相应科室参与处置,并进行交接班记录,书写抢救记录。

2. 病情需要多个科室会诊时,由急诊科向医务科汇报,由医务科召集有关科室会诊,并应按病情明确由某科室负主要责任。

3. 紧急情况下,急诊科人员可先电话告知要求急会诊,被邀科室在岗医师须于 10 分钟内到达会诊科室,同时要带上本专科所必需的抢救治疗及检查器械设备。

4. 被邀请急会诊的医师应随叫随到,并于会诊后将检查结果及诊断治疗意见写在急诊病历上,并将危重疑难患者的情况向原接诊医师交代清楚。

5. 会诊时,急诊医师应为会诊准备好必要的临床资料,并陪同检查、介绍病情,应邀医师认真填写好会诊记录。

6. 会诊后需入院治疗者,接诊或会诊医师开住院证,医务人员及家属护送入院。

7. 应邀参加急诊会诊的医师,应在安排好本科室工作后前去参加会诊。如遇特殊原因不能参加急诊会诊时,应及时委派相应专科资质的医师参加。

四、口腔急诊值班一线医师职责

1. 参加口腔急诊值班及会诊、出诊工作。

2. 记录值班期间的工作情况,特别对急、危、重症患者,突发事件等在下班前用书面形式记录并汇报科室领导。

3. 在科主任领导和上级医师的指导下进行口腔急诊工作,负责口腔急症范围内的医疗、教学、卫生宣教、预防工作,并对本岗位医疗质量、医疗安全负责。

4. 要做好口腔急诊医疗工作,及时对患者进行诊断、治疗及特殊诊疗操作。

5. 严格执行首诊医师负责制,不得推诿患者。

6. 如遇有疑难、重症病例,及时报告上级医师或邀请科间会诊,共同完成检查、救治工作。

7. 掌握患者的病情变化,患者发生病危、死亡、医疗事故或其他重大病情变化时,应及时处置,并向上级医师、科主任以及医务科汇报。

8. 发现传染病时,应按规定立即向感染办和医务科报告,并采取相应措施,进行消毒、隔离,相关情况由医务科上报至相关卫生部门。

9. 认真执行各项规章制度和技术操作规程,认真书写急诊病历和处方并对口腔急症有关急诊病因、外伤过程等内容重点询问、认真记录。

10. 参加口腔急诊临床教学,指导实习医师的工作,修改和审签其书写的医疗文书。

11. 协助科室根据医院医疗质控要求建立并完善本部门口腔急诊医疗质量的保证体系。

五、口腔急诊值班二线医师职责

1. 口腔急诊值班二线医师由急诊科高年资医师担任。二线医师负责带领和监督一线医师开展口腔急诊医疗服务工作。

2. 在科主任领导下完成对一线医师医疗活动的指导、纠正工作,负责检查、修改下级医师书写的医疗文书以达到病案的质量标准,24 小时内完成急诊病历审核。

3. 培养一线医师严肃、严格、严谨的职业作风以及良好的服务意识和服务态度。

4. 当一线医师在急诊医疗工作中遇到疑难病症时,二线医师负责会诊并给出诊断及治疗意见。如有必要可将疑难问题提交科内讨论或会诊。当二线医师仍不能确诊患者病情或无法完成治疗时,请示科室主任或上报院总值班。

5. 如出现急诊患者就诊高峰,不论患者病症是否紧急或复杂,二线医师均应与一线医师同时处置患者,减少患者待诊时间。

六、口腔急诊急重症病例抢救制度

1. 急诊出现急、危、重症患者需要立即抢救者,应由当日值班一线医师、二线医师和值班护士直接负责,同时向科主任和护士长汇报。

2. 特殊患者或特别重大的抢救工作或需跨专业协同抢救的患者,应向科主任汇报,由全科统一组织力量进行抢救。若需多科配合,应及时报请医务科,以便组织有关科室成立抢救小组共同进行抢救工作。凡涉及纠纷或争议的要报告有关部门。

3. 对病情危重和可能危及生命的患者均需积极组织抢救,按常规向家属或代理人发出病危通知单,并对病情危重性进行必要的讲解,将告知内容如实记入病程记录中,让家属在病危通知单上签名。

4. 在抢救中,各级医护人员应本着高度认真负责的精神,做到观察细致,诊断准确,及时进行救治,完整记录。对疑难及诊断不明的患者,应及时向上级医师报告或组织会诊。

5. 抢救工作由值班一线医师具体组织和实施,并将病情及时报告二线医师及科室主任。二线医师应在 15 分钟内到达现场指导和协助抢救,遇有疑难问题应及时邀请有关专家或上级医院会诊,并于 1 小时内实施。危重患者应指定专人床旁守护,做好急救记录。

6. 医师下达的口头医嘱,护士应复述一遍,并及时、准确地给氧、吸痰、测量血压、建立静脉通道、行人工呼吸和心脏按压、配血、止血等。

7. 医护人员必须熟练掌握各种器械、仪器的性能及使用方法,熟记抢救药品的编号、定位、用途、剂量、用法等。各辅助部门及其他有关部门应积极配合,全力协助,不得以任何借口延误抢救工作。

8. 抢救结束后医师应即刻据实补记医嘱。

9. 对危重不宜搬动的患者,应就地组织抢救,待病情稳定后再由医护人员护送到病区,对需立即行手术的患者应在诊断确立后 1 小时内送达病区手术室施行手术。急诊医师应向病区或手术医师直接交班。

10. 遇有急、危、重患者应启动急诊绿色通道,凡见绿色通道标志的相关辅助检查、治疗、取药、住院等部门均应严格按照绿色通道制度执行,以免延误抢救。

11. 不得因抢救而忽视正规操作和传染病患者的消毒隔离,严防医疗事故和交叉感染发生。

12. 急诊建立抢救登记本,由值班医师简明扼要地记录抢救患者的情况、抢救经过与经验教训以及参加抢救工作的人员名单,抢救登记本由科室保管。

第二节 急诊工作流程

一、口腔专科医院急诊工作流程

1. **就诊流程**(图 16-2-1) 口腔专科医院分科较细,针对不同的口腔急症由不同的科室处置。在处置

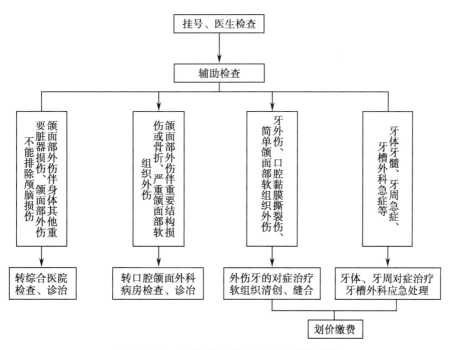

图 16-2-1 口腔专科医院急症患者就诊流程

口腔专业急症前,应认真检查患者的全身状况,评估患者的生命体征。如患者全身状况差,生命体征不稳定,应立即转往综合医院的急诊科进行抢救,待生命体征平稳后再处置口腔专科疾病,切莫只注意口腔急症而忽略患者全身情况的评估,从而导致误诊,甚至造成无法挽回的严重后果。如患者生命体征平稳,应评估其口腔急症的病种及程度,严重的颌面部外伤,累及颌面部知名大血管、神经的患者,应转入口腔颌面外科进行治疗,必要时急诊手术治疗。颌面部小外伤可在门诊、急诊清创缝合。牙体、牙髓、牙周等急症可由相应专科医师处置。

　　2. **会诊流程**(图 16-2-2)　如遇口腔复杂急症,可由接诊医师向口腔相关科室发出急会诊申请。相关科室接到急会诊申请后,应按照相应制度所规定的时限到位,评估患者病情,会同首诊医师制订相应治疗方案。如需住院或手术治疗,可由接诊医师或相关科室会诊医师联系,收治入院。如不需住院治疗,会诊医师应指导接诊医师在急诊科室内进行治疗。

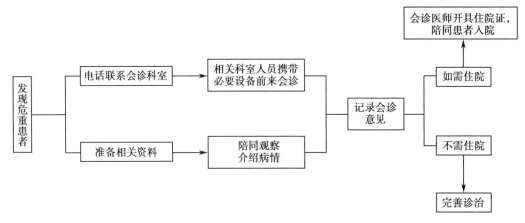

图 16-2-2　口腔专科医院急症患者会诊流程

　　3. **急诊绿色通道**(图 16-2-3)　急诊绿色通道是指医院抢救急、危、重症患者,为挽救其生命而设置的畅通的诊疗过程,使急、危、重症患者在接诊、分诊、检查、诊断、抢救得到及时、规范、高效、周到的医疗服务。提高患者在急诊室的抢救成功率应从绿色通道的三大要素(人员保证、设备保证、其他基本设备保证)入手,做好绿色通道的建设。

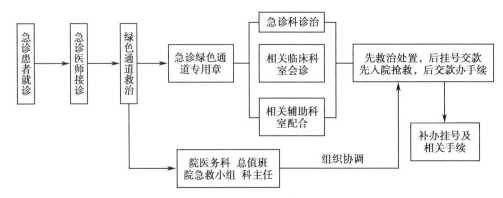

图 16-2-3　口腔专科医院急症患者绿色通道诊疗流程

　　口腔专科医院急诊的接诊医师应评估患者全身状况及疾病危重程度,启动绿色通道,做好急救准备的同时通知科室领导及医院相关管理部门。医院管理机构统一协调检验科、影像学科、手术室等各个职能部门,优先对患者实施检查、诊断和治疗。

　　护理人员在患者抢救中起重要作用,为抢救患者争取时间,提高急、危、重症患者的抢救成功率,要注意提高护士的急救意识和综合素质,并在急诊护理中应突出一个"急"字,在护理管理中应突出一个"畅"字,在护理服务中应突出一个"效"字。

二、综合医院口腔科急诊工作流程

1. **就诊流程**(图 16-2-4)　在综合医院口腔科,不同的口腔急症几乎完全由值班医师处置。必须强调的是,在处置口腔急症前,必须认真检查患者的全身状况,评估患者的生命体征。如患者全身状况差,生命体征不稳定,应立即转往所在医院的急诊科进行抢救。如患者生命体征平稳,可进行相关的口腔急症处置,如治疗技术难度超出本科室诊疗水平,应转往口腔专科医院治疗。

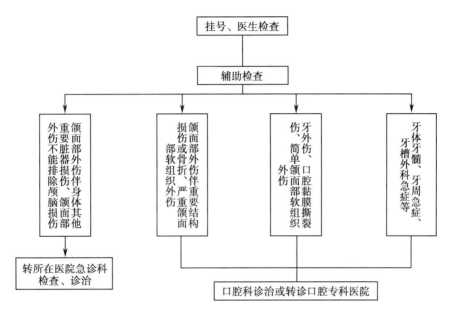

图 16-2-4　综合医院口腔科急症患者就诊流程

2. **会诊流程**(图 16-2-5)　综合医院口腔科可以很容易地获得所在医院急诊科的技术支持,这也是综合医院口腔科应对门诊突发急症的优势所在。所以,在口腔科内突发的急症,应呼叫所在医院的急诊科协助抢救并尽快转科进行抢救。

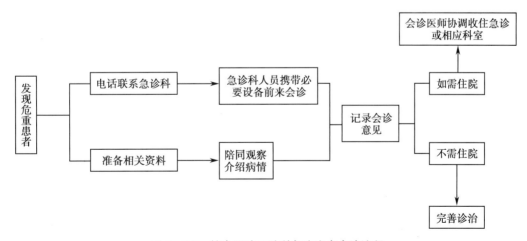

图 16-2-5　综合医院口腔科急症患者会诊流程

3. **转运流程**(图 16-2-6)　综合医院口腔科虽然具备获得急诊科支援的技术优势,但是也面临着患者转移后送的挑战。如遇重大的颌面部外伤、骨折等情况,应启动绿色通道,在医院管理部门的协调下转移至急诊科抢救,并在患者转移后送的过程中密切监视患者生命体征,做好随时抢救的准备。无法处置的复杂口腔急症,应拨打120,联系救护车转往口腔专科医院就诊。

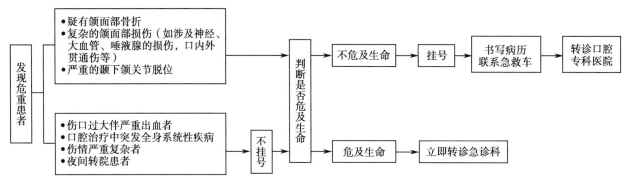

图 16-2-6　综合医院口腔科急症患者转运流程

三、基层口腔诊所门诊、急诊工作流程

基层口腔诊所的医疗条件有限,往往无法处置严重的颌面部外伤、骨折、出血以及全身突发急诊。如遇上述情况,医师应做好基本急救,并尽快联系就近综合医院的急诊科或口腔专科医院,保证患者得到快速、有效的救治。拨打 120,联系救护车,帮助转送患者并提供一定的急救支持(图 16-2-7)。

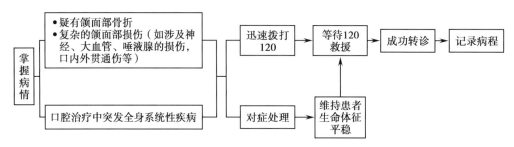

图 16-2-7　基层口腔诊所急症患者转运流程

第三节　急诊工作流程和应急预案

由于口腔专业的特殊性,口腔临床医师在面对突发的全身性急症时缺乏知识储备和应急技术,因此,制订规范、细致的急救流程和应急方案尤为重要。同时,不同类型的口腔医疗机构的设备、人员组成以及急救能力相差巨大,需要根据实际情况分别制订应急预案,具体如下。

1. **口腔专科医院**　需要每个科室成立急救小组,明确发生急症时医师的职责和分工,制订急救流程(图 16-3-1)和急救应急预案(图 16-3-2)。

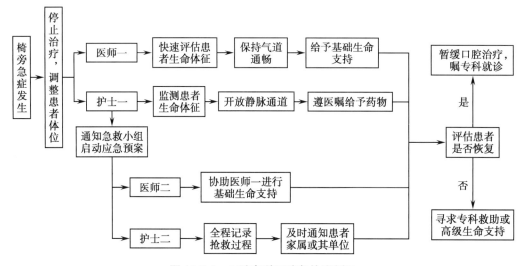

图 16-3-1　口腔专科医院急救流程图

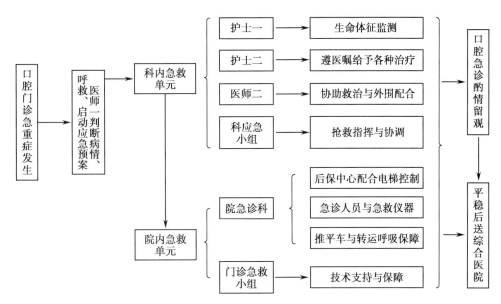

图 16-3-2 口腔专科医院急症患者应急预案

2. **综合医院口腔科** 综合医院口腔科、基层口腔医疗机构根据实际情况制订急救分工、流程和应急预案(图 16-3-3,图 16-3-4)。

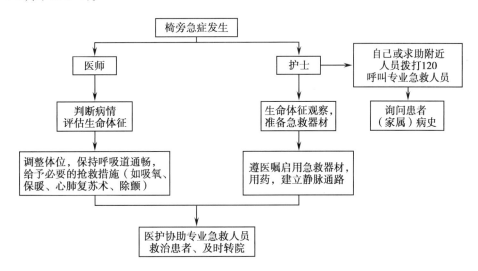

图 16-3-3 综合医院口腔科、基层口腔医疗机构急救流程图

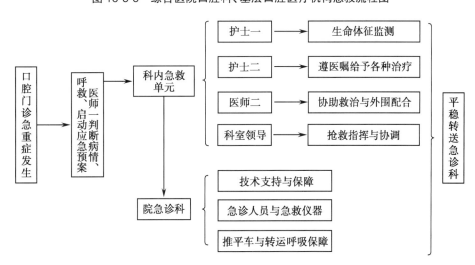

图 16-3-4 综合医院口腔科、基层口腔医疗机构急症患者应急预案

3. 基层口腔门诊（图 16-3-5）

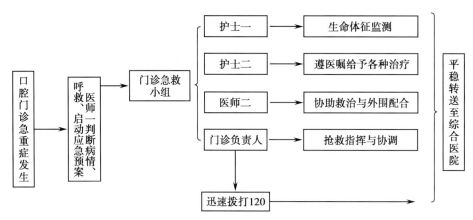

图 16-3-5　基层口腔门诊急症患者急救流程和应急预案

第四节　门诊急救措施及绿色通道

一、急救措施

（一）评估受试者全身体征

1. **检查意识**　有无恶心呕吐，视物是否模糊，瞳孔大小与对等度，是否有一过性意识丧失。

2. **检查生命体征（呼吸、血压、脉搏）**　①基本生命体征消失：立即行徒手复苏术，配合护士每 2 分钟重复评估一次，意识淡漠患者要有防窒息措施；②基本生命体征存在：观察患者口唇颜色，呼吸是否困难，询问是否有心前区疼痛或后背放射痛，配合护士每 5 分钟评估血压与脉搏。

3. **重点注意**　尽量避免搬动的急症，如高血压危象、脑出血、心肌梗死等疾病。呕吐或者口内出血患者一律头侧位防误吸。

（二）紧急处置

1. 如需止血应立即暂时压迫伤口或压迫支配动脉止血，如其他情况应将受试者平放，松解衣领，保持呼吸通畅。

2. 测量受试者体温、呼吸、脉搏和血压。

3. 对心脏、呼吸停止者，应进行人工呼吸、胸外心脏按压等。

4. 吸氧。

（三）维持生命体征、基础生命支持

1. 测量并记录心跳、脉搏、呼吸、血压。

2. 监测生命体征，为病情变化提供依据。

（四）在专家组成员指导下高级生命支持

1. 进行高级气道建立（气管切开、气管插管等，由专家组成员执行）。

2. 心电监护、除颤、建立静脉通路等。

3. 判断抢救效果，决定进一步治疗方案。

（五）后送或转院

1. 患者自行离开。

2. 患者原地观察，病情稳定后离院。

3. 将患者送至综合医院急诊科进行全面急救，转院过程中必须有医师、护士陪同。

二、急诊绿色通道

急诊绿色通道指医院抢救急、危、重症患者，为挽救其生命而设置的畅通的诊疗过程，该通道的所有

工作人员,应对进入绿色通道的患者提供快速、有序、安全、有效的诊疗服务。

(一)急诊绿色通道的救治范围及程序

需要进入急诊绿色通道的患者是指在短时间内发病,所患疾病可能在短时间内(<6 小时)危及患者生命。这些疾病包括但不限于以下情况。

1. 患者在口腔急诊治疗过程中突然出现心搏骤停、过敏性休克、高血压危象、晕厥、急性哮喘及急性心绞痛等危及生命的疾病,急诊医师要立即进行抢救,待患者病情稳定后通知病区,请病区指派医护人员前来急诊接送患者进行住院治疗。如果患者病情较重,超出急诊抢救能力范围,有关科室值班人员接到急诊会诊请求后应于 10 分种内到达会诊地点。

2. 急性创伤引起的颌面部开裂出血、开放性骨折、眼外伤、气道异物、电击伤等及其他可能危及生命的创伤,患者无需在急诊挂号,可直接后送病区进行抢救,待生命体征稳定后,到急诊补办挂号手续。

3. 患者一旦进入绿色通道,即应实行"二先二后"(即先救治处置,后挂号交款;先入院抢救,后交款办手续)。

4. 全院医务人员均有义务积极参加绿色通道的抢救工作,不得推诿患者,或对绿色通道的呼叫不应答。对干扰绿色通道的个人和科室需追究责任。

5. 突发事件(交通事故等突发事件)由医院总值班进行全面统一指挥,协调安排,各科室必须服从指挥和安排。同时,迅速上报医院领导。

(二)急诊绿色通道的要求

进入急、危、重症抢救绿色通道的患者必须符合本规范所规定的疾病情况。

1. 在确定患者进入绿色通道后,患者的病历、检查单据等加盖急诊绿色通道专用章。患者持有加盖急诊绿色通道专用章的检查单、会诊单、住院证等单据前往相应科室就诊时应优先安排检查和诊治。

2. 凡不属于本专业授权范围的抢救要尽快请相应专业医师急会诊。接到急会诊通知,在医院医疗岗位的医师 10 分钟内到达现场,如有医疗工作暂不能离开者,要指派本专业有相应资质的医师前往。

3. 患者的病情、各种检查和治疗方案等根据医院规定完成知情同意,如患者没有家属和委托人,可由 2 名主治医师以上职称的医师签署知情同意书,并报总值班批准、签名。

4. 抢救后 6 小时内由抢救医师完成急诊抢救病历和补记口头医嘱。

(三)报告制度

确定患者进入绿色通道后,接诊医师及时报告科室急救小组及院急救小组,同时报告医院主管领导,科主任、医务科负责人在 10 分钟内到达现场,组织和协调抢救工作。

第五节 不同口腔临床伴发急症的急救流程

一、晕厥急救流程

晕厥急救流程如图 16-5-1 所示。

二、低血糖急救流程

低血糖急救流程如图 16-5-2 所示。

三、过度换气急救流程

过度换气急救流程如图图 16-5-3 所示。

四、癫痫急救流程

癫痫急救流程如图 16-5-4 所示。

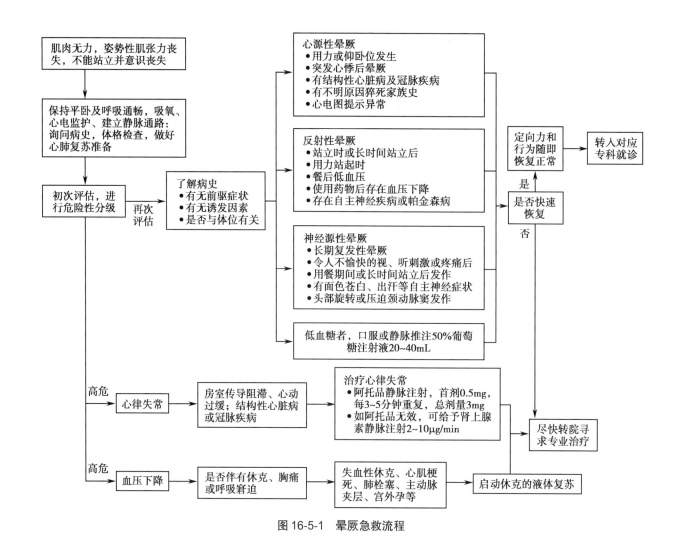

图 16-5-1 晕厥急救流程

图 16-5-2 低血糖急救流程

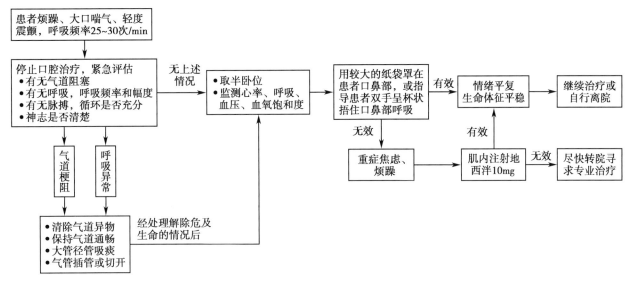

图 16-5-3 过度换气急救流程

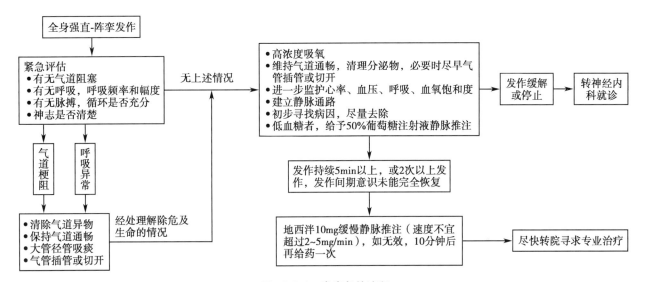

图 16-5-4 癫痫急救流程

五、过敏反应急救流程

过敏反应急救流程如图 16-5-5 所示。

六、心绞痛及心肌梗死急救流程

心绞痛及心肌梗死急救流程如图 16-5-6 所示。

七、高血压急救流程

高血压急救流程如图 16-5-7 所示。

八、哮喘发作急救流程

哮喘发作急救流程如图 16-5-8 所示。

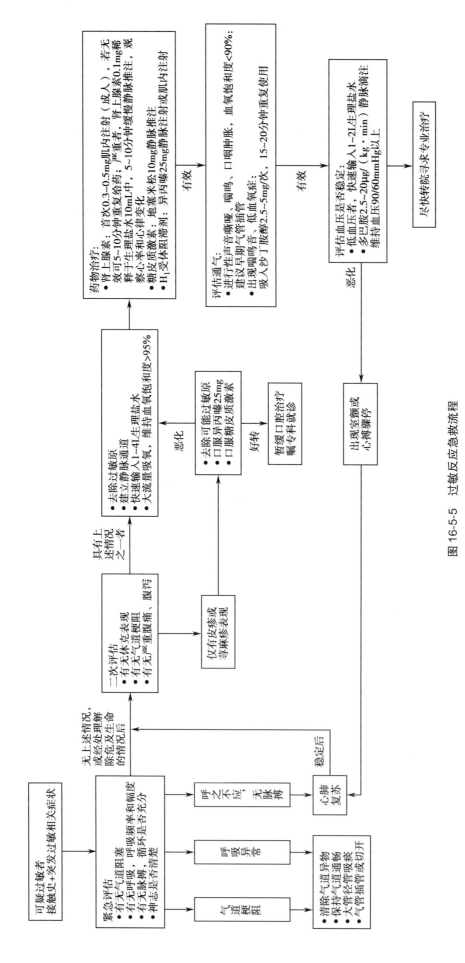

图 16-5-5 过敏反应急救流程

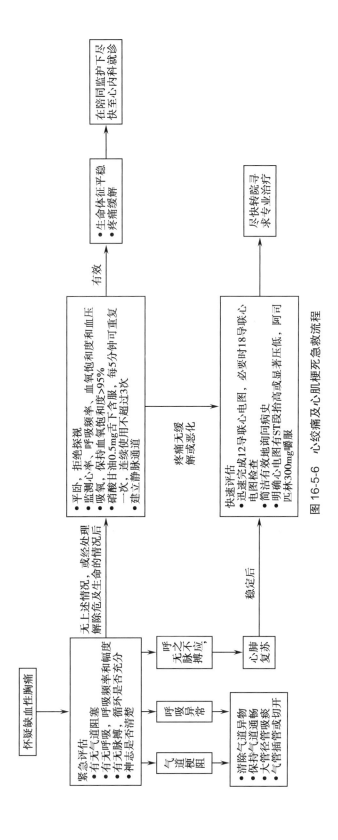

图 16-5-6　心绞痛及心肌梗死急救流程

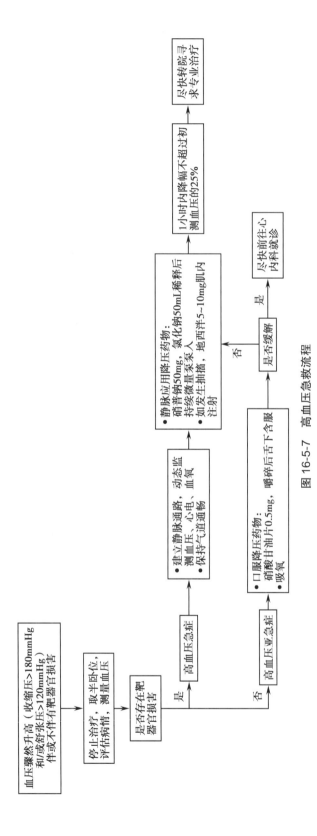

图 16-5-7 高血压急救流程

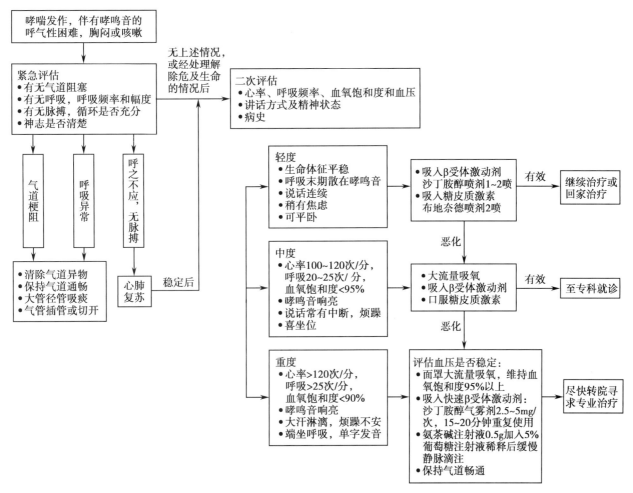

图 16-5-8　哮喘发作急救流程

九、气道异物梗阻急救流程

气道异物梗阻急救流程如图 16-5-9 所示。

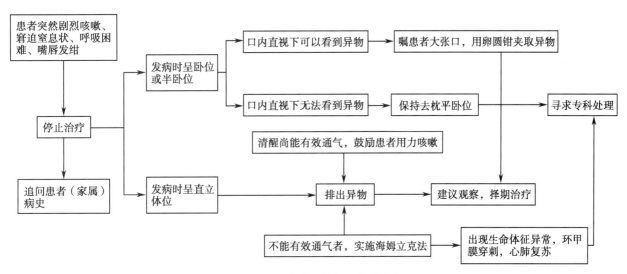

图 16-5-9　气道异物梗阻急救流程

287

十、心搏骤停急救流程

心搏骤停急救流程如图 16-5-10 所示。

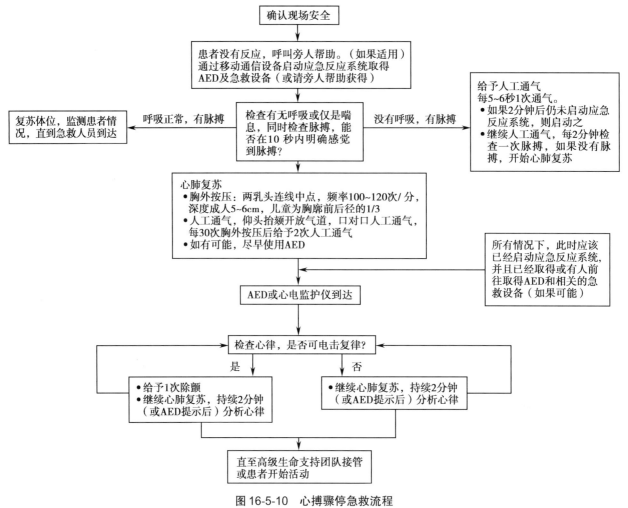

图 16-5-10 心搏骤停急救流程

（李 强 陈永进）

参 考 文 献

1. ZIDEMAN D A，SINGLETARY E M，BORRA V，et al. European resuscitation council guidelines 2021：first aid. Resuscitation，2021，161：270-290.

2. CLARK A. Preparing for emergencies: resuscitation guidelines for general dental practice. Prim Dent J，2014，3（1）：58-63.

3. 中华口腔医学会口腔急诊专业委员会. 口腔诊疗过程中伴发急性全身性病症的规范化椅旁急救专家共识. 中华口腔医学杂志，2022，57（5）：1-15.

4. Mercer S J，Kingston E V，Jones C P L. The trauma call. BMJ，2018，361：k2272.

5. Haas D A. Management of medical emergencies in the dental office: conditions in each country，the extent of treatment by the dentist. Anesth Prog，2006；53（1）：20-24.

6. JEVON P. Medical emergencies in the dental practice poster: revised and updated. Br Dent J，2020，229（2）：97-104.

第十七章　口腔临床常用急救药品

从口腔医师的专业特点、实际能力和口腔临床伴发急症的椅旁急救需要出发,建议口腔医师了解下列药物在救治椅旁伴发急症时的适应证、用法用量以及禁忌证。

1. **盐酸肾上腺素(注射剂)**

(1)适应证:过敏性休克、心搏骤停。

(2)用法用量:①抢救过敏性休克,大腿中部外侧肌内注射盐酸肾上腺素(1:1000,0.01mg/kg),成人极量 0.5mg,儿童极量 0.3mg,若 5~15 分钟症状未缓解可重复注射。②抢救心搏骤停,每 3~5 分钟予以 1mg 加入 10mL 0.9% 氯化钠注射液稀释后静脉注射。

(3)禁忌证:器质性脑病、心血管病、青光眼、帕金森病、噻嗪类药物引起的循环虚脱及低血压等患者慎用。用量过大或皮下注射误入血管后,可引起患者血压突然上升而致脑卒中。

2. **地塞米松(注射剂)**

(1)适应证:对抗中重度过敏反应。

(2)用法用量:静脉推注,10mg。

(3)禁忌证:高血压、血栓症、心肌梗死、胃及十二指肠溃疡、精神病、电解质代谢异常、青光眼等疾病患者一般不宜使用,在特殊情况下权衡利弊使用,且注意病情恶化的可能。糖皮质激素可诱发或加重感染,对病毒性感染慎用。

3. **盐酸异丙嗪(注射剂)**

(1)适应证:用于皮肤黏膜过敏、晕动症、麻醉和手术前后的辅助治疗、防治放射性或药源性恶心、呕吐。

(2)用法用量:肌内注射。

1)成人用量:①抗过敏,一次 25mg(0.5 支),严重过敏时可肌内注射 25~50mg(0.5~1 支),最高量不得超过 100mg(2 支)。②在特殊紧急情况下,可用灭菌注射用水稀释至 0.25% 浓度,缓慢静脉注射。③止吐,一次 12.5~25mg(0.25~0.5 支),必要时每 4 小时重复 1 次。④镇静催眠,一次 25~50mg(0.5~1 支)。

2)小儿常用量:①抗过敏,每次按体重 0.125mg/kg 或按体表面积 3.75mg/m^2,每 4~6 小时 1 次。②抗眩晕,睡前可按需给予,按体重 0.25~0.5mg/kg 或按体表面积 7.5~15mg/m^2 或 1 次 6.25~12.5mg,3 次/天。③止吐,按体重 0.25~0.5mg/kg 或按体表面积 7.5~15mg/m^2,必要时每 4~6 小时重复;或每次 12.5~25mg,必要时每 4~6 小时重复。④镇静催眠,必要时每次按体重 0.5~1mg/kg 或每次 12.5~25mg。

(3)禁忌证:尚不明确。但以下情况慎用:急性哮喘、膀胱颈部梗阻、骨髓抑制、心血管疾病、昏迷、闭角型青光眼、肝功能不全、高血压、胃溃疡、前列腺肥大症状明显者、幽门或十二指肠梗阻、呼吸系统疾病(尤其是儿童,可使痰液黏稠,影响排痰,并可抑制咳嗽反射)、癫痫患者(注射给药时可增加抽搐的严重程度)、黄疸、各种肝病以及肾功能衰竭者。

4. **葡萄糖(注射剂)**

(1)适应证:低糖血症;补充能量和体液;饥饿性酮症;高钾血症。

(2)用法用量:①补充热能,患者因某些原因进食减少或不能进食时,一般可予 25% 葡萄糖注射液静脉注射,并同时补充体液。②饥饿性酮症,症状严重者应用 5%~25% 葡萄糖注射液静脉滴注,每日

100g 葡萄糖可有效缓解症状。③低糖血症,重症患者可先用 50% 葡萄糖注射液 40~60mL 静脉推注。然后继续用 5%~10% 葡萄糖静脉滴注,大多数患者可迅速清醒。④高钾血症,高糖＋胰岛素(10% 葡萄糖 500mL＋普通胰岛素 12~16U 或 20%~25% 葡萄糖 250mL＋短效胰岛素 16~21U)促进钾离子转入细胞内。

（3）禁忌证:糖尿病酮症酸中毒未控制者、高血糖非酮症性高渗状态。

5. 地西泮（注射剂）

（1）适应证:地西泮为治疗癫痫持续状态的首选药,对破伤风轻度阵发性惊厥也有效。

（2）用法用量:①成人常用量,10mg,于 5~10 分钟静脉注射,可以每隔 15~20 分钟重复应用,总量不超过 100~200mg。②小儿常用量,抗癫痫、癫痫持续状态和严重频发性癫痫。出生 30 天至 5 岁,静脉注射为宜,每 2~5 分钟 0.2~0.5mg,最大限用量为 5mg;5 岁以上每 2~5 分钟 1mg,最大限用量 10mg。缓慢静脉注射,3 分钟内按体重不超过 0.25mg/kg,间隔 15~30 分钟可重复。新生儿慎用。

（3）禁忌证:孕妇、妊娠期妇女、新生儿禁用或慎用。本品含苯甲醇,禁止用于儿童肌内注射。

6. 盐酸多巴胺（注射剂）

（1）适应证:用于各种类型的休克,特别对伴有肾功能不全、心输出量降低、周围血管阻力升高且已补足血容量的患者更有意义。

（2）用法用量:轻中度休克,5~20μg/(kg·min)静脉滴注;重度休克,20~50μg/(kg·min)静脉滴注。

（3）禁忌证:高血压、心肌梗死、甲亢、糖尿病、嗜铬细胞瘤患者禁用。

为防止药物外渗引起组织坏死,药物外渗后立即给予 10~15mL 0.9% 氯化钠注射液(含 5~10mg 甲磺酸酚妥拉明)注射,浸润缺血区域,建议使用细皮下注射针。液体足量以完全覆盖缺血区域。

7. 氨茶碱（注射剂）

（1）适应证:用于支气管哮喘、慢性喘息性支气管炎、慢性阻塞性肺疾病等缓解喘息症状,也可用于心功能不全和心源性哮喘。

（2）用法用量:口服给药,一般剂量为 6~10mg/(kg·d),作用可维持 12~24 小时。静脉给药,加入 5%~10% 葡萄糖溶液 100mL,负荷剂量 4~6mg/kg,维持剂量为每小时 0.6~0.8mg/kg 静脉滴注。

（3）禁忌证:对本品过敏的患者,活动性消化溃疡和未经控制的惊厥性疾病患者禁用。

8. 硝酸甘油（注射剂）

（1）适应证:用于冠心病心绞痛的治疗及预防,也可用于降低血压或治疗充血性心衰。

（2）用法用量:用 5% 葡萄糖或氯化钠液稀释后静滴,开始剂量为 5~10μg/min,每 5~10 分钟增加 5~10μg,直至症状缓解或平均血压降低 10% 但收缩压不低于 90mmHg。最好用输液泵恒速输入。静脉应用硝酸甘油的患者症状消失 24 小时后可改用口服制剂或应用皮肤贴剂。患者对本药的反应个体差异很大,静脉滴注无固定适合剂量,根据个体的血压、心率和其他血流动力学参数来调整用量。

（3）禁忌证:有严重低血压及心动过速时的心梗、早期以及严重贫血、青光眼、颅内压增高患者。

9. 硝酸甘油（片剂）

（1）适应证:用于冠心病心绞痛的紧急治疗及预防,也可用于降低血压或治疗充血性心力衰竭的患者。

（2）用法用量:成人 1 次用 0.25mg 至 0.5mg 舌下含服(硝酸甘油片的剂量通常为 0.5mg/片)。每 5 分钟可重复 1 次,直至疼痛缓解。如果患者 15 分钟内服用总量达 1.5mg 后疼痛持续存在,立即送医院。

（3）禁忌证:禁用于心肌梗死早期(有严重低血压及心动过速时)、严重贫血、青光眼、颅内压增高和已知对硝酸甘油过敏的患者。使用枸橼酸西地那非的患者,后者能增强硝酸甘油的降压作用。

10. 阿司匹林（片剂）

（1）适应证:用于降低心肌缺血患者的心肌梗死风险(阿司匹林的适应证很多,此处仅列出进行椅旁急救时的适应证)。

（2）用法用量:建议急性心肌梗死患者起始负荷剂量为 300mg,嚼服,以后改为小剂量 75~100mg/d,

口服。

（3）禁忌证：对阿司匹林或其他水杨酸盐或药品的任何其他成分过敏的患者；有水杨酸盐或含水杨酸物质、非甾体抗炎药导致哮喘病史的患者；活动性消化性溃疡的患者；出血体质者；严重心、肝、肾功能衰竭的患者；孕妇妊娠的最后3个月。

11. 沙丁胺醇（气雾剂）

（1）适应证：缓解哮喘或慢性阻塞性肺疾病（可逆性气道阻塞疾病）患者的支气管痉挛，预防运动诱发的哮喘或其他过敏原诱发的支气管痉挛。

（2）用法用量：缓解哮喘急性发作，包括支气管痉挛，吸入1～2喷（100μg/喷作为最小起始剂量），如有必要时每20分钟重复1次。24小时内的用药量不得超过8喷。

（3）禁忌证：对本品中任何成分有过敏史者禁用。

12. 布地奈德（气雾剂）

（1）适应证：用于治疗支气管哮喘。

（2）用法用量：成人2喷/次，2次/天，对需加强治疗效果的患者可增加至15喷/天。

（3）禁忌证：对本品成分过敏者禁用。

13. 硝普钠（注射剂）

（1）适应证：用于高血压急症如高血压危象、高血压脑病、恶性高血压、嗜铬细胞瘤手术前后阵发性高血压等的紧急降压。

（2）用法用量：用前将本品50mg（1支）溶解于5mL 5%葡萄糖溶液中，再稀释于250～1000mL 5%葡萄糖液中，在避光输液瓶中静脉滴注（建议使用微量泵和留置针），起始用量为成人0.5μg/（kg·min）。

（3）禁忌证：代偿性高血压如动静脉分流或主动脉缩窄。

14. 阿托品（注射剂）

（1）适应证：对于口腔医师来说，阿托品主要用于抗休克。

（2）用法用量：肌内注射，首剂0.5mg，每3～5分钟重复，总剂量3mg。

（3）禁忌证：青光眼及前列腺肥大、高热者禁用。

15. 替格瑞洛（片剂）

（1）适应证：用于急性冠脉综合征（不稳定性心绞痛、非ST段抬高心肌梗死或ST段抬高心肌梗死）患者，包括接受药物治疗和经皮冠状动脉介入治疗的患者，可降低血栓性心血管事件的发生率。

（2）用法用量：起始剂量为单次负荷量180mg（90mg×2片），此后每次1片（90mg），2次/d。

（3）禁忌证：对替格瑞洛或本品任何辅料成分过敏者；活动性病理性出血（如消化性溃疡或颅内出血）的患者；有颅内出血病史者；中重度肝脏损害患者；因联合用药可导致替格瑞洛的暴露量大幅度增加，禁止替格瑞洛片与强效CYP3A4抑制剂（如酮康唑、克拉霉素、奈法唑酮、利托那韦和阿扎那韦）联合用药。

16. 去甲肾上腺素（注射剂）

（1）适应证：抗休克的血管活性药。主要用于抢救急性低血压和周围血管扩张所引起的休克等。

（2）用法用量：可用1～2mg加入0.9%氯化钠注射液或5%葡萄糖100mL内静脉滴注，0.1～0.2μg/（kg·min），根据情况掌握滴注速度，待血压升至所需水平后，减慢滴速，以维持血压于正常范围（建议使用微量泵和留置针）。

（3）禁忌证：交叉过敏反应，对其他拟交感胺类药不能耐受者，对本品也不能耐受。孕妇应用本品必须权衡利弊。下列情况慎用：①缺氧，此时用本品易致心律失常，如室性心动过速或心室颤动；②闭塞性血管病，如动脉硬化、糖尿病、闭塞性脉管炎等，可进一步加重血管闭塞，一般静注不宜选用小腿以下的静脉；③血栓形成，无论内脏或周围组织，均可促使血供减少，缺血加重，扩展梗死范围。

17. 咪达唑仑（注射剂）

（1）适应证：强镇静类药，用于诊断或治疗性操作（如心血管造影、心律转复、支气管镜检查、消化道内镜检查等）时患者的镇静及癫痫持续状态的控制。

（2）用法用量：先以0.2mg/kg静脉推注，继之以0.05mg/（kg·h）静脉滴注维持。

（3）禁忌证：对苯二氮䓬过敏、重症肌无力、精神分裂症及严重抑郁状态的患者禁用。

18. 氢化可的松琥珀酸钠（注射剂）

（1）适应证：用于抢救危重患者如中毒性感染、过敏性休克、严重的肾上腺皮质功能减退症、结缔组织病、严重的支气管哮喘等过敏性疾病。

（2）用法用量：100mg，用0.9%氯化钠注射液稀释后静脉滴注。

（3）禁忌证：对本品及其他肾上腺皮质激素过敏者禁用。下列疾病患者一般不宜使用：严重的精神病（过去或现在）和癫痫，活动性消化性溃疡病，新近胃肠吻合手术，骨折，创伤修复期，角膜溃疡，肾上腺皮质功能亢进，高血压，糖尿病，孕妇，抗菌药物不能控制的感染如水痘、麻疹、霉菌感染、较重的骨质疏松等。

有条件的口腔医疗机构应配备上述急救药品，并指定专人管理，保证药品随时在有效期内，且可以第一时间取得并使用。建议配备的药物规格及数量参考表17-0-1。

表 17-0-1 口腔专科常备的急救药品

药品种类	药品及剂型	规格	建议配备数量
抗休克血管活性药	肾上腺素注射液	1mg	5 支
抗休克血管活性药	多巴胺注射液	20mg	10 支
抗休克血管活性药	去甲肾上腺素注射液	2mg	5 支
糖皮质激素	地塞米松注射液	10mg	5 支
糖皮质激素	氢化可的松琥珀酸钠注射液	50mg	5 支
糖皮质激素	布地奈德喷剂	20mg/瓶	1 瓶
平喘药	沙丁胺醇喷剂	28mg/瓶	1 瓶
平喘药	氨茶碱注射液	0.25g	3 支
抗过敏药	异丙嗪注射液	50mg	5 支
血管扩张药	硝酸甘油注射液	5mg	5 支
血管扩张药	硝酸甘油片	0.5mg	1 瓶
血管扩张药	注射用硝普钠	50mg	2 支
镇静药	地西泮注射液	10mg	10 支
镇静药	咪达唑仑注射液	5mg	5 支
抗血小板药	阿司匹林肠溶片	100mg	1 盒
抗血小板药	替格瑞洛片	90mg	1 盒
抗胆碱药	阿托品注射液	0.5mg	10 支
常用溶液	50%葡萄糖注射液	20mL	3 支

（徐　典　陈永进）